Die Große Schmerzlüge

Falscher ärztlicher Rat macht uns noch kränker

Steven Ray Ozanich

Übersetzung aus dem Englischen von Mayela Gerhardt

ISBN 978-0-9965866-4-1

Deutsche Erstausgabe 2017, aktualisierte Ausgaben: 2020 und 2024

Herausgeber: Silver Cord Records, Inc.
                 PO Box 8513
                 Warren, OH 44484

SteveOzanich.com
TMS Consulting, Inc.

(Steve steht für TMS-Beratungsgespräche zur Verfügung unter: info@SteveOzanich.com)

Kontrollnummer der Library of Congress: 2011909722

Alle Zitate wurden der aktuell nach Duden gültigen Rechtschreibung angepasst.

Auf säurefreiem Papier gedruckt

Die großen Wahrheiten ertragen wir nur in kleinen Dosen.
Wahrscheinlich hat Gott unser Leben deshalb auf rund siebzig
oder achtzig Jahre ausgedehnt. Die großen Wahrheiten
überfordern die Psyche schlichtweg
… zumindest im ersten Moment.

— Richard Rohr, Franziskanerpater, *Portrait of a Radical*

Einiges von dem, was wir derzeit als medizinische Wahrheit ansehen,
ist schlicht falsch — momentan findet im Gesundheitswesen eine
Revolution statt, aber an vorderster Front der Forschung […] es sollte
wirklich um Menschen gehen […] Einige Ideen, die nicht
hundertprozentig der Wahrheit entsprechen, haben uns richtiggehend
verkorkst […] Die Natur verfährt bei allem sehr geradlinig — wenn ich
es dir erklärt habe, wirst du zu verstehen beginnen, wie mächtig du
selbst schon immer gewesen bist — und wie entsetzlich eingeschränkt,
aufgrund falscher Überzeugungen, was unsere eigene Macht betrifft.
Nicht deine Gene kontrollieren dich, sondern deine Wahrnehmungen
der Umwelt — und Wahrnehmungen sind Überzeugungen.

— Bruce Lipton, Ph.D.,
The New Biology — Where Mind and Matter Meet

Die Wahrheit leuchtet hell wie ein Feuer
hinter unseren Egos — umringt von Schatten.
Wenn wir uns ihr stellen, sie spüren und annehmen
werden wir Teil des Leuchtens
und erstrahlen selbst.

— Steven Ray Ozanich

Das Leben ist Beziehung

Leben bedeutet, den anderen Menschen wieder zu dir heranzuziehen, ihn dein Herz berühren zu lassen, die entzweiten Herzen wieder zusammenzufügen, die früher einmal im Einklang schlugen.

Wir alle müssen im Leben gehört werden, um Verbundenheit zu erfahren, unsere Geschichten müssen erzählt werden, sonst können Beziehungen nicht fortbestehen. Wer isoliert ist, fühlt sich verloren, das Leben erscheint leer, das Gefühl des Abgeschnittenseins erzeugt Angst und Wut – die Folge sind Schuldgefühle und Selbstbestrafung.

Einige Herzen, die durch Trennung entzweit sind, versuchen, den anderen Menschen durch Unterwerfung wieder zu sich heranzuziehen, andere bemühen sich um Wiederannäherung, indem sie die „Gegenposition" desjenigen einnehmen, der sich von ihnen getrennt hat, wieder andere suchen in sich selbst einen neutralen Ort der Zuflucht – verschanzen sich hinter Routine und Leistungen.

Die menschliche Psyche wird unzählige Tricks aus dem Ärmel zaubern, um auf irgendeine Weise ihr wichtigstes Bedürfnis zu befriedigen – andere Menschen wieder zu sich heranzuziehen und jegliche Trennung zu kitten, um die Angst vor erneuter Isolation zu vermeiden.

Glücklichsein umringt das Bedürfnis nach ausgewogener Anerkennung, bedingungsloser Selbstakzeptanz und das Vermeiden von Zurückweisung, während das wahre **Selbst** aus sich selbst heraus entsteht; jeder neue Trennungsschmerz führt letztlich zu einer Wiedergeburt.

— Steven Ray Ozanich

Für meinen Vater Mike

Den anspruchslosesten Menschen, den ich kenne. Der mehrere Jobs gleichzeitig hatte, um seine Familie über Wasser zu halten. Der mich als kleiner Junge lehrte, niemals vor dem zurückzuschrecken, was ich als die Wahrheit erkannte – seine Worte wurden zu meinem Lebensmotto, gaben mir Kraft und Sinn zugleich.

Inhaltsverzeichnis

**Eine Lebensphilosophie:
Nach neuen Erkenntnissen handeln und heilen**

Vorwort

In unserer Gesellschaft grassiert eine wahre Epidemie psychosomatischer (Mind-Body-) Beschwerden, doch der Großteil der Menschen ist sich darüber nicht im Klaren. Nicht nur der Laie, sondern auch die meisten Ärzte und Therapeuten tappen weiterhin im Dunkeln. Ihnen allen gemein ist ihre Unwissenheit über die enorme Rolle, die psychologische Faktoren für die körperliche Gesundheit spielen. Während die meisten durchaus verstehen, dass Stress unsere Gefühle beeinflusst, erkennen nur wenige an, dass Stress oft die einzige Ursache für eine Vielzahl unangenehmer körperlicher Symptome ist. Wenn ich meine Patienten diesbezüglich aufkläre, sage ich gerne: „Unsere Psychologie beeinflusst unsere Physiologie."

Der amerikanische Arzt John E. Sarno war Pionier auf diesem Gebiet und versuchte, die Welt in seinen Büchern über TMS (Tension Myositis Syndrome oder The Mindbody Syndrome, auf Deutsch etwa: Muskelspannungssyndrom bzw. Körper-Psyche-Syndrom) aufzuklären und Schmerz und Leiden zu lindern. Dr. Sarnos Arbeit konzentrierte sich anfänglich auf Rückenschmerzen, die in unserer Kultur zweifellos wie eine Epidemie wüten; sie betreffen weite Teile der Bevölkerung zu irgendeinem Zeitpunkt ihres Lebens und verursachen enorme Kosten. Die hohen Kosten entstehen durch Arbeitsausfälle, steigende Gesundheitskosten, Krankengeldansprüche, Ausgleichszahlungen für Berufsunfähigkeit etc. In den Jahrzehnten, die seit Veröffentlichung seines Buchs *Mind over Backpain* vergangen sind, hat Dr. Sarno nicht nur Tausenden Menschen geholfen, sich von ihren Schmerzen zu befreien, sondern zudem gezeigt, dass TMS in zahlreichen Formen auftreten und an jedem beliebigen Körperteil Schmerzen und andere unangenehme Symptome verursachen kann. Diese Erkenntnis verdankt er seiner eigenen langjährigen Erfahrung und der Erfahrung von Ärzten wie mir, die TMS-Konzepte in ihre Praxis mit einbeziehen und bei Patienten aller Altersgruppen anwenden.

Wir wurden in dem Glauben erzogen, dass körperliche Symptome eine körperliche oder strukturelle Ursache haben müssen, dass unser Körper gebrechlich und anfällig für Unfälle oder Verschleiß ist. Die moderne Medizin bietet uns bemerkenswerte Erkenntnisse über Krankheiten sowie großartige therapeutische Möglichkeiten. Doch zugleich ist eine umfassende Mythologie erschaffen worden, um unsere vielfältigen Beschwerden und Schmerzen zu erklären. Wer hat uns zu dieser Denkweise konditioniert? Zum Teil ist die herkömmliche Schulmedizin dafür verantwortlich. Aber auch die alternativen Gesundheitsfelder trifft eine gewisse Schuld;

Chiropraktiker, Heilpraktiker, Homöopathen u.a. haben „parallele Wirklichkeiten" erschaffen, wie ich es nenne. Sie lassen außer Acht, was wir über die menschliche Physiologie wissen, und drängen den Patienten, die sich verzweifelt an sie wenden, weil die herkömmliche Medizin keine erfolgreiche Behandlung für ihre Symptome bereithält, ihre eigene Erklärung für die Vorgänge im Körper auf. Auch die Medien trifft eine Teilschuld, weil sie diese Mythologie verbreiten und die Behauptungen jedes beliebigen Scharlatans in die Welt hinausposaunen.

Wenn die Schulmedizin also häufig falsch liegt und die alternativen Behandlungen Unsinn sind, was verspricht dann der TMS-Ansatz? Was haben Dr. Sarno und andere TMS-Therapeuten zu bieten? Die Antwort lautet schlicht und einfach: Wissen. Der Kernpunkt psychosomatischer Medizin besteht darin, zu verstehen, wie durch den Stress, der sich im Laufe des Lebens angesammelt hat, im Unbewussten ein Reservoir aus Wut entsteht. Wut ist gesellschaftlich nicht akzeptabel, körperliche Symptome hingegen schon, daher erzeugt das Gehirn (der unbewusste Teil) Schmerzen, um uns abzulenken. Diese Strategie ist äußerst effektiv, aber ihr kann entgegengewirkt werden – durch bewusste Gedanken, Verstehen und Akzeptieren des Prozesses. Wissen.

In diesem Buch erzählt Steve seine fesselnde Geschichte, um sein Wissen mit anderen zu teilen und um ihnen zu helfen, gesund zu werden. Es bedarf großen Muts, die Details seiner siebenundzwanzigjährigen Odyssee durch die Düsternis der Schmerzen hindurch bis zum Licht der Gesundheit und des Wohlbefindens preiszugeben. Aus seiner Perspektive als Laie und ehemaliger Betroffener hat er bei der Erforschung psychosomatischer Medizin exzellente Arbeit geleistet und eine erstklassige Informationsquelle für all jene geschaffen, die noch auf der Suche nach Antworten sind. Und wie ich gern zu meinen Patienten sage: Das Schöne am Lesen ist, dass es garantiert keine Nebenwirkungen hat. Also lesen Sie unbesorgt weiter.

Marc Sopher, M.D.

Danksagung

Zunächst möchte ich mich bei John E. Sarno, M.D., bedanken, der die Lebensqualität zahlreicher Menschen verbessert hat, indem er sich die Zeit genommen und die Mühe gemacht hat, seine Beobachtungen in Bezug auf Heilung zu Papier zu bringen. Unerschütterlich stand er aufseiten der Wahrheit, während ihm sowohl von den Betroffenen selbst als auch aus den Reihen seiner Kollegen Zynismus und Kritik entgegenschlugen. Er versinnbildlicht das grundlegendste Konzept eines wahren Heilers, der das Wohl des Patienten über alles andere stellt. Weiterhin danke ich ihm dafür, dass er seine persönliche Zeit investiert hat, um mein Manuskript zu lesen und auf Richtigkeit zu überprüfen, und dass er mich in meinem Vorhaben bestärkt hat.

Mein aufrichtiger Dank gilt weiterhin Dr. Marc Sopher, der sich neben seiner Arbeit als Arzt und seiner Rolle als Familienvater Zeit freigeschaufelt hat, um das Leid vieler Menschen zu lindern – mich eingeschlossen. Ich danke Dr. Sopher ganz besonders dafür, dass er sich zudem die Zeit genommen hat, mein Manuskript von einem klinisch-medizinischen Standpunkt aus zu überprüfen und selbst einen Beitrag zu verfassen. Ohne seine Hilfe wäre mein Projekt bereits ganz zu Anfang gescheitert.

Mein Dank gebührt weiterhin Emmett Miller, M.D., einem der frühen Pioniere auf dem Gebiet psychosomatischer Medizin, dessen Publikationen mir geholfen haben, als ich mitten im Heilungsprozess feststeckte, der mir den Weg gewiesen hat und der sich zwischen seinen Terminen und seinem Privatleben Zeit genommen hat, um mein Manuskript durchzusehen.

Ein ganz herzliches Dankeschön an Christiane Northrup, M.D., Ken Pelletier, Ph.D., M.D. (hc) und Scott Anderson, M.D., die mein Manuskript trotz ihrer straffen Zeitpläne gegengelesen, mich ermutigt und beraten haben.

Mein besonderer Dank gilt John W. Travis, M.D., und Meryn G. Callander für ihre Freundschaft, Beratung und Unterstützung. Ohne ihre Hilfe und ohne ihren Einsatz hätte ich dieses Projekt nicht auf die Beine stellen können – doch dank ihrer Hilfe konnte ich es verwirklichen. Dr. Travis hat mich eine Menge gelehrt, während ich dieses Buch schrieb, und mich auch weiterhin unterstützt, damit meine Botschaft nach außen dringen konnte. Unsere gemeinsame Arbeit war zugleich der Beginn einer Freundschaft.

Mein Dank gilt zudem all jenen, die mir den Anfang erleichtert haben: Deborah Schuster, Graham Tuffee, Michael Lapmardo, Clancy McKenzie, M.D., Russell A. Dewey, M.D., Robert Sapolsky, Ph.D., Gerald G. Jampolsky, M.D., William Acar,

Ph.D., Jeffrey S. Cramer und Bernard Suzanne. Des Weiteren danke ich Karen V. Kibler, Ph.D., für ihre Unterstützung, umfassende Beratung und ihre Bereitschaft, einem Autorenkollegen zu helfen, sein Ziel zu erreichen.

Ein dickes Dankeschön an Eric Fletcher, der mich mithilfe seiner mysteriösen Kompetenz im Umgang mit Word wieder auf den rechten Weg gebracht hat und der mir seine Erfahrung im Buchformatierungsprozess zugutekommen ließ.

An letzter und somit an erster Stelle danke ich den beiden wichtigsten Menschen in meinem Leben, Matthew Steven und Kelsey Eileen, die ich mehr bewundere, als ich in Worte fassen kann, und die mir Kraft, Hoffnung und Antrieb verleihen, um jedem neuen Tag entgegenzublicken.

Buchumschlag-Gestaltung: Steve Ozanich

Entwurf YinYangUroborus-Buchumschlag: Steve Ozanich

Illustrationen im Buch: Edward F. Smolko und Jessica Russo

Illustrator Buchcover: Mark Bush

Layouter Buchcover: Doug Distel

Finale Umschlaggestaltung: Tom Ross

Fotos: Michael Stephen und Anna Aulizia

Prolog

Bereits in jungen Jahren begann ich, unter starken Rückenschmerzen zu leiden. Ihr plötzliches Auftreten war rätselhaft, da ich damals ein kerngesunder Jugendlicher war. Ich tat das Richtige, indem ich einen Arzt konsultierte, um mich körperlich untersuchen zu lassen. Er tat das Falsche, indem er mir sagte, meine Schmerzen seien auf strukturelle Anomalien meiner Wirbelsäule zurückzuführen und ich müsste mich früher oder später operieren lassen. Mehrere Jahrzehnte und endlose Schmerzen später sollte ich herausfinden, dass seine Aussage niemals der Wahrheit entsprochen hatte. Doch damals akzeptierte ich die neue Realität, die der Arzt für mich entwarf – und die dazugehörigen Schmerzen. Schließlich war er die Autorität auf dem Gebiet. Ich akzeptierte seine Diagnose, der zufolge ich körperlich geschädigt sei – auf Lebenszeit.

Und so kam es, dass ich in den folgenden drei Jahrzehnten Schmerzkliniken, Chiropraktiker, Chirurgen und viele weitere Therapeuten aufsuchte, die mir vielfältige Diagnosen stellten – von ständig verrutschenden Bandscheiben und Bandscheibenvorfällen, über Fibromyalgie bis zu Arthrose und spinaler Stenose – und so weiter und so fort. Keine der Behandlungsmethoden half mir wirklich weiter. Die Schmerzen wurden mal stärker, mal schwächer, bis sich in meiner Familie eine Tragödie ereignete – ein medizinischer Behandlungsfehler, der seinesgleichen sucht. Mein Leben wurde vollständig auf den Kopf gestellt, und von da an traten ständig weitere körperliche Symptome auf.

Zum damaligen Zeitpunkt wusste ich noch nichts von der Verbindung zwischen dem tragischen Vorfall und meinen zunehmend starken Schmerzen, die sich in unerträgliche Höhen schraubten. Sie wurden so stark, dass ich mich schließlich der Meinung mehrerer Chirurgen beugte, mich einer Operation an der Wirbelsäule zu unterziehen. Doch Wunder über Wunder, kurz vor dem OP-Termin kam ich zum ersten Mal mit dem Werk eines Arztes in Berührung, der sich auf die Heilung chronischer Schmerzen spezialisiert hatte – Dr. John E. Sarno, Professor für klinische Rehabilitationsmedizin an der New York University School of Medicine.

Dr. Sarno hatte mittels jahrzehntelanger Recherchen und außerordentlicher klinischer Erfolge aufgezeigt, dass Schmerzen – ob in der Wirbelsäule oder in anderen Körperregionen – nur selten die Folge struktureller Anomalien sind, sondern dass der Schmerz durch verminderte Sauerstoffzufuhr zu Muskeln und Nerven verursacht wird – aufgrund unbewusster Anspannung. Dies bezeichnet er als „TMS" – für „Tension Myoneural Syndrome", (auf Deutsch etwa: Muskel-Nerven-Spannungssyndrom) oder „TPS", „Tension Psychogenic Syndrome" (dt. Psychogenes Spannungssyndrom). Die

Anspannung resultiert aus unbekannter, ungefühlter, unterdrückter Wut – genauer gesagt: aus unterdrücktem Zorn.

Zunächst glaubte ich Dr. Sarno kein Wort. Zum einen hielt ich mich für keinen besonders zornigen Menschen, zum anderen hatten mir zu viele Menschen aus dem medizinischen Umfeld bildliche „Beweise" dafür geliefert, dass meine Schmerzen von strukturellen Defekten herrührten. Dr. Sarno musste sich irren. Er musste es einfach! Doch das tat er nicht.

Obwohl ich mehrfach gewarnt worden war, ohne eine Wirbelsäulenoperation würde ich nie genesen, verschwanden meine Schmerzen vollständig, nachdem ich Dr. Sarnos Ratschlag befolgt hatte. Mit der Zeit erfuhr ich, dass die Anspannung hauptsächlich aus der Neigung zum Perfektionismus entsteht. Perfektionismus ist ein Persönlichkeitsmerkmal, das außerordentliche Wut erzeugt und das viele Perfektionisten nicht bewusst an sich wahrnehmen können. Perfektionisten sind ständig wütend, was sie aber ebenfalls nicht spüren können.

Nach drei Jahrzehnten Schmerzen machte ich den gleichen Genesungsprozess durch wie bereits Tausende andere vor mir. Nachdem ich Dr. Sarnos Arbeit voll und ganz verstanden und **danach gehandelt** hatte, hörten meine Schmerzen auf.

Als sie von meiner Heilung erfuhren, begannen die Menschen, mir zu schreiben, mir E-Mails zu schicken und mich um Hilfe zu bitten, weil sie selbst unter Schmerzen, Angstzuständen oder unter anderen körperlichen Symptomen litten. Ich bemühte mich nach Kräften, so vielen Menschen wie möglich zu helfen, aber es waren einfach zu viele, um allen zu antworten – daher begann ich aufzuschreiben, wie ich gesund geworden war. Dieses Buch ist für sie – die Leidenden.

Zunächst einmal hoffe ich, dass mit Hilfe dieses Buchs noch mehr Menschen von diesem Heilungsprozess erfahren, dass ihre Fragen beantwortet werden und sie zu einer tiefer gehenden Erkenntnis gelangen; dass sie von ihren Schmerzen und anderen Symptomen befreit werden – für immer. Zweitens hoffe ich, die Gelegenheit zu bekommen, mit Ärzten und Medizinstudenten zusammenzuarbeiten, um ihnen zu helfen, diesen Prozess zu verstehen, damit sie ihn in ihre Praxis und Ausbildung mit einbeziehen können.

Heilung erfordert häufig vielfaches Wiederholen der neuen Information im präfrontalen Kortex, damit sie wirklich aufgenommen wird, denn Heilung entsteht durch vertiefte Erkenntnis. Aus diesem Grund werden in diesem Buch viele Themen absichtlich aus mehreren Blickwinkeln betrachtet und wiederholt – ein Handbuch der Heilung, wenn man so will – oder ein ausgedehnter Meditationsvorgang. Der Schlüssel zur Heilung für die meisten unserer Gesundheitsprobleme ist **Wissen**, und wenn dieses Wissen weiterhin zur Verfügung steht, tritt das Leiden in den Hintergrund und wird durch gute Gesundheit und Lebensfreude ersetzt.

Wenn du das hervorbringst, was in dir ist, wird dich das, was du hervorbringst, retten. Wenn du nicht hervorbringst, was in dir ist, wird dich das, was du nicht hervorbringst, zerstören.
— Thomas-Evangelium, Vers 70

1

T M S – The Mindbody Syndrome / Das Körper-Psyche-Syndrom

Jede Wahrheit durchläuft drei Phasen. In der ersten wird sie verlacht, in der zweiten wird sie wild bekämpft, und in der dritten wird sie als Selbstverständlichkeit akzeptiert.
— Arthur Schopenhauer, deutscher Philosoph und
Tierrechtsaktivist (1788—1860)

Was ist TMS?

Das Akronym TMS stand ursprünglich für Tension Myositis Syndrome (etwa: Muskelspannungssyndrom) und wurde in der Folge durch wachsende Erkenntnis als Abkürzung für die umfassenderen Begriffe Tension Myoneural Syndrome (Myoneurales Spannungssyndrom) oder Tension Psychogenic Syndrome (Psychogenes Spannungssyndrom)* verwendet, die akute und chronische Nervenschmerzen ebenso umfassen wie Muskelschmerzen sowie eine große Bandbreite weiterer körperlicher Symptome:

> T = Tension / Anspannung (als Folge der Wut, die sich im Körper verbirgt)
> M = Myoneural (Muskeln und Nerven)
> S = Syndrom (eine Vielzahl von Symptomen)

TMS ist die Ursache der derzeitigen Pandemie an Rückenschmerzen, Nackenschmerzen, Schulterschmerzen, Migräne, Hüftschmerzen, Knieschmerzen, Schmerzen im Handgelenk und Schmerzen in der Hand, Karpaltunnelschmerzen, Mund- und Kieferschmerzen, Fußschmerzen, Fibromyalgie, chronischer Erschöpfung (Chronic Fatigue), „Repetitiver-Stress-Verletzungen" (Mausarm etc.), Refluxösophagitis und anderer Magenbeschwerden, Hautproblemen, Allergien, vielen Augenproblemen, Colitis ulcerosa† – und eine unendliche Bandbreite anderer Schmerzbilder. TMS ist

---

* *Anm. d. Übers.:* Im Folgenden wird die Abkürzung des englischen Begriffs beibehalten, da „Muskelspannungssyndrom", „Myoneurales Spannungssyndrom" oder „Psychogenes Spannungssyndrom" im deutschsprachigen Raum keine anerkannten medizinischen Begriffe sind.

† Wie wir in diesem Buch sehen werden, besitzen all diese Spannungssymptome einen gemeinsamen Nenner: Sie werden vom Gehirn als **Ablenkung** kreiert. Gemäß Andrew E. Weil, M.D., handelt es sich bei der Colitis ulcerosa (ebenso wie bei der verwandten Erkrankung Morbus Crohn) um „ein komplexes Problem mit genetischen, autoimmunen und psychosomatischen Komponenten". [*Spontaneous Healing*, S. 233] Offenbar besteht eine gegenläufige Beziehung zwischen Rauchen und Colitis ulcerosa: Rauchen

zudem die Hauptursache nicht-körperlicher Phänomene wie Angstzustände, Süchte und Depressionen. Die Wurzeln unserer Gesundheitsprobleme werden meist in der Kindheit gesät, durch früh erfahrene Trennungsangst. Traumata lassen innere Anspannung entstehen, was zu einem Mangel an Verbundenheit oder zu Störungen der Affektabstimmung führt –, und es bildet sich eine Persönlichkeit heraus, die eine höhere Anfälligkeit für Mind-Body-Beschwerden besitzt.

Erst nach langjährigen Gesprächen mit Tausenden Betroffenen, vor allem aber durch meine eigene Erfahrung wurde mir wirklich bewusst, dass der Übeltäter für Schmerzen und die meisten Gesundheitsbeschwerden der **Wahrnehmungsverlust negativer Gefühle** ist. Zudem sind Schmerzen nicht die einzige Folge dieses Wahrnehmungsverlustes – zu den anderen Symptomen zählen chronische Müdigkeit, Schlafstörungen, Sinusitis (Nasennebenhöhlenentzündung), Verdauungsbeschwerden und Hautprobleme. Als ich zum ersten Mal von dem TMS-Konzept las, hielt ich es für absurd – vollkommen lächerlich –, aber damit lag ich vollkommen falsch.

Uns allen wurde die irrige Annahme eingeimpft, unsere Rückenschmerzen, Knieschmerzen, Fußschmerzen, Hüftschmerzen, RSI-Syndrome – was auch immer – wären wahlweise durch genetische Defekte oder durch eine fehlerhafte Konstruktionsweise des menschlichen Körpers bedingt – und dauerhafte Heilung nicht möglich. Das ist nicht wahr. Zu den derzeit meistgeäußerten Fehlaussagen über Rückenschmerzen seitens der Medizinindustrie gehören: „Sie müssen Ihre Körpermitte trainieren, um Ihre Schmerzen loszuwerden", oder: „Sie müssen abnehmen, um schmerzfrei zu werden", oder, im schlimmsten Fall: „Sie müssen sich innerhalb der nächsten sechs Wochen operieren lassen." Aber wenn wirklich ein akutes medizinisches Problem besteht, warum muss die Operation dann nicht sofort durchgeführt werden? Derlei Konzepte sind vorsintflutlich und veraltet.

Die meisten Menschen glauben, so wie ich damals auch, sie hätten „echte" Rückenverletzungen und bräuchten „echte" medizinische Interventionen. Durch **falsche Ratschläge** der modernen Medizin wurden sie zu dem Glauben konditioniert, etwas an ihnen sei kaputt, also **ist** etwas an ihnen kaputt, weil ihnen noch nicht klar ist, dass unbewusste Vorgänge „echte" Schmerzen und ausgesprochen echte Symptome verursachen. Die Psyche und der Körper bilden eine untrennbare Einheit. Was die Psyche verzweifelt auszudrücken versucht, offenbart sich immer im Körper.

> **Trennung = Panik = Verdrängung = Unterdrückung = Innerer Konflikt = Wut = innere Anspannung = Symptome = Ablenkungen = Botschaften**

---

lindert in der Regel die Symptome der UC. Doch wie Dr. Weil in Bezug auf TMS einsichtigerweise herausstellt: „Wenn man von der Prämisse ausgeht, dass Colitis ulcerosa psychosomatisch bedingt ist, braucht man kein Genie sein, um zu schlussfolgern, dass Rauchen ein effektives Ventil für Stress bildet und dass sich der Stress einen anderen Ort sucht, wenn er dieses Ventils beraubt wird." [*Spontaneous Healing*, S. 90]

Dr. John E. Sarno, emeritierter Professor für Rehabilitative Medizin an der New York University School of Medicine, erbrachte klinische Beweise für seine These, dass innere Anspannung die Hauptursache der meisten chronischen Schmerzen ist. Dank Dr. Sarnos Werken wissen wir heute, dass durch unseren eigenen Anspruch, ein falsches Selbstbild aufrecht zu erhalten, um akzeptiert zu werden, um uns mit anderen Menschen verbunden zu fühlen oder um andere zu kontrollieren, ein enormer innerer Konflikt entsteht, welcher wiederum Wut erzeugt, die unterdrückt oder verborgen wird – **ohne dass man es auch nur im Mindesten spürt**. Diese internalisierte Energie verursacht Schmerzen sowie eine große Bandbreite anderer Symptome – zu einem ganz bestimmten Zweck.

Schmerzen und andere chronische Symptome sind körperliche Manifestationen ungelöster innerer Konflikte. Symptome treten als instinktiver Überlebensmechanismus auf. Sie sind Botschaften des inneren Selbst, das gehört werden will, doch das Ich* übernimmt das Ruder und verbannt die Wahrheit in den Schatten des Unbewussten: unseren **Körper.**† Eine Absicht dieser körperlichen Symptome besteht darin, die Aufmerksamkeit der Person auf ihren Körper zu lenken, anstatt auf die aufsteigenden Emotionen.

Bühne frei für den Schmerz

Die Voraussetzungen für die Schmerzen wurden geschaffen, als wir in sehr jungem Alter räumlich oder emotional von einer wichtigen Bezugsperson getrennt wurden (oder befürchteten, von ihr getrennt zu werden). Je früher im Leben die Angst vor dem Verlassenwerden erfahren wird, desto größer der potenzielle spätere Schaden – und desto stärker und gefährlicher die Gesundheitsbeschwerden. Bleibt das Bedürfnis nach Verbundenheit unerfüllt, manifestiert es sich in Form von Angst oder Anspannung und der nie verrauchenden Wut darüber, dass man auf allen Ebenen glänzen, sich um alles kümmern, alles kontrollieren, alles tun muss – um keine weitere Zurückweisung zu erfahren. Die Angst vor Trennung entfacht die stärkste Wut, weil sie uns an unsere erste Zurückweisung erinnert. Wenn die Trennungsängste niemals gelindert oder zumindest anerkannt werden, wird das Urbedürfnis nach Verbundenheit einen hohen

---

* *Anm. d. Übers.:* Gemeint ist hier und im Folgenden das „Ich" nach Freud, also eine der drei Komponenten der Psyche (Es, Ich, Über-Ich). Das Es ist der kindliche, primitive Teil der Psyche, das Ich sozusagen der Kapitän, der Entscheider, der Organisator, und das Über-Ich bildet das moralische, verantwortungsbewusste, sittliche Element. Für weiterführende Informationen zu den drei psychischen Komponenten der Psyche nach Freud siehe Kapitel 2.

† „In den 1990ern entdeckte die Neurowissenschaftlerin Candace Pert, Ph.D., dass der Körper, und nicht das Gehirn, dem Unbewussten entspricht und dass es mittels Neuropeptiden kommuniziert – Moleküle, die von jedem unserer Gedanken gebildet werden. Pert fand heraus, dass Gedanken eine biochemische Komponente besitzen: Gedanken sind real, Neuropeptide sind real, und das Gehirn ist ebenfalls real; was wir für den Geist halten, ist in Wahrheit das Ich in Verkleidung." [Alberto Villoldo: *The Four Insights: Wisdom, Power and Grace of the Earthkeepers*, S. 164]

emotionalen und körperlichen Tribut fordern und das **wahre Selbst*** kann sich nie entwickeln.

> Unser grundlegendstes Bedürfnis im Leben besteht darin, echte
> Verbundenheit zu spüren,
> **von Herz zu Herz.**
> *Das Herz eines anderen Menschen zu uns heranzuziehen – uns wieder*
> *verbunden zu fühlen – wieder eins zu werden*
> **Einssein ≡ Liebe**

Wir alle müssen uns verbunden fühlen, gehört und akzeptiert werden – so wie wir sind, mit all unseren Fehlern. Und wir müssen uns ausdrücken, müssen unsere Gefühle offenbaren und unsere Position in Beziehungen zum Ausdruck bringen – die Position unserer Herzen muss offenbart werden. Wenn das grundlegende Bedürfnis nach Verbundenheit, echter Verbundenheit, im Keim erstickt wird, erzeugt es im Unbewussten Unmengen von Wut – ganz gleich ob im Baby-, Kinder- oder Erwachsenenalter.

Frühkindliche Erfahrungen zu einem Zeitpunkt, zu dem wir noch ganz oder relativ hilflos und von anderen abhängig waren, können sich das ganze Leben lang wiederholen. Jeder emotional oder körperlich belastende Auslöser, wie eine Veränderung oder Umstellung im Leben, ein Geburtstag, Berentung oder finanzielle Sorgen, können die alten Wunden des Verlassenwerdens wieder aufreißen und das Feuer der **Trennungswut** schüren, die sich daraufhin in Form von Symptomen kundtut. Du hast keinen kaputten Rücken (und auch keine kaputten Hüften, kaputten Knie und kein chronisches Erschöpfungssyndrom), du erlebst erneut die Angst und Wut, die du in sehr jungen Jahren erfahren hast – vielleicht sogar von Geburt an. Die Symptome, die du im Erwachsenenalter erleidest, sind schlicht Ausdruck dafür, wie du gelernt hast, mit dem Gefühl von Hilflosigkeit und Angst umzugehen.

> Die Wunden, die durch das Verlassenwerden entstanden sind, müssen nicht immer analysiert werden, um zu heilen. Für die meisten Betroffenen reicht es aus, zu wissen, dass es diese Wunden gibt, ihre Rolle bei der Entstehung von Symptomen zu kennen – und voll und ganz an TMS zu glauben –, um sich von ihrem Leid zu befreien.

Wie wir im Folgenden sehen werden, kann der emotionale Schmerz, der aus der Trennung entstanden ist, auf vielfache Weise geheilt werden, und die angestaute Anspannung ODER die aus dem inneren Konflikt entstandene Wut auf ein gesundes Maß reduziert werden.

---

* Das **Selbstbild** ist das Individuum, so wie es sich momentan in seinem gesamten Konflikt mit dem Ich sieht, aber das **wahre Selbst** ist das Original, das, was einen wirklich ausmacht, jenseits von Ich und Konflikten.

Die Pathophysiologie von TMS

Das autonome (unwillkürliche) Nervensystem (ANS) * , auch vegetatives Nervensystem (VNS) genannt, reguliert innere Organe wie die Eingeweide, den Magen und das Herz sowie viele weitere Prozesse – von der Atemfrequenz, über die Sehschärfe, die Anzahl der Herzschläge (Herzfrequenz) bis hin zur Erweiterung und Verengung von Blutgefäßen. Gefühle wie Angst, Schuld, Depression, Wut, Zorn und Verbitterung werden vom ANS verarbeitet. Dr. Sarno hat durch seine jahrzehntelange klinische Arbeit bewiesen, dass sich das autonome Nervensystem ab einem gewissen Grad an unterdrückter Wut / Anspannung einschaltet und im Körper physiologische Veränderungen hervorruft – verschiedene körperliche Symptome, darunter Schmerzen. Einfach gesagt: Wenn die Wut aus unterschiedlichen Quellen eine bestimmte Schwelle überschreitet und tief unterdrückte Gefühle ins Bewusstsein drängen, erzeugt das autonome Nervensystem ein Symptom. Die aus dem Konflikt entstandene Energie drückt sich durch den Körper aus. Was die Schmerzen angeht, so werden sie durch eine verminderte Durchblutung hervorgerufen. Für den Bruchteil einer Sekunde spürst du den Schmerz deiner Gefühle, doch du könntest ihnen niemals erlauben, an die Oberfläche vorzudringen –, und schon springt der Schmerz in die Bresche und lenkt deine Psyche von den unerwünschten Emotionen ab.

Dein Chef, Mist Kerl, teilt dir mit, dass du ab jetzt immer sonntags arbeiten musst; dein Knie fängt an zu schmerzen. Dein Ehemann, Nerven Säge, hat schon wieder seine Schuhe im Türeingang stehen lassen; dein Nacken verkrampft sich.

Wenn wiederum Mist Kerls eigener Chef ihm wegen dringender Abgabetermine im Nacken sitzt, fängt vielleicht auch Mist Kerls Nacken an wehzutun. Und wenn Mist Kerl die Dreistigkeiten seines Nachbarn irgendwann zu sehr auf den Magen schlagen, meldet sich vielleicht wieder sein Magengeschwür. Als zivilisierter Mensch schiebt Mist Kerl seinen Konflikt sicher in seinen Körper ab, weil er seine gewalttätigen oder bedrohlichen Gedanken nicht ausleben kann. Sein Körper teilt ihm ganz genau mit, wie sehr ihm etwas zusetzt – je stärker der innere Konflikt, desto schmerzhafter die benötigte körperliche Ablenkung. TMS ist also ein Vermeidungsmechanismus oder eine Ablenkungsstrategie – eine Täuschung des Gehirns, um sich nicht mit traurigen oder gesellschaftlich inakzeptablen Gedanken befassen zu müssen. Sobald das Gehirn über das limbische System (den Sitz der Emotionen) Schmerzen oder Krankheit erzeugt, muss sich das Selbst nicht länger mit den lästigen unerwünschten emotionalen Schatten herumschlagen, weil es jetzt etwas Dringlicheres gibt, nämlich das körperliche Symptom.

Dr. Sarno vertritt die Theorie, dass die Schmerzen durch eine leicht verminderte Durchblutung und einen damit einhergehenden **leichten Sauerstoffmangel** hervorgerufen werden, und untermauert seine klinischen Beobachtungen durch Studien der Rheumatologie. Er zitiert zwei unabhängige Studien und fügt ihnen seine eigenen klinischen Beobachtungen hinzu. [1] Dr. Sarno hat aufgezeigt, dass TMS-

---

* Weitere Einzelheiten zur Beteiligung des autonomen / vegetativen Nervensystems in Kapitel 2.

Schmerzen ebenso wie Fibromyalgie und viele weitere Schmerzerkrankungen mit modernen Bezeichnungen durch die unwillkürliche Verengung der sauerstofftransportierenden Blutgefäße verursacht werden. Des Weiteren hat er gezeigt, dass Fibromyalgie lediglich eine schwerere Form von Myoneuralgie ist und somit nichts anderes als TMS.

Schmerz – der große Betrüger und Ablenkungsstratege

TMS-Schmerzen sind eine Täuschung – eine psychologische List des Gehirns. Sobald die Schmerzen einsetzen, bleibt dem Leidgeplagten keine andere Möglichkeit, als sich darauf zu konzentrieren, anstatt auf seine unbewusste Wut oder auf den Grund dafür. Deshalb hält Dr. Sarno TMS-Schmerzen für eine gezielte Ablenkungsstrategie des Gehirns zugunsten der Körper-Psyche-Einheit, die dem Selbst ermöglicht, sich nicht mit düsteren, morbiden, verbitterten, rachsüchtigen und egoistischen Gedanken auseinanderzusetzen. Unsere Gefühle werden lebendig begraben – und das Leben geht weiter. Wenn wir nicht bekommen, was wir wollen, oder wenn uns nicht gefällt, was wir in uns selbst sehen, stürzt sich die Psyche auf den Körper.

Eine Freundin von mir arbeitete in einer lokalen Notfallambulanz und bekam dort jede Menge Patienten zu Gesicht, die die Ambulanz wegen Schmerzen in der Brust aufsuchten. Sehr häufig hatten diese Leute zu jenem Zeitpunkt, oder kurz davor, unter hohem Druck gestanden. Fiel der Befund für einen Herzinfarkt negativ aus, so erzählte sie mir, entließ man die Patienten meist mit der Diagnose Ischämie (Minderdurchblutung durch Gefäßverengung, also TMS). Die Patienten hatten unter großem familiären, finanziellen oder beruflichen Druck gestanden, daher griff ihre Psyche zu einer Ablenkungsstrategie, um ihre Aufmerksamkeit auf den Körper zu fixieren. Wer schon einmal Schmerzen in der Brust hatte, weiß, dass sie in der Tat ein äußerst effektives Mittel sind, um jemands Aufmerksamkeit zu fesseln. Es läuft eben nicht immer alles bestens im trauten Eigenheim, nicht immer ist alles rosig, und Verdrängung ist eine sehr effektive Methode, um eine angespannte Situation in der Familie oder im Arbeitsumfeld durchzustehen. Eine derartige Geheimoperation durchzuführen, ist ein wahrer Geniestreich der Körper-Psyche-Einheit.

Dr. Sarno berichtet, dass viele Leute in seiner Sprechstunde zu ihm sagen, sie würden sich lieber mit dem tief verborgenen emotionalen Konflikt auseinandersetzen, anstatt körperlich zu leiden. Auf bewusster Ebene wäre es der betroffenen Person lieber, sich mit ihren Gefühlen auseinanderzusetzen, als starke Symptome zu erleiden, doch ihr Ich „denkt" leider anders. Der emotionale Konflikt ist so geartet, dass das Ich glaubt, er wachse ihm über den Kopf. TMS-Symptome sind eine Art Schlag gegen den Hinterkopf, die einem sagen: „Wach auf, du bist nicht wirklich glücklich mit deinem Leben." Und da das Gehirn vom Ich gesteuert wird, tut es alles, um von seinen eigenen Gedanken abzulenken. Um das Selbstbild zu wahren, zieht die Psyche körperlichen Schmerz emotionalem Schmerz vor, angetrieben von dem Bedürfnis dazuzugehören, sich anzupassen und lieber im Stillen gegen gesellschaftliche oder familiäre Tabus und Erwartungen aufzubegehren.

Schmerz: ein Gefühlsbarometer

Dr. Sarno hält TMS für ein Gefühlsbarometer, das auf körperlicher Ebene den Grad an verborgener Anspannung eines Menschen anzeigt. Seinen Beobachtungen zufolge verschwinden die Schmerzen in den meisten Fällen, sobald der Betroffene begreift, dass seine Schmerzen eine Ablenkungsstrategie sind und ihm körperlich nichts fehlt, denn eine Ablenkung ist nur dann eine Ablenkung, wenn man nicht weiß, dass sie eine Ablenkung ist. Dr. Sarno bezeichnet dies als **Wissenstherapie**: Heilung, die einsetzt, sobald der Betroffene erfährt, was in seiner Körper-Psyche-Einheit vor sich geht – **wenn er diese Information akzeptiert**, sie ohne den leisesten Hauch des Zweifels auf tiefer Ebene aufnimmt und somit die Physiologie seines Körpers verändert. In einigen Fällen geschieht die Heilung sofort, in anderen gestaltet sie sich aufgrund fest verankerter Überzeugungen sehr schwierig. 1987 führte Dr. Sarno eine Studie mit ehemaligen Patienten durch, die drei Jahre zuvor an seinem TMS-Programm teilgenommen und als Therapiemethode die Wissenstherapie angewandt hatten. Die Studie offenbarte, dass achtundachtzig Prozent erfolgreich geheilt waren, zehn Prozent ging es besser, nur bei zwei Prozent war der Zustand unverändert.

Travis John ist Spülmaschinentechniker und hat Kommunikationsprobleme mit seinem sechzehnjährigen Sohn. Er bekommt Rückenschmerzen, die sich hartnäckig halten und seiner Ansicht nach dadurch verursacht wurden, dass er drei Jahre zuvor einige Geräte herumgeschoben hat. Doch nachdem ihm jemand ein Buch über TMS in die Hand drückt, wird ihm klar, dass seine Schmerzen von den Problemen mit seinem Sohn herrühren, und drei Wochen später ist er schmerzfrei.* Zwar reicht die frohe Botschaft, dass TMS harmlos ist, bei vielen Betroffenen aus, um die Schmerzen verschwinden zu lassen, doch das gilt nicht für jeden und nicht immer, weil die moderne Medizin die Menschen gründlich zu dem Glauben konditioniert hat, sie wären auf Lebenszeit körperlich geschädigt.

Aufgrund der Tendenz vieler Betroffener, TMS als Ursache für ihre Schmerzen und Krankheiten zu leugnen, sind erfahrene Ärzte für Mind-Body-Medizin in letzter Zeit dazu übergegangen, einen **dualen Heilungsansatz** zu verfolgen. Manche Betroffene lassen sich nicht davon überzeugen, dass ihre Symptome einem inneren Konflikt geschuldet sind, und bestehen bei ihren Ärzten weiterhin auf medizinischen Eingriffen. Dies bringt erfahrene Ärzte in eine Zwickmühle, und sie müssen diskret abwägen, welche Behandlungsweise sie bei ihren Patienten weiterverfolgen sollen; sind sie bereit, in sich selbst nach der wahren Ursache für ihre Schmerzen zu forschen, und werden gesund, oder werden sie weiterführende medizinische Interventionen einfordern, um die Aufmerksamkeit nach außen zu richten und etwas Körperlichem die Schuld zuzuschieben – um ein falsches Selbstbild aufrecht zu erhalten, um weiterhin zu verdrängen oder um die Kontrolle zu behalten.

---

* Dieses Beispiel ist Fred Amirs Buch über TMS entnommen.

> Körperliche Schmerzen sind nicht eingebildet, sie finden nicht „nur im Kopf"
> des Betroffenen statt (es sei denn, er hat Kopfschmerzen).

Es ist wichtig, dies von Anfang an klarzustellen, weil es das mit Abstand **größte Missverständnis bezüglich der Schmerzen ist.** Selbst nachdem ich TMS bereits sehr ausführlich erläutert habe, blicken mich Betroffene oft immer noch argwöhnisch an und sagen: „Soll das heißen, dass die Schmerzen nur in meinem Kopf stattfinden?" Nein, keineswegs – die Schmerzen sind überaus echt. Denn alles, was im Kopf vor sich geht, geschieht auch im Körper.

Die Schmerzen, Steifheit, Taubheit, Schwäche, das Brennen, Drücken und Kribbeln wurde von einer leicht verminderten Sauerstoffzufuhr zu den jeweils betroffenen Muskeln, Nerven oder Sehnen verursacht. An sich war es harmlos. Obwohl es stärkere Schmerzen verursachen konnte als alles andere, was ich in der klinischen Medizin je erlebt habe, würde der Betroffene keinen Schaden davontragen, sobald die Schmerzen erst einmal verschwunden wären.

— Dr. John E. Sarno, M.D., *The Mindbody Prescription*[2]

Ich kann die Echtheit und Intensität von TMS-Schmerzen aus eigener Erfahrung bezeugen. Es haut einen regelrecht um, wenn sich das Blut zurückzieht, um jeglichen Konflikt zu vertuschen, der an die Oberfläche vordringen will.

Dr. Sarno hat also gezeigt, dass Verdrängung zu Gefühlen von Wut und Angst führt, die die Ursache der meisten Schmerzen und anderer unangenehmer Symptome sind. Manche Menschen haben auch nur TMS-Begleitsymptome, aber keine Schmerzen. Einige erleben den typischen Migräne-Tunnelblick, haben dabei aber keine Kopfschmerzen, sie empfinden Kribbeln und Stechen in den Beinen, ohne unter Kreuzschmerzen zu leiden, oder sie haben einen „Fallfuß", leiden aber weder unter Rücken- noch Ischiasschmerzen. Man könnte meinen, das sei ein Segen, doch es jagt den Betroffenen trotzdem Angst ein, und die Symptome können ihren Alltag beeinträchtigen. Auch in diesem Fall sind die Symptome TMS, weil sie derselben Ablenkungsstrategie dienen, nur werden sie glücklicherweise nicht von Schmerzen begleitet. Die Angst und das Fokussieren auf die Symptome sind aber identisch.

Sind TMS-Schmerzen also echt? Ja, das sind sie. Beginnt der TMS-Prozess häufig im Kopf? Ja, tut er. Findet der TMS-Schmerz nur in deinem Kopf statt? Nein, tut er nicht. Er ist ein echtes physisches Körper-Psyche-Phänomen. Der gesamte Prozess ist emotionsgesteuert, und Emotionen können nur durch den Körper empfunden (gefühlt) werden.

Gefühl ist alles; Name ist Schall und Rauch

Mehrere Jahre hatte ich in Bezug auf TMS-Schmerzen den recht allgemeinen Begriff „Tensionalgia" benutzt, also Spannungsschmerz. Das Suffix „algia", auf Deutsch „algie", bedeutet schlicht „Schmerz" oder „Schmerzzustand", und Spannung ist, wie wir wissen, die Folge psychologischer Prozesse. Ich hatte den Eindruck, dass diese Bezeichnung die

Komplexität des Prozesses besser veranschaulicht. Doch innere Anspannung verursacht nicht nur Schmerzen, sondern auch andere Probleme, weshalb TMS, oder The Mindbody Syndrome, ein treffenderes und umfassenderes Akronym ist, um den gesamten Prozess zu beschreiben. Und als wäre das nicht alles schon verwirrend genug, gibt es noch weitere Bezeichnungen (s. unten), die alle dasselbe bedeuten und im englischsprachigen Raum derzeit synonym benutzt werden:

TMS	= Tensionalgia, Spannungsschmerz
	= Tension Myositis Syndrome
	= Tension Myoneural Syndrome
	= Psychogenic Neural Pain Syndrome, PNPS
	= Tension Psychoneural Syndrome, TPS
	= **The Mindbody Syndrome**

Sag Nein! Eine Operation ist selten die Lösung

Schmerz ist eine Körper-Psyche-Manifestation. Jeglicher Versuch, die Schmerzen durch medizinische oder physiotherapeutische Eingriffe zu „heilen", verlängert den Schmerz und das Leid bloß. Auch wenn derartige Eingriffe die Symptome aus mehreren Gründen vorübergehend lindern können, versagen sie in der Regel auf längere Sicht, weil der Schmerz dort gepackt werden muss, wo er entsteht, nämlich im Schatten des Unbewussten. Heile den Geist, und der Körper wird folgen.

TMS ist per definitionem ein Syndrom. Unter einem Syndrom versteht man ein Krankheitsbild, das sich aus dem Zusammentreffen verschiedener charakteristischer Symptome ergibt. Ein Syndrom ist also ein Beschwerdebild mit vielen Variablen und aufgrund der Komplexität der Körper-Psyche-Beziehung häufig schwer zu bestimmen.

Seine jahrzehntelange Arbeit mit vielen Tausenden Patienten zeigte Dr. Sarno überdeutlich, dass eine Operation bei der überwiegenden Mehrheit der Patienten, die unter Rückenschmerzen litten, von keinerlei Erfolg gekrönt war: Sie war nie die Lösung. Daher begab er sich klugerweise auf die Suche nach anderen Gründen für die Schmerzen. Ganz offenbar waren sie nicht den strukturellen Veränderungen oder sogenannten Anomalien der Wirbelsäule und Gelenke zuzuschreiben, die auf den medizinischen Aufnahmen zu erkennen waren. „Offenbar nicht" weil die Schmerzen der Betroffenen zum einen weder durch Operationen noch durch Therapien gelindert wurden und zum anderen die Auffälligkeiten und Verschleißerscheinungen, die auf den Röntgenbildern und MRT-Aufnahmen zu sehen waren, „[...] nie im Leben so starke Schmerzen verursachen könnten, wie sie Patienten mit diesem Syndrom [TMS] erleiden."[3] Daraus folgerte Dr. Sarno, dass eine Degeneration (Verschleiß) oder ein Vorfall der Bandscheiben, Arthrose und alle anderen Anomalien der Wirbelsäule „normale Anomalien" sind und lediglich ein Anzeichen dafür, dass der Körper altert, dass er sich verändert und heilt, so wie er es seit jeher getan hat.* Der Körper ist so konzipiert, dass er sich aus Gründen der Selbsterhaltung innerhalb eines angemessenen Zeitrahmens selbst heilt. Wie Dr. Sarno richtig herausstellt: Selbst der Oberschenkelknochen, der größte Knochen im menschlichen Körper, heilt in rund sechs Wochen. Warum sollte der Rücken eines Menschen dreißig Monate oder dreißig Jahre dafür brauchen?

Tiefengewebsmassage, Wärme und Ultraschall haben klinisch gezeigt, dass sie vorübergehende Schmerzlinderung bringen; ihnen allen ist gemein, dass sie die lokale Durchblutung der betroffenen Stelle vorübergehend erhöhen – ein weiterer Beweis für die Verbindung zwischen den Schmerzen und einem Sauerstoffdefizit. Diese Therapien erhöhen die Durchblutung der peripheren Blutgefäße. Die vorübergehende Schmerzlinderung mag bei einigen Betroffenen ausreichen, um die lodernde Wut in ihnen abflauen und ihre Schmerzen verschwinden zu lassen. Doch wenn ihre Wut zu überwältigend ist, werden die Behandlungen, Massagen und Manipulationen keinen bleibenden Erfolg zeigen – die Erleichterung ist von kurzer Dauer, weil die wahre Ursache, die verborgenen schmerzhaften Emotionen, nie angegangen wird. Über Jahre hinweg habe ich mir von Chiropraktikern ständig den Rücken „wieder einrenken lassen", dabei bedurfte mein Denkvorgang einer Korrektur, nicht mein Rücken. Wenn eine dauerhafte Heilung das Ziel ist, sollte von Physiotherapie und chiropraktischen Manipulationen abgeraten werden.

Wer unter Schmerzen oder chronischer Erschöpfung leidet, kann dauerhaft Besserung erfahren, indem er versteht, wie TMS entsteht und wie sich der Schmerz manifestiert. Daher besteht keine Notwendigkeit für therapeutische Interventionen, es sei denn, die Schmerzen sind so stark, dass die betroffene Person ihren Alltag nicht mehr bewältigen kann. Ich bin der lebende Beweis dafür, denn ich habe den Großteil meines Lebens mit Schmerzen verbracht und bin jetzt schmerzfrei. Auch du kannst schmerzfrei sein. Aber dafür musst du lernen und deinen Geist für etwas öffnen, wogegen dein Ich mit Sicherheit rebellieren wird.

---

* Bedauerlicherweise muss ich der Vollständigkeit halber klarstellen, dass ein Bandscheibenvorfall oder eine spinale Stenose in extremen Fällen Schmerzen verursachen können. Diese Aussage verleitet dazu, dass jeder, der dies liest, annimmt, bei ihm handele es sich um einen Extremfall, während er in Wahrheit kein Ausnahmefall ist. Häufig versuchen Menschen verzweifelt, sich an dem Gedanken festzuklammern, sie wären ein Extremfall, um sich weiterhin auf ihren Körper konzentrieren zu können. Genau das ist die Absicht der Symptome: **einen weiterhin glauben zu lassen, man sei auf irgendeine Weise körperlich geschädigt.** Körperliche Symptome bieten eine gesellschaftlich akzeptable Entschuldigung oder einen sicheren Hafen, um gesellschaftlich nicht akzeptable Gefühle zu verbergen oder unliebsame Pflichten zu vermeiden, daher erwähne ich an dieser Stelle mit äußerster Vorsicht, dass die beiden oben genannten Konditionen gelegentlich ein Grund für Schmerzen sein können. Nach diesem Warnhinweis werden einige Leser erleichtert aufatmen, weil sie denken, sie bildeten diese große Ausnahme – doch damit bremsen sie ihren Heilungsprozess.

Bandscheibenvorfälle	→	Verursachen keine Rückenschmerzen
Degenerierte Bandscheiben	→	Verursachen keine Rückenschmerzen
Spinale Stenose	→	Verursacht keine Rückenschmerzen
Arthrose	→	Verursacht keine Rückenschmerzen *

MRT-Technologie: Das zweischneidige Damoklesschwert

Das Vorhandensein einer Bandscheibenanomalie ist ein Stolperstein für viele Patienten, denen nicht klar ist, dass es ein Zeichen dafür ist, wie gewitzt und einfallsreich die Psyche ist, wenn sie eine körperliche Ablenkung schaffen möchte. Die Psyche weiß über alles Bescheid, was im Körper vor sich geht, also auch, wo ein Bandscheibenvorfall, ein Meniskusriss in den Kniegelenken oder Rupturen der Rotatorenmanschette der Schulter bestehen [...] die Erfahrung zeigt, dass das Gehirn TMS-Schmerzen dort entstehen lässt, wo eine strukturelle Anomalie existiert, um überzeugender zu wirken und um die Aufmerksamkeit fest auf den Körper zu lenken, so wie es Schmerzen auch gern am Ort einer früheren Verletzung auftreten lässt.

— John E. Sarno, M.D., *The Mindbody Prescription*[4]

Fortschrittliche Technologien, die uns einen tieferen Einblick in den Körper erlauben, sind zu einem zweischneidigen Schwert geworden. Das MRT-Verfahren mit seiner sagenhaften Möglichkeit, selbst winzige Veränderungen im Körper sichtbar zu machen, hat durch genauere Diagnosen in der Tat das Leben zahlreicher Patienten verbessert. Die Kehrseite der Medaille ist, dass diese neuen bildgebenden Verfahren auch natürliche Abnutzungen und Abweichungen zeigen, die es schon immer gegeben hat. Das wirklich Schlimme daran ist, dass Wissenschaftler Schmerzen heutzutage routinemäßig und irrtümlicherweise diesen Stellen zuschreiben. Dabei ist die Degeneration der Bandscheiben und Gelenke, die auf den Bildern zu sehen ist, normal. Sie sind so gut wie bei jedem Menschen ab dem fortgeschrittenen Jugendalter oder mit Anfang zwanzig zu erkennen.

Wie Rutherford D. Rogers, renommierter Bibliothekar der Universität Yale, einmal bemerkte: „Wir ertrinken in Informationen und dürsten nach Wissen."[5] Ein Radiologe mag einen Riss oder eine arthrotische Veränderung am Rücken, Knie oder in der Schulter erkennen und daraus fälschlicherweise schließen, dass die Schmerzen von dieser Auffälligkeit herrühren, weil der Schmerz ungefähr in dieser Gegend auftritt.

Dies ist ein weiterer Stolperstein im Verständnis und Glauben an die Existenz von TMS und ein Hindernis bei der Heilung. Dr. Sarno spricht in diesem Zusammenhang von „der cleveren Psyche", die von allen physiologischen Veränderungen im Körper weiß. Der ehemalige American-Football-Spieler und seine Kniescheibenluxation: der große Denkfehler. Sein Knie bereitet ihm nur dann Probleme, wenn er auf etwas keine Lust hat, wenn er mit seiner Situation unzufrieden ist oder wenn seine Wut auf einmal

---

* Ich nehme hier Bezug auf die posttraumatische Arthrose, PTA, oder alterungsbedingte Arthrose. Einige Arten von Arthritis sind wiederum sehr schmerzhaft, wie Gicht und rheumatoide Arthritis.

ins Bewusstsein vordringt. Man hat ihn konditioniert zu glauben, dort säße seine besondere Schwachstelle, die ihm Schmerzen bereitet, also tut sie es, immer wieder und bis in alle Ewigkeit. Wenn wir uns wirklich verletzen, heilt unser Körper.* Der Sitz einer früheren Verletzung ist bloß eine Vorlage für die Schmerzen. Das Gehirn beschließt, die Aufmerksamkeit auf diese Stelle zu lenken, weil es weiß, dass dort einmal ein Problem bestand; somit gilt sie als anfällig und ist ein sicherer Ort, um Angst und Anspannung bei Bedarf auf gesellschaftlich akzeptable Weise zu verbergen.

Wenn mir Leute erzählen, Schuld an ihren Rückenschmerzen sei Arthrose, schüttele ich lächelnd den Kopf, denn auch ich habe das früher geglaubt, weil meine Schmerzen häufig die Arthrose in meinem Rücken, in meinem Fußgelenk und in meinen Hüften gefunden haben. Jetzt weiß ich, dass es nicht daran lag.

Zum großen Glück für Millionen schmerzgeplagte Patienten hat Dr. Sarno herausgefunden, dass unterdrückte Gefühle die häufigste Ursache für chronische Schmerzen sind, und er heilt nun viele, sehr viele Menschen, während viele andere Ärzte, Chirurgen und Therapeuten seine Arbeit „beflissen ignorieren". Schließlich ist es nicht besonders lukrativ, auf Operationen, Therapien und Medikamente zu verzichten. Mit dem bloßen Ändern von Gedanken lässt sich kein Geld machen. Was für einen Nutzen zieht ein Arzt daraus, Dr. Sarnos klinische Entdeckungen zu akzeptieren? Alles hängt von ihrer oder seiner ursprünglichen Motivation ab, den Arztberuf zu ergreifen. Einer der Hauptgründe, warum viele Vertreter der Medizinindustrie die Existenz von TMS leugnen, sind die strapaziösen Stunden, die sie während ihres Studiums damit zugebracht haben, die Schmerzen von der falschen Warte aus zu betrachten. Es fällt nicht leicht zuzugeben, dass man einen Fehler gemacht hat, das Ich wird es nur selten zulassen. Die moderne Medizin hat den Patienten tragischerweise aus der Heilungsgleichung getilgt, weil viele Ärzte auf schnelles Geld aus sind und viele Patienten auf **Hauruck-Heilung und weiteres Verdrängen**. Bei dieser Kombination ist das Scheitern vorprogrammiert.

Wo tritt TMS auf?

Anspannung findet den Weg in jedes einzelne System der Körper-Psyche-Einheit; aber die TMS-Spannung, wie sie Dr. Sarno ursprünglich charakterisiert hat, konzentriert sich vor allem auf drei Arten von Weichteilgewebe: Muskeln, Nerven, und / oder Sehnen.[6] All diese Weichteilgewebe können in jeder denkbaren Kombination betroffen sein. Bestehen an mehreren Stellen im Körper Schmerzen, bekommt TMS den Stempel Fibromyalgie oder Myofasziales Schmerzsyndrom (MFS) aufgedrückt.†

---

* Einige Nerven und Knorpel können sich nicht regenerieren, aber bei einem abgestorbenen Nerv oder einem nicht heilbaren Knorpel hören die Schmerzen irgendwann auf – sie dauern nicht jahrelang an.

† Fibromyalgie-Leidende haben an mehreren Stellen Schmerzen und eine höhere Anfälligkeit für Schlafstörungen und chronische Erschöpfung als die meisten anderen TMS-Betroffenen. Doch zu Dr. Sarno kamen auch viele Patienten, denen man zuvor die Diagnose „Fibromyalgie" gestellt hatte; sie

TMS-Schmerzen äußern sich derzeit besonders häufig im unteren Rücken (Kreuzbereich) und werden oft von Schmerzen im Bein begleitet. Zwei Beispiele für TMS, die aktuell gehäuft auftreten, sind neuropathische Fußschmerzen und sogenannte RSI-„Verletzungen" (Repetitive Stress oder Strain Injury-Syndrom) wie das Karpaltunnelsyndrom. Beide beruhen auf Anspannung, auf **durch Anspannung hervorgerufene Hypoxie** (Hypoxie bezeichnet eine Mangelversorgung des Gewebes mit Sauerstoff) und können durch eine Körper-Psyche-Behandlung „geheilt" werden.

Versteckte Anspannung kann jedes beliebige Organ im Körper betreffen, vom Herz bis zur Haut, und jedes System des Körpers, vom Immunsystem bis zu den Verdauungsorganen. Warum sich Anspannung in einer bestimmten Gegend ausdrückt oder auftaucht, ist noch nicht ganz klar; aber wir wissen Folgendes:

- Anspannung versteckt sich häufig in früheren Verletzungen oder am Ort eines Bandscheibenvorfalls, einer Arthrose oder Verengung des Wirbelkanals (spinale Stenose).
- TMS kann jede Stelle betreffen, an der es keinen sichtbaren körperlichen Schaden oder Verschleiß gibt, an der aber angeblich eine besondere Anfälligkeit besteht.
- Die betroffene Gegend oder das betroffene System besitzt häufig eine symbolische Bedeutung. Das hohe Arbeitspensum schlägt mir auf den Magen, also macht sich mein Magengeschwür bemerkbar.

Das Magengeschwür

Magengeschwüre waren die ersten Beschwerden, die mit Stress und Anspannung in Verbindung gebracht wurden. In seinem Buch *Healing Back Pain* kommentierte Dr. Sarno einen Artikel mit der Überschrift „Where Have All the Ulcers Gone?" (Wo sind die ganzen Magengeschwüre geblieben?) Mittlerweile ist es um Magengeschwüre nämlich relativ still geworden. Früher hielt man Magengeschwüre für das Resultat körperlicher /struktureller Defekte im Magen, so wie heute strukturelle Veränderungen für Rückenschmerzen verantwortlich gemacht werden. Doch im Laufe der Jahre bildete sich im **kollektiven Denken** der Konsens, dass Magengeschwüre eine direkte Ursache innerer Anspannung durch Stress sind – „**Stress-Spannung**". Nachdem die Allgemeinheit ihren Zweck verstanden hatte, traten die Magengeschwüre den Rückzug an. Das Ablenkungsmanöver war nicht mehr besonders effektiv.

Einfach gesagt: Die Stellen, an denen sich Anspannung bemerkbar macht, entsprechen immer dem, was gerade „**en vogue" ist – worauf in unserer Gesellschaft gerade der Fokus liegt**, was als DAS brandaktuelle Beschwerdebild gilt; es schwankt also („en vogue" von franz. „voguer": schwanken, rudern, sich fortbewegen). Viel

---

wurden von ihm behandelt und wieder ganz gesund. Fibromyalgie ist TMS – ein myoneurales Körper-Psyche-Syndrom.

wichtiger aber ist, dass die betroffenen Körperteile von der Gesellschaft vorherbestimmt werden. Erst morgen wird man wissen, wie sich unsere Gedanken von heute körperlich auswirken – weil die Menschen noch nicht beschlossen haben, worüber sie sich als Nächstes Sorgen machen sollen.

Arzneimittelhersteller, Firmen für medizinisches Zubehör und viele Ärzte gehören zu den Vertretern der Medizinbranche, die eine neue gefährdete Körperregion künstlich heraufbeschwören, indem sie den Menschen eintrichtern, was sie brauchen, um gesund zu bleiben. Wenn man im Fernsehen nur genug Werbung schaut, verlangt es einen schon bald nach mehr Medikamenten – Medikamente gegen Rückenschmerzen, Medikamente gegen Depressionen, Medikamente gegen Sodbrennen, Medikamente gegen Asthma, Medikamente gegen periphere Gefäßerkrankung, Medikamente gegen zu hohen oder zu niedrigen Blutdruck, Medikamente gegen trockene Augen, Produkte gegen Gelenksbeschwerden, Cholesterinsenker, härtere Matratzen, weichere Matratzen, und so geht es bis zum Erbrechen weiter (nicht zu vergessen: Medikamente gegen Übelkeit und Erbrechen). Die düsteren Warnungen dieser Werbespots setzen sich im kollektiven Unbewussten fest, zielen bewusst auf die Ängste der Konsumenten ab und erschaffen den nächsten Ort der Besorgnis, um unbewusste Wut zu externalisieren. Verstärkt wird dieser suggestive Prozess durch die Überzeugungen, die in der eigenen Familie vorherrschen, durch Selbstzweifel und allem voran durch das grundlegende Bedürfnis, die anderen Menschen wieder zu uns heranzuziehen. Wer sich ständig Sorgen macht, alles bis ins letzte Detail durchplant, kontrolliert, eine perfektionistische Persönlichkeit besitzt, folgt dem Drang, die nächste vermeintliche Katastrophe abzuwenden, indem er nichts dem Zufall überlässt. Sorgenkrieger denken meist, sie könnten ein Problem lösen, indem sie sich ausgiebig darüber Sorgen machen, und Warnungen, die von außen kommen, sind für sie ein gefundenes Fressen. Sie können sich mit Leib und Seele darauf stürzen und ihr TMS damit füttern.

Bedauerlicherweise investiert die Medizinindustrie viel Zeit, Mühe und Geld in das Bekämpfen der Symptome, anstatt deren Ursache anzugehen (die Emotionen). So wird es immer neue Beschwerdebilder geben, auf die sich diejenigen konzentrieren können, denen es nicht gelingt, ihre Anspannung zu reduzieren – das natürliche Nebenerzeugnis ihrer Persönlichkeiten.

Himmel und Huhn oder himmelschreiender Unsinn?

Nach Tausenden von Jahren, in denen die Menschheit keine Pandemie von Rücken-, Knie-, Hand- und Fußproblemen erlebt hat, verbreitet sich in unseren Gesellschaften weltweit nun der Glaube, unsere Wirbelsäule und Gliedmaßen wären aus Zucker. Es ist, als würde die Zeichentrickfigur „Hühnchen Junior" in *Himmel und Huhn* brüllen: „Alle Mann in Deckung, der Himmel fällt uns auf den Kopf!", und daraufhin würden alle Menschen losrennen und Regenschirme kaufen. Körper und Psyche bilden zwar eine Einheit, aber **der Körper folgt immer der Psyche**. Wenn die

Psyche in die falsche Richtung davonstapft, tut der Körper es ebenfalls, weil der Körper der Passagier im Zug des Lebens ist und die Psyche der Lokführer.

Wie bereits erwähnt, grassieren bei den psychosomatischen Beschwerden derzeit RSI-Syndrome, wie das Karpaltunnelsyndrom, und Fußschmerzen.

Zurzeit wird uns suggeriert, dass uns unsere Hände, mit denen wir Menschen über Tausende von Jahren Arbeit verrichtet haben, auf einmal im Stich lassen. Die Vorstellung wäre schlicht lächerlich, wenn die Folgen nicht so traurig wären. Vor einigen Jahren habe ich einen Artikel gelesen, der RSI mit dem Aufkommen der Computerarbeit in Zusammenhang brachte. In dem Bericht wurde die These aufgestellt, es gäbe einen drastischen Anstieg von RSI, weil die Menschen jetzt im Sitzen an Computern arbeiten. Aber was war dann mit den Menschen, die früher acht bis zehn Stunden an einer Schreibmaschine gesessen haben? Auf einer Schreibmaschine zu schreiben, muss für die Hände und Handgelenke deutlich anstrengender gewesen sein, als eine moderne Computertastatur zu benutzen. Und doch gab es damals keine RSI-Syndrom-Epidemie. Die ganze Vorstellung entbehrt jeglicher Logik. *Verehrte Damen und Herren landein, landaus, mit Ihren Füßen und Ihren Händen ist alles in bester Ordnung.*

Paradoxerweise bildet gerade die verringerte Benutzung unserer Handgelenke, Hände und Rücken ein großes Problem. Unsere Gesellschaft sitzt viel mehr. Durch diese Inaktivität steigt die innere Anspannung. Wir Menschen bewegen unseren Rücken, unsere Hände und Füße weniger, was die Durchblutung hemmt und der Anspannung ermöglicht, sich in die starren Körperregionen einzuschleichen, denn **unerwünschte Gefühle halten sich im Schatten verborgen.**

Welche Stelle oder welches System im Körper zur nächsten beliebten Zielfläche für Spannungsschmerzen auserkoren wird, ist ungewiss. Um mit Dr. Sarno zu sprechen: „Meinem Eindruck zufolge kann die Psyche buchstäblich jedes Organ oder System im Körper als Abwehrmechanismus gegen unterdrückte Emotionen benutzen. Dazu zählen Störungen des Immunsystems …"[7] Und weil wir uns alle nach Verbundenheit sehnen, wird es immer das sein, woran die Menschen in unserem Umfeld aktuell leiden. Es wird an jeder Stelle auftreten, die durch die Medizinindustrie legitimiert und durch die Unwissenheit und Willfährigkeit der Gesellschaft aufrechterhalten wird. * Bis die Gesellschaften verstehen, dass die Gesundheit des Körpers von der persönlichen Geschichte, den Gedanken und seelischen Prozessen eines jeden gesteuert wird, werden Menschen weltweit immer gebrechlicher, und es kommt wiederholt zu Symptomfluten.

Glücklicherweise bricht gerade ein neues Zeitalter der **Quantenheilung** an. Quantenheilung bedeutet schlicht „Heilung von innen", die natürlichen

---

* „Der Stammzellforscher Bruce Lipton Ph.D. bringt das derzeitig hohe Auftreten von Dickdarm- und Enddarmkrebs mit der Tatsache in Verbindung, dass eine Menge Informationen kursieren, denen zufolge Dickdarm- und Enddarmkrebs weit verbreitet sind. Es ist eine selbsterfüllende Prophezeiung." [Dr. phil. Anna Spencer, „Cell Consciousness – Proves Mind over Matter", Infinity Institute]

Selbstheilungskräfte des Körpers zu nutzen. Zu den Ärzten, die Quantenheilung bekannt machen und erfolgreich anwenden, zählen Deepak Chopra, John Sarno, Andrew Weil, Emmett Miller, David Schechter, Don Colbert, Mehmet Oz, Marc Sopher und Clancy McKenzie. Leider wird es dort, wo das Ich und G€ld im Spiel sind, auch immer viel Ignoranz und felsenfesten Widerstand geben.

Wie funktioniert TMS?

Matilda – In der Nähe wird ein Tornado angekündigt. Die Nachrichten versetzen Matilda in Angst und Schrecken, doch deswegen in helle Panik zu geraten, ist für sie nicht akzeptabel. Unbeabsichtigt, automatisch, richtet sie ihre Angst nach innen – unterdrückt sie. Entgegenkommenderweise sorgen die vegetativen Funktionen ihres Gehirns dafür, dass sich ein Blutgefäß im Hirn zusammenzieht, was ihr starke Kopfschmerzen verursacht (Ablenkungsmanöver). Die Schmerzen ermöglichen ihr, sich nicht mit ihrer panischen Angst auseinandersetzen zu müssen. All das geschieht automatisch, und es kann rasend schnell gehen; ebenso schnell kann die Attacke auch wieder vorbei sein, sobald die Anspannung / der Tornado abflaut. Die Blutgefäße können sich so blitzschnell zusammenziehen, wie ein Mensch vor Verlegenheit erröten kann. Matilda leugnet oder ignoriert ihre Angst nicht, sie weiß nicht einmal, dass sie überhaupt da ist, oder sie begreift deren Ausmaß nicht; aufgrund der automatisierten Natur des Prozesses hat sie ihre Angst erfolgreich unterdrückt. Die Automatik des TMS-Prozesses bildet für viele eine weitere große Hürde im Verständnis der Schmerzentstehung.*

Wenn Gefühle als Ursache für ihre Schmerzen genannt werden, legen viele Betroffene es bedauerlicherweise als eigene Schwäche aus. Ihnen ist nicht klar, dass sie Gefühle unterdrücken und dass sich dieser Vorgang ihrer direkten Kontrolle entzieht. Die Person weiß nicht, dass in ihr selbst rund um die Uhr ein Körper-Psyche-Prozess abläuft – mit Schwäche hat das nichts zu tun. Ganz im Gegenteil: Angst, Panik und unerwünschte Gefühle zu unterdrücken, ist keine Schwäche, sondern eine enorme Leistung. Es ist deutlich einfacher, seine Aggressionen auszuleben, anstatt sie zu intellektualisieren oder sich selbst zu beschwichtigen.

> *Immer wieder höre ich, Menschen bekämen vor Stress Schmerzen, weil sie mit dem Leben nicht zurechtkämen. Dabei ist genau das Gegenteil der Fall: Sie bekommen TMS, weil sie zu gut mit dem Leben zurechtkommen.*
>
> — John E. Sarno, M.D., *Healing Back Pain*[8]

Estefania – Estefania muss das Abendessen vorbereiten, aber ihre Kinder kreischen, toben und hüpfen um sie herum und rufen: „Mama, Mamaaa, MAMA, MAAAMAAA!!" Sie liebt ihre Kinder über alles, aber ihre Ansprüche an sie machen Estefania so rasend wütend, dass sie niemals umsetzen könnte, was sie (bzw. ihr

---

* Die meisten Menschen können das Verengen von Blutgefäßen nicht bewusst kontrollieren. Vegetative Funktionen laufen von Natur aus meist automatisch ab, ohne dass sie einem überhaupt bewusst werden.

primitives Selbst) unbewusst am liebsten mit ihnen anstellen würde. Sie könnte ihnen NIEMALS Schaden zufügen, weil sie ihre Kinder so sehr liebt; daher passt sie sich sozusagen übermäßig an und erstarrt emotional, während ihr Gehirn ihr und ihren Kindern einen Gefallen erweist, indem es ein Blutgefäß verengt, das Sauerstoff in ihren unteren Rücken, ihre Hände oder ihren Nacken transportiert. Dadurch entsteht eine schmerzhafte Ablenkung von ihren schockierenden, **undenkbaren** Gedanken. TMS-Schmerzen als Retter in der Not. Das Undenkbare wird zu etwas Denkbaren, und so existiert TMS als Schutzschild zwischen dem wahren und dem idealisierten Selbst und zwischen Mutter und Kind. Estefania internalisiert also die Energie, die durch das Unterdrücken ihrer wahren Wünsche erzeugt wird, was sich körperlich niederschlägt und als notwenige Ablenkung dient. Das Symptom verrät ihr indirekt, wie sie sich in ihrem tiefsten Innern wirklich fühlt, da sie nicht imstande ist, es direkt wahrzunehmen.

> TMS ist also ein frühes Warnsignal, das verkündet, dass Gefahr im Verzug ist. Die Gefühle sind so überwältigend geworden, dass sie ins Bewusstsein vorzudringen drohen. Doch weil die gesellschaftlichen Normen der Person verbieten, ihre Aggressionen auszuleben, verfällt der Körper in einen Modus, den ich als **Hyper-Flucht-** oder **Erstarrungsmodus** bezeichne. Um zu überleben, passt sich der Leidende übermäßig an – erstarrt –, um zu gehorchen oder um „ein guter Mensch" zu sein. Unterdrückung ist ein Sicherheitsmechanismus, der dafür sorgt, dass unser Selbstbild aufrechterhalten wird und unser Wertesystem intakt bleibt, während die Wut automatisch in einzelne Teile aufgespalten wird. **Unterdrückung ist Teil des Erstarrungsprozesses** innerhalb des Kampf- / Flucht- / Erstarren-Überlebensmechanismus. Es ist ein überaus wertvolles Werkzeug des menschlichen Selbsterhaltungssystems, solange es nicht unbewusst ausgenutzt wird.

Wie fühlt sich TMS an?

Von ehemaligen TMS-Betroffenen habe ich Beschreibungen gehört wie: Brennen, Prickeln, Pochen, Steifheit, elektrisches Einschießen, Kälte, Schwirren, Stechen, Pieken, Nadelstiche, Taubheit, Drücken, Klopfen, Schwäche und natürlich: (höllisch) schmerzhaft.

Wer irgendwann versteht, dass die TMS-Schmerzen die Methode des Gehirns sind, zu sagen: **Schau bitte mal genau hin**, wird wirklich begreifen und zu heilen beginnen, so wie ich selbst wieder gesund geworden bin und wie Tausende anderer, die ebenfalls begriffen haben, wie die Psyche und der Körper zusammenarbeiten und chronische Schmerzen und Krankheit entstehen lassen, die beide als **Boten des Schattens** dienen.

Das, was wir Rose nennen, stinkt unter jedem anderen Namen ebenso sehr.

Wörter wie Wut, Verärgerung, Angst, Schuldgefühle und Verbitterung sind bloß Bezeichnungen. Schätzungen zufolge gibt es rund sechshundert Abstufungen von Emotionen, die Menschen empfinden können. Doch die Körper-Psyche-Einheit kennt keine Bezeichnungen, sondern nur physische Effekte. Gefühle unterscheiden sich von Emotionen insofern, als Gefühle aus kognitiven Funktionen heraus entstanden sind und als Bewertungswerkzeuge fungieren, um Dinge subjektiv abzuwägen, basierend auf dem, was uns wichtig erscheint und was nicht. Emotionen gehören zu unseren grundlegendsten und geheimnisvollsten Erfahrungen und sind physiologische Effekte. Emotionen wie Wut, Angst und Freude generieren Energie im Körper; also gibt es eigentlich nur zwei Arten von Emotionen: positive und negative, mit jeweils unterschiedlichen Abstufungen. Symptome sind die Folge eines Energieüberschusses der negativeren und düstereren Emotionen. Doch woher kommen diese negativen Emotionen? Von negativen Gedanken.

Innerhalb des Kampf- / Flucht- / Erstarrungs-Überlebensmechanismus fällt TMS in den Erstarrungsmodus (oder Hyper-Fluchtmodus). Zu einem frühen Lebenszeitpunkt übersteht jemand eine vermeintliche Bedrohung, Blamage oder Demütigung, indem er nicht für sich einsteht, nicht für seine Interessen kämpft, oder weil er der Situation hilflos ausgeliefert ist. Er erstarrt notgedrungen, um den emotionalen Schmerz zu unterdrücken – und schreibt damit falsche Erinnerungen fest, die auf ewig in seinem Gehirn als Überlebensstrategie gespeichert bleiben, wenn sie nicht angemessen entladen – oder zumindest anerkannt – werden. Seinem Gehirn steht jetzt eine neue konditionierte Reaktion zur Verfügung, um zukünftige bedrohliche Situationen zu bewältigen, weil sich die Person dauerhaft hilflos fühlt – mit Unterstützung der Pharmaindustrie. Das Problem bei dieser Strategie ist, dass es sich um eine falsche, konditionierte und unnötige Reaktion handelt. Wer an irgendeiner Form von chronischen Symptomen leidet, hat eine frühere Erfahrung, bei der etwas als Bedrohlich empfunden wurde, nicht aus seinem Gedächtnis gelöscht. Bei jedem neuen Konflikt oder jedem belastenden Ereignis im Laufe seines Lebens betrachtet er die neue Bedrohung durch seine falsche oder verzerrte Erinnerung und erlebt erneut Hilflosigkeit – bleibt für immer in seiner eigenen Vergangenheit gefangen, reagiert jedes Mal auf die gleiche Weise, wie bei einer Zwangsneurose.

> *Wenn sich eine Gazelle erfolgreich vor dem Angriff eines Löwen retten konnte, tut sie bei einem erneuten Löwenangriff sinnvollerweise das Gleiche wie beim ersten Mal. Dieser Mechanismus hilft uns in den meisten Fällen zu überleben.*
> — Clancy McKenzie, M.D., Autor von *Babies Need Mothers*

Ein Mangel an Ausdruck oder Gehörtwerden führt dazu, dass Energie durch den Erstarrungs-Mechanismus internalisiert wird, und lässt eine spannende Persönlichkeit entstehen. **Das ist der Ursprung von TMS.** Wenn Emotionen nach innen gerichtet – internalisiert – oder gar „ausgeschaltet" werden, um zu überleben, wird man immer wieder in den Standardmodus des Erstarrens als Überlebensmechanismus zurückfallen (mehr dazu in Kapitel 2). Diese Reaktion ist eine Art Hyper-Anpassung oder **Hyper-Bewältigung**. Das ist die eine Möglichkeit, auf die eine TMS-Persönlichkeit entsteht. Eine andere Möglichkeit besteht darin, dass sich zwei TMS-Betroffene fortpflanzen.

Ohne die Möglichkeit, sich auszudrücken, gibt es kein Ventil, um die Energie abzuleiten, und so füllt sich das Reservoir, bis es irgendwann überläuft und sich in körperlichen Symptomen äußert oder, präziser ausgedrückt, bis der Körper den Energiezuwachs nicht länger eindämmen kann.

> UNTERDRÜCKUNG → ENERGIEZUWACHS →
> UNGLEICHGEWICHT → SYMPTOME

Unterdrückung (Verdrängung) generiert potenzielle Energie. Wenn sich genug Energie angestaut hat, beginnt sie, in der Körper-Psyche-Einheit Schaden anzurichten, während sich das System vergeblich bemüht, ein Gleichgewicht (Homöostase) herzustellen. Wie wir später noch sehen werden, verringert körperliche Aktivität sowohl die Angst vor Schmerzen als auch die potenzielle Energie, die in der Körper-Psyche-Einheit als Anspannung feststeckt.

Die verflixten Bandscheiben – Spinale Sündenböcke

Meiner Erfahrung nach ist das Material, das bei einem Bandscheibenvorfall austritt, selten für Schmerzen oder andere neurologische Symptome verantwortlich... Meine Schlussfolgerung, dass die meisten Bandscheibenvorfälle harmlos sind, gründet auf meiner äußerst erfolgreichen Behandlung von Patienten mit derartigen Beschwerden über einen Zeitraum von siebzehn Jahren hinweg. Hierdurch bin ich zu der Erkenntnis gelangt, dass das ausgetretene Bandscheibenmaterial keinen Schaden anrichtet, sondern „einfach nur da ist".

— John E. Sarno, M.D., *Healing Back Pain*[9]

Der Kampf um die kleine Vorwölbung

Nichts wird als Auslöser für Rückenschmerzen so kontrovers diskutiert wie Bandscheibenvorfälle. Aus zahlreichen gut recherchierten Studien wissen wir, dass die meisten Menschen vorgefallene oder degenerierte Bandscheiben und häufig eine Wirbelkanalverengung haben – aber keine Schmerzen. Doch in vielen Fällen werden diese „normalen Anomalien" für die Schmerzen verantwortlich gemacht, selbst wenn der Schmerz nicht einmal in der Nähe der Auffälligkeit liegt.

Warum wölbt sich eine Bandscheibe oder warum fällt sie vor? Welchen Zweck erfüllt eine Bandscheibe von Natur aus? Die logische Erklärung wäre, dass sie die Person vor Schmerzen durch Reibung von Knochen an Knochen schützen und der Wirbelsäule zur besseren Erhaltung zusätzliche Flexibilität verleihen soll. Doch was bedeutet es, wenn sich Bandscheiben vorwölben, vorfallen oder reißen? Sollten wir daraus nicht schließen, dass der Schmerz eines Patienten von diesen Veränderungen herrührt? Nein, sollten wir nicht. Denn ist das nicht genau die Aufgabe einer Bandscheibe? Sich vorzuwölben, um die Wirbelsäule zu schützen? Doch was ist ein normales oder zumindest akzeptables Maß an Vorwölbung? Der ganze Prozess kann zu einem verwirrenden Dilemma werden, es sei denn, man wirft einen genauen Blick auf Dr. Sarnos Arbeit und begreift, dass diese Bandscheibenvorfälle in der Regel Zufallsbefunde auf MRT-Bildern sind. Doch die Patienten sind nach wie vor verwirrt, weil der Großteil der Ärzte die Schmerzen routinemäßig einer Bandscheibenvorwölbung (Bandscheibenprotrusion), einem Bandscheibenvorfall (Bandscheibenprolaps) oder einem Bandscheibenriss (Bandscheibenruptur) zuschreibt.

Dr. Sarno weist in *Healing Back Pain* darauf hin, dass eine Bandscheibenruptur gemeinhin als Bandscheibenvorfall bezeichnet wird. Die Vorwölbung ist ein Vorfall ist eine Ruptur. Es ist also ein und dasselbe – mit dem Unterschied, dass die gallertartige Masse im Innern der Bandscheibe sich manchmal bloß aus dem Faserring hinauswölbt und manchmal durch den Faserring austritt. Können wir daraus schließen, dass Schmerzen entstehen, wenn der Faserring durchbrochen wurde? Nicht zwingend. Nicht, solange kein Nerv abgeklemmt wird – und ein dauerhaft eingeklemmter Nerv wird „nach kurzer Zeit aufhören, Schmerzsignale zu übermitteln."[10] Das Gleiche gilt für Auffälligkeiten an Knien oder an der Schulter etc. Ein Nerv, der in Mitleidenschaft gezogen wird, produziert mehr als Schmerzen, und dieses „mehr als Schmerzen" bedeutet: Er wird gefühllos, taub, überträgt keinen Schmerz mehr ... *und das Yin jagt das Yang ... und dieses wird zu jenem* ... Scharen von Menschen werden von ihren Schmerzen befreit – durch das Wissen über die Funktionsweise des TMS-Prozesses, ungeachtet irgendwelcher Vorwölbungen oder Veränderungen in der Einheitlichkeit und Struktur der Wirbelsäule und Gelenke. Die Bandscheiben selbst werden häufig als „mit Marmelade gefüllte Donuts" beschrieben oder als „Zahnpastatube, die zerquetscht wird, wenn man zu fest darauf drückt". Das muss doch wehtun, oder? Nicht unbedingt.

Ethan

Andrew Weil, M.D., schreibt in seinem Buch *Spontaneous Healing* über einen Patienten namens Ethan. Ethan litt unter so heftigen Rückenschmerzen und stand unter so starker Medikation, dass Dr. Weil Schwierigkeiten hatte, sich überhaupt mit ihm zu unterhalten. Ethans „MRT-Aufnahmen zeigten zwei Bandscheibenrupturen, eine Bandscheibe war ‚in mehrere Einzelteile zerborsten'", und unglücklicherweise / typischerweise, hatte ihn sein Orthopäde dazu gedrängt, sich umgehend operieren zu lassen. Um eine Operation zu vermeiden, riet Dr. Weil Ethan, Dr. Sarnos Buch *Healing Back Pain* zu lesen, doch „Ethan wollte nichts davon wissen, dass seine Beschwerden psychosomatisch bedingt seien".[11] Ethan beschloss, eine Zweitmeinung einzuholen. Erneut zeigte die Aufnahme eine „zertrümmerte Bandscheibe" und ihm wurde ein weiteres Mal angeraten, sich unverzüglich operieren zu lassen.

Doch an diesem Punkt beschloss Ethan klugerweise, die Operation nicht durchführen zu lassen und stattdessen *Healing Back Pain* zu lesen. Er berichtet: „Dr. Sarno legte eine äußerst stringente Analyse und Beweisführung dar."[12] Während Ethans Chirurg ihn weiterhin zur Operation drängte, machte sich Ethan Gedanken über Dr. Sarnos Aussage, dass „Bandscheibenvorfälle an sich keine Schmerzen verursachen", und konsultierte Dr. Sarno schließlich persönlich.

Wie Ethan später bemerkte, war „Sarno nicht sonderlich an den MRT-Bildern interessiert […] nur am Ergebnis der Muskelreflexe im Bein, die keine Fehlfunktion der Nerven erkennen ließen. Dr. Sarno führte eine kurze körperliche Untersuchung durch und sagte mir, es sei ein klarer Fall von TMS und ich solle die Schmerzmittel absetzen, weil ich sie nicht bräuchte. Und er sagte, es werde mir auf jeden Fall wieder besser gehen und ich könne wieder Basketball spielen. Alles, was ich tun müsse, sei, seine Diagnose zu akzeptieren."[13]

Während Dr. Sarnos Vortrag am Nachmittag ließen Ethans Schmerzen nach, und gegen Abend waren sie vorübergehend verschwunden, obwohl er nach wie vor eine zerrissene / zerschmetterte / zertrümmerte Bandscheibe hatte. Dr. Sarno riet Ethan, alle körperlichen Therapien abzusetzen, doch wie viele von uns, die eine TMS-Heilung erleben, war Ethan nicht in der Lage, auf einem Schlag jede Art von Physiotherapie ad acta zu legen. Daher suchte er einen Osteopathen auf, der ihm sagte, Dr. Sarno läge nur teilweise richtig – und Ethan bräuchte nach wie vor Physiotherapie. Doch Ethan entschied sich letztlich gegen eine Fortführung der Therapie, weil seine wiederaufgeflammten Schmerzen über Nacht nachließen – nach einem Traum, in dem sich der Osteopath mit Dr. Sarno über Physiotherapie gestritten hatte.

Wenn man die Diagnose TMS akzeptiert hat, beginnen die Symptome häufig durch den Körper zu wandern, weil das Gehirn verzweifelt nach einer anderen Stelle sucht, auf die es seine Aufmerksamkeit lenken kann. Ethans Gehirn versuchte ihn als Nächstes davon zu überzeugen, er bekäme ein Magengeschwür, doch er entlarvte es als TMS und seine Magenbeschwerden hörten ebenfalls auf.

Ethan nahm sich auch Dr. Sarnos Rat zu Herzen, die möglichen psychologischen Faktoren zu ergründen, die für die Entstehung seiner Schmerzen verantwortlich waren; ihm wurde klar, dass der Hauptgrund seine Ehe war, die in die Brüche zu gehen drohte. Einen Monat später waren seine Schmerzen verschwunden und er begann wieder, unbesorgt Gewichte zu stemmen und Basketball zu spielen.

Wie der Zufall es will, ist Ethans Bruder Arzt und glaubt selbstverständlich nicht, dass Ethans Schmerzen durch die TMS-Behandlung verschwunden sind. Ethans Bruder ist – wie so viele Ärzte – der Überzeugung, eine Kortisonspritze habe seine Schmerzen gelindert. Doch daran lag es nicht. Sondern an Ethans Erkenntnis und an seiner Bereitschaft zu akzeptieren, dass seine Schmerzen vom Stress auf der Arbeit und innerhalb seiner Familie herrührten. Trotz seiner zertrümmerten Bandscheibe blieb er schmerzfrei.

Verursachen zerrissene, zertrümmerte und vorgefallene Bandscheiben also Schmerzen? Nicht unbedingt. Das ausgetretene Bandscheibenmaterial ist häufig „einfach nur da".

Dr. Weil beschreibt, wie er bei einer Veranstaltung der *North American Academy of Musculoskeletal Pain*, bei der er selbst Hauptredner war, einem Vortrag zuhörte. Der Redner sprach über die aktuellen Daten, die einen fehlenden Zusammenhang zwischen Rückenschmerzen und den Anomalien, die auf MRT- und Röntgenaufnahmen zu erkennen sind, offenbarten. Weil berichtet: „Er zeigte uns Röntgenbilder und MRT-Aufnahmen von Patienten, die so entsetzlich aussahen, dass man kaum glauben konnte, dass diese Menschen überhaupt aufrecht stehen, geschweige denn laufen konnten, und doch waren sie vollkommen schmerzfrei und konnten sich normal bewegen. In anderen Fällen waren Patienten vor Schmerzen bewegungsunfähig, obwohl ihre Wirbelsäule ganz normal aussah. Meiner Ansicht nach standen alle seine Informationen im Einklang mit Dr. Sarnos Philosophie."[14]

Anomalie Blablanomalie

Meine Erfahrung zeigt, dass strukturelle Anomalien der Wirbelsäule nur selten Rückenschmerzen verursachen.

– John E. Sarno, M.D., *Healing Back Pain*[15]

Es wurde umfassend dokumentiert, dass Arthritis, Bandscheibenvorwölbungen, Bandscheibenvorfälle und degenerierte Bandscheiben in Wirklichkeit keine Schmerzen hervorrufen. Sie sind keine Schmerzursache.

– David Hanscom, M.D., Wirbelsäulenchirurg[16]

Die **gerissene** oder **vorgefallene** Bandscheibe wird nur in den seltensten Fällen „einen Nerv einklemmen". Sollte sie das tun, würde sie den Nerv durch „objektive Taubheit" schmerzunempfindlich machen; d. h. bei der Untersuchung dürften keine Schmerzen auftreten.

Bandscheiben können nicht **verrutschen**, daher kann der Schmerz nicht von einer verrutschten Bandscheibe herrühren.*

---

* „Der beliebte Ausdruck ‚verrutschte Bandscheibe' ist irreführend, denn eine Bandscheibe sitzt fest zwischen den beiden Wirbeln, an denen sie befestigt ist, und kann nicht ‚verrutschen', ‚sich verschieben' oder auch nur ‚weggleiten'. Die Bandscheibe ist mit dem angrenzenden Wirbel verwachsen; sie kann in begrenztem Ausmaß gequetscht, gezogen und gedreht werden. Sie kann auch reißen, zertümmert werden und degenerieren, aber sie kann nicht ‚verrutschen'. Die Bezeichnung ‚verrutschte Bandscheibe' kann schädliche Auswirkungen haben, weil sie eine falsche Vorstellung davon vermittelt, was vor sich geht, und somit die Wahrnehmung der Beschwerden beeinflusst." [Englische Originalquelle: Wikipedia]

Bandscheibendegeneration Die Bandscheiben (insbesondere die letzte, zwischen dem fünften Lendenwirbel und dem Steißbein) sind „bereits im Alter von **zwanzig** Jahren bei den meisten Leuten mehr oder weniger stark degeneriert".[17] Also ist auch dies selten die Ursache für Schmerzen.

Unter einer spinalen Stenose versteht man die Einengung des Wirbelkanals; sie entsteht häufig durch Knochensporne / knöcherne Anbauten, sogenannte Osteophyten. Auch die spinale Stenose verursacht nur selten Schmerzen, wird aber häufig als Grund für das Auftreten von Schmerzen herangezogen. Dr. Sarno schreibt: „Meine Reaktion auf diese Anomalie stützt sich auf die Erfahrung mit meinen Patienten. Unabhängig von ihrem Alter litten die meisten von ihnen an TMS, was mir erlaubte, die Röntgendiagnose außer Acht zu lassen."[18]

Die vier Phasen von TMS –
Zu welchem Zeitpunkt setzen die Symptome ein?

Phase 1: Akutes Reizschwellen-TMS:
Aktueller hoher Stresspegel –
Kein körperlicher Auslöser, akutes, plötzliches Einsetzen.

Dies ist die verständlichste Manifestation von Anspannung. Sie zeichnet sich durch plötzliches Auftreten von Schmerzen aus – während einer Zeit der Überstimulation, gesteigerter Angst, oder während man Zurückweisung oder den Verlust eines Menschen (Trennung) erlebt. Es gibt keinen offensichtlichen physischen Auslöser für das Einsetzen der Schmerzen.

Phase 2: Blut-im-Wasser-TMS:
Aktueller hoher Stresspegel –
Auf einen physischen Auslöser folgen anhaltende Schmerzen.

Die Schmerzen scheinen von einer vermeintlichen „Verletzung" herzurühren – und setzen zu einer Zeit ein, in der Frustration oder Angst vorherrschen oder während der man finanzielle Unsicherheit erlebt. Die Person hebt etwas, bückt sich oder zieht an etwas, und auf einmal spürt sie einen stechenden Schmerz, während die Durchblutung schlagartig gedrosselt wird. Ich nenne es „Blut-im-Wasser-TMS", weil die Emotionen so gierig nach einem Ventil suchen wie ein Hai, der Blut im Wasser wittert. Die Wut ist so stark, dass die Emotionen nach jeder Gelegenheit greifen – nach einem Ausweg, einem **Salzleckstein für die Wut**. Jede Bewegung, von der man glaubt, sie könnte dem Körper Schaden zufügen, erlaubt der Angst oder der Wut, aus dem Körper herauszuströmen. Diese TMS-Manifestation ist häufig das Ergebnis von Konditionierung durch unsinnige Warnungen und Ermahnungen, „vorsichtig zu sein".

Phase 3: TMS durch die Hintertür:
Aktueller hoher Stresspegel –
Eine alte Verletzung scheint wieder aufzuflammen.

Plötzlich einsetzende Schmerzen am Ort einer früheren Verletzung charakterisieren diese Erscheinungsform von TMS. Die Schmerzstelle befindet sich oft da, wo man sich viele Jahre zuvor einmal verletzt hat. Das ist **TMS durch die Hintertür**. Es gaukelt einem vor, die alte Verletzung sei irgendwie wieder aufgeflammt: Dabei ist die Verletzung schon vor langer Zeit verheilt. Die Psyche kann sich auf eine alte Verletzung als mögliche Ursache für die Schmerzen fokussieren, wodurch der Betroffene von dem abgelenkt wird, was ihn seelisch belastet. Der Schmerz versteckt sich in der alten Verletzung, weil die zynische Psyche niemals vergisst. Während dieser TMS-Phase wandern die Symptome häufig von einer Körperstelle zur nächsten, weil die Schmerzen nach Aufmerksamkeit gieren. Das Wandern der Schmerzen ist tückisch, weil es einen häufig glauben lässt, man hätte sein TMS überwunden und stattdessen sei eine brandneue „echte Verletzung" aufgetaucht. Dabei ist es bloß das Gehirn, das eine neue Stelle sucht, die einem Angst einjagen soll.

Diese Phase von TMS erwischte meinen stark von Arthrose befallenen Knöchel, nachdem man mir gesagt hatte, dass ich dort „schreckliche Schmerzen haben müsste". Der Körper speichert alle vergangenen Bilder in den Zellen als Erinnerung.

Phase 4: TMS-nach-dem-Sturm:
Schmerzen, die auf eine Zeit mit hohem Stresspegel folgen –
Der Sturm in der Ruhephase.

Dies ist **die gängigste Manifestation** von TMS und folgt auf Zeiten hoher Anspannung, in denen ein persönlicher Verlust erlitten oder ein Ziel erreicht wurde. Bei diesem Zeitpunkt wartet TMS, bis sich alles beruhigt hat. Die anstrengende Zeit ist vorüber – der Soldat wurde vom Schlachtfeld entfernt. Während der Ruhephase nach einer ausgedehnten Stressperiode enthüllt dieser Ausdruck von TMS die Emotionen, die zuvor beiseitegeschoben und in den Körper abgeschottet wurden, um die anstrengende Zeit durchzustehen. Emotionen warten auf günstige Gelegenheiten, und eine Ruhephase bietet eine solche. In dieser Erscheinungsform von TMS können Schmerzen oder Depressionen guten Neuigkeiten oder erfolgreicher Aufgabenbewältigung „auf dem Fuß folgen". Phase-4-TMS traf mich, nachdem ich eine sehr lange Stressphase hinter mir hatte.

> Es gibt keine verschiedenen „Kategorien" von TMS, nur unterschiedliche Stadien oder Zeiten, zu denen sich Anspannung offenbaren und körperlich zeigen kann.

Wann ist es endlich vorbei?

Jemand, der unter chronischen Schmerzen leidet, kann sich die Schmerzen nicht durch Operationen, Kortisonspritzen oder Physiotherapie „wegkaufen". Seine Schmerzen werden ihn erst dann in Ruhe lassen, wenn er sie **„weggelernt"** oder wenn er sie verarbeitet hat. Ich habe nur wenige Leute getroffen, die durch das „einfache" Verstehen des TMS-Prozesses geheilt wurden. Die Gründe dafür sind vielfältig und komplex und haben alle mit andauernden Zweifeln während des Heilungsprozesses zu tun. Doch zunächst einmal: Was ist ein realistischer Zeitrahmen, in dem die Schmerzen verschwinden können?

Die rund tausend Menschen, mit denen ich über TMS gesprochen habe, brauchten im Durchschnitt zwischen fünf Monaten und zwei Jahren, um schmerzfrei zu werden. Laut Dr. Marc Sopher, einem Arzt für Mind-Body-Medizin, schwankt die Dauer beträchtlich, im Schnitt braucht es zwei bis vier Monate. Aber wer sich an einen festen Zeitrahmen festklammert, verzögert seine Heilung bloß. Wenn du einen Arzt fragst, wie lange du brauchst, um gesund zu werden, kannst du ihn ebenso gut fragen, wie sehr du dich selbst ins Zeug legst oder wie stark dein Glaube und deine Ängste sind. Er weiß nicht, was deine unbewussten Motivationen für Erfolg oder Misserfolg sind, denn du weißt es selbst nicht. Meine eigene Heilung dauerte rund fünfzehn Monate, aber man kann auch innerhalb weniger Stunden schmerzfrei werden. Es ist schwierig, einen genauen Zeitrahmen zu bestimmen, in dem die Schmerzen endlich aufhören, weil sie erst dann verschwinden, wenn man ganz aufhört, sich darauf zu konzentrieren. Gegen Ende schwankt die Schmerzstärke zudem stark, die Schmerzen schwellen an und flauen ab – bis sie irgendwann ganz verschwinden.

Dr. Sarno schrieb in *Healing Back Pain*: „Erfahrungsgemäß lassen die Schmerzen bei den meisten Patienten zwei bis sechs Wochen nach dem Vorlesungsprogramm nach."[19] Die Vorträge über den TMS- Prozess finden im Anschluss an die Untersuchung bei Dr. Sarno statt, und gelegentlich gibt es noch eine weitere Sprechstunde bei ihm, falls der Patient keine zufriedenstellende Besserung erfahren hat.

Ich glaube, der Hauptgrund, aus dem manche Menschen nicht innerhalb des regulären Zeitraums oder durch bloße „Wissenstherapie" heilen, ist, dass ihre TMS-Diagnose nicht von einer Autorität auf diesem Gebiet gestellt wurde. Sprich, sie bekamen von einem TMS-Experten keinen offiziellen „TMS-Stempel" aufgedrückt und hegen daher **Zweifel**, ob es wirklich TMS ist, weshalb die Schmerzen fortbestehen. Der Besuch eines Arztes, der auf diesem Gebiet kundig ist (beispielsweise ein Arzt für „Mind-Body-Medizin"), kann die Heilung beschleunigen, weil es das Zutrauen stärkt, wenn die Informationen von jemandem kommen, der diesbezüglich kompetent ist, und es beschert einem zudem eine dringend benötigte Dosis Mitgefühl. Äußerungen von Autoritätspersonen werden grundsätzlich mit höherer Wahrscheinlichkeit in den unbewussten Prozess integriert.

Noch ein paar weitere Beispiele gefällig? Aber immer doch.

Zoltan hat bereits drei Rückenoperationen hinter sich. Er glaubt nicht, dass Anspannung für seine Rückenschmerzen verantwortlich ist, die ihn schon seit vierzig Jahren plagen. Widerstrebend liest er *Healing Back Pain*, und zwei Wochen später ist er schmerzfrei.

Tiberius ist ein Junge, der vor jedem Leichtathletikwettkampf Knieschmerzen bekommt. Sein Arzt sagte, er hätte „Tendinitis", doch das stimmt nicht. Tiberius leidet an TMS – durch den selbst auferlegten Druck, „gut abzuschneiden" und in den Augen der anderen niemals zu versagen. Seine Wut (die soziale Reaktion auf seine Angst) offenbart sich in Form von Knieschmerzen, um seine Aufmerksamkeit auf die körperlichen Symptome zu lenken. Jemand erklärt ihm TMS, er hört zu, glaubt, und seine Schmerzen kehren nie zurück.

Ganz gelegentlich suchen Leute TMS-Spezialisten auf, heilen aber trotzdem nicht innerhalb eines vernünftigen Zeitrahmens. Dies mag daran liegen, dass Menschen „gehört" werden oder echte Verbundenheit erfahren müssen. Sie spüren vielleicht, dass der Arzt ihnen nicht richtig zuhört. Menschen, die nicht weinen können oder wollen oder denen als Kind beigebracht wurde, nicht zu weinen, sind deutlich anfälliger für Schmerzen und Krankheiten, weil ihnen die Möglichkeit fehlt, sich auszudrücken. Durch das Unterdrücken von Gefühlen fühlt man sich isoliert, und es ist eine Form von Selbstzurückweisung. Wenn ein Arzt zu spät zur Sprechstunde erscheint und seiner Patientin dann nicht einmal richtig zuhört, wenn er gleichgültig wirkt oder ihr bloß sieben Minuten Zeit schenkt, verschlimmert er ein bereits bestehendes Problem. Ein offenes Ohr und Herz sind das wichtigste Diagnostikzubehör in jedem Arztkoffer.

Das Gegenteil von Unterdrücken ist **Ausdrücken**. Daher hat es einen großen kathartischen Effekt (von griech. „Katharsis" = Reinigung), seine Gedanken einem Arzt oder einem anderen Menschen anzuvertrauen, der wirklich zuhört, Verständnis aufbringt und uns ermöglicht, „gehört zu werden". Studien wie jene von James Pennebaker, Professor für Psychologie an der University of Texas in Austin, bestätigen dies. In seinem Buch *Opening Up: The Healing Power of Confiding in Others*[20] schreibt Pennebaker: „Die Beobachtungen der Menschen und aller anderen, die an diesen Studien teilnahmen, sind geradezu atemberaubend. Sie zeigen uns, dass unsere Denkvorgänge uns heilen können."[21] Angst vor den Schmerzen und ein erhöhtes Maß an verborgener Angst / innerer Unruhe können die Heilung weiter verzögern und sind symptomatisch für ein tieferes Bedürfnis.

> *Schmerzen sind, waren und werden immer ein Symptom sein. Wenn sie stark und chronisch werden, dann ist das, was sie verursacht, stark und bisher unerkannt geblieben. In Bezug auf diese Schmerzsyndrome ist Chronizität ein Anzeichen für eine falsche Diagnose.*
>
> — John E. Sarno, M.D., *Healing Back Pain*[22]

Wer bekommt TMS? Oder besser gefragt: Wer bekommt es nicht?

Ich kenne niemanden, der keine psychosomatischen (Mind-Body-) Beschwerden hat. Jeder, der in einer modernen Gesellschaft lebt, ist irgendwann emotional überlastet und zahlt dafür einen Preis auf psychischer und somit automatisch auch auf körperlicher Ebene. Ich habe mit Tausenden Menschen gesprochen, die dem Konzept von TMS zugestimmt haben; trotzdem glaubten nur wenige davon, dass es sie selbst betrifft. Für die meisten sind es immer „die anderen", die emotionale Altlasten mit sich herumtragen und psychosomatische Beschwerden haben.* Ironischerweise legen gerade diese Menschen oft die neurotischsten Verhaltensweisen an den Tag. Denn der Grund für körperliche Manifestationen ist ja, wir erinnern uns, Verdrängung. Daher erscheint es logisch, dass diejenigen, die glauben, über emotionale Reaktionen erhaben zu sein, ihre Gefühle am tiefsten vergraben, denn als fühlende Wesen erzeugen wir alle Emotionen. Wir alle spüren Angst und daher Wut. Wir entwickeln merkwürdige Verhaltensweisen, um das zu bewältigen, wovor wir Angst haben. Je phobischer und ängstlicher jemand ist, desto anfälliger ist er für spannungsbedingte Symptome und desto wahrscheinlicher leidet er unter Schmerzen, denn Angst ist bloß Ärger, der nicht ausgedrückt wurde.

Wer bekommt also TMS? Die Antwort lautet: jeder. Niemand kann zu jeder Zeit alles ausdrücken, was er fühlt, daher ist das Unterdrücken von Emotionen unvermeidlich. Aus diesem Grund bezeichnet Dr. Sarno TMS als „Beschwerden von der Wiege bis zum Grab"[23], weil sie Menschen jedes Alters betreffen können, von der frühen Kindheit bis ins fortgeschrittene Erwachsenenalter. Eine Studie, die Dr. Sarno 1982 durchführte, ergab, dass siebenundsiebzig Prozent seiner TMS-Patienten zwischen dreißig und sechzig Jahren alt waren. Bloß vier Prozent waren bereits über siebzig. Wenn Schmerzen durch strukturellen Verschleiß des muskuloskeletalen Systems verursacht werden, warum ist der Großteil der Patienten mit Rückenschmerzen dann nicht siebzig, achtzig oder neunzig Jahre alt? Je älter ein Mensch wird, desto weniger Anspannung staut er vermutlich an – im Vergleich zu jenen Jahren, die Dr. Sarno als die „Jahre der Verantwortung" oder die „Lebensmitte"[24] bezeichnet. Während dieser Jahre entsteht mehr Stress in der Familie, im Beruf und in Beziehungen. Doch das ist nicht immer der Fall. TMS kennt keine Altersbeschränkungen. Häufig bricht TMS sogar aus, **weil** jemand altert. Der Gedanke an das Altern verursacht mit die größte Wut, weil er mit der Erkenntnis einhergeht, dass die endgültige Trennung bald bevorsteht.

---

* In Kreisen der Mind-Body-Medizin gilt Dr. Georg Walther Groddeck als Wegbereiter der „psychosomatischen Aufklärung", doch auch Martin Charcot, Franz Alexander und Josef Breuer haben nebst anderen einen maßgeblichen Teil dazu beigetragen. Wie weit die ursprünglichen Wurzeln auch zurückgehen mögen, O. Spurgeon English, M.D., und Edward Weiss, M.D., brachten die moderne Bewegung in den 1940ern mit ihrem Buch *Psychosomatic Medicine* ins Rollen.

Der Mythos der Wachstumsschmerzen

Kinder können große Angst empfinden und vielfältige Symptome entwickeln, und tun dies in der Regel auch, weil sie von anderen abhängig sind – ihre Welt ist verwirrender und beängstigender und entfacht somit mehr Wut in ihnen. Was früher einmal als Wachstumsschmerzen in den Beinen und Armen der Kinder bezeichnet wurde, ist, wie wir heute wissen, TMS – verursacht durch Angst, die eine verminderte Durchblutung zur Folge hat.

Letzten Endes liegt es an der Psyche oder der Persönlichkeit des Einzelnen. TMS wird hauptsächlich von der Persönlichkeit gesteuert, daher hängt die Intensität von vielen Faktoren im Leben einer Person ab. Normalerweise geben sich Beschwerden wie Kopfschmerzen, ein Muskelkrampf, ein empfindlicher Fuß oder eine schmerzende Schulter relativ schnell von allein. Schwere Formen von TMS können einen dagegen vollständig außer Gefecht setzen und extrem belastend sein. Sie können nach einem tragischen Vorfall oder einer Trennung einsetzen oder aus Angst vor einer Trennung. Und auch wenn es auf den ersten Blick den Anschein macht, als wären die Beschwerden genetisch bedingt, ziehen sich die Auswirkungen meist aus ganz anderem Grund durch ganze Familienzweige hindurch: als Folge von Einflüssen aus dem Umfeld oder aufgrund konditionierter Reaktionen.

Durch die Gespräche mit seinen Patienten fand Dr. Sarno heraus, dass viele TMS-Leidende perfektionistisch, ständig besorgt oder sehr ehrgeizige Menschen sind, die, ohne es zu wissen, laufend unerwünschte Emotionen unterdrücken. Dieser Persönlichkeitstyp erleidet die stärksten chronischen Formen von TMS – und wurde von der modernen Quantenheilung als **Typ-T** kategorisiert, wobei T für „tension" (Anspannung) steht. * Obwohl alle Menschen weltweit unter psychosomatischen Schmerzen und Krankheiten leiden, ist der Typ-T das Paradebeispiel für den Schmerzprozess.

Dr. Sarnos Heilung

Dr. Sarnos Behandlung zur Heilung chronischer Schmerzen ruht auf zwei Säulen:

1. Dem Aneignen von Wissen, von Erkenntnissen über die Natur der Erkrankung;

---

* Anmerkung: Der Psychologe Frank Farley der Temple University, ehemaliger Vorsitzender der *American Psychological Association,* bezeichnete die Persönlichkeitscharakteristik eines „Typ T" zur damaligen Zeit als „risikofreudig". Es ist das genaue Gegenteil der Typ-T-Charakterisierung, wie sie in diesem Buch und von den heutigen TMS-Ärzten gebraucht wird. Farley prägte die Abkürzung „T" für „thrill seeker personality", einen risikofreudigen Persönlichkeitstyp mit hohem Energielevel und der Überzeugung, dass er allein sein Schicksal steuert. Der Gebrauch des Buchstabens „T" in Bezug auf Mind-Body-Beschwerden in diesem Buch ist also nicht mit Farleys früherer Charakterisierung gleichzusetzen, sondern bezeichnet den entgegengesetzten Persönlichkeitstyp.

2. Der Fähigkeit, auf Grundlage dieses Wissens zu **handeln** und dadurch das Verhalten des Gehirns zu verändern.[25]

Er erklärt: „[...] die wichtigste (aber schwierigste) Aufgabe der Patienten besteht darin, alle körperlichen Aktivitäten wieder aufzunehmen, selbst die energischsten."[26] In meinem eigenen Genesungsprozess war dies die Conditio sine qua non. Außerdem widerspricht es allen Vorsichtshinweisen, die die Mehrheit der Ärzte ihren Patienten erteilt, die über Rücken- oder Gelenkschmerzen klagen. Wer sich von seinen Schmerzen befreien will, muss alles vergessen, was er über Heilung gelernt hat und darüber, wie er seinen Körper oder Rücken schützen soll. Mit „schützen" meine ich, sich gezielt zu schonen oder auf ganz bestimmte Weise zu sitzen, zu laufen, sich zu bücken oder zu schlafen – wir sind keine zerbrechlichen Gegenstände.

Auf lange Sicht sind Angst und die Sorge um körperliche Einschränkungen ein effektiverer psychologischer Abwehrmechanismus als die Schmerzen an sich.
— John E. Sarno, M.D., *Healing Back Pain*[27]

Ich hoffe, die Aussage des obigen Zitats ist deutlich geworden, denn sie ist für die Heilung von entscheidender Bedeutung. Deine **Angst vor Aktivität** aus Angst vor Schmerzen legt dich mehr lahm als die Schmerzen selbst. Wer humpelt, Angst hat, etwas zu heben, oder wer auf bestimmte Art sitzt, um Schmerzen zu vermeiden, suggeriert dem Gehirn, es gäbe ein strukturelles Problem im Körper. Mit diesen Verhaltensweisen **spielt man dem Schmerz in die Hände**, weil die Angst vor strukturellen Defekten aufrechterhalten wird, und somit bestehen die Schmerzen fort. Ein Hauptrequisit für die Heilung ist das Zurückweisen der strukturellen Diagnose, weil damit die Angst abgeschwächt wird, man könnte sich verletzen. Wer nicht soweit gelangt, wirklich zu verstehen und im tiefsten Innern davon überzeugt zu sein, dass der Körper nicht auseinanderfällt, wird die nächste Stufe der Heilung nicht erreichen. Er wird immer öfter zum Chiropraktiker gehen, immer mehr Medikamente nehmen und weiterhin Schmerzen haben.

Einen weiteren grundlegenden Aspekt von Dr. Sarnos Behandlungsprogramm bildet eine psychologische oder introspektive Denkweise. Das bedeutet, man muss versuchen, die **Ereignisse** zu identifizieren, die man unbeabsichtigt verdrängt. Zu diesem Zweck kann man eine Liste mit allen Emotionen erstellen, die damit verbunden sind und vielleicht unterdrückt werden. Alternativ spricht man mit jemandem offen über seine Probleme oder man denkt in Ruhe über alle Ereignisse nach, die den Schmerzen vorausgingen. Es kann auch hilfreich sein, eine Psychotherapie zu beginnen, um sein Leben **zurückzuverfolgen** und dabei hoffentlich die emotionale Verletzung freizulegen, die für die Schmerzen verantwortlich ist. Viele Betroffene haben mir erzählt, ihnen hätten „Power-Therapien" wie EMDR* geholfen, Ereignisse aus der Kindheit aufzuarbeiten. Es führen also viele Wege zum Ziel.

Eine dritte Säule: Loslassen – Verzeihen

An dieser Stelle füge ich einen weiteren Stützpfeiler hinzu. Neben dem Aneignen von Wissen und dem entsprechenden Handeln rate ich dazu, zum einen aufzuhören, sich unentwegt Sorgen über den Körper zu machen, zum anderen nicht immer weiter nach den Ursachen zu forschen, die den Schmerzen zugrunde liegen. Beobachte, denke nach und wäge ab, aber lass durch die obsessive Suche nach allen Antworten nicht noch mehr Wut entstehen. Entspann dich, mit dir ist alles in Ordnung. Die beharrliche Suche nach Wut entfacht weitere Wut. Nicht immer ist es nötig herauszufinden, welche Trennung genau der Übeltäter war. Davon abgesehen kann die Angst hinter der Wut ebenso gut dem Stress und den Zurückweisungen des Lebens im Allgemeinen geschuldet sein, anstatt einer einzelnen Trennung.

Ständiges Grübeln darüber, was vielleicht nicht stimmt oder welche Emotionen eventuell zugrunde liegen, können dazu führen, dass der Leidende glaubt, seine Probleme seien nicht lösbar. Ich wurde gefragt: „Bleibt die Ursache nicht bestehen, wenn ich mich nicht damit auseinandersetze?" Nicht unbedingt. Es gibt nämlich ein weiteres Wundermittel: das **Loslassen**. Die Vergangenheit loszulassen, indem man versteht und verzeiht, **lockert** den Griff der aufgestauten Wut im Jetzt **und** in der Vergangenheit. Dabei reicht es, zu verstehen, dass unerwünschte Emotionen vorhanden sind, eine grundsätzliche Vorstellung davon zu haben, wie man „an diesen Punkt" gelangt ist, und den Heilungsprozess voller Zutrauen einsetzen zu lassen. Schreite deiner Heilung zuversichtlich entgegen!

Es kann allerdings auch sein, dass jemand einen emotionalen Riesenballast versteckt mit sich herumschleppt, den er in den Griff bekommen muss – und um einen Riesenballast zu stemmen, braucht es zwei Paar Hände. Eine tiefe Beziehungswunde, die einfach nicht heilen will, die man einfach nicht loslassen kann, **muss gehört werden,** daher mag die Heilung nur durch Offenlegung und Einsicht oder mithilfe einer Psychotherapie zustande kommen.

Wer ständig seine Fortschritte überwacht, hält die Aufmerksamkeit weiterhin auf den Körper gerichtet, und das ist kontraproduktiv, weil dort der Sitz der Schmerzen ist. Also nochmals: Entspann dich, lass los, hör auf, dich so anzustrengen. Wer nicht unter dem Druck steht, heilen zu müssen, heilt schneller.

---

* EMDR – Eye Movement Desensitization and Reprocessing (Augenbewegungs-Desensibilisierung und Wiederaufarbeitung) – ist eine Form der Psychotherapie, die dazu dient, den Flucht-Erstarrungsprozess abzuschließen – die Flucht wird vollzogen, indem der Patient durch das Trauma hindurchgeführt wird.

Wie Entspannung und Genesung zusammenhängen, wird in Fred Amirs Buch *Rapid Recovery from Back and Neck Pain* verständlich erläutert. Fred wurde nach zwei Jahren starker körperlicher Beschwerden und Einschränkungen aufgrund von TMS-Schmerzen innerhalb kurzer Zeit gesund. Fred schreibt: „Mentale Aufgaben werden weitaus besser und schneller bewältigt, wenn wir entspannt sind und den Prozess genießen. Mir war klar: So, wie wir im entspannten Zustand leichter und schneller denken, lernen und uns erinnern, würde meine Heilung schneller voranschreiten, wenn ich entspannt wäre und möglichst viel Spaß dabei hätte."[28]

Visuell-räumliches Lernen

Bei vielen Menschen führt bereits das Wissen, dass mit ihnen alles in Ordnung ist und dass sie wieder ein normales, angstfreies Leben führen können, zu Besserung. Die Grundproblematik mag bestehen bleiben und muss nicht unbedingt aufgelöst werden, um gesund zu werden. Das sind die guten Neuigkeiten.

Die Wissenstherapie half mir, als ich wieder energische körperliche Aktivitäten aufnahm. Das Wissen, dass ich mich nicht verletzen konnte, ganz egal, wie stark die Schmerzen auch werden würden (und sie wurden stark, sehr stark!), war für mich ein großer Trost. Danke, Dr. John Sarno. Das bloße Verständnis, was mit mir passierte, führte zwar nicht schnell dazu, dass meine Schmerzen nachließen, weil ich die Wahrheit nur langsam aufnahm – weiter an alten Ansichten festhielt –, aber das Wissen verlieh mir den nötigen Mut, um mich weiter voranzukämpfen.

In meinem persönlichen Heilungsprozess waren nicht alle oben genannten Möglichkeiten hilfreich, doch vielen anderen haben sie geholfen. Da ich zufälligerweise ein visuell-räumlich Lernender bin, hat es mich fast wahnsinnig gemacht, nach etwas zu suchen, das ich weder genau benennen noch fühlen konnte. Als ich beschloss, den gesamten Prozess des Nachgrübelns zu vergessen, begann ich gleichzeitig, die Schmerzen zu vergessen. In meinem eigenen Genesungsprozess blätterte ich bis zum Ende des Buchs vor und las den Schluss zuerst … *Und so lebte er glücklich bis ans Ende seiner Tage … nachdem er erst das Ende gelesen und herausgefunden hatte, dass er bis ans Ende seiner Tage glücklich leben würde.*

Alt versus neu

Man schafft niemals Veränderung, indem man das Bestehende bekämpft. Um etwas zu verändern, erschafft man ein neues Modell, welches das alte hinfällig macht.
        — Buckminster Fuller, Architekt und Visionär (1895–1983)

Du glaubst es immer noch nicht? Die TMS-Theorie wurde *a posteriori* – im Nachhinein – aufgestellt und hat sich aus der Erfahrung heraus als wahr erwiesen. Die Menschen, die zu Zehntausenden von ihren TMS-Schmerzen geheilt wurden, bezeugen diese Wahrheit. Ich bin einer von jenen, die in die Gewässer dieses neuen Paradigmas hineingewatet sind, und lebe jetzt schmerzfrei.

Eine letzte Anmerkung, bevor wir noch tiefer eintauchen: Wie bereits erwähnt, hat Dr. Sarno den Begriff „Wissenstherapie" für die TMS-Heilmethode geprägt, da die meisten Betroffenen gesund werden, sobald sie den psychophysiologischen Prozess, der sich in ihnen abspielt, vollständig verstanden haben. Akzeptiere die neuen Informationen und nimm sie in dich auf – verabschiede dich von alten Überzeugungen. Dabei musst du dir darüber im Klaren sein, dass dieses **neue Wissen eine Veränderung darstellt.** Es ist eine Änderung der Denkweise, eine Abkehr von dem, was man als strukturellen Vorgang verstanden hat, und eine Hinwendung zum Verständnis dessen, was wirklich in einem geschieht. Diese Art von Heilung ist tief in der Psychologie Freuds verwurzelt und sogar noch tiefer im Konzept eines persönlichen Schattens nach C. G. Jung. Wir erschaffen uns Symptome, um unsere Lebenssituationen zu bewältigen – ein Prozess, dessen wir uns nicht bewusst sind, weil wir von unseren Symptomen vollauf in Beschlag genommen werden. Lasst uns noch tiefer in den Körper-Psyche-Prozess eintauchen ... bis zu den Wurzeln des Leids.

2

Die 👁 zeugen der Psyche

Was in der Psyche eines Menschen vor sich geht, spiegelt sich immer im Gesundheitszustand seines Körpers wider.

— René Dubos, Mikrobiologe (1901—1982)

Ein rudimentäres Verständnis der **inneren Arbeitsweise der Psyche** war für meine Heilung von zentraler Bedeutung – und das mag auch für dich zutreffen. Daher rate ich dir eindringlich, dir die Zeit zu nehmen, mich auf meiner sehr grundlegenden Einführung in die menschliche Psyche zu begleiten – zu dem Ort, an dem Schmerzen und Krankheiten ihren Ursprung haben. Es ist nicht so schwer zu verstehen, wie es vielleicht zunächst den Anschein erweckt. Es mag mehr Gehirntraining sein, als dir vielleicht lieb ist, aber Training ist GUT! Und es wird schon bald unterhaltsamer werden, spätestens, wenn du meine persönliche Leidensgeschichte liest – versprochen. Aus eigener Erfahrung weiß ich, dass es unter starken Schmerzen schwierig sein kann, die nötige Geduld zum Lernen aufzubringen, aber um zu heilen, musst du lernen. Wenn du allerdings zu sehr leidest, kannst du auch direkt zu Kapitel 3 vorblättern und zuerst meine Geschichte lesen und danach hierher zurückkehren, um dein Verständnis zu vertiefen. Aber wenn du irgendwie dazu in der Lage bist, ackere dich durch das nächste Dutzend Seiten hindurch; es wird zunehmend einfacher, weil ich die Informationen mit meiner eigenen Geschichte verknüpfe. Also mach's dir gemütlich …

Schatten 101

Schmerzen sind ein Resultat, der körperliche Ausdruck dessen, was du bist, und wie du auf das Leben reagierst, was wiederum auf deinem Umfeld, deiner Konditionierung, deinen Lebenserfahrungen und Überzeugungen basiert. Deine Gefühle entstehen als Reaktion auf die sensorischen und empirischen Informationen, die du von der Welt um dich herum und aus dir selbst empfängst und die zu deiner persönlichen Realität werden. Doch während dir diese Realität sehr real erscheinen mag, könnte sie durchaus das Ergebnis einer falschen Wahrnehmung sein.

In dir gibt es einen verborgenen, dir unbekannten Teil, einen primitiven Teil, den dein Ich ablehnt und außerhalb deiner Wahrnehmung verbannt. Der Schweizer Psychiater Carl Gustav Jung bezeichnete diesen Teil als **den Schatten** – „das, was ein Mensch nicht sein will". Gedanken, die man ablehnt, werden in den Körper abgeschottet, wo sie Emotionen erzeugen – physiologische Auswirkungen. Vereinfacht gesagt: Dein Ich hält in deinem

Körper Informationen vor dir versteckt – Dinge, die du nicht wissen sollst, wenn es nach dem Ich geht – also weißt du nichts davon. Sie sind dir nicht bewusst.

Obwohl es viele aufschlussreiche Philosophien über das Verhalten der menschlichen Psyche gibt, konzentriere ich mich in diesem Buch auf die Arbeit der Psychiater Sigmund Schlomo Freud und Carl Gustav Jung. Sowohl Freud als auch C. G. Jung gingen davon aus, dass unter der Oberfläche unseres Bewusstseins gewisse psychische Vorgänge stattfinden – in unserem Unbewussten.* Psychische Vorgänge sind selbst Leben; das griechische Wort Psyche bedeutet *Geist* oder *Seele*. Also ist das Studium der Psychiatrie das Studium des **inneren Selbst** und seiner Beziehung zur eigenen Persönlichkeit. Unsere Gesundheit ist ein direktes Resultat unserer Persönlichkeit, unserer Gedankenvorgänge und unserer tiefen Überzeugungen – nicht unseres physischen Körpers.

Dr. Sarnos klinische Forschungsergebnisse werden durch das Konzept eines unbewussten Prozesses untermauert, der gemeinhin als Freuds Prinzip der **Verdrängung** bekannt ist. Aus der Erfahrung, die ich während meines Genesungsprozesses gewonnen habe, habe ich die Rolle des Unbewussten im Verständnis von Schmerz um Jungs Konzept der **Archetypen** und eines **Persönlichen Unbewussten** erweitert. Freuds weiträumige Verbreitung der Vorstellung von einem geheimnisvollen „Unbewussten" war sein vermutlich bedeutendster Beitrag zur Gesundheit. Sein Zeitgenosse C. G. Jung griff Freuds Konzept des Unbewussten auf und erweiterte es. Mit seiner Arbeit hat er Millionen Menschen ermöglicht, gesund zu werden, indem sie einen Blick in ihr Unbewusstes werfen, in den Teil des Bewusstseins, das sich unter unserer alltäglichen Wahrnehmung verbirgt, uns aber gleichzeitig „ticken lässt".

Freuds und Jungs Entdeckungen mit Heilwirkung basieren auf dem **Ich** oder dem Verständnis, dass unser Ich darüber entscheidet, was wir anderen erlauben von uns zu sehen. Das Ich steht im Zentrum des Bewusstseins. Das Ich verbannt viele unangenehme Aspekte, aber auch Reichtümer unserer wahren Natur und Gefühle in den Körper, damit sie nie wieder an die Oberfläche vordringen sollen, zumindest glaubt es das naiverweise; doch die Körper-Psyche-Einheit ist ein Hort der Erinnerungen, der niemals vergisst. Jede Auswirkung eines inneren Konflikts, wie Schmerzen oder Krankheit, resultiert aus einem Zusammenprall zwischen dem Ich und unserer Wahrheit oder unserem wahren Selbst. Das Ich ist der Gegenmechanismus, der verhindert, dass unser innerer Konflikt ans Tageslicht kommt – wo ihn die anderen sehen können –, und behindert damit die Heilung. Dieser Konflikt ist die Ursache für die Schmerzen und anderen Symptome, daher werfen wir als Nächstes einen genaueren Blick auf die Hauptakteure dieses Konflikts – nicht nur auf das Ich, sondern auch auf seine Gefährten – das **Es** und das **Über-Ich**. Aus der Interaktion dieser drei inneren Anteile oder Instanzen entsteht deine Persönlichkeit. Begeben wir uns also auf eine Reise in deinen Kopf, um sie zu treffen.

---

* Das Unbewusste hat nichts mit Bewusstlosigkeit zu tun, worunter ein körperlicher Zustand verstanden wird. In diesem Buch werden die Bezeichnungen „unbewusst" und „unterbewusst" syononym gebraucht. Beide bezeichnen einen Zustand des „Nicht-Wissens".

Freuds Strukturmodell der menschlichen Psyche, alias Persönlichkeit[*]

Unsere Persönlichkeit setzt sich zusammen aus
[Es + Ich + Über-Ich + unserem Umfeld]

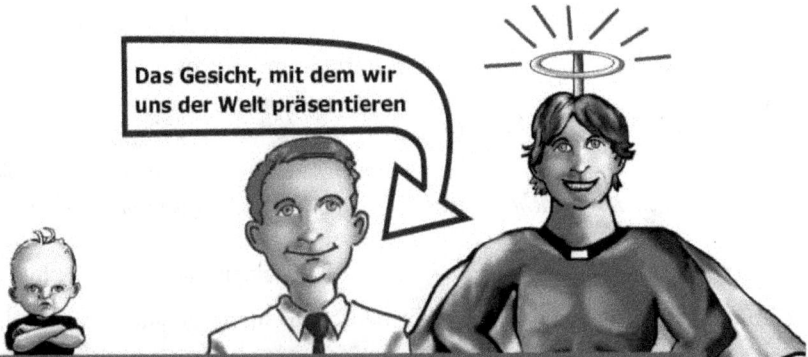

Das Gesicht, mit dem wir
uns der Welt präsentieren

ES Das Kind	ICH Der Erwachsene	ÜBER-ICH Die Moralinstanz
Handelt nach: Dem Lustprinzip	**Handelt nach:** Dem Realitätsprinzip	**Handelt nach:** Moral- und Wertvorstellungen mit dem einzigen Ziel, das Es zu unterdrücken.
Bewusstseinsstufe: Ausschließlich im Unbewussten	**Bewusstseinsstufe:** Vorwiegend im Bewussten, aber auch im Unbewussten	**Bewusstseinsstufe:** Vorwiegend im Bewussten, aber auch im Unbewussten
Motto: Ich will Spaß	**Motto:** Ich nutze das, was die anderen wollen, um das zu bekommen, was ich will.	**Motto:** Ich mache das, was meine Eltern, Familie, Freunde und die Gesellschaft von mir verlangen.
Entwickelt sich: Bei der Geburt. Alle Babys sind pures Es. Das Es ist der erste Aspekt der Psyche, der sich entwickelt.	**Entwickelt sich:** In den ersten Lebensjahren.	**Entwickelt sich:** Als Letztes mit etwa fünf Jahren / im späten Vorschulalter.
Funktion: Macht, was es / Es will.	**Funktion:** Tut das, was zum Überleben nötig ist.	**Funktion:** Macht nur das, was die anderen wollen.

---

[*] Freud unterteilte die Psyche in seinem Strukturmodell der Persönlichkeit in das Es, das Ich und das Über-Ich.

Freuds Ich-Welt

Das **Es** repräsentiert die grundlegendsten und primitivsten Bedürfnisse der Psyche. Sex, Durst, Hunger, Wut und das Vermeiden von Schmerzen sind fundamentale Instinkte des Es. Das Es ist das egoistische innere Kind, das nie reifer oder erwachsen geworden ist, und das wird Es auch niemals tun. Das Es besteht aus aggressiven Impulsen und Instinkten und ist unveränderlich und zeitlos.

Über-Ich: Die Maske des Menschen

Das größte Vergnügen eines Mannes besteht darin, seine Feinde zu besiegen, sie vor sich herzutreiben, sie ihres Reichtums zu berauben, ihre Familien weinen zu sehen und sich mit ihren Frauen und Töchtern zu vergnügen.

— Dschingis Khan (Temüdschin), 1226

Temüdschin ging mit seinen Mitmenschen nicht gerade zimperlich um. Er handelte aus purem Es- Vergnügen, legte niemandem gegenüber Rechenschaft ab. Er ließ den Begierden seines Es freien Lauf und genoss sein Leben auf Kosten anderer. Dies ist das genaue Gegenteil des Typ-T-Verhaltens. Temüdschin geriet nie mit seinem Es in Konflikt, weil er jedes seiner Bedürfnisse umgehend befriedigte, ohne dabei auf irgendjemanden Rücksicht zu nehmen. Doch die meisten von uns müssen auf andere Rücksicht nehmen und die Wünsche des Es zurückstellen, wodurch die innere Anspannung steigt.

Das **Über-Ich** ist das genaue Gegenstück zum Es. Das Über-Ich etabliert Verhaltensmuster, von denen es glaubt, sie würden von ihm erwartet, und steuert als gewissenhafte oder moralische Instanz unser Verhalten. Der Dichter und Essayist Sir Henry Taylor schrieb: „Das Gewissen ist bei den meisten Menschen die vorweggenommene Erwartung der Meinung der anderen." [29] Diese Aussage ist von großer Bedeutung für unser Verständnis von TMS, weil Erwartung innere Unruhe, Angst, Anspannung und körperliche Symptome erzeugt. Das Über-Ich handelt also den Normen entsprechend und gleicht die primitiven Triebe des Es aus. Es ist sozusagen der Elternteil in einem selbst, der das kindische Es wegen seiner egoistischen und gesellschaftlich inakzeptablen Begierden ausbremst (und manchmal auch bestraft). Der TMS-Konflikt entsteht dadurch, dass das Über-Ich die Bedürfnisse und Begierden des Es auf Eis legt, weil das Über-Ich so handeln möchte, „wie es sich gehört". Doch wenn man die Bedürfnisse seines Es ignoriert, um sich bei seinem selbst erschaffenen Über-Ich einzuschmeicheln, wird einem der Körper mittels Symptomen indirekt mitteilen, dass tiefgehende Bedürfnisse nicht befriedigt werden.

Das Über-Ich ist nach Freud eine eigene innere Zensurinstanz, die nach Perfektion [30] strebt. Das Über-Ich bestraft das Es für sein ständiges Drängen nach unmittelbarer Trieberfüllung (Lustprinzip). Diese Bestrafung manifestiert sich in Form von Anspannung, Schuld- oder

> Minderwertigkeitsgefühlen. Das Kind will also ständig etwas – aber unser Über-Ich-Elternteil sagt Nein – und so entsteht TMS.

Das Über-Ich ist ein falsches Selbst, das jeder von uns erschaffen hat – entsprechend dem, was die anderen unserer Ansicht nach in uns sehen wollen –, um uns weiterhin mit ihnen verbunden zu fühlen. Je fordernder unser gefallsüchtiges Über-Ich, desto größer unser innerer Konflikt, weil wir einem derart falschen Selbstbild nicht immer gerecht werden, es nicht immer aufrechterhalten können. Dieser Konflikt zwischen dem Über-Ich und dem Es ist eines der Schlüsselelemente in der Entstehung von TMS – insbesondere in Bezug auf unsere Beziehungen zu anderen Menschen.

Unsere elementarsten Instinkte und Impulse, die dem Es entstammen, streben unablässig nach Lustbefriedigung und Schmerzvermeidung – das Es wird jedes Mal stinksauer, wenn das Über-Ich seine elementaren Bedürfnisse ausbremst –, und die Anspannung steigt, weil das Vergnügen beiseitegeschoben und grundsätzlich vermindert wird.

Doch damit ist die Geschichte noch nicht zu Ende, denn in jedem Individuum haust ein Gremlin, ein Parasit, der sich an beiden Seiten labt und der beide seine Freunde nennt – dabei aber nur auf seinen eigenen Vorteil bedacht ist. Freud nannte ihn das **Ich**.

Das Ich

Dein Ego* stellt Schecks aus, die dein Körper nicht einlösen kann.
— Stinger zu Maverick, *Top Gun*, 1986

Das **Ich** bildet einen Puffer zwischen dem Es und dem Über-Ich, um einen Ausgleich zwischen den primitiven Trieben und Grundbedürfnissen auf der einen und den moralischen und ethischen Ansprüchen auf der anderen Seite zu schaffen. Daher bildet das Ich letztlich das Gesicht oder den Charakter einer Person, so wie sie sich der Welt präsentiert. Es ist selten ihr wahres Gesicht, sondern vielmehr ein „Kompromiss", den das Ich zwischen dem Es und dem Über-Ich ausgehandelt hat. *Es ist der Versuch, auf beiden Hochzeiten gleichzeitig zu tanzen.*

Es gibt große Überschneidungen zwischen Freuds Ich und Jungs Begriff der **Persona**. Die Persona unterscheidet sich insofern vom Ich, als sie im Namen des Ichs mit der Außenwelt verhandelt; sie agiert sozusagen als persönlicher Manager des Ichs und erteilt dem Individuum Anweisungen, sich so anzupassen, dass sowohl Es als auch Über-Ich zu ihrem Recht kommen. Das verletzte Ich ist für die Bildung der Persona

---

* *Anm. d. Übers.*: Im Englischen wird das „Ich" nach Freud als „ego" bezeichnet, wodurch sich eine gewisse Übersetzungsproblematik ergibt, da wir im Deutschen allgemein von „Ego", „egoistisch", „egozentrisch" etc. sprechen, in Bezug auf Freuds Terminologie aber ausschließlich vom „Ich". In der oben zitierten deutschen Filmübersetzung wurde der allgemeinere Begriff „Ego" als Übersetzung gewählt. Im Folgenden werden der Begriff „Ego" sowie verwandte Adjektive immer wieder im allgemeineren Kontext auftauchen. Wenn es sich hingegen auf Freuds Terminologie bezieht, wird „Ich" als Übersetzung für „ego" gewählt.

verantwortlich – schon früh im Leben wird ein Nicht-Selbst erschaffen: Sobald sich das Kind verletzt fühlt.

Ein Beispiel: D'Artagnan will unbedingt den Posten als Justin Biebers persönlicher Hairstylist ergattern. Doch der Job fällt jemandem zu, der es nicht einmal verdient, einen bloßen Blick auf Justins Haarpracht zu werfen. In seinem tiefsten Innern – und ohne es zu wissen – will Artagnan schreien, toben, seinen Chef schlagen oder sogar umbringen, weil er die falsche Entscheidung getroffen hat. Sein geknicktes Ich wirft einen Blick auf den moralischen Imperativ des Über-Ichs, niemals jemanden zu verletzen, und nimmt dann die Bedürfnisse des Es in Augenschein – die Befriedigung süßer primitiver Rache für ein versagtes Vergnügen. Doch sein Ich schlägt sich auf die Seite des Über-Ichs und übergeht die Wünsche des Es. D'Artagnan schweigt (und macht Es damit stinkwütend) aus Angst, sein Einkommen und seinen Status aufs Spiel zu setzen. Und so entsteht ein Schatten, um seine unerwünschten Gedanken in der Dunkelheit zu verbergen. Artie schweigt also – er weiß nicht einmal, dass es diese unbewussten Gedanken überhaupt gibt, und während Es die Beförderung / Befriedigung versagt bleibt, steigt Arties Anspannung. Schlagartig verkrampft sich sein Nacken und beginnt zu schmerzen. Artie glaubt, er hätte nachts „falsch gelegen". Tags darauf macht er gute Miene zum bösen Spiel; er nimmt die Entscheidung seines Chefs in Kauf, lächelt, wartet ab – auf seine nächste Gelegenheit für lustvolle Freude –, überlebt in seinem momentanen Arbeitsumfeld, indem er seine Nackenschmerzen als Selbstbestrafung für die düsteren Gedanken nutzt, die von tief in ihm drin aufzusteigen drohen. Was er denkt, ist so abgründig, dass es vom Ich geheim gehalten wird – sogar vor ihm selbst. Es wird versteckt, weil ihm seine bösen Gedanken große Befriedigung verschaffen, aber zugleich das wütende Monster in ihm offenbaren würden, also muss das Über-Ich sie unterdrücken, wodurch ein neues körperliches Symptom entsteht.

Sigmund Freud bezeichnete diesen Vorgang als intellektuelle Reifung des Ichs; Ich lernt, dass Es irgendwann bekommen könnte, was es will, indem es sich anpasst und sich den Wünschen der anderen unterordnet, allerdings wird die Freude aufgeschoben und für immer eingeschränkt. Das Ich versucht, in Anbetracht der realen Gegebenheiten die Urbedürfnisse (Es) gegen die Moralvorstellungen (Über-Ich) abzuwägen. Freud nannte dies das **Realitätsprinzip**, bei dem das Ich abwägt, ob es einen lustvollen Impuls unterdrücken und dem Es zuwiderhandeln soll. Das Nebenerzeugnis zurückgestellter instinktiver Lust ist immer Angst, daher entsteht durch das Zurückweisen dieser Instinkte ein Zuwachs an „energetischen Spannungen".

Das, was jemands äußere Persönlichkeit darstellt, ist eigentlich nur das Ich – und wenn das Über-Ich ein Kontrollfreak ist, werden Angstgefühle und Anspannung erzeugt. Ist das Über-Ich weniger fordernd, entsteht weniger Wut, weil die Person mehr sie selbst sein kann, wodurch ein deutlich geringeres inneres Konfliktpotenzial besteht – die Meinungen der anderen sind ihr nicht so wichtig.

Das Ich kann DAS Haupthindernis sein, um einen inneren Konflikt zu überwinden – seelische Konflikte bilden die Schlüsselkomponente bei der Entstehung von körperlicher Symptomen.

Schauen wir uns an, wie das vonstattengeht: Jedediahs Frau ist unerwartet gestorben. Sein Es will laut schreien, um sich schlagen und sich tobend am Boden wälzen oder sogar Selbstmord begehen. Die Gefühle, die durch die Trennung von seiner Frau, durch den Verlust von Glück, Behaglichkeit und Liebe in Jedediah entstehen, sind zu bedrohlich und zu gewaltig, um sie vor anderen Menschen zum Ausdruck zu bringen. Sein Ich beratschlagt sich daher mit seinem Über-Ich, und beide rücken näher zusammen, damit sich Jedediah so verhält, wie es seine Familie und die Gesellschaft von ihm erwarten. Jedediah geht „wie ein Mann" mit der Situation um. Allerdings ist ihm nicht klar, dass er **überhaupt nicht damit umgeht**, weil sein Über-Ich die Wucht seiner Wut still und heimlich vor ihm verbirgt, nämlich in seinem Körper (seinem Unbewussten). Ohne sich dessen bewusst zu werden, verbannt er seine rasende / lebensbedrohliche Wut und Panik in seinen Körper. Seine plötzlich einsetzenden starken Rückenschmerzen sind ein Anzeichen für den seelischen Konflikt in ihm. Er glaubt, er hätte einen Bandscheibenvorfall, dabei hat er in Wahrheit sein Es verscharrt.

Bartholomews Eltern ließen sich scheiden, als er noch jung war. Der Schmerz über das Verlassenwerden ist in seiner Erinnerung immer noch so präsent, dass er sich geschworen hat, seinen eigenen Kindern so etwas niemals anzutun; daher bleibt er bei seiner Frau, obwohl es in der Ehe stark kriselt. Allerdings wünscht sich sein Es, der egoistische Teil in ihm, sein inneres Kind, seine gierige, primitive, animalische Seite manchmal, sie zu verlassen, und mit einer anderen Frau seine Lust unmittelbar auszuleben. Es will woanders sofortige Triebbefriedigung erfahren, doch basierend auf seinen früheren Erfahrungen stimmt das Ich dem Über-Ich zu und Bartholomew verstaut seine unerwünschten Gefühle irgendwo ganz tief in sich drin – ohne zu ahnen, dass es sie überhaupt gibt. Er sieht sich selbst als einen „guten Ehemann". Seine Anspannung steigt und fällt, seine Rückenschmerzen plagen ihn den Rest seines Lebens über mal mehr, mal weniger. Er glaubt, er wäre vollkommen mit sich im Reinen und einfach nur mit einem anfälligen Rücken geboren worden. Dies findet außerhalb seines Bewusstseins statt, während das Ich zwischen dem Leiden und der Heilung steht, sich zu weit zum Über-Ich (Perfektionismus) hinüberlehnt und zu weit weg vom Es (Lust). Häufig identifizieren wir uns so sehr mit unserem Außenbild – unserem Über-Ich oder unserer Persona –, dass wir fest glauben, wir wären der, der wir vorgeben zu sein. *Wir gehen uns selbst auf den Leim.*

Geraten unsere wahren Wünsche in Konflikt mit unserer öffentlichen Persona, baut sich Wut auf, weil das Über-Ich mehr und mehr Schuldgefühle (Energie) erzeugt, um dem Ich zu ermöglichen, ein Selbstbild aufrechtzuerhalten, von dem das wahre Selbst weiß, dass es nicht authentisch ist und vielleicht nicht einmal erwünscht. Alles, was unerwünscht ist und verdrängt wird, macht sich in der Form von Angst / innerer

Unruhe bemerkbar – als Symptome, die auftauchen, damit der Person nicht bewusst wird, dass sie eine düstere Seite besitzt, in der haufenweise gesellschaftlich inakzeptable Gedanken hausen.

> *Die Grundzüge der Symptombildung sind längst studiert und in hoffentlich unanfechtbarer Weise ausgesprochen worden. Das Symptom sei Anzeichen und Ersatz einer unterbliebenen Triebbefriedigung, ein Erfolg des Verdrängungsvorganges [...] Das Ich erreicht durch die Verdrängung, dass die Vorstellung, welche der Träger der unliebsamen Regung war, vom Bewusstwerden abgehalten wird.*
> — Sigmund Freud, *Gesammelte Werke, Hemmung, Symptom und Angst*[31]

Das Ich ist der **Schiedsrichter** und hat sowohl den primitiven Drang des Es nach unmittelbarer Triebbefriedigung im Auge als auch unser Bedürfnis, so aufzutreten, wie andere es vermeintlich von uns erwarten (Über-Ich). Jeder, der in einem hochgradig stimulierenden Umfeld ruhig und augenscheinlich beherrscht wirkt und glaubt, in ihm tobe keine Wut oder innerer Konflikt, fällt auf sein eigenes betörendes Ich herein. Das Bedürfnis oder der Wunsch eines Menschen, so zu wirken, wie andere ihn sehen sollen, erzeugt Perfektionismus, und Perfektionismus ist **das** Persönlichkeitsmerkmal Nummer eins für die Entstehung von Körper-Psyche-Symptomen. Wenn das Ich das Über-Ich verhätschelt, widmet es dem Es automatisch weniger Energie und Aufmerksamkeit – und schon entsteht ein psychischer Konflikt.

Freud glaubte, dass unerwünschte Gedanken und Emotionen verdrängt oder ins Unbewusste abgeschoben werden; er stellte sich das Unbewusste als einen Behälter oder Kessel vor, in dem Triebe brodeln, die nicht mit dem bewussten Selbstbild einer Person vereinbar sind. Das Problem mit der Verdrängung ist, dass sie sozusagen auf Autopilot geschaltet ist. Wir unterdrücken unerwünschte Gefühle nicht bewusst, es passiert einfach. Je öfter der Autopilot eingeschaltet wird, desto seltener wird der echte Pilot gebraucht, bis man sich irgendwann umblickt und bemerkt, dass der Pilot ganz verschwunden ist. Dabei ist einem nicht einmal klar, dass man seine tiefsten Bedürfnisse unterdrückt, und so wird man schließlich zu jemandem, der mit dem wahren Selbst nur noch wenig gemein hat. Während man versucht, andere zufriedenzustellen, verscharrt das Ich die eigenen Wünsche, ordnet sie den moralischen Verpflichtungen unter ... *und das Yin jagt das Yang ... und dieses versucht, zu jenem zu werden ...*

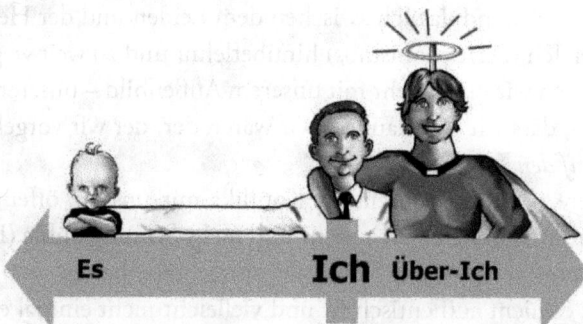

Es   **Ich** Über-Ich

Diese Sichtweise vertritt die **Humanistische Psychologie**, die als alternative psychologische Schule zur Verhaltenspsychologie (Behaviorismus) und zur Psychoanalyse entstand. Einer ihrer Begründer, Carl Rogers, Ph.D., entwickelte das Konzept der **Personenzentrierten Psychotherapie**. Bei diesem psychotherapeutischen Ansatz kommt, ebenso wie bei der Psychoanalyse, eine **Gesprächstherapie** zum Einsatz, folgt dabei allerdings der sokratischen Methode, d. h. der Therapeut ermöglicht dem Patienten, seine Probleme durch eigene Einsichten zu lösen. Dem Patienten werden keine Ratschläge erteilt und „die Aussagen der Patienten werden auch nicht interpretiert oder analysiert"[32] Die humanistische Therapie sieht die „Gesprächskatharsis" eher als Beratung denn als Psychotherapie. Carl Rogers schrieb in *On Becoming a Person*: „[...] der Patient weiß selbst am besten, was ihn schmerzt, welche Richtung er einschlagen muss, welches die zentralen Probleme sind, welche Erfahrungen tief begraben wurden."[33]

> Die Humanistische Psychologie geht von der Prämisse aus, dass Menschen unter Angstzuständen und Depressionen leiden, weil sie ein Leben führen, das nicht mit ihrem wahren Selbst im Einklang steht; dass Menschen, die in einem psychischen Konflikt stecken, gemäß den Vorstellungen anderer leben und nicht so, wie sie selbst es sich wünschen.

Ein humanistischer Heilungsansatz lindert Schmerzsymptome, weil er introspektive, auf eigenen Einsichten beruhende Psychotherapie mit **Selbstfindung** verbindet, den Weg zu einem eigenen Ganzen beschreitet und auf die Selbstverwirklichung oder Selbstwerdung (Individuation) hinführt, worin C. G. Jung zufolge der grundlegendste Instinkt eines Menschen besteht.*

Das Problem für die meisten von uns besteht laut Rogers darin, dass wir häufig gezwungen sind zu entscheiden, ob wir die Anerkennung anderer gewinnen oder wir selbst sein wollen.
— Kestner et. al., *General Psychology*[34]

All diesen Heilungsansätzen liegt dasselbe Thema zugrunde: Der seelische Konflikt zwischen dem wahren **Selbst** und dem **Ich,** was die Ausdrucksweise unserer inneren Wahrheit nach außen angeht – das ist der Mechanismus hinter TMS. *Normgemäßes Verhalten versus Ausdruck unserer Urbedürfnisse.*

Jungs Ich-Welt:

C. G. Jung verstand das Unbewusste als einen weit größeren Komplex aus Gedanken, Vorstellungen und Emotionen, als Freud es zuvor charakterisiert hatte. Jung erweiterte den Begriff des Unbewussten zu einer umfassenderen und positiveren Komponente des Selbst. Freuds Kessel voll brodelnder Emotionen benannte er in den „Schatten" um; unser unentwickeltes niederes Selbst enthält ihm zufolge nicht nur

---

* Jung bezeichnete Maslows Begriff der Selbstverwirklichung als **Individuation**. Diesen Prozess verstand er als Selbstwerdung, bei der das Individuum zu seinem wahren Selbst findet, das über das Ich hinausgeht.

unmoralische Züge, sondern auch außerordentliches Potenzial und Begabungen, positive Charaktereigenschaften und wahre Wissensreichtümer – **unser inneres Gold**, das gemeinsam mit dem Schlechten unterdrückt wird.

Berlenetta träumt davon, Sängerin zu werden, aber ihre Eltern möchten, dass sie Lehrerin wird. Sie sind nur bereit, ihr ein Lehrstudium zu finanzieren. Sollte sich Berlenetta für eine Gesangsausbildung entscheiden, kann sie nicht auf die Unterstützung ihrer Eltern zählen. Berlenettas Ich, der Schiedsrichter im Zentrum, betrachtet ihre bewussten und unbewussten Realitäten. Ihr Es im Unbewussten sehnt sich von Herzen danach zu singen, aber ihr moralisches Über-Ich sagt, sie solle das tun, was ihre Eltern von ihr erwarten. Konflikt! Doch ihr bleibt nur eine Wahl, denn zum einen fehlen ihr die finanziellen Mittel für eine professionelle Gesangsausbildung, zum anderen möchte sie ihre Eltern gern zufriedenstellen, also verscharrt sie ihr Potenzial, ihre Wünsche und Talente in ihrem Schatten. Sie entscheidet sich für ein Leben voll unerfüllter Wünsche und generiert dadurch lebenslange Angst und innere Unruhe – was sich in Hautproblemen, Magen-Darm-Beschwerden, Schmerzen und anderen Symptomen ausdrückt –, weil der Stimme ihres Es kein Gehör geschenkt wurde.

Das Ich ist sowohl bei Freud als auch bei Jung der Schiedsrichter. Jede Lebenserfahrung wird zunächst vom Ich überprüft, und wenn es Aspekte der jeweiligen Situation zurückweist, um das Selbstbild aufrecht zu erhalten, werden die damit verbundenen Emotionen in unseren Schatten abgeschoben. Das Ich und der Schatten entwickeln sich zeitgleich, bedingt durch die Existenz des jeweils anderen.[35] Je fordernder das Über-Ich, desto größer der erforderliche Schatten, um die unerwünschten Wahrheiten darin zu verbergen. Wenn jemand seinen Job hasst, aber gleichzeitig weiß, dass andere Menschen von seinem Einkommen abhängig sind, muss sich sein Schatten weiter verdichten, damit er seine wahre Abneigung gegenüber seiner Arbeit verbergen kann, um andere nicht zu enttäuschen. Er selbst bekommt davon gar nichts mit, weil Verdrängung außerhalb des Bewusstseins geschieht – stattdessen erleidet er vielfältige körperliche Beschwerden, die durch falsche ärztliche Ratschläge verschlimmert werden.

Wie vermeiden wir es, eine Seite von uns zu sehen, die wir verabscheuen?

In unserem tiefsten Innern wissen wir, dass wir mit uns selbst in Konflikt stehen, und wir versuchen, uns unsere inneren Konflikte nicht eingestehen zu müssen, indem wir unseren Schatten, unsere unerwünschten Eigenschaften, auf andere **projizieren**. Wir nutzen das Mittel der Projektion, um unsere innere Unruhe zu reduzieren, indem wir unsere eigenen Mängel an unserem Ich vorbeischleusen – wir sorgen dafür, dass wir uns gut fühlen, indem wir andere bewerten und kritisieren, dabei sind ihre Fehler in Wahrheit unsere eigenen, die wir uns bloß nicht eingestehen wollen. Solange man sich selbst einreden kann, dass immer der andere derjenige ist, der Probleme hat, fühlt man sich besser; indem man andere abwertet, verringert man seine eigenen Schuldgefühle und meint, sich selbst aufzuwerten.

Während Freud das Unbewusste als Müllkippe für alle düsteren Aspekte ansah, die vom Ich zurückgewiesen wurden, hatte Jung die geniale Eingebung, dass das Ich nicht nur negative unerwünschte Emotionen verdrängt, sondern auch unentfaltetes Potenzial. *Das Baby wird mit dem Bad ausgeschüttet.*

Von Jung wissen wir also, dass sowohl Gutes als auch Schlechtes unterdrückt wird. Aber warum sollte jemand sein Potenzial oder Talent zurückweisen? Zumeist deshalb, weil Familienangehörige oder die Gesellschaft es für unpassend oder unwichtig befunden hat – wenn es in den Augen unserer Eltern und Freunde nichts Gutes ist, kann es dazu führen, dass wir kreative Anteile in uns unterdrücken, um akzeptiert zu werden, zu gefallen – dazuzugehören.

Faylenes Mutter hat für die Arbeit ihrer Tochter als Schweine-Lockruferin nichts als Verachtung übrig. Faylenes ist darüber aufgebracht wie eine gesengte Sau und will ihrer Mutter ordentlich die Meinung geigen, doch da schreitet ihr Ich ein und entscheidet sich zugunsten der Forderung des Über-Ichs nach Wertschätzung und Respekt – und gegen die Rachegelüste ihres Es. Ihr Es wird an allen vieren sicher gefesselt, wodurch Angstgefühle und Anspannung entstehen.

Falls dir, liebe(r) Leser(in), noch nicht klar ist, worauf dies alles hinausläuft, könntest du große Schwierigkeiten beim Verständnis von TMS bekommen.

Also fassen wir noch einmal zusammen: Jedes Mal, wenn wir unsere Gefühle dem Über-Ich zuliebe bloß vom Intellekt her betrachten, berauben wir unser Selbst seiner instinktiven Freude über ein befriedigtes Verlangen oder eine erfüllte Sehnsucht. Wenn das Ich die Urbedürfnisse des Es und die Ansprüche des Über-Ichs nicht vernünftig ausbalanciert, fühlt sich das Es zurückgewiesen – wodurch Anspannung entsteht, hervorgerufen durch das Ich. Aus klinischer Erfahrung wissen wir weiterhin, dass Anspannung die Ursache für die meisten unserer Beschwerden ist. Den Freud'schen Konflikt zwischen unseren unbewussten Wünschen und unserem bewusstem Verhalten beschrieb der britische Psychologe Donald Bannister als „ein düsteres Verließ, in dem ein ständiger Kampf zwischen einem sexbesessenen Schimpansen [Es] und einer alten viktorianischen Jungfer [Über-Ich] tobt – mit einem nervösen Schweizer Bankangestellten [Ich] als Schiedsrichter."

> Der Konflikt zwischen Über-Ich und Es erzeugt **Wut-Spannung**, die viele körperliche Symptome hervorruft.

Billy Bob wurde als kleiner Junge körperlich misshandelt. Als Erwachsener sieht er, wie ein anderer kleiner Junge geschlagen wird. Sein Es will den Kinderschänder umbringen, weil es ihm sofortige Befriedigung verschaffen würde, aber sein Ich wirft einen Blick auf das Über-Ich und wägt ab, ob es sich lohnt, den Schänder zu ermorden und dafür ein Leben lang im Knast zu sitzen – und speist seinen Schatten dadurch mit Energie. Sein Instinkt muss sich seinem Intellekt beugen. Er beschließt, nichts zu sagen, seine Mordlust zu unterdrücken, internalisiert den Vorfall und bekommt Schmerzen in der Brust.

> **Es** wird zurückgewiesen (die Freude aufgeschoben) = **Anspannung**
>
> ... und
>
> **Anspannung** = **TMS**

Aus diesem Verständnis entstand die Psychoanalyse. Sie feierte bis dahin ungekannte Erfolge, als die ersten Therapeuten in jedem von uns eine konfliktbeladene Welt entdeckten. Eine kathartische Heilung kann nicht ausschließlich durch eine Psychoanalyse herbeigeführt werden, aber: Wissen, Gegenwärtigkeit, Selbstentfaltung, Liebe und Vergebung sind für die Heilung unverzichtbar. Um auf tiefer Ebene zu heilen, bedarf es eines Dialogs mit dem eigenen Schatten, so wie er während einer humanistischen oder analytischen Therapie durchgeführt wird, einer Reise in die Tiefen des Unbewussten, wo sich seelische Schlachten in körperliche Realitäten verwandeln. Bloße Verhaltensänderungen können Symptome bereits deutlich verringern, doch nur **wahre Einsicht** wird zu einer dauerhaften Heilung führen.

Der Schatten weiß Bescheid

Und das Licht leuchtet in der Finsternis, und die Finsternis hat es nicht erfasst.

— Johannes, 1:5

Um Spannungsschmerzen zu überwinden, ist es unverzichtbar, die Macht des Unbewussten zu verstehen. Emotionaler Schmerz lebt im Schatten, so wie Jung ihn definiert, und der körperliche Schmerz ist der Mitbewohner in der schattigen Behausung des emotionalen Schmerzes. Der Schatten ist unser **Alter Ego**, der Teil unseres Selbst, der vom Ich unterdrückt wurde, damit Beziehungen entstehen und sich entwickeln können. Der Schatten enthält sowohl Dunkelheit als auch Licht, sowohl das Problem als auch die Antworten, um Schmerz und Leid zu lindern. Jung war der Überzeugung, dass das Schatten-Selbst verborgenes Potenzial enthält, das eine notwendige Ergänzung zum Ich bildet,[36] und dass ein Mensch durch die bewusste Auseinandersetzung mit seinem Schatten zur Ganzwerdung gelangen und heilen kann.* Der Heilerfolg hängt davon ab, ob ein Zugang zur eigenen Schattenpersönlichkeit

---

* Freuds Zeitgenosse Josef Breuer beeinflusste Freuds Verständnis davon, wie wirksam es bereits war, ein Problem auszusprechen, denn Freud hatte beobachtet, wie Breuer seine Patienten heilte, indem er sie ermutigte, ihre verborgenen Schatten zu enthüllen, ihre Geschichte „abzuerzählen". Eine seiner Patientinnen prägte für dieses Verfahren die Begriffe „Kaminfegen" oder „Redekur"; der Begriff „Redekur" wurde in die psychoanalytische Terminologie übernommen. Diese Art Heilung wird nur durch einen **einsichtorientierten** (analytischen) Heilungsprozess erzielt, nicht durch eine Verhaltenstherapie. Die Verhaltenstherapie geht von der Prämisse aus, dass Probleme aus einem fehlerhaften Lernprozess entstehen; durch Veränderung des Verhaltens soll die Ursache behandelt werden, indem man das früher falsch Erlernte neu erlernt. Doch wie Dr. Sarno schrieb, ist eine Verhaltenstherapie denkbar ungeeignet, um TMS zu besiegen.

gefunden werden kann. Bei manchen Leuten genügt bereits ein kurzer Einblick, um wieder gesund zu werden. Darauf basiert Dr. Sarnos Wissenstherapie.

Das Unbewusste ist die Quelle für unser Lernen, Verhalten, für alle verzerrten Erinnerungen und für alle Veränderungen. Die dunkle Seite seines Selbst zu betrachten, führt nach Jung zur „Königserneuerung". Lang lebe der König, der den Schlüssel zum Königreich der guten Gesundheit besitzt. Wir Menschen versuchen, unser Leben anhand der Dinge, die wir sehen, zu verändern, aber das, was wir nicht sehen können, was wir zu sehen befürchten, ist das, was den meisten unserer seelisch-körperlichen Bedürfnisse zugrunde liegt und unsere Motivation bildet.

Man wird nicht dadurch erleuchtet, dass man sich Lichtgestalten vorstellt, sondern durch Bewusstmachung der Dunkelheit. C. G. Jung

Veränderung und Heilung geschehen letztendlich auf unterbewusster Ebene. Wäre dem nicht so, könnte jemand, der mit dem Rauchen aufhören will, einfach beschließen: „Ich höre jetzt damit auf." Doch so einfach funktioniert das meistens nicht, wie wir wissen, weil das Unbewusste das Depot für unsere alten Gewohnheiten, Konditionierungen und Motivationen ist. Auch wenn das Selbst wirklich eine Änderung wünscht – das Unbewusste kann nicht kontrolliert werden und reagiert sehr zurückhaltend und langsam auf die bewussten Bemühungen, eine Veränderung herbeizuführen. Viele Psychiater und Psychologen glauben, dass das Selbst nicht weiß, wie es mit der unbewussten Seite kommunizieren soll, oder dass die unbewusste Seite widersprüchliche Signale empfängt und daher verunsichert ist, wie genau sie sich verändern soll.

Manche Menschen bringen sich selbst unbewusst dazu, immer wieder zu scheitern. Eine todsichere Methode, zu scheitern, besteht darin, es nie zu versuchen. Das kann durch wiederholte obsessive Handlungen erreicht werden oder, was deutlich verbreiteter ist, in etwas abgemilderter Form durch Prokrastination (Aufschieben). Handlungsmuster wie putzen und nochmal putzen, nachdenken und erneut überdenken, planen und umplanen, recherchieren und nachrecherchieren oder üben und nochmals üben sind Vermeidens- oder Flucht-Strategien. Prokrastination geschieht im Grunde genommen aus der Angst, etwas zu versuchen **und Erfolg zu haben!** Doch die ultimative Frage lautet: Warum meiden und verbergen wir unser Licht – unseren Erfolg – oder wahres Glück? Der Grund dafür ist überraschend: Es liegt daran, dass wir Angst haben, wir könnten zu dem werden, was wir verabscheuen oder was man uns als moralisch verwerflich beigebracht hat; nichts fürchtet unser Über-Ich so sehr wie die Aussicht, dass wir wir selbst werden und uneingeschränkten Ruhm und Erfolg erlangen, weil das Licht droht, den Schatten in uns für alle sichtbar zum Vorschein zu bringen.

Wie wir unser inneres Gold vor uns und anderen verstecken

Unser Licht, nicht unsere Dunkelheit, ängstigt uns am meisten.

— Marianne Williamson

Unsere größte Angst ist nicht, unzulänglich zu sein. Unsere größte Angst besteht darin, unermesslich mächtig zu sein [...] Wir fragen uns: Warum sollte es mir zustehen, brillant, bezaubernd, begnadet und großartig zu sein? Aber warum sollte es dir denn nicht zustehen? Du bist ein Kind Gottes. Du erweist der Welt keinen Dienst, indem du dich klein machst. Es hat nichts mit Erleuchtung zu tun, wenn du dich herabsetzt, nur um deine Mitmenschen nicht zu verunsichern. Uns allen ist es bestimmt, wie Kinder zu strahlen. Wir wurden geboren, um die Herrlichkeit Gottes in uns zu verwirklichen. [...] Und wenn wir unser Licht erstrahlen lassen, geben wir damit anderen unbewusst die Erlaubnis, dasselbe zu tun. Wenn wir uns von unserer eigenen Angst befreit haben, wird unsere Anwesenheit automatisch auch andere befreien.

— Marianne Williamson, *A Return to Love*

Der Grund dafür, uns der Schattenarbeit zu widmen oder zu versuchen, durch unsere Persona hindurchzublicken, schreibt Debbie Ford in *The Shadow Effect*, besteht darin, uns all das zu verzeihen, was wir an uns selbst hassen. Es ermöglicht uns, uns zu vergeben – die Scheidung unserer Eltern, unser Talent, unseren Gesetzesbruch, unser obsessives Verhalten, unsere Ängste, den Tod unseres Kindes, unser Versagen und unseren Erfolg. Die meisten von uns glauben, sie hätten es nicht verdient, erfolgreich zu sein, glücklich zu sein oder sich gut zu fühlen. Wie bereits erwähnt, besteht eine Absicht des Schattens darin, unser „Gold" zu verbergen – unseren Reichtum an Potenzial. Indem wir die Seite von uns akzeptieren, die wir bisher verborgen haben, gestatten wir uns, etwas zu haben, was andere nicht haben, glücklich zu sein, auch wenn andere es nicht sind, dort Erfolg zu haben, wo andere keinen haben können, zu tun, was andere nicht tun – es befreit uns von den Schuldgefühlen, die unsere Freude trüben, und von Fehlern, die wir gemacht haben und derentwegen wir uns immer noch grämen. Durch das Anerkennen und Akzeptieren unserer inneren Abgründe wird das entzweite Selbst wieder zusammengefügt, wir werden wieder zu einem Ganzen, und die Heilung beginnt.

Das größte Geschenk der Vergebung liegt darin, dass wir uns selbst befreien.

— Debbie Ford, *The Shadow Effect*

Die Heilung setzt also ein, wenn wir die Kommunikation mit unserem persönlichen Schatten beginnen – wenn wir uns auf die Suche nach unserem Glück begeben. Jetzt, wo wir ein wenig besser verstehen, was auf psychologischer Ebene in uns abläuft, wollen wir einen Schritt weitergehen und uns anschauen, wie die Interaktion dieser psychologischen Kräfte zu körperlichem Ungleichgewicht führt, sprich, wie der Körper auf einen Zuwachs an Schatten-Energie reagiert. Danach werden wir uns einen kurzen Überblick über die spezifischen Persönlichkeitstypen verschaffen, die potenziell stärkere Schmerzen und eine größere Anzahl spannungsbedingter Symptome erleiden. Um zu heilen, musst du den Blick von vielen Dingen abwenden, die du bislang für wahr gehalten hast.

Das autonome Nervensystem – Jenseits des Sichtbaren

Wir erschaffen unbewusst einen körperlichen Zustand, um einen unerwünschten emotionalen Zustand zu vermeiden. Da Psyche und Körper eins sind, verändern alle psychischen Konflikte auf irgendeine Weise die Physiologie des Körpers.

Um besser zu verstehen, wie aus einem unerwünschten und unerkannten Konflikt Schmerzen entstehen, ist es unverzichtbar, zumindest in Grundzügen zu erfassen, welche physiologische Rolle unser **autonomes Nervensystem** (ANS) bei der Entstehung von Schmerzen spielt. Wir müssen die vorherigen psychologischen Informationen mit dem Körper verknüpfen. Das **autonome Nervensystem** ist der Wandler, über den Gedanken in Emotionen umgebildet werden, und Emotionen manifestieren sich entweder als Gefühl von Freude oder Schmerz.

Ein frühes Trauma – Angst oder Trennungsangst –, auf das wegen Hilflosigkeit mit Erstarren reagiert wurde, bringt das ANS derart durcheinander, dass es für den Rest des Lebens eine deutliche Fehlfunktion aufweist – entweder über- oder unterfunktioniert –, sofern die fehlerhaften Erinnerungen nie korrigiert oder entladen worden sind. Kindliches Trennungstrauma kann zu Übersensibilisierung führen, zu Kolitis (Dickdarmentzündung), Hautproblemen, Allergien, Mitralklappenprolaps (MKP), Reizblase, Magengeschwüren, Asthma, Immunschwäche und natürlich: Schmerzen. Alles, was vom ANS kontrolliert wird, kann überreguliert (über-aktiviert) werden, wenn dessen Funktion gestört ist. Diesen Funktionsstörungen sind die TMS-Beispiele zuzuschreiben, die in diesem Buch aufgeführt werden.

Das vegetative oder autonome Nervensystem („auto" v. griech. „selbst", „nomos", v. griech. „Regel") wird als autonom bezeichnet, weil es alle unwillkürlichen, automatisch ablaufenden inneren Körperfunktionen reguliert, meist außerhalb der bewussten Wahrnehmung. Unser Gehirn regelt unbewusst gewisse Funktionen für uns, solange ein unbewusster Wille dazu besteht. Als würden unsere inneren Körperfunktionen vierundzwanzig Stunden am Tag schlafwandeln. Zu den Funktionen, über die das ANS wacht, zählen: Atemrhythmus, Blutdruck, Organfunktionen, Verdauung, geschmeidige Muskelaktivität, Körpertemperatur, Herzschlag und die Steuerung der Blutzufuhr innerhalb des muskuloskeletalen Systems. Die meisten Menschen erkennen durchaus an, dass sich eine oder mehrere dieser Funktionen unter Stress verändern. Doch was, wenn ihnen gar nicht klar ist, dass sie in einem seelischen Konflikt stecken, oder ihnen nicht bewusst ist, wie groß dieser Konflikt ist? Die Erfahrung mit Personen, die von TMS geheilt wurden, zeigt uns, dass das ANS an sich richtig funktioniert, weil die Schmerzen verschwinden, sobald der TMS-Prozess verstanden wurde und die für die Heilung erforderlichen Änderungen vollzogen worden sind. Während der TMS-Heilung findet keine externe / physische Manipulation des autonomen Nervensystems statt, woraus man schließen kann, dass das System selbst nicht geschädigt ist, sondern vielmehr von innen heraus beeinflusst wird – nämlich von der Schatten-Energie, die wir im letzten Absatz besprochen haben. Der Gedankenprozess oder der Erinnerungsspeicher ist gestört, nicht das System selbst. Wann immer eine Veränderung in einer der unwillkürlichen Funktionen auftritt, tut das System im Prinzip nur seine Arbeit, indem es auf einen Konflikt zwischen dem Ich und dem Schatten hinweist. Es ist ausgesprochen beeindruckend, dass das autonome System die Funktion jedes der Systeme, für die es verantwortlich ist, steigern oder drosseln kann – um rasende Wut gleichzeitig zu verbergen und zu vermelden. Die Körperfunktionen werden automatisch geregelt, entsprechend dem, was im Unbewussten vor sich geht; und das Unbewusste ist zufälligerweise der Sitz der Emotionen.

Das ANS (genauer gesagt der Hypothalamus) ist für **Homöostase** verantwortlich, ungeachtet der Veränderungen in der äußeren Umgebung. Homöostase bezeichnet das Bemühen des Körpers, im Gleichgewicht zu bleiben: das Bestreben, unwillkürliche Körperfunktionen trotz ständig wechselnder äußerlicher Reize weiterhin reibungslos ablaufen zu lassen. Aber – starke unterdrückte Emotionen können den Prozess stören, indem sie jede beliebige Funktion des ANS entweder verstärken oder abschwächen, wodurch die TMS-Symptome entstehen.

Man untergliedert das ANS in drei Systeme: das **sympathische (Sympathikus)**, das **parasympathische (Parasympathikus)** und das **enterische Nervensystem (ENS)**. Nur die beiden Erstgenannten sind für die Erläuterung von TMS relevant. An dieser Stelle darf gern gegähnt werden; ich selbst habe ebenfalls herzhaft gegähnt, als ich diese Informationen gelesen habe, und erst recht, als ich sie aufgeschrieben habe. Ich verzeihe dir. Bleib nur noch ein paar Seiten bei der Stange. Du schaffst das! Schon bald wird es deutlich unterhaltsamer, versprochen.

Unter Stress wird der Teil des autonomen Nervensystems namens **sympathisches Nervensystem** (SNS) aktiviert oder eingeschaltet. Gerade jetzt hältst du vielleicht den Atem an und spannst die Muskeln an, weil deine unbewusste Anspannung steigt, während du versuchst, die komplexen Informationen zu verstehen. Dein sympathisches Nervensystem ist unbewusst in Aktivmodus geschaltet worden. Uns interessieren in erster Linie die beiden erstgenannten Systeme.

Stinklangweiliges System Nr. 1 – Der Sympathikus

Das sympathische Nervensystem – Hier entspringen die TMS-Schmerzen. Die Überlebensreflexe Kampf, Flucht oder Erstarrung spielen sich innerhalb des sympathischen Nervensystems ab. Ein Beispiel: Du bist Soldat und gerätst unter feindlichen Beschuss. Sofort wird das sympathische System aktiviert, um die notwendige Energie für den Überlebenskampf bereitzustellen. Es weitet die Pupillen, um die Sehschärfe zu verbessern. Es beschleunigt den Herzschlag, um mehr Blut in das muskuloskeletale Netzwerk zu pumpen, fährt den Verdauungsprozess herunter, reduziert den Harndrang und die Darmtätigkeit, um alle Energie für ein einziges Ziel freizusetzen – das unmittelbare Überleben. Zudem erhöht es den Blutdruck und weitet die Bronchien, um das System mit Sauerstoff zu versorgen.

Das sympathische Nervensystem **schärft die Wahrnehmungsfähigkeit des Lebewesens**, um die benötigte erhöhte Wahrnehmung zu gewährleisten. Es **stellt Energie bereit**, wenn sie benötigt wird, und verbrennt dieselbe **Energie** dem Bedarf entsprechend. Doch dieser Bedarf wird später noch seinen Preis haben.

Motivation ist der Mechanismus, der die **Energie** für jede anstehende Aufgabe bereitstellt, und Motivation entstammt unbewussten Prozessen.* Die Frage ist nur: Was geschieht mit der **Energie**, wenn sie andauernd und unnötigerweise vom SNS hergestellt wird und wenn es keinen Mechanismus gibt, um den Überschuss abzubauen? Und welche psychologischen Ereignisse sorgen dafür, dass der Energiepegel gefährlich gesteigert bleibt?

Stinklangweiliges System Nr. 2 – Der Parasympathikus

Das Parasympathische System – Im Gegensatz zum sympathischen Nervensystem, spart das parasympathische Nervensystem **Energie** und baut sie wieder auf. Es **kehrt den Prozess**, den das sympathische Nervensystem ausgelöst hat, **wieder um**. Es verengt die Pupillen, vermindert die Herzfrequenz und die Kontraktionskraft des Herzens, regt die Verdauung an, sorgt durch Entspannung der Blasenmuskulatur für eine Entleerung der Harnblase, senkt den Blutdruck und lässt das Blut wieder zurück in die Haut und in den Verdauungstrakt fließen. Das System bewahrt **Energie** – speichert sie – spart sie für zukünftigen Bedarf auf. Der Parasympathikus beruhigt die Körper-Psyche-Einheit. Er ist das heilende System, das wir wieder aktivieren müssen, um Angst, innere Unruhe und TMS-Symptome abzumildern. Wenn sich dieses System nie wieder „erholt", fühlst du dich ausgebrannt und erleidest alle möglichen psychosomatischen Beschwerden.

> Diese beiden Komponenten des autonomen Nervensystems, der Sympathikus und der Parasympathikus, sind Gegenspieler, deren Funktionsweise sich im Normalfall ergänzt, um Homöostase zu gewährleisten. Sie arbeiten konträr zueinander, um das System im Gleichgewicht zu halten … *und das Yin jagt das Yang … um dieses mit jenem auszugleichen* … Doch durch das Streben nach Perfektion und anhaltende Angst wird das sympathische Nervensystem dauerhaft aktiviert, wird Energie angefordert, aber nicht verbraucht.

---

* Motivation entsteht aus dem Machtkampf zwischen **Eros** und **Thanatos**. Eros – der sexuelle Instinkt, oder das Streben nach Vergnügen, treibt uns an. Doch wir besitzen noch eine weitere Kraft in uns – einen Gegenspieler zur erstgenannten, von Neo-Freudlern „Thanatos" genannt. Thanatos ist die entgegengesetzte Kraft zu Eros – eine dunkle Macht oder ein destruktiver Instinkt. Während uns der Eros-Instinkt zu sexueller Fortpflanzung, Kreativität, Harmonie und dem Kampf ums Überleben antreibt, verleiten uns Thanatos-Instinkte zur Selbstzerstörung, zu Zwangsstörungen, zu Disharmonie – TMS. Der Kampf zwischen Eros-Instinkten (Selbsterhaltung) und Thanatos (Selbstzerstörung) führt zu den anregenden Kräften in unserem Leben, die wir „Motivation" nennen.

Hier ist ein perfektes Beispiel dafür, wie diese beiden Systeme in dem Bemühen, ein Gleichgewicht herzustellen, mit dem Ich zusammenarbeiten: Du gehst mehrere Verpflichtungen ein, organisierst gleich mehrere Hochzeitsfeiern. Ohne dass du es weißt, bist du deswegen stinksauer. Das Über-Ich und das Es befinden sich im seelischen Konflikt, weil neue hohe Ansprüche an dich gestellt werden. Dein Es will lieber selbst bis zum Umfallen feiern, während dein Über-Ich sicherstellen will, dass auch alle Einladungen verschickt worden sind, dass die Speisen und Getränke schmecken, dass das Budget ausreicht, dass die Lampe in der Ecke niemanden stört, dass sich alle königlich amüsieren, dass bei den Einladungen niemand vergessen wurde etc. pp., und der Konflikt feiert munter weiter.

Das Ich entscheidet also unbewusst, dass es besser ist (bzw. gesellschaftlich akzeptabler), Schmerzen zu spüren, statt bewusst die Frustration und Wut, die aus all den Ansprüchen entstehen, die du dir selbst auferlegt hast. Dein sympathisches Nervensystem reagiert diensteifrig auf diese Konflikte und reduziert die Durchblutung in deinem Rücken, Kopf, Nacken, Knie oder in deiner Schulter. Dein Ich beschließt, dass „innerliches Erstarren" immer noch besser ist, als die Hochzeitsfeiern ganz zu meiden oder dagegen anzukämpfen, indem man beschließt: „Scheiß drauf, ich veranstalte gar kein Fest."

All das geschieht außerhalb deiner bewussten Wahrnehmung. Mit einem Schlag hast du Schmerzen und nimmst fälschlicherweise an, du hättest nachts falsch gelegen oder dir den Rücken verrenkt.

Wenn die Feiern schließlich überstanden sind, ist es möglich, dass das parasympathische Nervensystem die Blutzufuhr zu deinem unteren Rücken wieder normalisiert, und deine Schmerzen verschwinden vielleicht, sobald du wahrnimmst, dass die Gefahr (der Anspruch) vorüber ist. Du solltest jetzt glücklich und wieder im Gleichgewicht sein. Doch was, wenn dein Sympathikus nicht loslassen will, weil deine Psyche auf eine falsche Behauptung hereingefallen ist, was deine Schmerzen und die strukturelle Unversehrtheit deines Körpers angeht? Wenn du in der Zwischenzeit einen Arzt aufgesucht hast und er dir dringend zu einer Operation geraten hat, wird dein parasympathisches Nervensystem vielleicht gar nicht mehr reaktiviert, sodass du dich nicht mehr ausruhen und wieder zu dir kommen kannst – die Aussage des Arztes hat bewirkt, dass deine Schmerzen und andere Symptome andauern.

Bei TMS scheint das sympathische Nervensystem im Überlebensmodus festzustecken. Die von innerer Unruhe geplagte Person wittert Gefahr und wähnt ständig den kritischen Blick der anderen auf sich gerichtet, daher klemmt der Schalter des sympathischen Nervensystems offenbar in der AN-Position fest. Bei näherem Hinsehen mag man jedoch entdecken, dass er nicht wirklich feststeckt, sondern vielmehr einem automatischen Muster folgt. Das Gehirn spielt vermutlich bloß die immer gleichen falschen Szenarien ab, weil die immer gleiche falsche Realität gewählt wird, um in den Augen derer, die dich beobachten, als perfekt dazustehen. ... *und so wird dieses zu jenem ... ein ums andere Mal ...*

Wenn die Symptome chronisch geworden sind und sie sich als Opfer fühlen, begeben sich manche Menschen immer wieder in die gleiche Situation, um ständig die gleichen negativen Erfahrungen zu machen. Sie sind Opfer biochemischer Reaktionen, die mit gewissen Emotionen verknüpft sind. Diese Emotionen beginnen mit einem einzelnen Gedanken. Wenn du glaubst, dass du etwas nicht verdient hast, hast du es nicht verdient. Wenn du glaubst, dass dein Körper kaputt ist, ist er kaputt. Wenn diese Gedanken (durch fehlerbehaftete Erinnerungen) obsessiv werden, wird das parasympathische Nervensystem den Körper nie wieder beruhigen, da selbstauferlegte Schmerzen und Depressionen eingesetzt werden, um **sich wiederholt zum Opfer zu machen.**

Und hier ein weiterer erstaunlicher Fakt: Die Körper-Psyche-Einheit reagiert auf ein Ereignis, das in der Erinnerung festgeschrieben ist, so, als würde es tatsächlich gerade stattfinden. Die Schmerzen, die durch TMS entstehen, besitzen keine sinnvolle körperliche Funktion; das heißt, sie schützen niemanden – außer das Ich und die Leute um dich herum.

Das autonome Nervensystem ist immer eingeschaltet und aktiv. Es kann vom bewussten Willen nicht direkt kontrolliert werden, sondern wird vielmehr indirekt von unserem Gemütszustand und unseren geistigen Bildern beeinflusst. Normalerweise bekommen wir die Aktionen des autonomen Nervensystems nur mit, wenn seine Funktionsweise gestört ist, wie es bei TMS der Fall ist. Allerdings kann das ANS durch **neues Wissen beeinflusst werden.** Personen, die auf sehr fortgeschrittenem Niveau Zen und Yoga praktizieren, können das autonome Nervensystem durch Visualisierung beeinflussen. Das ANS ist somit empfänglich für bewusste Absichten, allerdings ist es nur sehr selten möglich, ohne ein spezielles Training wie Bio- oder Neuro-Feedback direkte Kontrolle darüber auszuüben.

Hypothalamus

Der **Hypothalamus** ist die Gehirnstruktur, die verantwortlich für die Körpertemperatur, Emotionen, Hunger, Durst und den Biorhythmus ist. Seine Hauptfunktion besteht darin, für Homöostase zu sorgen, den Status quo im Körper aufrecht zu erhalten. Dr. Sarno bezeichnete den Hypothalamus als „entscheidende Zwischenstation im [TMS-]Prozess." Der Hypothalamus reagiert auf die Informationen, die er erhält, und übersetzt sie. **Der Hypothalamus ist die zentrale Schnittstelle in der Verbindung von Körper und Psyche.**

Das wirft erneut die entscheidende Frage auf, ob eine Anfälligkeit für Schmerzen angeboren ist oder sich aus Erfahrungen heraus entwickelt. Natürlich trifft beides zu. Doch da Heilung durch vertiefte Erkenntnis herbeigeführt werden kann, können Gedanken die Biologie verändern und die biochemischen Vorgänge durch neue Informationen, Wahrnehmungen und unerschütterlichen Glauben umgekehrt werden. Am Anfang steht der Gedanke, da unsere Biologie das Resultat unseres **Bewusstseins** ist.

Unser schlechter Gesundheitszustand spiegelt unseren ungelösten tieferen emotionalen Zustand wieder, der die normale Funktionsweise des autonomen Nervensystems stört.

Wenn man ein Baby direkt nach der Geburt von der Mutter trennt [...], um die üblichen Rituale durchzuführen [...], wird das Baby durch die Trennung traumatisiert. Ein Trauma bedeutet in seiner reinsten Form eine Dysregulation, eine Unterbrechung der normalen reibungslosen Regulationsmechanismen des autonomen Kreislaufs, den wir als Homöostase bezeichnen: den optimalen Zustand der Regulationsfunktionen in Gehirn und Köper, und dieser wird gestört, weil der Teil des Gehirns, der mithilfe der Affektabstimmung entsteht und sich weiterentwickelt, den autonomen Kreislauf reguliert und das Gehirn sich nicht optimal entwickeln kann, wenn einem die frühen Erfahrungen der Affektabstimmung und der Bindung fehlen.*

— Robert Scaer, M.D., *The Body Bears the Burden*

Affektabstimmung („Attunement") ermöglicht eine reaktionsfähige, harmonische Beziehung. Kommt es bereits von Geburt an zu einem Mangel an unmittelbarer Verbindung oder Affektabstimmung, insbesondere zur eigenen Mutter, entsteht die lebenslange Sehnsucht danach, sich wieder verbunden zu fühlen, was zu vielfältigen vegetativen Unregelmäßigkeiten, Depressionen und Angst führt. Viele TMS-Betroffene berichten, nie eine Verbindung zu ihrer Mutter oder zu ihrem Vater hergestellt zu haben, wodurch ein Leben der Leere entstand, die mit fortdauernder Selbstbestrafung angefüllt wurde. Die Beziehung zum Vater gewinnt etwas später an Bedeutung, ist aber gleichermaßen wichtig für den emotionalen Entwicklungsprozess, der einem Kind das gibt, was es für seine emotionale und körperliche Ausgeglichenheit benötigt. Ohne diese Verbindungen entsteht eine große Leere, die häufig durch Drogen, Depressionen, Angst, Gewalt, Perfektionismus, obsessive Gedanken und natürlich TMS angefüllt wird. Der Mensch, bei dessen Vorstellung dir die Tränen in die Augen steigen, wenn du rückblickend über dein Leben nachsinnst, ist derjenige, zu dem du nie eine Verbindung herstellen konntest – obwohl du es dir immer sehnlichst gewünscht hast.

> Frühe Trennung = Angst = Wut = Energie
> = autonome Dysregulation
> ENTSTEHEN GLEICHZEITIG

---

* Frei zitiert nach den Publikationen von Allan N. Schore, Ph.D., inbesondere aus seinem Buch *Affect Regulation and the Origin of the Self*, sowie Seymour A. Antleman, Ph.D., und Kollegen – Zusammenfassung von Robert Scaer, M.D., *The Body Bears the Burden: Trauma, Dissociation, and Disease*.

Wenn ich meine alten Briefe lese, entdecke ich darin ein

verborgenes Testament.

Es ist, als hätte eine andere Person mein Leben geplant.

Selbst in der Dunkelheit spannt jemand die Pferde an.

. . .

So viele unsichtbare Engel sind bei der Arbeit, um

uns vor dem Untergehen zu bewahren; so viele Hände greifen

hinab, um den Schwimmer aus dem Wasser zu ziehen.

— Robert Bly, „The Eel in the Cave"

3

Es war einmal ...

Weisheit erwächst aus großem Leid.
— Aischylos, *Der gefesselte Prometheus,* 478 v. Chr.

Mein Kampf mit den Schmerzen begann, als ich vierzehn Jahre alt war. Die Rückenschmerzen setzten urplötzlich ein und brachten mich nur wenige Zeit später ganz zu Fall. Die nächsten siebenundzwanzig Jahre litt ich unter anhaltenden Schmerzen im unteren Rücken, in unterschiedlicher Intensität – bis ich auf Dr. Sarnos Arbeit stieß.

Warum die Schmerzen ausgerechnet zu jenem Zeitpunkt in meinem Leben einsetzten, wird mir für immer ein Rätsel bleiben. Wenn ich mit meinem heutigen Wissen zurückblicke, weiß ich nur eines sicher: Damals hatte sich mein aufgestauter Stress bis zu einem Punkt gesteigert, an dem das Fass überzulaufen begann und er sich in Form von TMS-Spannungsschmerzen manifestierte. Heute betrachte ich mich als chronisch schmerzfrei.

Siebenundzwanzig Jahre lang bildeten die Schmerzen einen festen Teil meines Lebens, und ich hatte sie aus Unwissenheit als genetischen Defekt akzeptiert. Ich war den vielen falschen Überzeugungen in Bezug auf Schmerzen auf den Leim gegangen – und bezahlte dafür mit einem halben Leben voller Qualen. Heute weiß ich, dass Schmerzen ein Signal für ein Ungleichgewicht sind – selbst erzeugte Ablenkungen von unerwünschten Gedanken und Gefühlen. Wenn die düsteren Gedanken ins Bewusstsein aufzusteigen drohen und mit unserem Selbstbild kollidieren, können Symptome notwendig werden, um uns abzulenken. Ein Gehirn, das versucht, dich abzulenken, ist ein Gehirn, das versucht, etwas zu verleugnen.

Es gab keinen Unfall und auch keine Verletzung, die meine Schmerzen ausgelöst hätten, und die Ärzte waren immer sichtbar konsterniert, wenn ich ihnen das erzählte. Einer von ihnen behandelte mich besonders herablassend, weil ich keine Unfallgeschichte als Erklärung parat hatte. Angetrieben von meinem Bedürfnis, es den Ärzten rechtzumachen, konstruierte ich nach und nach eine Unfallgeschichte, die ich in den kommenden Jahren immer wieder erzählte. Die Ärzte schienen sich zu freuen, dass sie ihrem Bericht eine logische Ursache hinzufügen konnten. Ich tat, was von mir erwartet wurde – um eine Auseinandersetzung zu vermeiden. So blieb mein idealisiertes Selbstbild (Über-Ich) intakt, und das idealisierte Selbstbild dient als

Schutzfunktion*, wie Dr. Karen Horney in *Our Inner Conflicts* anführt, „um die Existenz von Konflikten zu leugnen"[37]. Siebenundzwanzig Jahre später sollte ich entdecken, dass genau diese Art Schutzfunktion oder Vermeidungsstrategie letztlich für die Entstehung von chronischen Schmerzen verantwortlich ist – wenn wir nicht im Einklang mit unserem wahren Selbst leben; wenn wir tief in uns drin wissen, dass etwas nicht stimmt. Als ich Dr. Sarnos Buch *Mind Over Back Pain* im Jahr 2000 zum ersten Mal las, dachte ich an damals zurück, als ich vierzehn Jahre alt war, und wie ich mich von den Ärzten dazu hatte verleite lassen, ein falsches Szenario als Erklärung für die Entstehung meiner Schmerzen zu erschaffen (den angeblichen Unfall). Ein wenig später las ich, dass Dr. Sarno 1978 eine Befragung unter einhundert Schmerzpatienten durchgeführt hatte, um herauszufinden, wie ihre Schmerzen ursprünglich eingesetzt hatten. Die Befragung ergab, dass bei sechzig Prozent kein körperlicher Vorfall stattgefunden hatte, während vierzig Prozent angaben, es hätte einen körperlichen Auslöser für ihre Schmerzen gegeben.[38] Und so fühlte ich mich drei Jahrzehnte später rehabilitiert. Allmählich, aber quälend langsam, wurden die Dinge ins rechte Licht gerückt.

Meine Schmerzen hatten mich seit meinem vierzehnten Lebensjahr lahmgelegt. Im Liegen war ich nicht in der Lage, mein rechtes Bein mehr als wenige Zentimeter vom Boden hochzuheben, und ich konnte nicht mehr mit einer normalen Schrittlänge gehen. Mein Gang bestand aus einer Art Viertel- oder Tippelschritten. Ich hatte ganz genau Acht gegeben, als ein Chiropraktiker meinem Vater erzählt hatte: „Irgendwann muss sich Steve wegen seines Bandscheibenvorfalls operieren lassen. Er ist nur einen Fingerbreit von einer OP entfernt," (an dieser Stelle untermalte er seine Aussage mit Daumen und Zeigefinger) „aber ich glaube, wir können das vorerst vermeiden, wenn er w€iter hierh€r kommt und sich von mir b€handeln lässt." Auch wenn seine Worte keinerlei Wahrheitsgehalt besaßen, übten sie eine fatale Wirkung auf mich aus und waren für die Dauer und Intensität meiner Schmerzen in den folgenden Jahrzehnten mitverantwortlich. Der Chirurg hatte in meinem Kopf ein falsches Denkmuster in Gang gesetzt, mit dessen Hilfe ich mich nach und nach selbst verkrüppelte. Doch das war nur die Schöpfungsgeschichte. Meine Kreuzschmerzen waren eigentlich bloß ein Symptom und Ausdruck eines **Körper-Psyche-Prozesses**, der sich im Laufe meines Lebens in mir entfalten würde.

Die kommenden zwölf Jahre litt ich nicht nur unter Schmerzen von unterschiedlicher Intensität, sondern auch an zahlreichen weiteren psychosomatischen Beschwerden. Blauäugig wurde ich Dauergast bei meinem Chiropraktiker, bei Physiotherapeuten, Ärzten, im Fitnessstudio – oder auf meinem Fußboden, der mich stets willkommen hieß.

---

* Das idealisierte Selbstbild, so wie Horney es beschreibt, wird als „Schutzfunktion" angesehen, weil es das echte Selbstvertrauen, den echten Stolz und die wahren Ideale einer Person durch perfektionistische Züge ersetzt, damit sie ihre Unzulänglichkeiten leugnen, „sich davor schützen" kann.

Ich hatte eine äußerst turbulente Affäre mit meinen Schmerzen. Bis 1985, im Alter von sechsundzwanzig Jahren, aus meiner Affäre mit den Schmerzen eine Ehe wurde.

Shakespeares Selbstdekonstruktion –
Bühne frei für das Spiel meines Lebens

1985 war einer der vielen Wendepunkte in meinem Leben. Ich war sechsund-zwanzig und stand kurz vor dem Bachelor-Abschluss meines Ingenieurstudiums an der Youngstown State University Ohio. Meine Frau Susan war mit unserem ersten Kind schwanger, und ohne dass es mir bewusst war, wurde mein Leben zunehmend angespannt, während ein neuer Wissenssporn das Licht der Welt erblicken sollte. Der geballte Stress, der aus den Abschlussprüfungen, der Berufstätigkeit – zusätzlich zum Vollzeitstudium an der YSU arbeitete ich vierzig Stunden pro Woche –, der Abschlussfeier, dem körperlichen Training und meiner nahenden Vaterrolle resultierte, manifestierte sich in Form erst subtiler, aber zunehmend starker und unheilvoller körperlicher Symptome.

Als Susans errechneter Entbindungstermin näher rückte, wurden meine Schmerzen mit jedem Tag schlimmer. Außerdem rötete sich mein Gesicht zusehends, was mir nie zuvor passiert war. Diese Röte wird als Rosazea bezeichnet, und bis zum heutigen Tag tritt sie ohne Ausnahme auf, wenn ich unter Stress (ergo: unterdrückter Wut) stehe. Seit Jahrzehnten erkläre ich meinem Hautarzt immer wieder, dass eine ganz offensichtliche Wechselbeziehung zwischen der Anspannung, unter der ich stehe, und dem Ausbruch einer Hautrötung besteht. Studien haben gezeigt, dass Stress die häufigste Ursache für Rosazea ist. Ein Artikel, der 2001 im *Rosacea Review* veröffentlicht wurde, zitierte eine Umfrage der National Rosacea Society (NRS), die unter über siebenhundert Rosazea-Betroffenen durchgeführt worden war: Von den gut siebenhundert Teilnehmern der Umfrage gaben beeindruckende einundneunzig Prozent an, dass „emotionaler Stress (manchmal) dazu führe, dass ihre Rosazea aufwallt.“[39] Ich schätze, die übrigen neun Prozent haben den Zusammenhang nicht erkannt, weil sie sich ihrer emotionalen Anspannung nicht bewusst waren. In derselben Umfrage stellten die Patienten eine Rangordnung der Emotionen auf, die ein Aufwallen ihrer Rosazea zur Folge haben: Angst / innere Unruhe, Wut, Frustration und Besorgnis. Über eine Verbindung zwischen Schmerzen und Rosazea ist nichts bekannt, aber ich bin sicher, sie ist extrem stark. Der Hautrötung liegt dieselbe Ursache zugrunde wie zahlreichen anderen Hautbeschwerden, z. B. Schuppenflechte und Ekzemen: **chronische unterdrückte Anspannung – TMS.** All diese Symptome entstehen durch seelisches Ungleichgewicht und eine damit einhergehende Dysbalance des autonomen Nervensystems, durch ein Ungleichgewicht in den Chakren.

In *Deadly Emotions* beschreibt Don Colbert, M.D., ein Gespräch mit einem seiner Dozenten während seines Medizinstudiums, bei dem dieser ihm erzählte, warum er von der Dermatologie zur Psychiatrie gewechselt hatte.

Er erzählte mir, seine Arbeit als Dermatologe habe ihn zu der Erkenntnis geführt, dass viele Menschen, die an Schuppenflechte und Ekzemen leiden, eigentlich „durch ihre Haut hindurch weinen". Anders gesagt: Diese Menschen waren aus irgendeinem Grund nicht in der Lage, offen zu weinen, obwohl sie Dinge erlebt hatten, die einen Schwall von Tränen gerechtfertigt hätten.

— Don Colbert, M.D., *Deadly Emotions*[40]

Das Zeitfenster der Möglichkeiten … für immer geschlossen

Zwei Wochen vor Susans Entbindungstermin begannen ihre Knöchel anzuschwellen, sie bekam hohen Blutdruck und starke Unterleibsschmerzen. Auf Anraten unseres Hausarztes fuhr ich sie in die Notaufnahme des örtlichen Krankenhauses, damit sie dort weiter untersucht und beobachtet wurde. Die Untersuchungen ergaben, dass sie an einer „Präeklampsie" litt. Diese Erkrankung tritt bei etwa fünf bis acht Prozent aller Schwangeren im zweiten oder letzten Schwangerschaftsdrittel auf.[41] Sie zeichnet sich durch einen potenziell tödlichen und rasend schnellen Anstieg des Blutdrucks und hohe Proteinwerte im Urin aus. Die höllischen Unterleibsschmerzen rühren daher, dass sich in der Leber Blutgefäße ausdehnen. Weltweit sterben jährlich rund sechsundsiebzigtausend Frauen an Präeklampsie (auch „Schwangerschaftshypertonie" genannt), die häufiger tödlich verläuft als die Eklampsie selbst.[42] Die Gefahr liegt nicht nur in den lebensbedrohlich hohen Blutdruckwerten, sondern die Präeklampsie kann auch rasend schnell in eine Toxinämie (Blutvergiftung) umschlagen, was für Mutter und Kind lebensbedrohlich ist. Susan musste also mehrere Tage im Krankenhaus intensiv überwacht werden. Während dieser Tage verschlimmerten sich ihre Unterleibsschmerzen drastisch, und die Herzfrequenz unseres Babys wurde unregelmäßiger, sodass beschlossen wurde, unser Kind per Kaiserschnitt zu entbinden.

Da Susan kurz vor der Operation noch etwas gegessen hatte, wodurch eine Vollnarkose ausgeschlossen wurde, entschied sich der Anästhesist für eine Spinalanästhesie. Während er Susan die Narkose verabreichte, durchstach er ein Blutgefäß,[43] wodurch Blut in den Spinalkanal strömte und sich nach und nach ein Bluterguss bildete, der das Rückenmark einengte, sodass ihre Rückenmarksnerven nicht mehr mit lebenswichtigem Sauerstoff versorgt wurden.

Nachdem unser Sohn per Kaiserschnitt geboren worden war, ließ der Anästhesist Susan zurück auf ihr Zimmer bringen, noch bevor sie ihre Beine wieder spüren oder bewegen konnte. Er war müde und wollte nach Hause. Ab diesem Zeitpunkt starben ihre Rückenmarksnerven aufgrund des Sauerstoffmangels nach und nach ab. Wenn es zu einer Rückenmarkskompression kommt, besteht noch ein Zeitfenster von vierundzwanzig Stunden, in dem die Kompression rückgängig gemacht werden kann,[44] um die motorische Funktion und das Gefühlsempfinden vollständig oder zumindest teilweise wiederherzustellen. Nach vierundzwanzig Stunden knallt das Zeitfenster für immer zu, und es kommt zu einer unwiderruflichen Lähmung, weil sich durch die mangelhafte Sauerstoffversorgung der empfindlichen Spinalnerven Narbengewebe gebildet hat.

Im Laufe der nachfolgenden Tage bemühte ich mich mehrfach vergeblich, irgendeinen Arzt herbeizuzitieren, um zu überprüfen, warum Susan ihre Beine immer noch weder spüren noch bewegen konnte. Doch weder meine Bemühungen noch die der Krankenschwestern waren von Erfolg gekrönt. Man ließ mir ausrichten, einer der Ärzte sei mit Gartenarbeit beschäftigt und ein anderer zu einem Bankett geladen, vermutlich befände sich in Susans Rückenmark nur noch ein „Narkoserückstand", der sich irgendwann wieder abbauen würde. Doch wie sich später herausstellen sollte, hatte das Nichthandeln der Ärzte zu diesem Zeitpunkt die schlimmstmöglichen Folgen. Durch die Nachlässigkeit der Ärzte blieb Susan von der Taille abwärts dauerhaft gelähmt. Wir waren sechsundzwanzig Jahre alt.

Ich selbst hatte ebenfalls Narben in Form von Schuldgefühlen davongetragen, was sich mit der Zeit noch schmerzhaft enthüllen sollte, doch die Ignoranz der Ärzte und ihr Ego waren dafür verantwortlich, dass meine Frau für immer mit einer Behinderung leben musste. Ihre Lähmung war vollkommen unnötig, und es wäre ein Leichtes gewesen, sie zu verhindern. Die Ärzte hätten jederzeit einschreiten und Susan helfen können, doch sie beschlossen, nichts zu tun. Sie stellten die ärztlichen Anweisungen und den Ehrenkodex unter Kollegen über das Wohl ihrer Patientin – aus Angst, sich gegenseitig auf die professionellen Füße zu treten. Geld und ihre persönlichen Zeitpläne waren ihnen wichtiger als das Wohl ihrer Patientin. Ihnen war alles andere wichtiger als das Wohl ihrer Patientin, und Susan kämpft noch heute täglich mit den Entscheidungen, die jene Ärzte 1985 getroffen haben. Irgendjemand zahlt immer einen Preis für die Fehlentscheidungen anderer, und dies war keine Ausnahme. Nachlässigkeit ist ein grober Behandlungsfehler.

> *Dr. Mel P. Ractiss [Susans „Arzt"] erhält um zehn Minuten vor zwölf einen Anruf. Erst um 16 Uhr erscheint er in der Klinik, „schließlich ist heute mein freier Tag, aber ich musste sowieso vorbeikommen, um mit den Krankenschwestern zu sprechen und eine Rede zu halten." Er lässt also den ganzen Tag verstreichen, genießt seinen Urlaubstag, und als er sich endlich im Krankenhaus blicken lässt, schaut er nicht einmal als Erstes nach seiner Patientin, sondern hält zunächst eine Rede, bevor er sich zu ihr bequemt. Wann ging ihm endlich ein Licht auf, und wann hätte es ihm aufgehen sollen? […] Wir wissen, wie schnell sich ein spinales Hämatom bildet, mit jeder Minute, die vergeht, hat es fatalere Folgen. Es wird nicht von allein besser.*
>
> — Robert V. Traci, Esq.[45]

Eine einfache Computertomografie ihrer Wirbelsäule hätte ausgereicht (auf dem gleichen Flur gab es eine CT-Maschine), um festzustellen, dass sich ein Bluterguss bildete, sodass man ihn rechtzeitig hätte entfernen können. Doch das mangelnde Interesse und die Passivität aller beteiligten Ärzte führten zu einer vollständigen und bleibenden Lähmung ihrer Wirbelsäule auf Höhe Th12 / L1. Rund vierundzwanzig Stunden nach der Entbindung war meine Frau im Alter von sechsundzwanzig Jahren aufgrund der Untätigkeit einer Handvoll inkompetenter Ärzte querschnittsgelähmt. Wie mir ein Neurochirurg ein Jahr später erzählte, hätten sie nach zwei Stunden besorgt sein müssen, nach vier Stunden hätten sie ein Team aus Neurochirurgen zusammengetrommelt haben sollen, nach acht Stunden hätten sie in helle Panik ausbrechen müssen, und nach zwölf Stunden hätte Susan erneut operiert werden müssen. Doch die Ärzte ließen sich nicht wieder blicken und taten nichts – gar nichts – ganze drei Tage lang. Eine besorgte Krankenschwester rief den Geburtshelfer an, der den Kaiserschnitt durchgeführt hatte, und informierte ihn darüber, dass Susans Beine immer noch gefühllos waren. Er gab ein paar allgemeine Anweisungen und sagte abschließend zu der Krankenschwester: „Wenn das nicht hilft, schneiden sie ihr die Beine ab."[46] Er legte den Telefonhörer auf und schlief wieder ein, während sie ihn mehrmals wieder aufzuwecken versuchte. Seine Arbeit war erledigt, er würde sein Gehalt bekommen und wollte nicht weiter mit der Sache behelligt werden – so wie auch alle anderen Ärzte glaubten, es wäre die Verantwortung der Kollegen.

Nachdem Susans Beine bereits zweiundsiebzig Stunden gelähmt waren, hielt der Oberarzt es für an der Zeit, jemand anderen um Rat zu fragen, und zitierte endlich einen lokalen Neurochirurgen herbei. Nachdem ich fast drei Tagen ohne Schlaf verbracht hatte, nur ruhelos hin- und hergelaufen war, mir entsetzliche Sorgen gemacht hatte, weil ich nicht wusste, was mit Susan nicht stimmte, erklärte mir der Neurochirurg nach nur fünfzehn Minuten, was seiner Befürchtung nach geschehen war; er müsste sich anhand einer CT-Aufnahme nur noch „vergewissern". Die Computertomografie wurde durchgeführt, und der Neurochirurg zeigte mir die Aufnahme ihrer Wirbelsäule, wo ein Bluterguss ihr Rückenmark unwiderruflich geschädigt hatte. So lange ich lebe, werde ich dieses Bild nicht vergessen – Susans Rückenmark lief etwa so breit wie mein kleiner Finger die CT hinunter, und kurz vor dem unteren Ende war eine dreimal so dicke Schwellung zu sehen. Am Freitag, dem 25. März 1985, drei Tage, nachdem wir zum ersten Mal Eltern geworden waren, stand ich dort mitten in der Nacht auf dem dunklen, kalten, verwaisten Krankenhausflur und erfuhr, dass meine Frau nie wieder laufen können würde. Ich war vollkommen entgeistert – unfähig zu sprechen –, starrte den Neurochirurg nur ungläubig an, fühlte mich wie in einem Albtraum gefangen. Als ich zur Seite blickte, sah ich eine Krankenschwester, der Tränen übers Gesicht strömten – ihre Tränen verrieten mir, dass es nicht bloß ein Albtraum, sondern tatsächlich geschehen war. Unser Leben würde nie wieder so sein wie zuvor.

Ich war vollkommen außer mir angesichts der niederschmetternden Nachrichten, der mangelhaften Versorgung und des mangelnden Interesses, die man uns in den vergangenen drei Tagen im örtlichen Krankenhaus hatte zuteilwerden lassen. Ich begann, laut zu fluchen, und ließ Susan mit einem Krankenwagen in die Universitätsklinik von Cleveland bringen. Zunächst überlegte ich, sie per Rettungshubschrauber dorthin fliegen zu lassen, aber der Neurochirurg, der gerade Susans Spinalhämatom diagnostiziert hatte, sagte, der Schaden sei bereits angerichtet und es sei daher nicht mehr nötig, Susan auf schnellstem Weg in die Klinik zu bringen – was geschehen war, war geschehen.

Der Chirurg erzählte mir außerdem, dass der Leiter der Neurochirurgie der Universitätsklinik von Cleveland, Dr. Robert A. Ratcheson, zu den besten Neurochirurgen der Welt zählte und eventuell in der Lage sein könnte, Susans motorischen Funktionen und Empfindungen zumindest teilweise wiederherzustellen, indem er den Bluterguss entfernte – wenn überhaupt jemand das konnte, dann er. Zum damaligen Zeitpunkt war Dr. Ratcheson Vorsitzender des US-Kongresses der Neurochirurgen (US-Congress of Neurological Surgeons) und hatte noch nie zuvor erlebt, dass eine Spinalanästhesie ein Spinalhämatom zur Folge hatte.[47] Es war reine Spekulation, aber ich war zu allem bereit, um meiner Frau zu helfen. Sie war ein Teil von mir – wir waren eins.

Bei unserer Ankunft in der Uniklinik, Susan befand sich noch im Krankenwagen, nahm mich am Eingang zur Notaufnahme ein überraschend großes Aufgebot an Klinikpersonal in Empfang. Nach mehreren traumatischen Tagen und schlaflosen Nächten befand ich mich in einem Zustand der Dissoziation* (ein Erstarrungsreflex), fühlte mich meinem Körper enthoben – in einem mentalen Nebel, während die Türen der Notaufnahme wie in Zeitlupe aufglitten, dazu nahm ich schütteres Licht und gedämpfte Stimmen wahr. Im Geist sehe ich diesen Moment immer noch lebhaft vor mir: Wie ich dort vor dem Eingang der Notaufnahme stehe, das Krankenhauspersonal zu beiden Seiten aufgereiht. Die versammelten weißbekittelten Teammitglieder mit ihren Klemmbrettern in der Hand waren begierig, diesen extrem seltenen Fall zu Gesicht zu bekommen, der ihnen da gerade aus Warren, Ohio, angeliefert wurde. Die Universitätsklinik von Cleveland ist eine Lehrklinik – und gerade bot sich ihnen die Möglichkeit, etwas ganz Besonderes zu lernen. Davon abgesehen wollten sie uns tatsächlich helfen.

Als ich zwischen den beiden Reihen aus Klinikpersonal hindurchwankte, fragte jemand, ob ich Mr. Ozanich sei. Ich wandte mich der Stimme zu, und der leitende Oberarzt trat vor. Er stellte unmissverständlich klar, dass es für echte Hoffnung höchstwahrscheinlich „zu spät" sei, aber durch eine Laminektomie könnte Susan eventuell einen geringen Grad an Gefühl oder Funktion zurückerlangen. Bei einer Laminektomie entfernt der Chirurg den Wirbelbogen um den Wirbelkanal per Meißel oder Säge, um in den Subarachnoidalraum (Hirnwasserraum) zu gelangen und den Druck auf das Rückenmark zu entlasten, indem alle raumfordernden Hindernisse

---

* Die Dissoziationsreaktion ist das Gegenteil von Gegenwärtigkeit (ein Heilungsmechanismus für Schmerzen und andere Beschwerden). Gegenwärtigkeit bedeutet, den Augenblick wahrzunehmen – Körper und Psyche vereint –, sich seiner Gefühle und Gedanken in Bezug auf die Umgebung gewahr zu werden – bewusst, gegenwärtig und wissend. Bei der Dissoziation wird, im Unterschied zur Gegenwärtigkeit, die augenblickliche emotionale Auswirkung von der Person abgespalten, um sie davor zu bewahren, von zu starken Gefühlen überwältigt zu werden. Doch eine solche Abspaltung wird später ihren Preis fordern.

entfernt werden. In Susans Fall war das Hindernis geronnenes Blut, das etwa zweiundsiebzig Stunden alt war. Es bestand eine verzweifelt geringe Chance, und die Operation war ausgesprochen gefährlich, sie könnte Susan das Leben kosten. Jetzt berieten sich die Ärzte untereinander, ob sie operieren sollten oder nicht – sie waren selbst unsicher –, und wollten als Nächstes von mir wissen, welches Risiko ich einzugehen bereit war. Susan konnte sich nicht dazu durchringen, die schwierige Entscheidung selbst zu fällen, und bat mich, sie für sie zu treffen – sie vertraute meiner Einschätzung, aber ich war noch nie zuvor mit einer derartigen Situation konfrontiert worden.

Es war die bis dahin schwerste Entscheidung meines Lebens, denn mir war immer noch lieber, Susan querschnittsgelähmt, aber lebendig an meiner Seite zu haben, als gar nicht. Etwa eine Stunde lang marschierte ich unruhig auf und ab, dann beschloss ich, es zu wagen, weil Dr. Ratcheson einen so ausgezeichneten Ruf besaß. Er wartete auf meine Entscheidung, und ich sagte, er solle den Eingriff durchführen und versuchen, den Bluterguss zu entfernen, damit Susan hoffentlich ein Minimum an Lebensqualität zurückgewinnen konnte. Fünfzehn Minuten später holten sie sie ab – Susan und ich hielten uns ein paar Minuten lang schweigend an den Händen, blickten einander an –, und bevor sie auf ihrer Krankenliege fortgeschoben wurde, trug sie mir auf, unserem kleinen Sohn Matthew zu sagen, dass sie ihn liebt, falls sie die OP nicht überleben sollte. Ich blickte ihr nach, während sie in einem Meer aus grünen Krankenhauskitteln verschwand – und fragte mich, ob ich sie jemals lebend wiedersehen würde. Für Susan war die Situation dermaßen überwältigend, dass sie alles komplett abblockte – sie schaltete ihre Emotionen und ihre Erinnerungen aus, um die Situation irgendwie durchzustehen; für sie musste es sich anfühlen wie ein Albtraum in einem Albtraum. Einzig ihr Glaube verlieh ihr Kraft.

Mir stand eine weitere schwierige Aufgabe bevor – ich musste unseren Eltern erzählen, was vor sich ging. Einige Stunden zuvor hatte man sie zu viert in einen Raum gebracht, wo sie ungeduldig abwarteten, während ich mit den Chirurgen sprach. Als ich den Raum betrat, standen meine Eltern und Schwiegereltern sofort auf und kamen auf mich zu; sie wirkten vollkommen erschöpft – als wäre alles Leben aus ihnen gewichen. Das wundervollste Ereignis im Leben – eine Geburt – hatte eine Kehrtwendung genommen, die wir uns niemals hätten ausmalen können. Während ich ihnen die Situation darlegte, sah ich die Verzweiflung in ihren Gesichtern – Susans Vater war sprach- und fassungslos, ihre Mutter in Tränen aufgelöst, meine Eltern waren am Boden zerstört. Und dann begann das nervenzermürbende Warten – unruhig gingen wir auf und ab, hofften inständig auf gute Neuigkeiten.

Susan und ich hatten während meines Bachelor-Studiums beide stark zurückgesteckt, und statt uns bei meiner Abschlussfeier zu amüsieren, lag ich am Tag meines Universitäts-Abschlusses auf dem gefliesten Fußboden der chirurgischen Intensivstation und betete, dass Susan wieder würde laufen können, während sie bereits die zweite große Operation innerhalb von nur drei Tagen über sich ergehen ließ. Die siebeneinhalbstündige mikroskopische Operation, mit der der Bluterguss entfernt werden sollte, verlief gut, doch sie erlangte dadurch weder motorische Funktionen noch Empfinden in den Beinen zurück – zu viel Zeit war vergangen, und das Fenster der Möglichkeiten war laut knallend zugeschlagen, würde für immer geschlossen bleiben.

Sieben Tage nach der Operation kamen Dr. Ratcheson und der Leiter der Anästhesiologie in unser Zimmer, um zu überprüfen, ob bei Susan irgendwelche Fortschritte zu verzeichnen waren; bereits nach wenigen Sekunden Untersuchung blickte mich Dr. Ratcheson nüchtern an – die Hände in den Kitteltaschen – und bedeutete mir mit einem Kopfnicken, ihm auf den Krankenhausflur zu folgen. Dort erzählte er mir, die Prognose sei „nicht gut" und „dies hätte nie geschehen dürfen". Er knallte sein Klemmbrett auf den Schreibtisch der Krankenschwestern und sagte in ernstem Ton zu mir, es sei ein Unding, dass die Ärzte so viel Zeit hatten verstreichen lassen, bevor sie noch einmal nach meiner Frau gesehen hatten, und ich als ihr Ehemann hätte die Pflicht, für Wiedergutmachung zu sorgen. Er sagte, zwar könne er mich nicht weiter beraten, doch seine Akten und die seiner Kollegen wären mir uneingeschränkt zugänglich, wenn der Zeitpunkt käme, zu dem ich sie bräuchte. Die Andeutung war glasklar: Der Vorsitzende des 2600 Mitglieder umfassenden US-Kongresses der Neurochirurgen hatte mich wissen lassen, dass die Ärzte in Warren einen groben Behandlungsfehler begangen hatten – dass ich sie verklagen sollte – und dass er mich unterstützen würde, wenn ich eine Klage anstrengte. Doch zum damaligen Zeitpunkt war ich vollkommen mit den Nerven am Ende und konnte so etwas nicht einmal ansatzweise in Betracht ziehen. Ich fragte mich, wie wir überhaupt überleben sollten, an einen Rechtsstreit war gar nicht zu denken. Erst vier Jahre zuvor hatten wir geheiratet, und mit einem Schlag schien alles vorbei zu sein.

Dr. Ratcheson fragte mich gegen Ende unserer Konsultationen: „Wo war der Oberarzt zu jenem Zeitpunkt?" Er war Susans behandelnder Arzt gewesen – zumindest dachten wir das –, doch als wir ihn brauchten, war er wie vom Erdboden verschluckt. Ratcheson erklärte mir, dass alles „vom Oberarzt abhängt", er sei für alle anderen Ärzte verantwortlich; sie hatten unter seiner Leitung gestanden und er hätte seine Kollegen zum Handeln veranlassen müssen. Ich sagte ihm die Wahrheit – dass ich nicht wusste, wo der Oberarzt gewesen war. Als wir sie brauchten, waren alle einfach verschwunden. Angewidert schüttelte Dr. Ratcheson den Kopf und sagte: „Ich denke, Sie wissen, was Sie zu tun haben – Sie haben eine Verpflichtung. Sagen Sie Ihrem Anwalt, er soll mich kontaktieren."

Doch meine Typ-T-Persönlichkeit übernahm das Ruder und schob alle Emotionen beiseite, die der Alltagsbewältigung hätten im Weg stehen können. Ich war wie betäubt zu jener Zeit und blickte stur geradeaus. Ich fühlte nichts, befand mich in einem zombiehaften Zustand – machte irgendwie weiter, wild entschlossen, die Dinge für uns so gut wie möglich wieder geradezurücken. Ich hatte keine Ahnung, wie ich es anstellen sollte, aber ich wusste, dass ich uns ein Leben ermöglichen **musste**, also kämpfte ich mich voran – innerlich leblos.

Um eine Situation durchzustehen, müssen wir Emotionen unterdrücken, die dem, was wir zu tun versuchen, im Weg stehen könnten, und TMS existiert, damit diese Emotionen weiterhin unterdrückt bleiben.

— John E. Sarno, M.D., *Healing Back Pain*[48]

Wie um Salz in unsere Wunden zu streuen, begann in unserem Ort einer der heftigsten Tornados in der amerikanischen Geschichte zu wüten, während sich Susan noch in der Universitätsklinik von der Kaiserschnitt- und der Wirbelsäulen-Operation erholte. An jenem Tag, dem 31. Mai 1985, trafen dreiundvierzig Tornados ein Gebiet, das sich von Ohio bis Pennsylvania und von New York bis Ontario erstreckte – es war das drittteuerste Tornadogeschehen in der Geschichte Amerikas. Das Unglück nahm in unserem Städtchen Newton Falls mit Stärken zwischen F3 und F4 seinen Lauf, und als der Tornado die Grenze zu Pennsylvania erreichte, nahm er auf F5 zu – es war der einzige Tornado der Stärke F5, der sich jemals in Pennsylvania ereignet hat. Der Tornado verwüstete den Großteil unserer Innenstadt und über vierhundert Häuser. Er raste nur eine halbe Meile an unserem Wohnhaus vorbei und zerstörte auf einer nahegelegenen Straße alle Häuser. Als die Stürme endlich nachließen, wurden achtundachtzig Tote und vierhundertfünfzig Millionen Dollar Schaden vermeldet. Bis heute war es der schlimmste Tornado in unserem Teil des Landes. Unser Leben verwandelte sich buchstäblich in einen Wirbelwind, der zunehmend außer Kontrolle geriet.

Das Leben mit unserem entzückenden Baby Matthew, mit Susans neuer Behinderung und den damit verbundenen Therapien war unbeschreiblich schwierig. Das Einzige, was uns durch diese Zeit hindurch half, waren unser Sohn und unsere Eltern, Freunde sowie unser fester Glaube an Gottes unergründlichen Plan. Nur wer ein solches Martyrium selbst durchlebt hat, kann nachvollziehen, welches Ausmaß an Schwierigkeiten so etwas mit sich bringt. Nachdem ein wenig Zeit ins Land gezogen und die Rechnungen eingetrudelt waren (der Anästhesist schickte mir eine Rechnung über neunzig Dollar) und meine Frau wieder soweit hergestellt war, dass sie sich halbwegs um sich selbst kümmern konnte, erhob ich Klage gegen die Ärzte, die sie vollkommen sinnlos verkrüppelt hatten. Ich konnte dabei auf die volle Unterstützung des gesamten Neurochirurgenteams der Universitätsklinik zählen – und auf einen Experten aus der Anästhesieabteilung der George Washington Universitätsklinik als Gerichtssachverständigen. Außerdem erhielt ich ständig Anrufe von Ärzten aus der Gegend, die mich drängten, die nachlässigen Ärzte zu verklagen.*

Es gibt keine einfachen Gerichtsverfahren, kein leichtes Gewinnen. Bei einer Anklage aufgrund eines Behandlungsfehlers gehen beide Parteien durch die Hölle; allerdings lernte ich eine Menge im Laufe der folgenden dreieinhalb Jahre, die ich in

---

* In den vergangenen achtunddreißig Jahren hat sich für mich ein bestimmtes Muster herausgebildet: Die wirklich guten Ärzte waren wütend auf die anderen Ärzte, weil meine Frau ihretwegen querschnittsgelähmt ist, und die richtig schlechten Ärzte waren sauer auf mich, weil ich eine Klage anstrengte.

den Prozess eingebunden war. Ich lernte, dass unseriöse Klagen, auch wenn sie sinnlos, egoistisch und leichtfertig sein mögen und das Rechtssystem unnötig lähmen, nur zu einem Bruchteil für die Erhöhung von Versicherungsbeiträgen verantwortlich sind. Unverschämt hohe Versicherungsbeiträge sind in erster Linie Ärztepfusch zuzuschreiben. Dabei machen Klagen wegen Behandlungsfehlern nur etwa ein bis zwei Prozent der Gesundheitskosten aus. Häufig sind es dieselben Ärzte, die mehrfach das gleiche Problem für den Rest der Medizinindustrie entstehen lassen, aber die guten Ärzte scheuen sich, das „Schweigekomplott" zu durchbrechen. In unserem Fall war es so, dass derselbe Anästhesist, der die verpfuschte Spinalblockade bei Susan durchgeführt hatte, 1997 in Alliance, Ohio, eine andere schwangere Frau während der Geburt ihres Kindes dauerhaft lähmte. Das System hatte versagt – ein weiteres Mal.

Diese Einleitung ist nicht als Rachefeldzug gegen Ärzte gedacht (obwohl ich mit Sicherheit allen Grund dazu habe, mich zu beschweren), sondern bildet vielmehr das „Bühnenbild" für die Vielzahl körperlicher Beschwerden, die ich während meines persönlichen Es- / Über-Ich-Konflikts durch das Unterdrücken meiner Wut und Schuld erleben sollte. Susans Probleme waren und sind selbstverständlicher viel schlimmer als meine eigenen. Aber in diesem Buch geht es um Schmerzen und um ein Syndrom namens TMS und darum, wie ich die Schmerzen, die mich fast mein ganzes Leben lang geplagt haben, besiegt habe und wie jeder nach einer Zeit des Leids einen Grad an Glücklichsein erreichen kann, den er selbst nicht mehr für möglich gehalten hätte. Jeder, der in sich die Kraft findet, seinen Geist für das zu öffnen, was wirklich in ihm vorgeht, kann sich selbst heilen, wenn er will – und **glaubt**.

Meine Frau war dauerhaft querschnittsgelähmt, ich lebte in einer Stadt, die vom Tornado verwüstet worden war und musste jeden Tag aufs Neue bei der Polizeistation vorsprechen, damit ich den Ort verlassen und Susan im eine Stunde entfernten Cleveland besuchen konnte, denn die Nationalgarde hatte unsere gesamte Stadt zur Sperrzone erklärt. Einen Monat lang saß ich abends in Schockstarre in unserer Wohnung und fragte mich, was uns da gerade zugestoßen war. Es war wie ein Traum innerhalb eines Traums. Ich saß allein in unserer kleinen Wohnung, während Matthew bei meinen Schwiegereltern in ihrer Wohnung einen Stock darüber war, mit einer Kerze als einziger Lichtquelle, denn es gab keinen Strom, keinen Fernseher, kein Telefon, kein gar nichts – nicht den kleinsten Luxus, ich war ein Robinson Crusoe im denkbar primitivsten Umfeld.

… und der Teufelskreis BEGANN …

Während der folgenden dreieinhalb Jahre kämpften wir nicht nur ums Überleben, sondern steckten auch in einem Rechtsstreit, auf den sich die Medien stürzten. Während ich mich weiter vorankämpfte, hielt ich kein einziges Mal inne, um zu verarbeiten, was uns zugestoßen war, nahm mir nie die Zeit oder machte mir die Mühe, die volle Wucht des Traumas zu entladen – und mein Anspannungslevel stieg ständig weiter an. Eine Tragödie von solcher Tragweite war für mich zu schmerzhaft, um sie in Echtzeit zu erleben; das meiste davon unterdrückte ich, um die Situation irgendwie zu bewältigen. Ich verbannte es in mein Unterbewusstsein und kämpfte mich naiv weiter voran. Das war, wie ich später herausfinden sollte, nicht nur das Schlimmste, was ich tun konnte; es war potenziell tödlich. Doch ich war der **perfekte** Narr. Ich hatte keine Ahnung, was während des dreieinhalb Jahre andauernden Gerichtsprozesses und während unserer neuen Lebenssituation mit mir geschah. Wenn ich jetzt zurückblicke, sehe ich glasklar, warum ich so viele körperliche Symptome und Schmerzen bekam, aber dem Licht des Tages geht immer Dunkelheit voraus.

Heute weiß ich, dass ich mich unbewusst schuldig fühlte für das, was Susan passiert war. Ich dachte (sogar auf bewusster Ebene), dass Susan, hätte sie mich nicht geheiratet, vielleicht mit jemand anderem ein besseres Leben gehabt hätte und jetzt nicht querschnittsgelähmt wäre. Jedes Mal, wenn ich sie in ihrem Rollstuhl sah, fühlte ich mich verantwortlich. Außerdem dachte ich, dass ich während jener ersten kritischen Stunden, in denen sich der Bluterguss zu bilden begann, vielleicht mehr hätte tun sollen. Doch realistisch betrachtet hatte ich zu keinem Zeitpunkt gewusst, dass sich überhaupt ein Bluterguss bilden konnte und erst recht nicht, dass er das Rückenmark schädigen kann. Ich bin kein Arzt. Der Anästhesist, der Susans Querschnittslähmung verursacht hat, hatte nicht einmal die Möglichkeit in Betracht gezogen, dass sich ein Bluterguss bilden könnte. Woher hätte ich es also wissen sollen? Aus den Aufzeichnungen der Krankenschwestern ging deutlich hervor, dass ich meine Besorgnis deutlich geäußert hatte, ohne dass jemand darauf eingegangen wäre.[49] Ich hatte mein Bestes getan, damit Susan eine vernünftige ärztliche Versorgung bekam, aber tief in mir drin verbarg sich immer noch eine **Restschuld**. Das Kind gibt immer sich selbst die Schuld, und ich bildete da keine Ausnahme. Nach all den Jahren ist mir mittlerweile klar, dass die Ärzte, die uns im Stich gelassen haben, die alleinige Verantwortung tragen.

Obwohl zweifelsfrei festgestellt und dokumentiert worden war, wer die Verantwortung trug, löste es meinen inneren Konflikt nicht auf, der ständig an die Oberfläche vorzudringen drohte. Der Grad medizinischer Fahrlässigkeit, deren „Opfer" wir geworden waren, wurde mir eines Tages im Rehabilitationszentrum bewusst, als mich ein Tierarzt mit Körperbehinderung fragte, was Susan zugestoßen sei. Als wir begannen, ihm von der Narkoseprozedur zu erzählen, unterbrach er uns plötzlich und sagte: „Es war ein Bluterguss, nicht wahr?" Seine Frage schockierte uns, und wir fragten ihn, wie um alles in der Welt er darauf gekommen sei. Er sagte, das passiere häufig bei Hunden, bei denen man eine Spinalanästhesie durchführt. In diesem Moment wurde mir klar, dass man uns schlechter behandelt hatte als einen Hund. Meine Wut und Rachlust schwollen an jenem Tag an. Doch getreu meines Persönlichkeitstyps lenkte ich meine Rachegelüste nach innen, und meine Rückenschmerzen wurden schlimmer. Auf zum Chiropraktiker …

Ich bin sicher, auf unbewusster Ebene wollte ich diesen Ärzten wegen ihrer Nachlässigkeit großen Schaden zufügen. Es wollte Rache, doch Ich schloss sich mit

Über-Ich zusammen und sagte: „nein". Und damit war der Konflikt geboren. Das ist die kognitive Ebene, auf der jeder seelische Stress auftritt, und mein Unbewusstes befand sich in einem zornigen Zustand **tödlicher Anspannung**. In den kommenden Jahren, während der ich mich um Susan kümmerte, konnte ich meiner Wut über das, was passiert war, nie freien Lauf lassen, weil ich ihre Gewaltigkeit weder spüren noch anerkennen konnte. Ich sprach fast nie mit jemandem darüber, setzte mich nie damit auseinander und blickte nie zurück. Ich bin ein Perfektionist, der nach und nach von seinem Perfektionismus geheilt wird – doch damals wurden derartige Dinge von meiner Psyche zurückgewiesen, in meinen Schatten verbannt.

Zunahme der Symptome

Während 1986 der Prozess wegen ärztlichen Behandlungsfehlers voranschritt, hatte ich ständig Halsschmerzen und geschwollene Lymphknoten, und mein Rücken tat schlimmer weh als je zuvor – ich steckte in einer Trauma-Erstarrungsreaktion fest – war von dem Trauma abgekapselt. Ich wurde Dauergast in der Praxis des Chiropraktikers und hatte sogar begonnen, ihn abends zu Hause aufzusuchen, um mich „wieder einrenken" zu lassen. Die Schmerzerleichterung in meinem Rücken durch die Manipulationen tendierte gen null und hielt nie lange an. Meine Halsschmerzen wiederum dauerten ganze acht Monate. Zwar hatte ich einen HNO-Arzt aufgesucht, aber er fand keine Ursache für meine geschwollenen Lymphknoten. Ich ließ umfangreiche Blutuntersuchungen durchführen, aber sie kamen alle mit normalem Befund zurück.

Außerdem entwickelte ich Herzrhythmusstörungen, und meine Fingerspitzen und mein Gesicht wurden mit jedem Tag tauber, während ich zwischen Cleveland und unserer Wohnung hin und her fuhr. Allmählich machte ich mir Sorgen, dass mit meinem Herzen etwas ernsthaft nicht in Ordnung war, daher ließ ich mir bei einem ortsansässigen Spezialisten einen Termin geben, um umfangreiche Tests durchführen zu lassen. Nach einem EKG, einer Echokardiographie und einem Belastungstest auf dem Laufband kam der Kardiologe zu dem Schluss, dass ich unter Erschöpfung und Stress litt – wegen der entsetzlichen Dinge, die Susan gerade zugestoßen waren. Unsere Geschichte hatte sich in der lokalen Ärztegemeinde wie ein Lauffeuer verbreitet. Der Kardiologe sagte zu mir: „Sie haben so viel durchgemacht, Steve – Sie hyperventilieren, dadurch wird zu viel Sauerstoff in den Blutkreislauf gepumpt, und davon werden Ihr Gesicht und Ihre Finger taub." Er verschrieb mir ein Beruhigungsmittel und entließ mich als gesund.

Während dieser Zeit kämpfte Susans Vater Jack bereits mit lymphatischer Leukämie. Jack war es den Umständen entsprechend gut gegangen, doch nach der sinnlosen Tragödie seiner Tochter verlor er sich in seiner Wut und Krankheit und starb zwei Jahre später, er war gerade erst siebenundvierzig geworden. Wir liebten ihn sehr, wir brauchten ihn und waren auf seine Hilfe angewiesen, aber mit einem Mal war er nicht mehr da. Jack und meine Schwiegermutter Pat wohnten in der Wohnung über uns, und ich hätte mir keine besseren Schwiegereltern wünschen können. Der liebe Gott persönlich hatte uns meine Eltern und Pat gesandt, und Jack hatte uns mit jedem verbliebenen Fünkchen seines Lebens geholfen. Ich liebte ihn unheimlich, und als er starb, nahm er von jedem von uns ein Stück mit sich – er war wirklich einzigartig. Bedauerlicherweise bekam er den erfolgreichen Abschluss des Gerichtsverfahrens nicht mehr mit und sah seine Enkel auch nicht mehr aufwachsen und zu wundervollen Menschen werden. Nach seinem Tod kämpfte ich mich weiter voran und steuerte damit unwissentlich auf weitere Katastrophen zu. Ich dachte, ich könnte alles besser machen, indem ich noch mehr kämpfte. Perfektionisten fühlen nicht in Echtzeit, sie halten den Blick immer auf die Zukunft gerichtet, um künftige Katastrophen abzuwenden, und schieben ihre aktuellen Gefühle beiseite. Sie wappnen sich für das Schlimmste, indem sie in typischer Was-wäre-wenn-Denkweise blitzschnell ein mentales Szenario heraufbeschwören und analysieren, immer in Abwehrhaltung, in der ständigen Erwartung, dass das nächste Unglück über sie hereinbricht, ohne jemals wirklich dankbar für das Glück zu sein, das auch sie im Leben haben, weil sie immer schon den nächsten freien Fall fürchten.

In meinem Leben habe ich unvorstellbar viele Katastrophen erlitten. Die meisten davon sind nie eingetreten.

— Mark Twain

Kurz nach Jacks Tod im Jahr 1987 entwickelte ich einen Husten, der langsam begann, aber schnell schlimmer wurde – und sieben Monate andauerte. Ich suchte mehrere Lungenfachärzte in der Gegend auf, aber ihre ganzen Medikamente und Ratschläge bewirkten gar nichts. Im Gegenteil: Sie führten nur dazu, dass es mir noch schlechter ging. Mein Husten verschlimmerte sich zusehends, wurde hart und bellend; ich konnte nicht mehr schlafen, weil ich ständig husten musste. Ich verlor an Gewicht – durch den hartnäckigen Husten hatte ich den Appetit verloren; wie ein wütend loderndes Feuer fraß er mich auf. Ich konnte an nichts anderes mehr denken als an den Husten! Es sollte noch weitere dreizehn Jahre dauern, bis ich herausfand, dass der Husten von der Anspannung meiner unterdrückten Wut herrührte und denselben Zweck erfüllte wie meine Schmerzen. Es war mein kindliches Selbst, das dort zu mir sprach, doch da ich ihm nicht zuhörte, lenkte ich mich beständig von meinem eigenen Zorn ab.

Ich beschloss, mich in der Klinik in Cleveland vorzustellen, wo man meine Lunge eingehender untersuchen konnte, schließlich konnte mit mir etwas ernsthaft nicht stimmen, da gab es keinen Zweifel. Nach umfassenden Tests lautete die Diagnose, dass mit meinen Lungen alles in Ordnung war. Der Arzt in der Klinik attestierte mir gute Gesundheit und stellte mir eine dicke Rechnung aus. Er sagte, mein Husten sei zu einer „Angewohnheit" geworden und ich sollte versuchen, „den Hustenreflex zu unterdrücken". Er verschrieb mir Codeintropfen, um den Hustenreiz zu unterbinden und damit die Angewohnheit zu durchbrechen (sprich: die Endlosschleife, die in meinem Gehirn ablief, das obsessive Fokussieren auf den Husten), die mein Gehirn unnötigerweise dazu veranlasste, den Hustenreiz auszulösen. Der Sinn und Zweck dahinter war mir damals nicht klar, aber als ich dreizehn Jahre später auf Dr. Sarnos Arbeit stieß, verstand ich es schließlich. Der Husten, die Schmerzen und Symptome waren TMS-Äquivalente; Ablenkungsstrategien – ein Taschenspielertrick meiner Psyche. Ich erlebte die Auswirkungen einer Erstarrungsreaktion aufgrund des hilflosen Traumazustands, den ich über die Zeitspanne einiger Jahre hinweg erlebt hatte. Da ich die Ärzte, die für den Behandlungsfehler verantwortlich waren, weder **bekämpfen** (töten) noch vor ihnen **fliehen** konnte (denn dann hätte ich meine Familie zurücklassen müssen), blieb mir nichts anderes übrig, als in den **Erstarrungsmodus** zu verfallen, um zu überleben. Die Energie, die durch die Kampf- / Flucht-Reaktion in mir produziert worden war, wurde nie benötigt und steckte in meinem Nervennetzwerk fest, war dort erstarrt, weil sie nie durch Kampf oder Flucht entladen worden war. Mein autonomes Nervensystem befand sich nun in einem Zustand der **Dysregulation** (mein Körper konnte mit der gestauten Energie nicht umgehen). Meine Schmerzen, mein Husten – all meine Symptome – resultierten daraus, dass die ursprüngliche Energie nie aus meinem System entladen worden war. Die Wut-Energie **steckte in mir fest**, offenbarte ihre Präsenz durch die vielen körperlichen Beschwerden. Sie musste irgendwie entladen werden, aber von der Wechselwirkung zwischen Körper und Psyche wusste ich damals nichts – noch nicht.

Zwei Wochen nach meinem Besuch in der Klinik in Cleveland war mein Husten verschwunden. Der Arzt hatte mir mein Selbstvertrauen zurückgegeben und nun, da ich wusste, dass mit meiner Lunge alles in Ordnung war, verlagerte sich der Fokus von meinem Husten auf eine andere unbewusste Arena, der Kampf wurde dort fortgeführt **... und der Teufelskreis drehte sich weiter ...**

Kurz darauf bekam ich stechende Schmerzen in der Blase, die von einem Brennen begleitet wurden. Die menschliche Psyche giert nach allem, worauf sie ihre Aufmerksamkeit richten kann. TMS dient gemäß Dr. Sarno dem Zweck, die Aufmerksamkeit von der Wut ab- und auf die Schmerzen zu lenken. Es ist DIE heiße Spur. Wenn Stress und Wut auf ein überwältigendes Maß ansteigen, können Menschen die scham- und wuterfüllten Emotionen, die sie gern ausleben würden, nicht anerkennen, weil es ihr idealisiertes Selbstbild zu Fall bringen würde. Daher beschließt das Gehirn, sich auf den Körper zu konzentrieren, statt auf den eigentlichen Grund für das körperliche Symptom. Die Wut wird von der bewussten Ebene ins Unbewusste (den Körper) verlagert. Verdrängung ist eine vorübergehende Verlagerung von Energie ... von jetzt auf später ... und die Existenz von TMS hilft dabei, Unerwünschtes nicht ins Bewusstsein vordringen zu lassen.

Meine unterdrückte Wut war so gewaltig, dass ich eine stete Abfolge aus Körper-Psyche-Manifestationen erlitt – wie eine lange Reihe fallender Dominosteine. Der systematische Zusammenbruch meines Körpers begann, als unliebsame Gedanken versuchten, aus dem Unbewussten zurück an die bewusste Ebene zu gelangen, wo sie noch einmal wahrgenommen werden wollten (Es), was ihnen aber verweigert wurde (Über-Ich). **Dies ist der klassische Kampf der Gedanken um Bewusstwerdung.** Immer wenn ich eine Ablenkung von meiner aufsteigenden Wut brauchte, brachten mich die Blasenschmerzen zu Fall. Daraufhin kroch ich umher, bis die stechenden Schmerzen nachließen. Meine Rückenschmerzen verschwanden übrigens nie ganz, auch wenn neue Beschwerden hinzukamen, ließen aber manchmal etwas nach, wenn mich ein anderes Leid übermannte. Die zufälligen Zusammenbrüche meines Systems wurden zu Ablenkungen von meiner ursprünglichen Ablenkung, von meinen starken Schmerzen. Die Psyche krallt sich am liebsten immer nur an einem Hauptschmerz oder Symptom fest, aber in heftigen Fällen von chronischer Anspannung können weitere Regionen betroffen werden. In diesem Fall verlagert sich der Fokus von einem Problempunkt zum nächsten; meistens jedoch, wenn auch nicht immer, konzentriert sich die Psyche auf jeweils eine bestimmte Körperregion.

Mittlerweile hörte ich ein lautes Rauschen und Pochen in meinem linken Ohr, in der Nähe der Halsschlagader. Gleichzeitig wurde das nadelartige Stechen in meiner Blase schlimmer, und ich bekam immer größere Angst, es könnte sich um Blasenkrebs handeln. Ich näherte mich dem Gipfel negativen Denkens, zumindest dachte ich das. Negativität ist wie ein Goldfisch – je mehr Raum man ihr gibt, desto größer wird sie. Warum sollte ich auch kein neues schwerwiegendes Problem haben? Das eigentliche Problem war, dass meine negativen Schwingungen die Probleme heraufbeschworen, nicht umgekehrt, denn chronische Schmerzen sind eine selbsterfüllende Prophezeiung. Außerdem ist es schwierig, ein eingefleischtes Was-wäre-wenn-Denkmuster zu ändern. Eine negative Konditionierung kann blitzschnell entstehen, aber je länger sie andauert, desto schwieriger ist es, den Kreislauf zu durchbrechen. *Die Zeit heilt vielleicht alle Wunden, aber Zeit kann auch verwunden.*

Zunächst suchte ich einen Urologen auf, weil mir mein Gefühl sagte, dass die Schmerzen von der Blase ausgingen. Das erwies sich später als richtig; doch als der Urologe mich auf Blasentumore und Prostataprobleme untersuchte, entdeckte er nichts Ungewöhnliches und mutmaßte, ich könnte mir einen „angrenzenden Muskel" gezerrt haben. Als Nächstes sprach ich bei einem Gastroenterologen vor, weil die Schmerzen andauerten. Er untersuchte den Grimmdarm und das Rektum auf innere Blutungen, konnte aber nichts Ungewöhnliches finden. Er vermutete ein Reizdarmsyndrom (spastisches Kolon) und verschrieb mir ein Medikament gegen Reizdarmbeschwerden, das aber nicht half. Bei keiner der Untersuchungen, die die beiden Ärzte bei mir durchgeführt hatten, war etwas Anormales herausgekommen, das Medikament half nicht, und meine Schmerzen dauerten an. Erst ein Jahrzehnt später sollte ich herausfinden, dass meine Blasenschmerzen von einer Krankheit herrührten, die häufig als „interstitielle Zystitis" (IC, von engl. „interstitial cystitis") bezeichnet wird. Bei einer IC wird die Sauerstoffversorgung in der Blasenwand reduziert – was höllisch schmerzhaft ist. Sie war bloß ein weiteres Resultat meiner Anspannung, aber zu jenem Zeitpunkt meines Lebens hatte ich noch nicht alle Stücke des Schmerzpuzzles zusammengesetzt. Meine Blasenschmerzen traten aufgrund desselben **Prozesses** auf, der meine Kreuzschmerzen und meinen Husten ausgelöst hatte.

Ich werde NIEMALS den Tag vergessen, an dem meine Blasenschmerzen verschwanden. Wegen der durchdringenden stechenden Schmerzen hatte ich mich buchstäblich nicht mehr bewegen können. Doch ich war fest entschlossen, so schnell wie möglich nach Perfectville zurückzukehren, meinem Lieblingsort in der damaligen Zeit. Eines Tages begann ich mit irgendeiner energischen Aktivität, widmete ihr meine volle Aufmerksamkeit, und mit einem Mal – war der Schmerz verschwunden. Nachdem er mich monatelang gequält hatte, hatte dieser spezielle Schmerz ganz plötzlich aufgehört. Bloß – warum? Weil ich ihn ignoriert hatte. Er war am Leben erhalten worden, weil ich ihn mit der Angst gespeist hatte, die für sein Fortbestehen vonnöten gewesen war. So wie in jeder anderen Beziehung auch wird einen der Partner, dem man keine Beachtung schenkt, irgendwann verlassen. Ohne es zu wissen, hatte ich den Schleier zufällig durchstoßen und genau das Richtige getan, indem ich meine Aufmerksamkeit von den Schmerzen auf etwas anderes gelenkt hatte. Durch meine **Aktivität** stieß ich den Schmerz von mir und verlagerte meinen Fokus woandershin. Wir alle brauchen im Leben Aufmerksamkeit, und das gilt auch für den Schmerz, denn der Schmerz ist ein Teil von dem, was wir sind. Doch noch am selben Abend steigerten sich meine Rückenschmerzen auf ein unerträgliches Maß. Meine Aufmerksamkeit hatte sich wieder verlagert. Zurück zum Rücken.

Wenn man ignoriert, was der Körper tut, und wieder aktiv wird, kann sich die Psyche nicht mehr auf den Körper oder das Symptom konzentrieren; stattdessen muss sie die Aufmerksamkeit auf eine Aktivität richten. Das ist **Gegenwärtigkeit**. Das Gehirn kann zwar vielfältige Szenarien in seine Entscheidungsfindung einbeziehen, aber es kann immer nur eine Entscheidung zugleich treffen. Wir sind binäre Wesen. Ein Beispiel: Hebe im Sitzen deinen rechten Fuß vom Boden und beschreibe damit im Uhrzeigersinn Kreise. Fahre damit fort und schreibe gleichzeitig mit deiner rechten Hand die Zahl sechs in die Luft. Dein Fuß wird die Richtung ändern, um der zuletzt getroffenen Entscheidung, der Richtung der Hand, zu folgen. Konditionierung spielt beim Heilungsprozess eine enorm wichtige Rolle, die Psyche gibt das Kommando, und der Körper folgt.

Ich kümmerte mich um meine Frau, so gut ich konnte, und sie kämpfte tapfer darum, an einen Rollstuhl gefesselt ihr neues Leben zu meistern. Noch heute bewundere ich ihre Fähigkeit, jeden Tag weiterzumachen. Sie ist ein Vorbild für alle Leute, die sich selbst bemitleiden und nicht wissen, wie sie ein erfülltes Leben leben sollen, wenn die Dinge nicht nach Plan laufen. Später brachte sie sogar den Mut auf, erneut schwanger zu werden, was uns glücklicherweise gelang, und wir nannten unser ein Kilogramm leichtes Frühchen Kelsey. Die Erfahrung eines Familienlebens mit Behinderung war vollkommen neu für uns, aber wir erhielten große Unterstützung durch meine Eltern, Susans Mutter Pat und enge Freunde. Es bedurfte eines ganzen Teams aus Familie und Freunden, das über einen Zeitraum von mehreren Jahren rund um die Uhr im Einsatz war; es wurden Blut und Wasser geschwitzt und viele Tränen vergossen, bis Susan endlich an den Punkt gelangt war, an dem sie sich so um sich selbst kümmern konnte, wie sie es heute tut. Die ganze Zeit über blieb sie stark. Es war eine sagenhafte gemeinschaftliche Anstrengung – gekrönt von unvergleichlichem Erfolg.

Der Schneeball-Effekt – Wenn es schneit, dann richtig

Während dieser Periode chronischer Anspannung schien es, als wäre es zum Status quo geworden, dass ein Problem auf das nächste folgte. Meine sich ausbreitenden Symptome trugen zu meinem negativen Denken bei, das wiederum Schwingungen erzeugte, die weitere Probleme verursachten. Die Symptome, die ich mit Ende zwanzig, Anfang dreißig erlebte, traten nicht mehr einzeln auf und schlossen einander auch nicht mehr aus. Die primären Persönlichkeitszüge hinter all diesen Beschwerden waren Perfektionismus und ein geringes Selbstwertgefühl. Die Kombination dieser beiden Persönlichkeitszüge führt zu enormen Konflikten. Die Wut wird vom sympathischen Nervensystem in einen hohen Energiestatus umgewandelt – als eine Art Überanpassungsmechanismus.

Es ist äußerst wichtig, an dieser Stelle zu wiederholen, dass diese Symptome nicht bloß psychogener Natur waren, weil sie immer von physiologischen Veränderungen im Körpergewebe begleitet wurden. Obwohl all diese Prozesse von der Psyche ausgehen, finden die Symptome nicht nur im Kopf der betroffenen Person statt, sind nicht bloß eingebildet.

Meine Symptome waren real und extrem schmerzhaft – sie waren die Manifestation emotionaler Schmerzen, die über den Hypothalamus in meinen Körper strömten. Die Kommunikation zwischen Körper und Psyche geschah mittels Neurotransmittern im Nervensystem, die sowohl als Übersetzer als auch als Vermittler von Emotionen im ganzen Körper agieren, sie vereinen Körper und Psyche, machen keinen Unterschied zwischen den beiden. Die Neurotransmitter tun bloß ihre Arbeit, indem sie dem Körper unseren psychischen Zustand übermitteln und umgekehrt. Der Körper selbst hat die Möglichkeit, zu denken und mit der Psyche zu kommunizieren; dieses Phänomen wird in der Kognitionswissenschaft als **Embodiment** (Verkörperung oder Inkarnation) bezeichnet. Doch für mich war das erst die Schöpfungsgeschichte. Es sollten noch weitere Wahrheiten enthüllt werden. Meine Lektion war noch nicht vorbei, die Schule hatte gerade erst angefangen.

Über die nächsten fünf Jahre wurde das Leben für meine Frau und mich immer schwieriger, da die Spannung dramatisch anstieg. Unsere Beziehung litt stark unter einem Mangel an Intimität und Frustration über ihre Behinderung und auch, weil wir abgesehen von unserer Tragödie und unseren Kindern nur wenig gemeinsam hatten. Unsere Ehe begann zu zerbrechen, doch das war mir damals nicht bewusst.

Was wir nicht sehen wollen, kann uns erblinden lassen

Kurze Zeit später begannen Phasen, in denen ich oberhalb einer gewissen horizontalen Linie nichts mehr sehen konnte. Ich konnte den oberen Teil des Kopfes der Leute nicht erkennen und manche Zeilen in einem Buch nicht mehr lesen. Mein Sichtfeld war auf halber Höhe abgeschnitten. Das war eines der besonders beängstigenden TMS-Äquivalente. Natürlich hatte ich Angst, ich könnte erblinden.

Am Rande meines abgeschnittenen Sichtfelds sah ich etwas, das einem Sägezahn oder einer Zickzack-Wellenform in Regenbogenfarben ähnelte. Dieser Zickzack wird auch „Fortifikation" genannt, weil es dem zickzackförmigen Schutzwall eines mittelalterlichen Forts ähnelt. Nicht alle Regenbogenfarben waren immer präsent, manchmal war es auch nur ein einzelner roter Streifen. Die Einschränkung meiner visuellen Wahrnehmung begann als kleiner schwarzer Punkt oder Tunnel und breitete sich nach außen aus, wurde immer bunter, je mehr sie wuchs. Das Flimmern ging mit einem Verlust des Sichtfelds oder einem Tunnelblick einher und gipfelte in einem Gesichtsfeldausfall (Skotom). Der Gesichtsfeldausfall muss auch nicht unbedingt mit Flimmern einhergehen. Ein paar Leidensgenossen haben mir erzählt, sie hätten eine Art Lichtkugel im Zentrum ihres Sichtfelds gesehen, die ihnen die Sicht verschleierte.

Dreizehn Jahre später las ich in Dr. Sarnos Buch, dass er dieses Symptom ebenfalls erlebt hat, und dass es als Flimmerskotom bezeichnet wird. Eine äußerst treffende Bezeichnung, denn das Wort Skotom wurde u. a. in der Literatur häufig in dem Sinne gebraucht, dass „die Augen nur das sehen, was sie sehen wollen" – und den Blick der Psyche vom Unerwünschten ablenken.

Das bunte Farbspektrum in den Augen bewegt sich auf zackige, oszillierende Weise, wodurch das Flimmern entsteht. Das Skotom ist der blinde Fleck / die dunkle Stelle innerhalb des Sichtfelds und wird häufig auch als „Tunnelblick" bezeichnet. Dr. Sarno schrieb, dass er das gleiche Symptom auch erlebte, bevor seine Migräne einsetzte, als eine Art Vorbote, wenn man so will; doch nachdem ihn ein Kollege informiert hatte, dass seine Migräneanfälle von unterdrückter Wut herrührten, verschwand seine Migräne augenblicklich, während das Flimmerskotom immer noch bei ihm auftritt, ohne die Migräne-Kopfschmerzen.[50] Es kann also ein Vorbote zu einer Migräne sein, aber die Kopfschmerzen müssen nicht immer auftreten. Wie dem auch sei, das Flimmerskotom entsteht durch das gleiche Prinzip wie die Rückenschmerzen – durch Zusammenziehen der Blutgefäße, die die Augen versorgen. Vielleicht reicht die Angst zu erblinden aus, ohne dass es zusätzlicher Schmerzen bedarf? Diese Sehstörung habe ich kein einziges Mal mehr erlebt, seit ich geheilt bin, nachdem ich Dr. Sarnos Buch gelesen und seine Ratschläge befolgt habe. Es ist ein weiterer Beweis dafür, dass seine Theorie stimmt, dass versteckte Anspannung durch verminderte Durchblutung / Sauerstoffzufuhr Symptome erzeugt. Verdrängung und Skotom sind also insofern synonym, als wir nur das sehen, was wir sehen wollen … **und der Teufelskreis drehte sich weiter …**

Wir kommen, um dich zu nerven, Klingelingeling in SteveOs Ohren

Schon bald darauf bekam ich heftigen Tinnitus, der je nach Anspannung und Aufmerksamkeit mehr oder weniger intensiv war. Tinnitus bezeichnet ein Rauschen, Klingeln oder Pfeifen in den Ohren, oder „das Wahrnehmen eines Tons, wo es keine äußere Schallquelle gibt". Das Wort Tinnitus ist von lat. „tinnire" abgeleitet und bedeutet: klingeln, tönen. In *You Can Heal Your Life* schrieb Louise Haye, dass Tinnitus aus innerer Sturheit entsteht, durch die Weigerung, im Leben nachzugeben, weich zu werden.[51] Es steht außer Frage, dass TMS eine gewisse Sturheit als Komponente beinhaltet, die Weigerung, eine andere Richtung einzuschlagen. Die American Tinnitus Association gibt an, die Ursache für Tinnitus sei unbekannt, und zählt mögliche Gründe dafür auf, wie eine Kieferfehlstellung, Medikamenteneinnahme, eine Ansammlung von zu viel Ohrenschmalz, Ohren- und Nasennebenhöhlenentzündungen, kardiovaskuläre Erkrankungen oder Tumore. Ich hatte nichts davon. Obwohl ich immer noch nach Einnahme mancher Medikamente das Pfeifen in den Ohren höre, rührte das Dauergeklingel in meinen Ohren in jener Lebensphase von unterdrückter Wut her, da es zusammen mit allen anderen Symptomen verschwand. Was auch immer die Ursache für Tinnitus sein mag, er wird lauter, je mehr Aufmerksamkeit man ihm widmet und je stärker man deswegen unter Anspannung steht. Es kann einen rasend machen, wenn man sich darauf konzentriert – oder „ihm zuhört".

Wie bei allen TMS-Äquivalenten führt Aufmerksamkeit nur dazu, dass die Symptome weiter andauern. Man muss sich weigern, die Existenz eines Symptoms überhaupt anzuerkennen, indem man es ignoriert. Es klingt einfach, Symptome und Schmerzen einfach zu ignorieren. Dabei darf man aber nicht vergessen, dass die Wut und die Angst, die nie anerkannt wurden, die treibende Kraft hinter den körperlichen Beschwerden sind. Wenn du wüsstest, welche Emotionen unter der Oberfläche des Bewusstseins schwelen, müssten sie sich nicht mittels Symptomen im Körper bemerkbar machen. Das Symptom zu ignorieren, so wie beim Tinnitus, ist also nicht so einfach, wie es zunächst vielleicht kling(el)t.

Tinnitus steht auf der Liste der Symptome, die ignoriert werden müssen, um gesund zu werden, an oberster Stelle. HÖR NICHT HIN. Lenk deine Aufmerksamkeit auf etwas anderes! Ich habe irgendwann einmal gelesen, dass der Schauspieler William Shatner gesagt hat, das Pfeifen in seinen Ohren sei irgendwann so schlimm geworden, dass er sich erschießen wollte. Stattdessen ignorierte er es einfach, und es verschwand. Wie bei den Schmerzen kann es manchmal so einfach sein, je nachdem, wie stark die Notwendigkeit für die Ablenkung ist.

Meine Psyche benutzte meinen Rücken immer noch als hauptsächlichen Ablenkungspunkt für mein aufgeschobenes Vergnügen. Die Kreuzschmerzen fesselten meine Aufmerksamkeit stärker und länger – aus mehreren Gründen. Einer davon war, dass es das Symptom war, das ich schon am längsten hatte. Außerdem war es das schmerzhafteste. Und der dritte Grund war, dass mir bereits in jungen Jahren eingeredet worden war, dass die Schmerzen von einer schwerwiegenden Ursache herrührten, und Ärzte haben schließlich immer recht, oder nicht? Warum sonst fahren sie schicke Autos? Das „Weißkittelsyndrom" lässt nicht nur vorübergehend den Blutdruck mancher Patienten in die Höhe schnellen, sondern es kann auch eine dauerhafte und schädliche suggestive Wirkung ausüben, wie wir noch deutlich sehen werden.

ZZGS: Zsa-Zsa-Gabor-Syndrom, Daaahling

Meine Schmerzen wurden immer schlimmer und schränkten mich im kommenden Jahrzehnt bis Mitte der 1990er immer weiter ein. Meine Arztbesuche wurden immer häufiger, die ärztlichen Prognosen immer unheilvoller. Unzählige Male lag ich in unserem Wohnzimmer auf dem Rücken, die Knie aufgebockt, sorgfältig Kissen unter die Beine, den Rücken und Nacken geschoben. Ich musste lachen, als ich sah, wie Homer Simpson sich am Rücken verletzt hatte und sich mit einem Seil ein Kissen um die Taille gebunden hatte, damit es nicht hinunterfiel. Ich nenne es das Zsa-Zsa-Gabor-Syndrom (ZZGS), wenn sich jemand Kissen unter Füße, Beine, Nacken und Arme drapiert. Mir fehlte damals nur noch die Federboa um den Hals und der 25-Karat-Diamantring, daaahling. Wie der TMS-Spezialist Dr. Marc Sopher schrieb, nehmen viele Leute irrigerweise an, sie könnten nicht in einem weichen Bett schlafen oder auf einem weichen Sessel sitzen, weil sie das Gefühl haben, er böte nicht genug Stütze. Er nannte dies das „O nein, bitte nicht den bequemen Sessel!"-Syndrom, nach dem urkomischen Monty-Python-Sketch „Die spanische Inquisition". Die Quintessenz ist dieselbe: Wir sind keineswegs zerbrechlich. Wir sind viel stärker, als wir es uns vorstellen können, wir sind genauso stark, wie wir es glauben – jedenfalls so lange, bis uns ein Arzt einredet, wir wären zerbrechlich und sollten nicht auf bestimmten Oberflächen schlafen oder sitzen. Eine weiche Unterlage verursacht kein unangenehmes Gefühl, nur falsche Überzeugungen tun das.

> *Jeder nimmt es als gegeben hin, dass eine harte Matratze gut für den Rücken ist. Diese Überzeugung hat sich so fest in unserer Vorstellung verankert, dass eine ganze Generation von Menschen niemals das geborgene Gefühl erleben wird, auf einer angenehm weichen Matratze zu schlafen.*
>
> — John E. Sarno, M.D., *Mind Over Back Pain*[52]

Es gab natürlich auch Tage, an denen es meinem Rücken besserging, denn die Rückenschmerzen rührten ja nicht von einem strukturellen Problem her. An den guten Tagen versuchte ich, mich mehr zu bewegen, dafür büßten dann meine Knie Bewegungsfreiheit ein. Ich konnte sie nicht mehr ganz beugen, sondern nur etwa bis zur Hälfte. Direkt unterhalb meiner Kniescheiben wurden sie steif und schmerzhaft. Heute ist mir sonnenklar, dass die Schmerzen sich bewegten, weil ich mich bewegte. Die Absicht hinter TMS besteht darin, die Person zum Stillsein zu verdammen, sie davon abzuhalten, sich zu bewegen, und ihre Aufmerksamkeit fest auf den Körper zu richten, weg von ihren Problemen. TMS (ein Teil von dir) will nicht, dass du aktiv wirst. Mir wurde gesagt, ich hätte Wassereinlagerungen in den Knien, was immer das auch sein mag. Heute weiß ich, dass diese Aussage nie einen Funken Wahrheit enthielt. Aufgrund meiner hohen Anspannung wurde die Blutzufuhr zu meinem Knie gedrosselt, das war alles. Der Arzt, der Flüssigkeit aus meinen Knien absaugen wollte, hatte sich – wieder einmal – geirrt. Als Nächstes begann eine Phase, während der sich mein Nacken plötzlich verkrampfte und ich den Kopf morgens nicht mehr nach links oder rechts drehen konnte. Dies folgte immer auf eine ruhelose Nacht, in der mein Unbewusstes eine Vielzahl negativer Szenarios durchgespielt hatte. Ich habe Leute sagen hören, sie hätten ebenfalls einen steifen Nacken, weil sie „falsch geschlafen" hätten. Das ist natürlich Humbug. Du kannst in jeder x-beliebigen Position schlafen, solange deine Nackenmuskeln entspannt sind. Durch das andauernde und unbewusste Anspannen der Nackenmuskeln aufgrund nächtlicher innerer Anspannung verkrampft und versteift sich dein Nacken in einen **TMS-Zustand**. Dies passiert aufgrund erhöhter Aktivität im Unbewussten – in puncto Beziehungen / Finanzen / Arbeit / Schule / Ausbildung / Studium. Es wäre treffender zu sagen, dass mein Unbewusstes falsch geschlafen hat und die Nacht nicht von erholsamem Schlaf erfüllt war. Doch die Nacht ist häufig von den heutigen oder morgigen Problemen durchtränkt – und aus dem Konflikt entsteht Anspannung. Solange man geistig entspannt ist, kann man in jeder beliebigen Position schlafen. Die Schlafposition, der Härtegrad der Matratze oder Unterlage ist für das Befinden des Nackens oder Rückens am Morgen unerheblich. Mittlerweile schlafe ich in jeder denkbaren Position, so lange ich möchte, ohne einen Hauch von Nacken- oder Rückenbeschwerden zu bekommen. Der einzige Unterschied zwischen damals und heute ist, dass ich das TMS-Konzept vollständig in mich aufgenommen habe und jetzt in einer insgesamt gesünderen und entspannteren Verfassung meiner Körper-Psyche schlafe.

„Hast du heute Nacht richtig geschlafen?", fragte mich meine Freundin, als ich heute Morgen aufwachte. Ich antwortete: „Nein, mir sind da ein paar dumme Fehler unterlaufen."

— Steven Wright, Komiker, alles andere als gewöhnlich

Ich weiß noch, dass meine Arme und Hände während der stressigsten, angespanntesten Zeiten einschliefen oder vollständig taub wurden. Unbewusst spannte ich mein Gehirn auf dieselbe Weise an, wie man den Rücken, die Knie oder Schulter anspannt. Es ist schwierig, überhaupt zu bemerken, dass man das tut, weil es ein unbewusster Vorgang ist, aber die körperlichen Auswirkungen werden bewusst wahrgenommen. Ich ertappte mich dabei, wie ich mein Gehirn in Abwehr anspannte, immer auf der Hut vor der nächsten Sache, die schiefgehen würde. Ich wähnte nie etwas Gutes am Horizont – diese Denkweise bezeichne ich als kognitive Wiederaufnahme einer negativen Grundeinstellung: nie etwas Gutes zu sehen, kein Licht am Ende eines dunklen Tunnels. Keine Hoffnung.

Meine arme Frau hatte ein Problem nach dem Nächsten – sie war stark, zog ihre Kraft aus ihrem tiefen Glauben –, und ich war bei jedem Schritt an ihrer Seite. Ich wurde

zu ihren Beinen – hob, schob, grub, zog, fuhr für sie – tat alles, damit sie irgendwie
weitermachen konnte. Sie hatte die beste Unterstützung, die jemand in ihrer Situation
haben konnte, und sie kämpfte wie eine Löwin, um so gut es ging „zur Normalität
zurückzukehren" – ihr Leben wiederaufzubauen. Wir machten das Beste aus dem, was
wir hatten – kein Zweifel. Doch die Ansprüche an uns beide forderten einen hohen
Tribut. Ich liebte sie, aber mir war damals nicht bewusst, dass mich die ganze Situation
wütend machte, wegen der neuen Anforderungen, die an mich gestellt wurden – ich
nahm gar nicht wahr, wie angespannt ich war. Ihre Probleme verursachten meine
Probleme. Wie Dr. Sarno in der ABC-Nachrichtensendung *20/20*, sagte: „Es [dein
Gehirn] glaubt, es täte dir einen Gefallen", indem es deine Aufmerksamkeit von dem,
worüber du nicht nachdenken willst, ablenkt und auf die Schmerzen richtet. Durch ein
emotionales Hütchenspiel unterdrückt der Schmerzleidende automatisch und
andauernd Emotionen und schiebt alle potenziell schädlichen Emotionen in den
Schatten ab, damit sein Selbstbild intakt bleibt.

Jeder verdrängt automatisch gewisse Emotionen. Manche Menschen verdrängen
notgedrungen mehr als andere, besonders, wenn sie ein traumatisches Ereignis erleben.
Verdrängung ist ein hochgradig effizientes Mittel, und jeder von uns verdrängt, aber
diese spezielle Erkrankung namens TMS tritt häufiger bei Personen auf, die
perfektionistische, ehrgeizige oder obsessive Persönlichkeitszüge besitzen.

Schmerzensgeld – Was kostet eine Querschnittslähmung?

Dreieinhalb Jahre nachdem meine Frau querschnittsgelähmt wurde, erzielten wir
mit allen Ärzten, die ihre Behinderung mitverursacht hatten, eine außergerichtliche
Einigung. Die Summe war beachtlich, das Siegesgefühl schal. Wie viel sind die Beine
eines Menschen wert? Wie hoch ist der finanzielle Gegenwert eines verpfuschten
Lebens? Der einzige Trost war, dass wir ihr nun bessere Hilfsmittel und ein schöneres
Haus kaufen konnten. Doch in einem Gerichtsverfahren wegen eines
Behandlungsfehlers gibt es keinen echten Sieg – bloß Invalidität.

Nachdem wir den Rechtsstreit endlich mühsam überstanden hatten, begann ich,
ein neues Haus zu entwerfen und zu bauen, das so behindertengerecht für Susan war
wie nur eben möglich, denn vollständig behindertengerecht gibt es nicht. Ein
Psychologe sagte einmal zu mir, ein Haus zu bauen sei das belastendste Ereignis im
Leben eines Menschen. Ich würde sagen, damit hat er recht, von Tragödien einmal
abgesehen. Der Hausbau an sich war schon sehr nervenaufreibend, aber ich hatte
parallel noch ein Aufbaustudium begonnen. Weiterkämpfen, weiterkämpfen,
weiterkämpfen, bloß nicht zurückblicken.

Kurze Zeit später verspürte ich ein Engegefühl im Hals, das als „Globus pharynges",
„Globussyndrom" oder „Globusgefühl" bezeichnet wird. Es fühlte sich an, als würde
mir jemand mit einer Zange den Kehlkopf einquetschen. Die Leute bemerkten sogar,
dass sich die Tonhöhe meiner Stimme verändert hatte. Offenbar klang ich wie Donald
Duck auf Helium. Meiner Ansicht nach waren es nicht geweinte verdrängte Tränen;

es fühlte sich an, als müsste ich jeden Moment weinen – doch die Tränen kamen einfach nicht. In der Öffentlichkeit zu weinen wäre für mein Selbstbild nicht akzeptabel gewesen, daher traten anstelle der gesünderen Variante Symptome zu Tage.

Schnalz – Boing – Autsch!

Im Frühjahr 1990 war das nervenzermürbende Gerichtsverfahren also endlich vorbei, unser neues Haus so gut wie fertiggestellt, nur die Zufahrt musste noch gepflastert werden. Das Leben hatte sich deutlich beruhigt seit Susans Rückenmarksschädigung und Jacks Tod – die Arztbesuche wurden seltener. Das Auge des Sturms zog vorbei, und ich fühlte mich ein wenig besser. Ich beschloss, wieder ein wenig mehr Spaß am Leben zu haben, und nahm eine Stunde Golfunterricht. Als ich während des Trainings den Schläger schwang, hörte ich ein Schnalzen in meinem Rücken, woraufhin mir Hören und Sehen verging. Als ich nach Hause kam, war mein linkes Bein teilweise gelähmt. Ich hatte jegliche motorische Funktion in meinem linken Fuß, meiner linken Wade und fast dem gesamten linken Oberschenkel verloren. Die Schmerzen waren so stark, dass ich auf dem Rückweg nach Hause die Luft anhalten musste, weil ich noch nie einen so durchdringenden Schmerz verspürt hatte. Zehn Jahre später sollte ich Folgendes lesen:

> *Es gibt noch ein weiteres interessantes Muster, das wir häufig erleben. In diesem Fall machen die Patienten eine enorm belastende Phase durch, die Wochen oder Monate andauern kann, beispielsweise aufgrund der Erkrankung eines Familienangehörigen oder eines finanziellen Engpasses. Während sie die schwierige Phase durchleben, geht es ihnen körperlich gut, aber eine oder zwei Wochen, nachdem alles überstanden ist, bekommen sie Rückenschmerzen, die entweder plötzlich einsetzen oder sich langsam entwickeln. Es scheint, als würden sie über sich hinauswachsen und alles tun, was erforderlich ist, um die belastende Angelegenheit zu bewältigen, aber sobald diese vorbei ist, droht die angestaute Angst, sie zu überwältigen, und deshalb setzen die Schmerzen ein.*
>
> — John E. Sarno, M.D., *Healing Back Pain*[53]

Also ging ich, wie Forrest Gump sagen würde, „wie-dah" zum Arzt. Diesmal gab mir der Neurochirurg eine Überweisung für eine MRT. Auf der Aufnahme waren mehrere Bandscheibenvorfälle zu erkennen, die meisten zwischen L4 und L5 und natürlich S1. Dies stimmte mehr oder weniger mit der Gegend überein, von der meine Schmerzen ausstrahlten, und ergab zum damaligen Zeitpunkt durchaus Sinn. Der Neurochirurg sagte, ich würde die tiefen Sehnenreflexe in meinem Bein nie mehr zurückerlangen und sollte ihm Bescheid geben, wenn die Schmerzen unerträglich würden, dann würde er die Bandscheiben an der Wirbelsäule abschleifen. Er zögerte noch, mich zu operieren, was ich ihm nicht verübeln konnte. Schließlich wusste er, was meiner Frau zugestoßen war – er war jener Neurochirurg, den das Krankenhaus damals herbeizitiert hatte und der innerhalb weniger Minuten festgestellt hatte, dass der Bluterguss bei Susan eine Querschnittslähmung verursacht hatte. Zwar besaßen Susan und ich zusammengenommen vier Beine, doch davon funktionierte nur noch eins. Der

Gerichtsprozess war endlich überstanden, doch jetzt hatte auch ich aus heiterem Himmel eine Behinderung. Ich hatte einen Teil ihrer Symptome übernommen.

Wochenlang hütete ich das Bett, neun Monate war ich nicht imstande, auf dem linken Bein zu stehen oder meinen linken Fuß oder Unterschenkel zu bewegen. Mein linker Ober- und Unterschenkel waren nutzlos. Wenn ich gezwungen war zu laufen, schleifte ich mein linkes Bein hinterher. Ungefähr sechs Monate später kehrten die tiefen Sehnenreflexe zurück, obwohl die sogenannten Bandscheibenvorfälle angeblich die Nerven komprimierten. In jenem Herbst begann ich mich wieder zu bewegen, ging wieder in die Uni und kehrte zu meinem chronischen Stresslevel zurück.

Meine körperlichen Beschwerden dauerten die 1990er über an, während die Beziehung zwischen meiner Frau und mir nach und nach in die Brüche ging. Wir hatten nichts gemeinsam und uns zudem nie vernünftig mit unserer tragischen Situation auseinandergesetzt. Immer hieß es nur kämpfen, kämpfen, weiterkämpfen und das Geschehene hinter uns lassen. Wir nahmen zu keinem Zeitpunkt psychologische Unterstützung in Anspruch, um das zu bewältigen, was uns zugestoßen war, was der denkbar schlechteste Schachzug war. TMS tritt aufgrund ungelöster Konflikte in zwischenmenschlichen Beziehungen auf, allem voran in der Beziehung zu uns selbst. Wenn der Konflikt innerhalb dieser Beziehungen für die Psyche zu überwältigend ist und ein bestimmtes Maß an Verdrängung stattgefunden hat, können schwere Beschwerden auftreten, und häufig tun sie es auch. Doch bedauerlicherweise stellen die meisten Menschen nie die Verbindung zwischen ihren körperlichen Symptomen und ihrer derzeitigen Situation her, weil sie sich der Gewaltigkeit des Konflikts nicht bewusst sind. Warum unterdrücken wir überhaupt? Kurzgefasst lautet die Antwort: Schuld ist das Ich. Basierend auf dem Lustprinzip streben wir ständig nach der Befriedigung unbewusster Instinkte, um Schmerz zu vermeiden. Wenn wir die Lustbefriedigung unserem Ich zuliebe aufschieben, **steigt die Spannung** dramatisch an.

Meine Symptome wurden in den späten 1990ern immer vielfältiger und schwerwiegender. Alte Beziehungswunden rissen wieder auf, und über Jahrzehnte angestaute bedrohliche Emotionen versuchten, wieder ins Bewusstsein vorzudringen – gierten danach, anerkannt zu werden, doch mein Über-Ich hielt sie in Schach. Am Horizont zeichnete sich eine neue Katastrophe ab. Mein Wut-Fass stand kurz vorm Überlaufen.

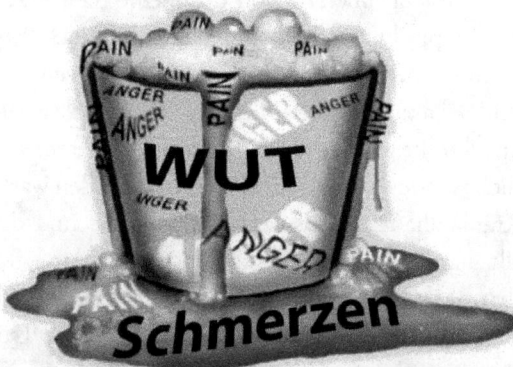

Körperliche Gebrechen in steter Abfolge

Meine ungefühlte Wut versuchte ständig, an die Oberfläche vorzudringen, doch mein Über-Ich hielt sie mittels körperlicher Symptome resolut davon ab. TMS blieb mein Wachhund, stets im Einsatz, um meine Emotionen an der kurzen Leine zu halten. Als Kind wurde mir beigebracht, dass es falsch ist, jemandem Schaden zuzufügen, dass es nicht in Ordnung ist, anderen wehzutun, und dass ich ein guter Junge sein sollte. So wurde ich zu einem „sozialverträglichen" Menschen, der schließlich von der überwältigenden Wucht energiegeladener Emotionen erschlagen wurde. Das Endresultat ist kognitive Dissonanz (ein unangenehmes Gefühl, das durch zwei gleichzeitig vorhandene, sich widersprechende Überzeugungen hervorgerufen wird – in seinem tiefsten Innern weiß man, dass etwas nicht stimmt). Das starre Beharren des Über-Ichs, Symptome hervorzurufen, um zu verschleiern, dass das Es auf die Barrikaden geht, kann schließlich dazu führen, dass das Gehirn den Körper zerstört. Die Psyche frisst den Körper auf, um die Persona zu schützen. Wenn sie sich zugunsten eines falschen Selbstbilds und gegen das authentische Selbst entscheidet, kreiert das Gehirn einen unendlichen Quell an körperlichen Ablenkungen – bis hin zu tödlichen Krankheiten.

Die zwei Hauptabsichten von TMS bestehen also darin, unbewusste Emotionen am Bewusstwerden zu hindern und zudem die Nachricht zu übermitteln, dass ein Energie- oder Chakra-Ungleichgewicht besteht. Der Körper-Psyche-Prozess beinhaltet demnach eine instinktive Komponente, einen aktiven Überlebensmechanismus. Doch die Medizinindustrie hat die Gesellschaft dazu konditioniert, in die falsche Richtung zu blicken, was das Verständnis unserer Gesundheit betrifft, also bleiben innere Konflikte und Verwirrung bestehen. Die moderne Medizin tut wiederholt großes Unrecht, weil sie im kollektiven Denken der Gesellschaft verankert, dass Bandscheibenvorfälle, degenerierte Bandscheiben, spinale Stenose, Arthrose, Knochensporne etc. die Hauptursache für Schmerzen bilden. Doch wie wir jetzt wissen, verursachen diese strukturellen Veränderungen so gut wie nie Schmerzen, sondern bilden vielmehr die **Angriffsfläche** unserer Wut.*

Zurück im städtischen Farmhaus

Im Jahr 2000 war ich am tiefsten Punkt meines Tiefpunkts angelangt. Das jahrelange Unterdrücken meiner Frustration und Wut auf die Ärzte, die für die Behinderung meiner Frau verantwortlich waren und unser beider Leben für immer verändert hatten, forderten ihren ultimativen Tribut. Ich spaltete mich immer mehr vom Leben ab. Die düstere Seite meiner Gedanken warf einen immer größeren Schatten auf das Licht; mit meinem Körper ging es steil bergab. Irgendwo in meinem tiefsten Innern war ich der Überzeugung, dass es nichts mehr gab, wofür es sich zu leben lohnte. Es war, als flackerte die Kerzenflamme meiner Seele nur noch ganz schwach, bereit, sich vom leisesten Lufthauch auslöschen zu lassen. Angst und

---

* Wie Dr Sarno in the *Mindbody Prescription* schreibt, kommt es nur ganz selten vor, dass ein unbewusster Gedanke ins Bewusstsein vordringt, aber er hat es schon ein Mal erlebt. Es kann also tatsächlich ein Austausch, eine Begegnung stattfinden, auch wenn es äußerst selten ist.

Depressionen schlugen mit aller Macht zu. Ich dachte zwar nie bewusst darüber nach, mir etwas anzutun, aber ich schwand innerlich dahin. Das versteht man unter einer Depression.

Meine Kreuzschmerzen bestimmten mein Leben und meine täglichen Aktivitäten. Ich führte ein Leben als Sklave meines Rückens, daher drehte sich mein Leben im Umkehrschluss nur noch um die Schmerzen. Die Ironie an sich war schon schmerzhaft. Sklaven dienen ihrem Herrn, indem sie sich den Rücken für ihn krummbuckeln, aber mein Rücken war mein Herr und ich sein Sklave. Ich befand mich in ständiger **Abwehrhaltung**, wappnete mich bereits für das nächste Trauma. Ich hielt meinen Körper und mein Gehirn in Erwartung der nächsten Katastrophe angespannt, während TMS reibungslos wie eine gut geölte Maschine in mir arbeitete. Alles kreiste nur darum, wie es meinem Rücken an jenem Tag wohl gehen würde. Auf einer Skala von 1 bis 10, wobei 10 die stärksten noch irgendwie aushaltbaren Schmerzen darstellte, lag mein Schmerz bei 11. Mittlerweile war ich rund um die Uhr schweißgebadet und hatte Schwierigkeiten, irgendwo hinzugehen oder irgendetwas zu tun. Es war alles zu viel.

Wie viel fasst ein Fass, bis es überläuft?

Meine Frau war dauerhaft querschnittsgelähmt, unsere Ehe schritt im Eiltempo ihrem Ende entgegen, meine berufliche Karriere stagnierte, und mich erwarteten weitere schlechte Ereignisse, die von Gefühlen begleitet wurden, die ich als „negativ" kategorisierte … **und der Teufelskreis drehte sich weiter …**

In den späten 1990ern entschloss ich mich dazu, eine LASIK-Augen-OP durchführen zu lassen, um meine Sehschärfe zu verbessern, doch diesmal wurde *ich* Opfer eines Behandlungsfehlers: Der Chirurg zerstörte die linke Hornhaut meines Auges und damit meine Sehkraft. Wie ich später herausfand, war ich nie ein Kandidat für diesen Eingriff gewesen, weil ich an einer Krankheit namens Keratokonus litt, wodurch ich zu den Patienten zählte, an denen diese OP nicht durchgeführt werden darf. Das Resultat des Eingriffs war eine iatrogene Keratektasie, eine durch einen ärztlichen Eingriff verursachte degenerative und fortschreitende Erkrankung der Hornhaut des Auges, die zum Verlust der Sehkraft führt. Meine Schmerzstärke schnellte sprunghaft in die Höhe.

Während dieser Zeit konnte ich kein Essen mehr auf der linken Seite kauen, weil ich starke Schmerzen oben links im Mund hatte. Die Schmerzen waren durchdringend und scharf, schossen in den Kopf hinauf und bis ins Schlüsselbein hinunter. Mein Zahnarzt machte mehrere Röntgenaufnahmen, konnte aber auf keiner irgendein Problem erkennen. Als ich ihm erzählte, dass ich kaum noch essen konnte und die Schmerzen fast nicht mehr auszuhalten waren, setzte er mithilfe seines Zahnarztpickels zu einer eingehenderen Untersuchung des Zahnfleischrands an. Dort entdeckte er die Wurzel des Übels – ein Zahn war unterhalb des Zahnfleischs vertikal gespalten, was zweifellos von meinem Zähneknirschen herrührte. Es gibt keine Möglichkeit, eine schwerwiegende vertikale Zahnfraktur zu reparieren; der Zahn muss gezogen werden.

Die Rückenschmerzen, die ich bekam, als er mir die Hiobsbotschaft verkündete, werde ich nie vergessen. Und ich glaube, auch er wird sie nie vergessen, denn als Leidensgenosse mit ganz offensichtlicher Typ-T-Persönlichkeit hatte er großes Mitgefühl mit mir.

Da ich mittlerweile gar nicht mehr sitzen konnte, wartete ich auf allen vieren in seiner Praxis darauf, dass der Zahn gezogen werden würde. Doch das war erst der Anfang, denn nachdem der Zahn mitsamt den Nerven gezogen worden war, sollten sich meine Kreuzschmerzen noch weiter steigern. Das Novocain, das meinen Oberkiefer betäubt hatte, hielt siebeneinhalb Stunden an. Sehr spät an jenem Abend hatte ich das Gefühl in meinem Mund immer noch nicht zurückerlangt, um etwas essen zu können. Um ein Haar wäre ich in die Notaufnahme gefahren. Aber was hätte man dort für mich tun sollen? Mein Zahnarzt war ziemlich perplex, als ich ihm erzählte, wie lange das Taubheitsgefühl in meinem Mund angehalten hatte. Später erläuterte er mir, dass es im Unterkiefer länger dauert, bis das Gefühl zurückkehrt, normal wären aber zwei Stunden, und bei mir handelte es sich ohnehin um den Oberkiefer. Schließlich, gegen 22 Uhr in jener Nacht, kehrte das Gefühl allmählich in diese Gegend zurück.

Was ich mit dieser Anekdote veranschaulichen will: Chronische Anspannung beeinflusst auch, wie schnell oder langsam man sich von einer Verletzung, von Schmerzen oder Krankheiten erholt und wie man auf Medikamente, Nahrungsmittel und Pollen reagiert. Anspannung erzeugt ein größeres Ungleichgewicht in der Körper-Psyche-Einheit, als derzeit verstanden wird, da innere Anspannung alle Systeme beeinflusst, die in den Körper-Psyche-**Prozess** eingebunden sind.

> *Wenn man einen guten Neurobiologen fragt: „Was ist der entscheidende Unterschied zwischen dem Immunsystem und dem Nervensystem?", wird er sagen, dass es keinen gibt – das Immunsystem ist ein zirkulierendes Nervensystem.*
> — Deepak Chopra, M.D., *Body, Mind & Soul*[4]

Swing Away, Merrell, Swing Away

Während dieser kurzen Zeitspanne versuchte ich, aktiv zu bleiben, weil ich von Haus aus ein hochaktiver Mensch bin. Also versuchte ich immer, trotzdem weiterzumachen, durch die Schmerzen hindurch. Ein Großstadt-Indianer kennt keinen Schmerz. Also fuhr ich eines schönen St. Patrick's Days abends zum lokalen Indoor-Golf-Parcours, um dort trotz meiner starken Schmerzen ein paar Golfbälle abzuschlagen. Nach mehreren Schwüngen spürte ich ein Schnalzen in meinem rechten Ellenbogen und verlor schlagartig das Gefühl in den letzten beiden Fingern. Ich konnte den Golfschläger nicht mehr festhalten und die Hand nicht mehr schließen. Ich verließ den Abschlagplatz und ging an die Bar, um meine Schmerzen mit ein wenig gutem Bourbon Whiskey zu betäuben. Mein Leid war mir offenbar anzusehen, denn nur wenige Minuten später brachte mir die Barkeeperin mit mitleidigem Gesichtsausdruck einen Eisbeutel. Doch das Eis half nicht viel, und die Schmerzen zogen sich mittlerweile vom Schlüsselbein bis in meine Hand. Über Nacht wurde es so schlimm, dass ich in die Notaufnahme fahren musste. Auf den Röntgenaufnahmen war zu erkennen, dass ich mir, wie könnte es auch anders sein, ein Stück vom Ellenbogen abgebrochen hatte. Die Taubheit in meinen Fingern rührte daher, dass der Knochensplitter auf den Nervenstrang drückte, der an der Innenseite des Ellenbogens verläuft – häufig auch Musikantenknochen genannt –, aber diese Art Musik gefiel mir nicht besonders. Wie mein Freund Ricky zu sagen pflegt: „Golf ist ein spaßiger Sport, aber niemand lacht."

Die Operation, bei der der Knochensplitter entfernt wurde, war deutlich schmerzhafter als der Bruch selbst. Die Sehne musste um den Ellenbogen herum durchtrennt werden, um das abgebrochene Knochenstück darunter zu Tage zu fördern. Die Genesung zog sich ewig in die Länge, war zermürbend und schmerzhaft. Ich musste im Sitzen schlafen, wovon ich natürlich Rückenschmerzen bekam. Nach sechs Wochen begann ich mit der Physiotherapie, um zumindest ansatzweise wieder eine gewisse Bewegungsfreiheit in meinem Ellenbogen zurückzugewinnen. Zu Beginn der Physiotherapie tat mir also nicht nur der Ellenbogen weh, sondern ich hatte auch noch Rückenschmerzen. Ich scherzte mit dem Physiotherapeuten, dass ich nach der Therapie für meinen Ellenbogen vermutlich wegen meines Rückens zu ihm zurückkommen würde. Ich hatte ja keine Ahnung – bis ich später Dr. Sarnos Buch lesen sollte … **und der Teufelskreis drehte sich weiter …**

In der vierten Woche meiner Ellenbogen-Rehabilitation beugte der Physiotherapeut meinen Ellenbogen rückwärts in Richtung Bursa (Schleimbeutel), um die Bewegungsfreiheit weiter zu vergrößern – er bewegte den Arm nach hinten, über einen abgerundeten Zylinder. Ich weiß, dass ich mit dem Wort „schmerzhaft" bisher nicht gerade sparsam umgegangen bin, aber Schmerzen schienen das Einzige zu sein, was mir im Leben überhaupt noch geblieben war. Nur jemand, der sich den Ellenbogen gebrochen und eine entsprechende Physiotherapie durchgemacht hat, kann das, sagen wir: „ungute Gefühl" dabei nachvollziehen. Als der Therapeut meinen Arm über den Zylinder bewegte, fiel die Hantel, die ich in der Hand hielt, auf den Boden des Therapieraums. Er hob sie auf und versuchte, sie mir wieder in die rechte Hand zu drücken, aber sie fiel erneut zu Boden. Er fragte: „Kannst du die Hantel festhalten?" Ich konnte es nicht. Erschreckt sprang ich auf. Meine rechte Hand war vollständig gelähmt. In fasziniertem Entsetzen starrte ich auf meine Finger, weil ich sie keinen Millimeter bewegen konnte, so sehr ich mich auch bemühte. Sofort musste ich an meine Frau und ihre gelähmten Beine denken, wie entsetzlich es für sie sein musste und mit welch mentaler Stärke sie alles ertragen hatte.

Zwei Stunden lang versuchten die Therapeuten zu verstehen, was mit mir passiert war. Sie riefen einen Supervisor herbei, der mutmaßte, ich könnte während der Physiotherapie einen Schlaganfall erlitten haben. Man riet mir schließlich, nach Hause zu gehen und abzuwarten, ob die motorischen Funktionen wieder zurückkehrten – falls nicht, sollte ich zurückkommen und mich mittels einer Computertomografie auf einen möglichen Gehirntumor oder Schlaganfall untersuchen lassen.

Mit der linken Hand fuhr ich von der Physiotherapie nach Hause; ich saß auf glühenden Kohlen, weil ich nicht wusste, ob ich meine Hand jemals wieder würde benutzen können. Schließlich war ich Rechtshänder, machte fast alles ausschließlich mit der rechten Hand. Als ich heimkam und meiner Frau erzählte, dass meine Hand gelähmt war, kam es zu einem Streit, weil ich auf dem Nachhauseweg nicht wie vereinbart am Supermarkt Halt gemacht und für sie eingekauft hatte. Unsere Ehe war am Ende – die schlimmsten Symptome dräuten am Horizont – Eheprobleme sind die häufigste Ursache für heftige Symptome.

Ich befürchtete, ich könnte tatsächlich einen Schlaganfall erlitten oder sogar einen Gehirntumor haben, aber ihr war das mittlerweile egal. Meine zunehmenden Gesundheitsprobleme zerrten an unser beider Nerven. Ich hatte mich gut um sie gekümmert, aber es nahte der Moment unserer Trennung. Erst nach vielen Jahren und dank wachsender Erkenntnis konnte ich meine Verbitterung über ihre Gleichgültigkeit endlich überwinden. Meine heutige Ex-Frau rang mit ihrem eigenen Schatten, weil ihre Wut wuchs. Es gibt ein psychologisches Phänomen, bei dem eine pflegebedürftige Person nach einer Weile einen Groll auf den Menschen entwickelt, der sich um sie kümmert. Sie findet es furchtbar, für jede noch so kleine Sache jemanden zu brauchen, weil ihr indirekt klar ist, wie sehr der andere Mensch zurückstecken muss, insbesondere, wenn sie eng zusammenleben. Vertrautheit schürt Verachtung. Ich war derjenige vor Ort, also bekam ich den Löwenanteil ihrer tiefen Frustration ab. Susan war eine gute Frau – der die moderne Medizin und viele ihrer prätentiösen Protokolle, die die Industrie am Laufen halten, ein entsetzliches Schicksal beschert hatten. Sie hätte etwas Besseres verdient, wir hätten etwas Besseres verdient, aber durch die Situation gerieten unsere Ichs in Konflikt – bis zu einem Punkt, den zwei Menschen nicht mehr bewältigen können –, und so löste sich unsere Ehe in Nichts auf, während meine Symptome anschwollen.

Ich hatte ihr einen großen Teil meines Lebens gewidmet; doch ab jetzt würde ich es allein leben. Meine Schmerzen schraubten sich in bis dato ungekannte Höhen hinauf, befeuert von der Trennungswut. Damit Beziehungswunden heilen können, muss der Kommunikationsprozess in Echtzeit stattfinden, im Hier und Jetzt.

Verdrängte Wut, unterdrückte Wut, gehemmte Wut, im Körper angestaute Wut ist giftig.
— John Lee, *Facing the Fire*[55]

Doch da ich immer noch ein unwissender Narr war, hatte ich keine Ahnung, dass in mir überhaupt Emotionen am Werk waren. Ich spürte nichts, weil ich gewohnt war, alles vom Intellekt her zu betrachten. Litt ich vielleicht unter **sekundärer Alexithymie**, verursacht durch frühe Konditionierung und über Jahre andauernde traumatische Erfahrungen?

Bitte einmal Verdrängung für 200 $, Alex

Die intellektuelle Flucht ist unsere erste bewusste Flucht vor unserer Wut.
— John Lee, *Facing the Fire*[56]

Das Wort „Alexithymie" stammt aus dem Griechischen und bedeutet soviel wie „Gefühlsblindheit, Gefühlslegasthenie", doch das trifft es nicht ganz genau: Alexithymie beschreibt vielmehr „das Unvermögen, aufgrund unzureichender emotionaler Wahrnehmung über Gefühle zu sprechen", gilt aber nicht als Krankheit oder Behinderung.[57] Es ist schlicht ein Syndrom, das durch einen Mangel an emotionaler Wahrnehmung entsteht. Vereinfacht gesagt sind sich die Betroffenen **keiner Gefühle bewusst.** Sie teilen anderen Menschen ihre Emotionen nicht mit, weil sie nicht wissen, dass überhaupt Emotionen vorhanden sind. Alexithymie-Betroffene leiden unter vielseitigen chronischen Körper-Psyche-Beschwerden, weil sie starke Emotionen gar nicht wahrnehmen. Alexithymiker werden häufig als menschliche Roboter bezeichnet, weil sie ihr Leben sozusagen mechanisch durchschreiten und es ausschließlich vom Verstand her betrachten. Häufig hat die Person im Vorfeld einen Zyklus aus traumatischen Erlebnissen und Verdrängung erlebt, was sie schließlich jeglichen Emotionen gegenüber betäubt hat. Wenn wir eine Emotion oder mehrere Emotionen gleichzeitig unterdrücken, kann es passieren, dass wir in Zukunft grundsätzlich alle Emotionen unterdrücken. Durch wiederholtes Erleben traumatischer Ereignisse und Verdrängung findet irgendwann eine vollständige Abkehr von allen Gefühlen statt.

Das wäre eine schlüssige Erklärung für die unterdrückten Emotionen, die TMS zugrunde liegen, sowie für Dr. Sarnos klinische Beobachtungen bezüglich Verdrängung und psychosomatischer Erkrankungen, doch so einfach scheint es nicht zu sein. Bei der Alexithymie handelt es sich nicht um schlichtes Verdrängen von Emotionen; die Betroffenen sind sich vielmehr der Existenz jeglicher Emotionen nicht bewusst. Bei Alexithymie treten „nur Schmerzen, Übelkeit und generelles Unwohlsein auf."[58] Einem Alexithymiker mangelt es nicht an Emotionen; er nimmt sie nur nicht als solche wahr. Einigen Alexithymie-Forschern zufolge werden Menschen alexithymisch, weil sie in ihrem Leben nie eine Vertrauensperson hatten, eine Person, bei der sie sich so aufgehoben und sicher fühlten, dass sie ihre Emotionen ausdrücken konnten; daher lernten sie, ihre Emotionen nach innen zu wenden. Die Psychiater Peter E. Sifneos und John C. Nemiah prägten den Begriff. Sie unterscheiden zwischen biologischer (neurogener) und entwicklungsbedingter (psychogener) Alexithymie. Die **biologische** Manifestation bezeichnen sie als **primäre Alexithymie,** worunter die Personen fallen, die bereits von Geburt an oder aufgrund einer Kopfverletzung, Erkrankung etc. unter Alexithymie leiden (wie beispielsweise Dustin Hoffmans *Rainman*, Kim Peek im wahren Leben). Die **psychogene** Alexithymie bezeichnen sie als **sekundäre Alexithymie:** ein Schutzmechanismus infolge eines Traumas oder das Resultat „elterlicher Konditionierung, ein braves Kind zu sein". Die sekundäre Alexithymie tritt häufig nur vorübergehend auf, und die Symptome verschwinden, wenn das **psychologische** Trauma abflaut. Bei mir wurde nie eine sekundäre Alexithymie diagnostiziert, aber ich wollte auf die hohe Wahrscheinlichkeit hinweisen, dass sie eine Ursache für TMS sein kann. Alexithymie sollte aber nicht als pauschale Ursache für TMS angesehen werden, auch wenn sie – in unterschiedlicher Ausprägung – unter den Bewohnern westlicher Gesellschaften weit verbreitet ist.

Praktische Antworten

Wieder daheim auf meiner städtischen Ranch rief ich umgehend meinen orthopädischen Chirurgen an, damit er sich meine gelähmte Hand ansah. Sobald ich die Türschwelle zu seinem Sprechzimmer überschritt, wusste er schon, dass ich mir im Rehabilitationszentrum den Nervus radialis (Speichennerv) in meinem rechten Trizeps eingeklemmt hatte. Er hatte das zuvor bereits bei Patienten erlebt, die einen Gips um den Arm trugen, der die Rückseite des Trizeps einklemmte – weshalb sie die Hand gar nicht mehr benutzen konnten. Ein eingeklemmter Nerv führt in wenigen Minuten, wenn nicht Sekunden, zu Taubheit. Die Vorstellung, dass ein Nerv über Jahre hinweg im Rücken oder im Nacken eines Menschen eingeklemmt werden kann, ergibt keinen Sinn. Es dauerte mehrere Wochen, bis ich wieder anfangen konnte, die Hand zu benutzen, und Monate, bis ich meine frühere Kraft zurückgewonnen hatte. Doch meine Rückenschmerzen verschlimmerten sich, während sich tiefe Wut einnistete, weitere Verdrängung stattfand und wir auf eine Scheidung zusteuerten.

Für mich begann eine körperliche Abwärtsspirale – immer wieder erlitt ich plötzliche Schwindelanfälle. Sobald ich den Kopf leicht nach links neigte, stürzte ich der Länge nach auf den Boden, und meine Augen zuckten hin und her, während sich mein Gehirn erfolglos bemühte, meinen Gleichgewichtssinn wiederherzustellen. Dieses ruckartige Augenzucken geht mit einem Gesichtsfeldausfall einher und wird als „Nystagmus" bezeichnet. Es sieht aus, als ob ein Roboter versucht, ein Ziel anzuvisieren. **Dies war das mit Abstand beängstigendste Symptom aller TMS-Äquivalente, die ich erlebt habe.** Ich befürchtete, ich hätte einen Gehirntumor, ein Akustikusneurinom (AKN), eine Autoimmunerkrankung des Innenohrs (AIED), die Menière-Krankheit (Morbus Menière) oder irgendeine andere Erkrankung der Ohren oder des Gehirns. Ich war sicher, dass mein Stündchen fast geschlagen hatte, suchte einen ortsansässigen Ohrenarzt auf und ließ meine Ohren gründlich untersuchen. Seine Verdachtsdiagnose lautete „benigner paroxysmaler Lagerungsschwindel" (BPLS), was allerdings in der Folge ausgeschlossen wurde, ebenso wie alle anderen schwerwiegenden Krankheiten. Mein Gehör und mein Innenohr erzielten **Bestergebnisse**; in der Testkabine hörte ich jeden Ton. Der Arzt sagte sogar zu mir: „Für einen Vierzigjährigen besitzen Sie ein phänomenales Gehör. Ihre Hörkraft liegt nahe den Werten eines Zwölfjährigen." Er zeigte mir das Diagramm eines zwölfjährigen Patienten und hielt mein Ergebnis daneben. Beide Diagramme sahen identisch aus. Allmählich dämmerte mir, dass meine Sinnesorgane hochgradig ausgeprägt waren. Hmmm … ein weiteres Stück im TMS-Puzzle.

Der Ohrenarzt schrieb mein Schwindelproblem schließlich einer möglichen vorangegangenen „Virusinfektion der Ohren" zu und schickte mich nach Hause. Erst mehrere Jahre später sollte mir klar werden, dass die Schwindelanfälle ebenfalls TMS waren. Es gibt einfach zu viele andere TMS-Betroffene, mit denen ich gesprochen habe, die exakt das gleiche Problem hatten (etwa zehn Prozent von ihnen). Bei allen lautete die Diagnose BPLS, doch ich bin zuversichtlich, dass es ein spannungsinduziertes Symptom ist. Die Symptome waren mir während einer Zeit extremer Anspannung, die mich anfällig machte, von einen Freund **suggeriert** worden. Unter hoher Anspannung wird die Blutzufuhr verändert – entweder zum Innenohr oder direkt zum Gehirn, oder beides. Einige schwangere Frauen haben mir ebenfalls erzählt, dass sie ähnliche Schwindelanfälle erlitten haben, offenbar hervorgerufen durch die Nervosität und Anspannung wegen der bevorstehenden Entbindung.

Meine plötzlich auftretenden Schwindelanfälle mit Augenzucken dauerten noch weitere sieben Monate an. Sie wurden erst besser, als ich mich wieder normal zu bewegen begann und sie ignorierte. Diese Art von Durchblutungsstörung ist ein weiteres TMS-Äquivalent und sollte als solches anerkannt und behandelt werden, allerdings müssen zuvor ernstere Ursachen ausgeschlossen werden. Ernsthafte Symptome erfordern ernsthafte Untersuchungen, weil sie ersthafte Folgen haben können, ganz im Ernst.

Kurz darauf hörte ich ein sehr hohes Pfeifen im selben Ohr. Es hatte den gleichen Klang und Rhythmus wie eine typisch britische Polizeisirene. Manchmal war das Pfeifen so laut, dass es mich die ganze Nacht über wachhielt. Noch mehr Anspannung, die noch mehr Aufmerksamkeit forderte – eine weitere Botschaft, die mir indirekt überbracht wurde und mir mitteilen sollte, dass ich innerlich zerrissen war, stinkwütend und tiefunglücklich. Auch dieses Symptom verschwand im Zuge der TMS-Heilung.

Eines Abends verspürte ich das dringende Bedürfnis, endlich einmal wieder das Haus zu verlassen, und beschloss, meine Frau, meine Tochter und einen Freund in ein nahegelegenes Restaurant zu begleiten. Dort erlitt ich eine Lebensmittelvergiftung und musste mich die ganze Nacht übergeben. Wegen meiner Hornhautverletzung konnte ich auf dem linken Auge kaum etwas sehen, wegen meiner Ellenbogenoperation konnte ich mich nicht auf den rechten Arm stützen und wegen meines gezogenen Zahns konnte ich kaum kauen. Die Lebensmittelvergiftung war damals aber meinem Immunsystem geschuldet. Meine Tochter hatte das Gleiche gegessen wie ich, wurde aber nicht krank. Das Immunsystem ist gefährlich anfällig, wenn jemand unter chronischer Anspannung steht. Es kann einen nicht so gut schützen, wie es das bei einer positiven Geisteshaltung und geringerer Grundanspannung tut. Dies unterstreicht Chopras Aussage (weiter vorn im Text), dass gute Neurobiologen das Immunsystem als ein zirkulierendes Nervensystem verstehen.

Meinem Eindruck zufolge kann die Psyche buchstäblich jedes Organ oder System im Körper als Abwehrmechanismus gegen unterdrückte Emotionen benutzen. Dazu zählen Störungen des Immunsystems [...]

— John E. Sarno, M.D., *Healing Back Pain*[59]

Wegen der plötzlichen Schwindelanfälle hatte ich mittlerweile Angst, Auto zu fahren oder überhaupt das Haus zu verlassen. Ich begann, mich vollständig zurückzuziehen – zum ersten Mal in meinem Leben –, wurde immer menschenscheuer, bis es fast in einer Agoraphobie gipfelte. Ich war immer ein sehr sozialer Mensch gewesen, doch die Außenwelt interessierte mich nicht länger. Sie schien mir nur ein weiterer Kampfplatz für weitere Probleme zu sein, die in mein Leben einzudringen drohten. Solange ich allein blieb, so dachte ich, könnte ich das Risiko, dass mir noch etwas zustieß, zumindest minimieren ... **und der Teufelskreis drehte sich weiter ...**

Essensgerüche begannen, mir den Magen umzudrehen, allein der Gedanke ans Essen verursachte mir Übelkeit. Ich hatte mir den Ellenbogen gebrochen, eine dauerhaft geschädigte Hornhaut, mir einen Zahn gespalten (selbstredend handelte es sich um Zahn Nr. 13), eine vorübergehend gelähmte Hand, starke Blasenschmerzen, mir eine Lebensmittelvergiftung zugezogen und war unter Schwindelanfällen mehrmals heftig zu Boden gestürzt – und ich steuerte auf eine starke Depression zu. Ich verließ das Haus nur noch, um wegen meines Rückens zum Arzt oder zur Physiotherapie zu gehen, aber auch damit war es bald vorbei.

Ich hatte siebzehn Kilo abgenommen und aß nicht, befand mich in einem Zustand chronischer Anspannung, wovon ich aber keinen blassen Schimmer hatte. Ich war durch und durch betäubt, vom Unbewussten aufwärts, bewegte mich wie ein Roboter durch mein Leben hindurch. Ich erlebte die Auswirkungen tödlicher Anspannung; es war in der Tat ein lehrbuchmäßiges Resultat meiner Persönlichkeit und persönlichen Biografie. Doch noch hatte ich Dr. Sarnos Bücher nicht gelesen, noch war ich gänzlich unwissend – ich hing immer noch der archaischen Überzeugung an, dass meine Bandscheibenvorfälle für meine Schmerzen verantwortlich waren. Manchmal müssen wir im Leben innehalten und uns neu sortieren. Schmerzen und Krankheiten sind Botschaften des inneren Selbst, die offenbaren, dass wir den Kontakt zu ihm verloren haben. Wenn wir nicht hinhören, schnellt der Schmerz dramatisch in die Höhe – wild entschlossen, unsere Aufmerksamkeit zu fesseln.

Die interstitielle Zystitis (IC) kehrte kurz darauf mit voller Wucht zurück. Wie immer, wenn sie zuschlug, kroch ich auf allen vieren auf dem Fußboden herum (genauer gesagt: auf allen dreien, denn meinen rechten Arm konnte ich immer noch nicht wieder benutzen) ... **und der Teufelskreis drehte sich weiter ...**

Wenn man dem Patienten erzählt, dass er ein Problem hat, verschlimmert es sich.

Meine Rückenschmerzen nahmen weiter zu und breiteten sich aus; sie wurden nicht nur auf der rechten unteren Seite am Rücken stärker, sondern zogen sich jetzt auch noch bis zu meinem mittleren Rücken hinauf, bis auf Höhe Th12, L1 (verblüffenderweise die gleiche Stelle, an der Susans Rückenmarksschaden sitzt). Die Schmerzen an diesen beiden Stellen am Rücken waren so stark, dass ich mir einen Termin bei einem Arzt geben ließ, der Röntgenaufnahmen anfertigte. Die Röntgenaufnahmen ließen eine spinale Stenose (Wirbelkanalverengung) und Arthrose erkennen, was beides normal ist. Außerdem war darauf eine eigenartige Deformation bei Th12 zu erkennen. Der Arzt fragte mich: „Wann hatten Sie den Autounfall?" Ich antwortete, ich hätte nie einen Autounfall gehabt. Er zeigte mir die knöcherne Deformation und die starke Verengung zwischen den Wirbeln bei Th11 und Th12 und war überrascht, dass ich nie eine Verletzung in dieser Gegend meines Rückens erlitten hatte. Außerdem bemerkte er, er werde an meinem Rücken ab sofort keine Manipulationen mehr durchführen, da sich dieser in einem „fürchterlichen Zustand" befände. Das war damals recht entmutigend, aber wichtiger war, was die Röntgenaufnahmen enthüllt hatten: Da waren die spinale Stenose mit Osteophyten (Knochensporne) und eine Deformation bei Th12, L1; außerdem war mein linkes Hüftgelenk stark abgenutzt, aber dort hatte ich keine Schmerzen – noch nicht. Doch mit dem neuen Wissen im Hinterkopf, dass meine Hüfte mehr oder weniger dabei war, zu zerfallen, sollte mich die Hüftdeformation später noch einmal heimsuchen. Nachdem ich auf Dr. Sarnos Arbeit gestoßen war, setzte ich seine Empfehlungen bezüglich der TMS-Heilung immer vehementer um, und *voilà*, meine linke Hüfte verkrampfte sich nach allen Regeln der Kunst. Man hatte mich auf die physiologischen Veränderungen in meiner Hüfte aufmerksam gemacht; meine Psyche war offenbar nicht clever genug gewesen, um zu wissen, dass sie da waren.

Während meiner Heilungsphase hüpften die Schmerzen von einer von Abnutzung betroffenen Stelle zur nächsten, auf der verzweifelten Suche nach einer Stelle, die mich davon überzeugen würde, dass ich mir irgendwie eine neue Verletzung zugezogen hatte. Gib mir irgendetwas, ganz egal was, damit ich mich bloß nicht mit diesen gewalttätigen, grollenden, von Schuldgefühlen beladenen Emotionen auseinandersetzen muss! ... **und der Teufelskreis drehte sich weiter ...**

Ich hatte mir in meinem Leben mindestens sieben Mal beim Sport den rechten Knöchel verstaucht und war danach jedes Mal auf Krücken herumgehumpelt. Alles begann damit, dass ich mir bei unserem American-Football-Meisterschaftsspiel auf der High-School einen Bänderriss zuzog. In der Folge „überdehnte" ich mir die Sehnen sechs Mal aufs Heftigste. Das letzte Mal, als dies passierte, wollte mein Orthopäde die Röntgenaufnahmen sehen. Kopfschüttelnd erzählte er mir, ich litte unter einer schwerwiegenden posttraumatischen Arthrose (PTA). Mein Knöchelgelenk war fast nicht mehr vorhanden, von der Arthrose zerfressen. Er hielt ein Röntgenbild von einem gesunden Knöchel daneben, und der Unterschied war eklatant. Als ich ihm sagte, dass ich dort normalerweise überhaupt keine Schmerzen hätte, war er äußerst überrascht – und meinte: „Da können Sie sich aber wirklich glücklich schätzen; eigentlich müssten Sie die ganze Zeit starke Schmerzen haben." Dieser Gedanken verankerte sich fest in meinem Gehirn, und es war nur eine Frage der Zeit, bis ich dank des „Gesetzes der Anziehung" dort Schmerzen haben würde,* und natürlich bekam ich auch welche.

Spulen wir von dem Moment, als mir der Orthopäde die Röntgenaufnahme von meinem Knöchel unter die Nase hielt, achtzehn Jahre vor – zu dem Zeitpunkt im Jahr 2000, den ich nun beschreibe, und die Bühne erstrahlt im Rampenlicht: Die interstitielle Zystitis war zurückgekehrt, meine Kreuzschmerzen waren viel, viel schlimmer geworden und hatten sich auf den mittleren Rücken ausgedehnt, wo man mir die merkwürdige Deformation gezeigt hatte. Der Schwindel ließ mich nach wie vor aus den Latschen kippen, mein Ellenbogen schmerzte immer noch von der OP, ich verlor nach und nach meine Sehkraft auf dem linken Auge, durch die plötzlich einsetzenden Knöchelschmerzen hinkte ich auf Krücken herum, und zu allem Überfluss hatte ich auch noch ein Piriformis-Syndrom entwickelt (darunter versteht man Schmerzen im Ischiasnerv durch das Verkrampfen des Musculus piriformis in Hüftnähe infolge verminderter Durchblutung – aufgrund von Anspannung). Die Schmerzen im Knöchel schränkten mich deutlich mehr ein als die Rückenschmerzen. Mit Rückenschmerzen konnte ich mich noch bewegen, falls nötig, mit TMS im Knöchel hingegen nicht. Und ein letztes Symptom gesellte sich hinzu: Mein linkes Knie schwoll oberhalb der Kniescheibe schmerzhaft an. Es war mit Abstand das Schmerzhafteste, was ich jemals erlebt habe – ich war körperlich außerstande, mich damit zu bewegen. Susan mutmaßte, ich könnte an einer „Gelenkkrankheit" leiden. Der Gedanke war mir auch schon gekommen, aber diese Vermutung aus dem Mund einer anderen Person zu hören, war deprimierend. Sie hatte meine eigenen negativen Gedanken bekräftigt und verschlimmert. Alle Emotionen, die ich beiseitegeschoben hatte, kehrten nun zu mir zurück, suchten meine alten Verletzungen heim und stürzten

---

* Das „Gesetz der Anziehung" (auch „Resonanzgesetz" oder „die Lehren Abrahams" genannt) wurde von Esther und Jerry Hicks eingeführt. Es geht von der Prämisse aus, dass uns die Lösungen für die Fragen in unserem Leben durch die unendliche Energie des Universums immer zur Verfügung stehen; wir müssen bloß die passenden „Schwingungen" spüren, um die Antworten zu finden. Unsere Gefühle und Emotionen entstammen unseren Gedanken, sie werden ins Universum ausgesendet und schicken uns etwas „Passendes" zurück. Wir ziehen an, was wir denken, ob es etwas Gutes oder Schlechtes ist. Die Theorie beruft sich auf die Quantenmechanik und besagt, dass wir die Macht haben, unsere Außenwelt aus unserem inneren Selbst heraus zu erschaffen. Energie und Materie werden durch ihre Schwingungsfrequenzen von ähnlicher Energie und Materie angezogen – denn alles Lebende schwingt. Wer seine Aufmerksamkeit gezielt auf ein Problem oder eine Lösung ausrichtet, zieht diese an und lässt sie wahr werden. Wir ziehen Menschen, Situationen und Auswirkungen an, weil die Schwingungen, die aus unseren Gedanken entstehen, Materie und Situationen entstehen lassen. Das Gesetz der Anziehung wurde als Theorie kritisiert, die grundsätzlich dem Opfer die Schuld gibt, doch es hat nichts mit Schuldzuweisung zu tun, wird nur oft dahingehend fehlinterpretiert.

sich auf neue, die man mir nahegelegt hatte. Doch ich biss die Zähne zusammen und kämpfte mich weiter voran ... **und der Teufelskreis drehte sich weiter ...**

Die Suche nach Antworten geht weiter – Die Egoscue-Methode

Meine einzige Motivation, mittlerweile überhaupt noch das Bett zu verlassen, bestand in meinem Physiotherapieprogramm, das ein bekannter Therapeut aus Kalifornien namens Pete Egoscue für mich erstellt hatte. Pete hatte bereits den Golfchampion Jack Nicklaus sowie den ehemaligen US-Präsidenten Gerald Ford erfolgreich behandelt. Ein Jahrzehnt zuvor hatte ich schon einmal mit Pete zusammengearbeitet, was mir vorübergehend zu Besserung verholfen hatte. Nun hatte ich erneut Kontakt zu seiner Firma *The Egoscue Method* aufgenommen und mir ein maßgeschneidertes Therapieprogramm zusammenstellen lassen, um meine Rückenschmerzen zu behandeln. Das Therapieprogramm fand in Form eines Videos den Weg zu mir, und ich gab mir größte Mühe, die Übungen genau so auszuführen, wie sie beschrieben wurden. Ich verpasste keine einzige Trainingseinheit und war mit Feuereifer bei der Sache. Ich setzte die Übungen vorschriftsmäßig um. Doch dieses Mal halfen sie nicht. Dieses Mal verschlimmerten sie meine Beschwerden bloß. Mein letzter Rettungsanker versagte, und ich ging unter.

Die Monate zogen ins Land, und ich blieb im Haus – lag ausdauernd wie ein unverrückbares Möbelstück auf dem Fußboden vor unserem Fernseher im Wohnzimmer und ackerte mich durch mein Therapieprogramm. Doch je härter ich trainierte, desto stärker wurden die Schmerzen. Irgendwann wurden sie so rasend, dass ich das Therapieprogramm nicht mehr fortführen konnte, es war gar nicht daran zu denken. Mein Behandlungszeitraum war fast abgelaufen, deshalb schrieb ich eine E-Mail an die Egoscue-Praxis, und einen Tag später erhielt ich einen Anruf von Pete persönlich. Wir führten ein sehr gutes und aufrichtiges Gespräch über das Leben und Schmerzen. Er sagte, er könne hören, dass ich unter starken Schmerzen litt, und gegen Ende unseres Gesprächs sagte er plötzlich: „Was die Rückenschmerzen angeht ... also wir glauben nicht, dass sie daher kommen." Seine Aussage ließ mich aufhorchen und **innehalten**; ich dankte ihm für seinen Anruf und verabschiedete mich. Es war ein Neuanfang, ein Funken der Hoffnung in einer sehr langen düsteren Zeit. Ich bin Pete für seine Aufrichtigkeit und seinen Rat ausgesprochen dankbar. Wäre er nicht so ehrlich gewesen, hätte ich wahrscheinlich heute noch starke Schmerzen, würde immer noch eine Therapie nach der anderen ausprobieren, mich irgendwie durchs Leben kämpfen – wie so viele andere, die glauben, dass Rückenschmerzen, Nackenschmerzen und Knieschmerzen von körperlichem oder strukturellem Verfall verursacht werden. Ohne Petes Anruf und seine abschließenden Worte hätte ich mich mit großer Wahrscheinlichkeit unnötigen Operationen unterzogen. Doch dank seiner eindringlichen Worte spürte ich, was Pete andeutete, und hielt inne, um nachzudenken. Endlich machte ich eine Pause ...

Innehalten – Nachsinnen – Entscheiden

Ich sann nach, dachte noch einmal an alles zurück. Innehalten ist im Leben unverzichtbar. Eine Pause ist die kurze Zeitspanne zwischen dem Flucht- oder Kampfreflex, während der großartige Ideen entstehen können. Pausen bieten großartige Möglichkeiten für konstruktive Reflexion – aber auch für das Auftreten von TMS-Symptomen, sofern es ungelöste Konflikte gibt, die an die Oberfläche vordringen wollen. Es gilt, immer wachsam zu sein.

Petes Hinweis war ein erster Schritt in meiner dauerhaften Heilung. Sein Therapieprogramm lässt sich in zwei Teile untergliedern: Der erste soll Patienten dazu anregen, wieder deutlich aktiver zu werden, ihr faules Gesäß zu erheben und sich körperlich zu betätigen, was das wichtigste Element der Heilung bildet. So und nicht anders sollte man sein Leben leben und einen Mangel an Leben heilen. Die zweite Hälfte von Petes Programm dient dazu, das muskuloskeletale System gezielt zu trainieren und in perfekte 90-Grad-Winkel auszurichten bzw. den Körper wieder zu seiner korrekten Haltungsausrichtung zurückzuführen. Teil 1 ist für die Heilung absolut unverzichtbar, Teil 2 ist der Nagel zum Sarg. Was die erste Hälfte seines Programms betrifft, in der es darum geht, wieder aktiver zu werden und das Vertrauen in seinen Körper zurückzugewinnen, hat Pete voll und ganz recht, aber die Wiederausrichtung des Körpers ist vollkommen unnötig, wie ich ein wenig später herausfand. Die übermäßige Sorge um die richtige körperliche Position und Ausrichtung bietet der Psyche bloß eine ständige Ablenkung von den emotionalen Unterströmen, weil sie dem geistigen Auge erlaubt, den Körper als geschädigt zu betrachten. Dieses Strukturelle-Defizit-Denken spielt der cleveren Strategie des Gehirns direkt in die Hände, die ja überhaupt erst der Grund für die Existenz von TMS ist. Deshalb hatte mir Petes Programm beim zweiten Anlauf nicht geholfen. Ich litt unter extremen Spannungsschmerzen, und der zweite Teil des Trainingsprogramms ließ meine Schmerzen andauern, weil er in mir das mentale Bild erzeugte, dass bei meiner Wirbelsäule immer noch ein strukturelles Problem bestand und ich aus irgendeinem Grund körperlich nicht korrekt ausgerichtet war.

Solange man sich Sorgen darüber macht, was in seinem Körper vor sich geht, werden die Schmerzen andauern.

— John E. Sarno, M.D., *Healing Back Pain* [60]

Die vorübergehende Besserung, die ich bei meinem ersten Versuch mit Petes Trainingsprogramm erzielt hatte, ist ebenfalls typisch für epidurale Kortison-Injektionen und Operationen, die nach dem ersten Placeboeffekt wenig oder gar keinen Erfolg bringen. Ich hätte also mit der Therapie aufhören sollen, aber das wusste ich damals noch nicht. Die Therapie war nur ein weiterer Übeltäter für meine andauernden Schmerzen, aber ich wusste nicht, wie wichtig es gewesen wäre, sie abzubrechen, weil ich noch nicht von einem Arzt namens Dr. Sarno gehört hatte.

Die Patienten sind meist schockiert, wenn man ihnen nahelegt, die Übungen und Dehnungen, die man ihnen für ihren Rücken beigebracht hat, ad acta zu legen. Doch dieser Schritt ist von essenzieller Bedeutung, um in der Psyche fest zu verankern, was wirklich wichtig ist.

— John E. Sarno, M.D., *Healing Back Pain* [61]

Pete Egoscue ist ein aufrichtiger Mensch, der es gut mit seinen Patienten meint. Ich bin ihm ausgesprochen dankbar, aber heute weiß ich, dass die Besserung, die ich beim ersten Durchlaufen seines Programms acht Jahre zuvor erlebt hatte, einem vorübergehenden Placeboeffekt zuzuschreiben war, den seine eindringliche Schreibweise und sein guter Ruf bewirkt hatten. Je stärker der Kranke oder Schmerzleidende an eine Methode glaubt, desto höher die Wahrscheinlichkeit, dass er Zutrauen entwickelt, wieder aktiver wird und sich vorübergehend von seinen Schmerzen ablenken lässt. Und obwohl diese vorübergehende Ablenkung hilfreich ist, kehren die Schmerzen leider Gottes nach einer Therapie oder Operation irgendwann zurück. Operationen und Therapien sind selten von dauerhaftem Erfolg gekrönt, da die Schmerzen nicht von einem strukturellen Problem herrühren. Davon abgesehen kann sich der Körper in einem angemessenen Zeitrahmen selbst heilen. Chronische Schmerzleidende müssen alle Therapien, die sich auf den Körper fokussieren, einstellen. Wie Dr. Sarno schrieb, kannst du sitzen, laufen und liegen, wie du willst, dafür bin ich der lebende Beweis; der Rücken ist der stärkste Teil des menschlichen Körpers. Man muss nicht körperlich korrekt ausgerichtet sein.

Menschen sind hochgradig anpassungsfähige Wesen. Sie müssen aktiv sein und brauchen Zutrauen, aber sie müssen auch ihre natürlichen Fähigkeiten als Menschen nutzen, um zu unterscheiden, was wahr ist und was nicht. Mittlerweile haben die Menschen begonnen, die Wirksamkeit von Medikamenten, Therapien, Spritzen, Akupunktur, Manipulationen und Operationen zu hinterfragen. Immer mehr Menschen öffnen ihren Geist für eine **ganzheitliche Heilung von Körper und Psyche**, weil es deutlich effektiver ist, den ganzen Menschen zu heilen, anstatt bloß den Körper umzumodeln. Gute oder schlechte Gesundheit hängt von unseren Überzeugungen ab. Doch die nötigen Veränderungen sind aufgrund falscher Konditionierung und gesellschaftlicher Normen nicht immer leicht herbeizuführen. Veränderung tritt oft nur langsam ein, und Menschen, die versuchen, den Körper-Psyche-Prozess zu verstehen und daran zu glauben, suchen sich, was die notwendigen Veränderungen betrifft, oft das heraus, was ihnen am besten in den Kram passt; doch Überzeugungen funktionieren nur nach dem Entweder-oder-Prinzip. So wie man nicht ein bisschen schwanger sein kann. Eine Überzeugung funktioniert nur dann, wenn du mit deinem ganzen Selbst dahinterstehst. Ja, Schmerzen können erneut auftreten, nachdem man dank Dr. Sarnos „Wissenstherapie" von TMS geheilt ist. Das bestätigt nur seine Aussage, dass wir als emotionale Wesen alle Wut in uns tragen.

Rückkehr zur Therapie

Nach einer kurzen Pause beschloss ich, einen lokalen Physiotherapeuten aufzusuchen, weil ich immer noch nichts von Dr. Sarno gehört hatte. Ich dachte, es sei vielleicht an der Zeit für einen Neuanfang. Widerwillig stieg ich in mein Auto und wagte mich in die Welt hinaus, was nur noch selten vorkam. Am ersten Tag ließ mich der Therapeut eine Art Liegestütze machen (die Kobrapose), eine therapeutische Übung, bei der die Wirbelsäule nach hinten gebeugt wird, und mit einem Mal spürte ich ein Kribbeln, es prickelte von meinen Zehen bis zu den Knien. Ich sagte dem Therapeuten, dass gerade irgendetwas passiert sei und dass meine Füße „zwickten und kribbelten". Diese Empfindung wird als Parästhesie bezeichnet und Ärzte schreiben sie einer Wurzelneuritits (auch Radikulitis, Radikulopathie, Wurzelsyndrom) zu, also einer Reizung oder Schädigung der Nervenwurzeln. Zahlreiche andere TMS-Betroffene haben mir von dieser Empfindung in Armen, Beinen – und sogar im Gesicht – berichtet. Es fühlt sich an wie eingeschlafene Beine, allerdings gibt es bei einer Parästhesie keine objektive Ursache. Von Dr. Sarno wissen wir aber, dass das Kribbeln und Pieken von einer Minderdurchblutung des Nervs / der Nerven herrührt, was vollkommen harmlos ist. Ich stand unter hoher Anspannung, durch die Kobrapose war die Durchblutung bloß unterbrochen worden, und die Nerven wurden vorübergehend nicht mit Sauerstoff versorgt. Mein Gehirn war unmittelbar dazu konditioniert worden, bei Bewegung dieses Kribbeln und Pieken zu empfinden.

Die professionelle Reaktion meines Physiotherapeuten lautete: „Echt? Das ist ja merkwürdig!" Ich fand vielmehr seine Reaktion merkwürdig. Er war Therapeut und hatte keine Ahnung, was gerade geschah. Zu dem Pieken und Stechen gesellte sich ein Zucken in meinen Unterschenkeln hinzu. Dieses Muskelzucken bezeichnet man als „Faszikulation". Angesichts des Piekens und Stechens und der Muskelzuckungen war ich sicher, dass etwas Gravierenderes vor sich ging, als ich mir eingestehen wollte. Kurz darauf entwickelte ich einen „Steppergang" oder „Fallfuß": Mein linker Fuß hing beim Gehen mit der Fußspitze nach unten, und ich konnte weder den Fuß noch die Zehen anheben, außerdem begannen meine Füße wehzutun. Die Fußschmerzen verschoben sich von Tag zu Tag, aber die Schmerzen in meinem linken Fußballen waren jetzt konstant. An manchen Tagen hatte ich so starke Schmerzen in den Fersen, dass ich auf den Zehen gehen musste. An anderen Tagen taten mir die Zehen so weh, dass ich auf den Fersen laufen musste. Ich weiß noch, wie ich mich jeden Morgen beim Aufwachen fragte: Ist heute ein Zehen- oder ein Fersentag? Mal sehen … Angst ist ein Aufzug, der nie im obersten Stock anhält, sondern immer darüber hinausschießt.

Die tagesaktuelle Zusammenfassung: Seit meinem vierzehnten Lebensjahr litt ich an Rückenschmerzen. Die entscheidenden Auslöser für die Verschlimmerung der zahlreichen anderen körperlichen Manifestationen, die mir meine perfektionistische Persönlichkeit bescherte, waren die traumatische Erfahrung, meine wunderbare Frau im Rollstuhl zu sehen, und das Zerbrechen unserer Beziehung als Folge davon.

Ein paar Jahre zuvor hatte ich ein taubes linkes Bein und einen Verlust der tiefen Sehnenreflexe erlitten, eine verpfuschte Laser-Augen-OP, die meine Sehkraft zerstörte, einen gebrochenen Ellenbogen und eine vorübergehend gelähmte Hand, eine Zahnfraktur, plötzliche Schwindelanfälle mit Augenzittern (Nystagmus), interstitielle Zystitis, ein Flimmerskotom, starken Tinnitus, ein pochendes und kreischendes Geräusch im Ohr, Kribbeln und Pieken von den Füßen bis zu den Knien, Schmerzen unter dem Fußballen, abwechselnd Schmerzen in den Fersen und Zehen beider Füße, einen Fallfuß, Rosazea, Knöchelschmerzen, Knieschmerzen, Nackenschmerzen und eine Lebensmittelvergiftung. Meine Freunde sagten häufig zu mir, ich hätte im Leben wirklich die A-karte gezogen. Auf der anderen Seite des dichten Nebels schien das Gras immer grüner zu sein.

Der Fallfuß und die Kreuzschmerzen erreichten ein Rekordhoch (Schmerz schießt nach oben, Fuß hängt nach unten). Ich konnte weder sitzen, gehen, liegen noch schlafen. Unter konstanten Schmerzen und ständig schwitzend kroch ich durch die Gegend. Mittlerweile hatte ich über zwanzig Kilo abgenommen und mein Leben kehrte in Form von kurzen Rückblenden zu mir zurück (haufenweise vermasselte Putts!). Zwar dachte ich immer noch nicht bewusst darüber nach, mir etwas anzutun, aber ich blendete mein Leben schrittweise aus. Ich fragte mich oft, was ich getan hatte, dass Gott mir so zürnte. Kurz darauf erlebte ich eine umfassende **Transformation** und mir wurde klar, dass ich mir diese Dinge instinktiv selbst angetan, mich selbst bestraft hatte – ohne es zu wissen. Es war immer ich gewesen, nie Er. Wir leiden, wenn wir uns von der Wahrheit abspalten – die Wahrheit spaltet sich nie von uns ab.

Ich war bettlägerig. Wenn ich überhaupt noch schlafen konnte, dann nur, wenn ich von meinem Kampf mit den Schmerzen so erschöpft war, dass ich buchstäblich bewusstlos wurde. Ich war körperlich außerstande, mich zu bewegen. Während ich im Bett lag, setzte auf meiner rechten Seite ein kaltes Schaudern ein, dass sich wie eisige Wellen über meinen Körper zog. Mein zentrales Nervensystem brach zusammen. Ich hatte keine Lust mehr aufs Leben, obwohl ich es mir bewusst nicht eingestanden hätte, daher hielt mein TMS – denn zu diesem Zweck dient es – das Undenkbare davon ab, ins Bewusstsein vorzudringen.

Ich hatte einen Punkt erreicht, an dem mir klar wurde, dass eine Operation an der Lendenwirbelsäule unausweichlich war. Entweder würde ich vor Schmerzen sterben oder eine OP riskieren, in die ich kein Vertrauen hatte. Schließlich hatte ich miterlebt, wie meine Frau infolge einer mehr oder weniger routinemäßigen Anästhesie querschnittsgelähmt worden war, und hatte Angst, mich selbst bei dem Besten aller Chirurgen unters Messer zu legen. Ich wollte nicht riskieren, ebenfalls gelähmt zu sein. Meine Familie brauchte mich in gesundem Zustand. Sie waren mein Leben. Aber die Schmerzen waren so stark, dass ich Schwierigkeiten hatte, überhaupt bei Bewusstsein zu bleiben. Ich hatte jegliches Bedürfnis zu essen oder mich zu bewegen verloren. Aber ich hatte zwei Kinder, die einen Vater brauchten, also streckte ich den Arm noch einmal sehr weit aus, zog mich an den eigenen Haaren aus dem Bett und sprach bei meinem orthopädischen Chirurgen vor, damit er mir einen Chirurgen in der Universitätsklinik von Cleveland empfahl. Das tat er, und ich ließ mir einen Termin geben, um die Operation mit dem Chirurgen zu besprechen … **Aber …**

… wenn der Schüler schließlich bereit ist, wird ihm plötzlich klar werden, dass der Lehrer die ganze Zeit da gewesen ist.

In vino veritas!

Ein paar Tage vor der OP-Besprechung brachte ich aus einem (für mich) unerfindlichen Grund noch einmal den Willen auf, mich durch die schneidenden Schmerzen hindurchzukämpfen, und kroch schwerfällig aus dem Bett. Vom vielen Liegen hatte ich Kopfschmerzen, und es zog mich nach draußen. In mir flackerte immer noch ein winzig kleines Licht Lebenswillen. Ich raffte mich auf, hinkte zu meinem Auto und fuhr bis zum Weinladen meines Freunds Mike, um ihm einen Besuch abzustatten und ihm eine Flasche guten Chardonnay abzukaufen. Ich wankte in den Laden hinein, und er bemerkte meine schlechte Verfassung augenblicklich: „Du siehst aus, als kämst du geradewegs aus der Hölle." Dabei hatte er keine Ahnung, dass ich genau dort monatelang Urlaub gemacht hatte. Ich war nicht in der Lage, aufrecht zu stehen, wechselte aber ein paar höfliche Worte mit ihm und stand schon im Begriff, den Laden zu verlassen und wieder auf direktem Weg in mein Bett zurückzukehren, doch als ich die Tür öffnete, zog Mike rasch ein Buch unter seiner Ladentheke hervor. „Warte noch kurz", sagte er und erzählte, er habe gerade einen Artikel über Rückenschmerzen gelesen, der ihn sehr an mich erinnert hätte. Ich weiß noch, wie er auf der Suche nach dem Artikel das Buch durchblätterte, weil er wusste, dass ich unter Schmerzen litt. Ich schloss die Tür und wankte wie Frankensteins Gehilfe Igor auf die Ladentheke zu, wo Mike mir den Artikel zeigte. Der Artikel war in einem Buch mit dem Titel *Boardroom Classics* abgedruckt und von einem gewissen Dr. John E. Sarno verfasst, der am Howard Rusk Institute des New York University Medical Center arbeitete. Die Beschreibung der Rückenschmerzen in dem Artikel und die Persönlichkeitsmerkmale, die am häufigsten zu ihrer Entstehung beitrugen, ergaben durch und durch Sinn. Es klang genau nach mir, nach allem, was mich ausmachte. In dem Artikel vertrat Dr. Sarno die These, Rückenschmerzen würden durch Emotionen hervorgerufen und seien mit Ausnahme sehr seltener Anomalien nie auf strukturelle Veränderungen zurückzuführen. Mike notierte mir den Namen des Arztes, ich ging nach Hause, suchte im Internet danach und bestellte mir Dr. Sarnos Buch *Healing Back Pain* (*Anm. d. Übers.:* Auf Deutsch ist das Buch unter dem Titel *Befreit von Rückenschmerzen* im Goldmann-Verlag erschienen). Als das Buch ankam, las ich die ersten Kapitel, hielt es für ausgemachten Schwachsinn, schleuderte das Buch einmal quer durchs Wohnzimmer und verfiel nach einem oder vielleicht auch drei Gläsern Chardonnay sofort wieder in meinen Zsa-Zsa-Gabor-Modus … **und der Teufelskreis drehte sich weiter …**

Es sollte nicht lange dauern, bis ich Sarnos Buch erneut zur Hand nahm und widerstrebend einen Blick hineinwarf, in einem letzten verzweifelten Versuch, die Operation zu umgehen, die mir mit Riesenschritten entgegeneilte. Verzweiflung fördert eine offene Geisteshaltung.

Eine der bedauerlichen Wahrheiten bei der Arbeit mit einem Krankheitsbild wie TMS besteht darin, dass die meisten Menschen die Vorstellung erst einmal weit von sich weisen, bis sie so verzweifelt sind, dass sie um jeden Preis eine Lösung finden wollen.
— John E. Sarno, M.D., *Healing Back Pain* [62]

Monatelang fühlte ich mich jetzt schon so schlecht, dass ich nicht imstande war, Zeit mit meinen Kindern zu verbringen. Ich sah den hilflosen Ausdruck auf ihren Gesichtern, während sie an mir vorbeigingen, ohne mir helfen zu können. Kinder sind die größte Freude im Leben, und sie bleiben nicht lange klein. Eines Tages fühlte ich mich so schlecht, dass ich nicht mehr mit meiner kleinen Tochter spielen konnte, deshalb beschloss ich, mit ihr zu *Borders Books and Music* zu fahren, in der Hoffnung, dort ein Buch mit Denkspielen zu finden, mit denen wir uns beschäftigen konnten, während ich mit meinem ZZGS herumlag. Während unseres Besuchs im Buchladen gerieten meine Schmerzen völlig außer Kontrolle, meine persönliche Distanzzone – der Abstand, den Menschen zwischen sich und anderen einhalten, wenn sie interagieren – dort nicht eingehalten wurde. Ich beschloss, meinen seltenen Außer-Haus-Besuch ausnutzen, und kämpfte mich zu dem Regal mit Büchern über Rückenschmerzen vor. Stehen konnte ich nicht mehr, die Schmerzen waren einfach zu stark, deshalb krabbelte ich davor herum und wühlte mich durch die Bücher. Die Titel über Rückenschmerzen standen ausgerechnet ganz unten im Regal, sodass man sich weit hinunterbücken musste, um sie sich anzusehen. Ich muss ein sehr klägliches Bild abgegeben haben, wie ich dort auf der Suche nach Büchern am Boden entlangrobbte, denn ein Verkäufer kam auf mich zu und sagte: „Sie sehen aus, als sollten Sie sich besser hinsetzen, soll ich Ihnen einen Stuhl bringen?" „Nein danke", lehnte ich ab, denn vom Sitzen hätte ich erst recht höllische Schmerzen bekommen. Aber was für eine freundliche Geste von einem Unbekannten! Also krabbelte ich weiter, bis ich ein Buch fand, das von demselben verrückten Dr. Sarno stammte, dem ich zuvor kein Wort geglaubt hatte. Dieses Buch trug den Titel *Mind Over Back Pain*, es war sein erstes Buch aus dem Jahr 1982. Ich erinnerte mich an die kurzen Auszüge, die ich aus seinem späteren Buch, *Healing Back Pain*, gelesen und nicht geglaubt hatte, aber dieses Mal war es ganz anders. Diesmal dräute der OP-Termin, also beschloss ich, es zu lesen; schließlich war es ein kurzes Buch (im Gegensatz zu diesem hier). Ich überflog ein paar Textstellen direkt an Ort und Stelle, auf den Knien hockend. Ich erfasste die wesentlichen Punkte und begriff, dass dieser Arzt etwas Bedeutsames in Bezug auf Rückenschmerzen, Gelenkschmerzen und zahlreiche andere Schmerzen herausgefunden hatte. Ich kaufte es.

Dann fuhr ich nach Hause und verschlang *Mind Over Back Pain* in einem Zug – ich fürchtete die Operation wie die Pest und wollte sie um jeden Preis vermeiden. Ich fand mich auf jeder Seite des Buchs wieder – als wäre es über mich geschrieben worden. Alles schien einen Sinn zu ergeben, Dr. Sarno wusste sich sehr gut auszudrücken, und seine Informationen waren bestens recherchiert. Nach und nach begann ich zu begreifen, dass er mit seinen Beobachtungen recht hatte. Schmerzen sind das Nebenprodukt eines bestimmten Persönlichkeitstyps und werden durch Phasen erhöhter Angst / Anspannung und ungerechtfertigte Warnungen seitens der Medizinindustrie verschlimmert. Im Laufe der vergangenen Jahre wurde mir außerdem klar, dass es weitere Auslöser gibt, wie ein Kindheitstrauma, Trennungsangst und unerfüllte kindliche Bedürfnisse, die später durch einen ungelösten Beziehungskonflikt oder eine Midlife-Crisis erneut aktiviert werden, was sich in Form spezifischer Verhaltensmuster äußert, darunter TMS. Und ich nahm auch Dr. Sarnos zweites Buch, *Healing Back Pain*, wieder zur Hand. Endlich begannen die Tränen zu fließen, als mir bewusst wurde, wie viele Tragödien ich unabsichtlich verdrängt hatte. Alle verdrängten Emotionen stiegen allmählich wieder an die Oberfläche empor – der Heilungsprozess hatte begonnen. Endlich strömte das, was meiner Frau zugestoßen und was zwischen uns geschehen war, nach und nach aus mir heraus. Der Teufelskreis sollte endlich durchbrochen und ich wieder vollständig und dauerhaft gesund werden. Dr. Sarno sollte mir das Leben retten.

Nanu? Was ist das für ein salziger Sturzbach?
– Jerry Seinfeld, „The Serenity Now"

4

Den Veränderungen hinterherjagen –
Zeit zum Innehalten

Oheim, was wirret dir? Sag, was quält dich so?
— Parzival, Die Gralssuche (Wolfram von Eschenbach)

Hätte Parzival diese Frage bereits zu Beginn seiner Suche nach dem heiligen Gral (der Wahrheit) gestellt, wäre ihm und den Menschen in seiner Umgebung das Leid, das sie durchleben mussten, erspart geblieben. Doch dann hätte er auch nie dazugelernt, wäre nie gereift und innerlich gewachsen, daher hatte sein Leid einen höheren Sinn. Was also geht hier tatsächlich vor sich? Wodurch wird das ganze Leid verursacht? Was wirret uns, was quält uns so? Ich hatte das große Glück, mit Zeit gesegnet zu sein, um über das nachzudenken, was mir in meinem Leben widerfahren war, und auch darüber, was mit meinen Freunden und Bekannten und im weiteren Sinne mit allen Menschen in unserer gemeinsamen Welt geschieht. Menschen, die nicht mit Zeit gesegnet sind, sind von jenen abhängig, die über Zeit verfügen. Rückblickend waren meine Schmerzen notwendig, weil sie mich zwangen, mich mit meiner ungelösten Biografie auseinanderzusetzen. **Meine Schmerzen dienten als Vollstrecker.** Während Zeiten hoher Anspannung offenbarte mir mein Körper anhand vergangener Verletzungen und natürlicher physischer Veränderungen, dass ich nicht glücklich war. Doch schwierig wird es, wenn wir versuchen, eine Verbindung zwischen den einzelnen Punkten herzustellen. So glauben wir beispielsweise, dass eine Stelle, an der wir uns einmal verletzt haben, nie wieder ganz in Ordnung kommt, glauben, sie wäre für immer vorbelastet, doch das ist ein Denkfehler – es bedeutet, in der Vergangenheit zu leben. Wenn wir heilen, heilen wir vollständig, allerdings erinnert sich die Psyche noch lebhaft an die früheren Verletzungen und kann die damit verbundene Angst nur schwer loslassen. Die Medizinindustrie hat uns zu dem Glauben konditioniert, das Problem würde fortbestehen, obwohl es das in Wahrheit nicht tut. Die alte Verletzungsstelle ist nur ein Trigger (Auslöser) für ausströmende Emotionen, das perfekte Versteck für innere Anspannung. Die Menschen erwarten, dass ihnen das Knie, der Rücken, die Schulter oder der Nacken Probleme bereitet, weil sie sich dort einmal verletzt haben, und so bilden diese Körperteile einen Zufluchtsort für ihre Wut / Energie / Aufmerksamkeit – wie gesagt aus einem Irrglauben heraus. Deshalb gewinnt die Person fälschlicherweise den Eindruck, die Schmerzen rührten von dem Bandscheibenvorfall oder der posttraumatischen Arthrose etc. her. Doch diese Annahme hat sich bei Tausenden, wenn nicht Zehntausenden ehemals Schmerzleidenden als falsch erwiesen. Den strukturellen Veränderungen hinterherzujagen ist, als würde eine Schlange ihren eigenen Schwanz auffressen, wenn neue Emotionen alte Verletzungen ansteuern.

Allerdings folgen Spannungsschmerzen nicht immer diesem Muster; nicht immer krallt sich die Psyche an alten Erinnerungen fest. Sie treten auch häufig an Stellen auf, an denen es keine strukturellen Schäden gibt (Phase-1-TMS). Verblüffenderweise übernehmen manche TMS-Betroffene auch das Leiden anderer. Wir teilen Verletzungen in dieser Welt durch Empathie, in dem tiefen Bedürfnis, andere zu uns heranzuziehen, uns verbunden zu fühlen und dazuzugehören. Wir geben nicht nur Wahrheiten weiter, sondern auch falsche Informationen, auf die unsere Körper-Psyche-Einheit reagiert. Wenn die Information (Erfahrung) als wahr empfunden wird, wird sie real. Ich fing an, das Gesamtbild der Schmerzen zu sehen. Ich entfaltete mich, und die Schmerzen dienten mir als Dünger.

Je empathischer eine Person ist – je feinere **sensorische Antennen sie** besitzt –, desto empfänglicher ist sie dafür, die Schmerzen der anderen zu übernehmen. Je empfindsamer sie ist, desto größer ihr Drang, andere zu sich heranzuziehen, um jegliche durch Trennung entstandene Lücke zu schließen. Sie spürt den Schmerz der anderen. Geschieht das aufgrund von Angst? Oder durch Empathie? Lebt sie für sich selbst oder für andere? Eines ist sicher: Während Zeiten hoher Anspannung und wenn wir seelisch unter Druck stehen, besteht eine höhere Anfälligkeit dafür, die Beschwerden unserer Mitmenschen **nachzuahmen**. Man hat sich keine Erkältung oder Infektion „eingefangen", man ahmt sie nach.

Ammenmärchen

Nach einer Operation am Knie, an der Schulter oder der Lendenwirbelsäule kommt es häufig vor, dass sich die Schmerzen auf das andere Knie, die andere Schulter oder eine andere Bandscheibe am unteren Rücken konzentrieren. Daraufhin nimmt der Patient fälschlicherweise an, er hätte diese andere Stelle irgendwie stärker belastet, um die operierte Stelle zu schonen, oder dieser neue Schmerz würde durch Narbengewebe verursacht, das sich dort gebildet hat. Doch das entspricht nicht dem, was wirklich vor sich geht – es kommt der Wahrheit nicht einmal ansatzweise nahe. Es handelt sich vielmehr um Anspannung, derer sich die betroffene Person nicht bewusst ist und die nach einer neuen Stelle sucht, auf die die Aufmerksamkeit gerichtet werden kann, weil die Person fälschlicherweise annimmt, mit der Stelle, an der sie operiert wurde, sei infolge der Operation jetzt wieder alles „in Ordnung". Daher sucht die Psyche ein anderes Ziel im Körper, wo sie die Wut ablagern kann. Da die Schmerzgeplagten nichts von dem TMS-Konzept wissen, lassen sie als Nächstes die andere Bandscheibe abschleifen oder das andere Knie oder die andere Schulter reparieren. In diesem Fall jagt die Anspannung nicht den strukturellen Veränderungen hinterher; sie versucht nur verzweifelt, sich zu verstecken, wird an andere Stellen verbannt, um die man sich sorgen kann.

TMS schlägt auch bei Leuten zu, die sich mit anderen über den neuesten Schrei an Heilmethoden austauschen. Zuzugeben dass ein emotionaler Prozess in Gang ist, wird von der Gesellschaft als Schwäche angesehen, insbesondere von Männern. Frauen sind deutlich offener für die Wahrheit, aber sie tragen in der Regel auch stärkere Angstgefühle mit sich herum, weil sie sich mehr bemühen, nett zu sein, und weil ihnen die Dinge meist nähergehen – insgesamt scheint es also mehr oder weniger ausgeglichen zu sein.* Das traurige Endresultat: Viele Leute leiden sinnlos, während sich andere eine goldene Nase an ihnen verdienen.

Was geht also wirklich vor sich? Mir haben Leute erzählt, sie hätten Rückenschmerzen, weil sie eine Weile „Gartenarbeit verrichtet" haben, woraufhin ihre Schmerzen einsetzten. Ihre Schmerzen kommen nicht von einem kaputten Rücken; die Gartenarbeit war nur der Auslöser für eine konditionierte Reaktion. Auf unbewusster Ebene empfindet das innere Kind die repetitive Arbeit als ermüdend. Zwar versichern mir die Leute häufig, sie würden Gartenarbeit lieben und es könnte nicht sein, dass sie davon wütend werden. Doch sie spüren eben nicht, dass es nicht der erwachsene Anteil in ihnen ist, den die Arbeit verärgert. Ihr Es bekommt den Wutanfall und verursacht die Schmerzen. Das Es (der Teil der Psyche, der sich als Erstes entwickelt) ist der Teil von ihnen, dem sofortiges Vergnügen verwehrt wird. *Das kleine Kind, das am lautesten quäkt, bekommt alle Aufmerksamkeit.* Ich sehe das ständig und überall. Männer und Frauen rennen sich die Hacken ab, um ihre lieben Kleinen zur Schule zu fahren, um beim Sportverein als Trainer einzuspringen, obwohl sie zwei verschiedene Jobs haben, sind immer in Eile, ständig kommt noch mehr Verantwortung hinzu, sie hetzen hierhin, hetzen dahin und hetzen dorthin … und dann setzen schlagartig Schmerzen ein. Sie lassen sich mittels bildgebender Verfahren untersuchen, bekommen Arthrose oder Bandscheibenvorfälle zu sehen und nehmen gutgläubig an, ihre Schmerzen rührten von diesen Veränderungen her. Wenn in ihrem Leben endlich Ruhe einkehrt, lassen die Schmerzen nach oder verschwinden ganz. Was ist also passiert? Hat sich der Bandscheibenvorfall in ihrem Rücken von selbst repariert? Sind ihre Rotatorenmanschetten mit einem Mal nicht mehr gerissen? Haben sich ihre Bänderrisse im Knie und die Hüftarthrose auf magische Weise wieder zusammengefügt? Die Antwort lautet: Ihre versteckte innere Anspannung ist deutlich gesunken.

Das Unbewusste bildet das Zentrum der Emotionen und sendet Nachrichten aus, die vom Bewusstsein interpretiert werden sollen. In einem hektischen Leben fehlt die Zeit für Reflexion, und so bleiben diese Nachrichten weitgehend uninterpretiert, bis es zu einer Überstimulation kommt, wodurch Schmerzen und Krankheiten entstehen. Darauf folgt eine dringend benötigte Phase der Unterstimulation, bedingt durch die Schmerzen oder Krankheit (man kann vorübergehend nicht arbeiten gehen, ist vielleicht sogar bettlägerig), weil die Körper-Psyche-Einheit ihren Balance-Akt nicht

---

* Rund fünfundneunzig Prozent aller Menschen, die an Fibromyalgie leiden, sind Frauen.

länger aufrechterhalten kann. Ohne sich dessen bewusst zu sein, erzeugt die Person ihre eigenen Schmerzen oder Krankheiten, damit sie der nervenaufreibenden oder unerwünschten Situation auf sozial akzeptable Weise entgehen KANN.

Ein paar Leute haben mir erzählt, die Operation, die bei ihnen durchgeführt wurde, sei ein Erfolg gewesen, allerdings bekämen sie jetzt immer, wenn sie müde sind, ein Kribbeln in den Beinen. Leider war ihre Operation kein Erfolg. Sie glaubten damals bloß, die Operation hätte ihnen geholfen – der Placebo war also ein Erfolg –, die Durchblutung normalisierte sich wieder, weil sie sich „geheilt" fühlten. Wenn sie müde werden, werden sie innerlich wütend – gereizt und unruhig zugleich –, und die konditionierte Reaktion setzt ein. Die Struktur der menschlichen Wirbelsäule wird nicht schlagartig instabiler, sobald der Körper ermüdet. Das Gesamtbild wird deutlicher, wenn das ganze Gemälde enthüllt wird. Doch das Leben wirbelt oft zu schnell an einem vorbei, um den Haltering zu erhaschen, deshalb drehen sie sich auf dem Schmerzkarussell endlos im Kreis – sind in dem falschen Glauben gefangen, dem der Großteil der Menschheit anhängt. Diese Menschen sind keineswegs dumm, sie wissen nur noch nicht Bescheid, weil sie dem Rausch der modernen Gesellschaft folgen und von den vielfältigen Missverständnissen in Bezug auf unsere Gesundheit verblendet sind.

Doch während der neuen Ära des einundzwanzigsten Jahrhunderts breitet sich das wahre Wissen darüber, was „hier vor sich geht", rasant aus. Immer mehr Menschen begreifen, dass eine Operation nicht immer angezeigt ist. Ich habe einige Leute kennengelernt, die sich am Knie verletzt hatten und entgegen dem Anraten ihrer Ärzte eine Operation am Knie aufgeschoben haben. Sie heilten schneller als andere Bekannte von mir, die eine Knie-OP haben durchführen lassen, da die Operation an sich eine neue Verletzung des Knies hervorruft und die Genesung verlängert. Und es erkennen auch immer mehr Menschen an, dass versteckte Emotionen bei ihnen eine Rolle spielen, und dass diese Emotionen häufig an frühere Verletzungen andocken. Und ihnen wird klar, warum ihre Symptome zu einem bestimmten Zeitpunkt eingesetzt haben. Doch die **Maschinerie der Medizin- und Pharmaunternehmen** schubst sie immer wieder zurück, damit sie vor Angst weiterhin verblendet bleiben. Man braucht nur ein paar Fernsehwerbungen sehen, und schon bekommt man Schmerzen, Sodbrennen oder jegliche andere Form von körperlichen Beschwerden, die einem in der Werbung suggeriert werden – und auf die Werbespots für Medikamente folgen in den USA die Werbespots der Anwaltskanzleien für Sammelklagen wegen der Nebenwirkungen, die die Medikamente und medizinischen Prozeduren hervorgerufen haben. Krankheit ist ein großes Geschäft, und der Leidende ist der Kunde. Schließlich ist es viel einfacher, eine Tablette zu schlucken, als den Blick nach innen zu richten, um die Ursache für gleichwelche Beschwerden oder Krankheiten zu finden. Und an wen richtet sich die Fernsehwerbung der Pharmaproduzenten eigentlich? Einen Großteil der angepriesenen Medikamente kann man sich ohnehin nicht einfach besorgen, indem man in die nächste Apotheke spaziert. Doch am Ende der Werbespots folgt die Aufforderung: „Bitte fragen Sie Ihren Arzt oder Apotheker!" Aber der Arzt sollte einem keine Medikamente verordnen, bloß, weil man im Fernsehen Werbung dafür gesehen und beschlossen hat, dass man sie braucht. Worauf zielen die Werbespots also ab? Sie zielen direkt auf unsere Zweifel und Ängste ab. Angst = Geld.

Die zahlreichen Gesundheitsdisziplinen, die sich für den Rücken interessieren, haben mit ihrem mittelalterlichen Konzept von strukturellen Schäden und Verletzungen als Ursache für Rückenschmerzen in diesem Land eine Armee aus Halbinvaliden erschaffen.
— John E. Sarno, M.D., *Healing Back Pain*[63]

Häufig berichten Leute, sie hätten etwas gehoben oder gezogen, als ihre Schmerzen einsetzten. Aber sie richten selten den Blick auf das, was zu jener Zeit in ihrem Leben an ihnen gezerrt hat. Es gibt immer einen tieferen Grund, und immer steckt **kognitive Dissonanz** dahinter – wenn man sich auf eine Weise verhält, die mit den wahren Gefühlen in Konflikt steht.

Während Zeiten erhöhter Anspannung steckt der Körper bereits im Flucht- oder Kampfmodus fest. Das sympathische Nervensystem ist in hoher Alarmbereitschaft – das Blut wird für die Organe zur Verfügung gestellt, die für das Überleben am wichtigsten sind. In diesem Zustand bedarf es nur noch einer einfachen Bewegung wie Heben, Ziehen oder Drehen, damit die Blutzufuhr plötzlich abgeklemmt wird. Wenn die Durchblutung unterbrochen wird, spürt man einen unvermittelten und sehr durchdringenden Schmerz. Und damit setzt ein Dominoeffekt ein. Das Gehirn beginnt, die betroffene Gegend zu schützen, indem es noch mehr Anspannung produziert. Allerdings **glaubt** die Person aufgrund nicht bewiesener, aber häufig wiederholter Aussagen, sie hätte sich den Rücken verrenkt oder einen Bandscheibenvorfall. Daraufhin werden Hightech-Bildaufnahmen angefertigt, auf denen sich der Patient sozusagen mit eigenen Augen von dem strukturellen „Schaden" überzeugen kann, der als Nächstes durch den verheerenden Radiologiebericht bestätigt wird – was den Patienten weiter davon überzeugt, dass die Schmerzen von einem strukturellen Schaden herrühren. Zu guter Letzt bestätigt der Arzt persönlich die verquere Schlussfolgerung des Patienten, indem er ihm rät, sich „zu schonen", sich „operieren zu lassen" oder „zur Physiotherapie zu gehen", um den Normalzustand wiederherzustellen. Doch der Patient kennt nur die halbe Wahrheit. Die Veränderungen, die er auf den Aufnahmen gesehen hat, waren mit großer Wahrscheinlichkeit schon da, bevor seine Schmerzen überhaupt eingesetzt haben. Ein Blick auf die Studie des Hoag Memorial Hospital / der Cleveland Clinic aus dem Jahr 1994 genügt, um festzustellen, dass diese strukturellen Veränderungen, Bandscheibenvorfälle und Verschleißerscheinungen auch bei vielen Menschen vorkommen, die keine Symptome haben, weil die Schmerzen nicht von diesen „normalen Anomalien" verursacht werden. Und so reiht sich ein Denkfehler an den nächsten, durchdringt eine Schicht nach der anderen, eine Generation nach der nächsten, gräbt sich vom Bewussten ins Unbewusste.

Schmerzen rühren nicht daher, dass ein Bein länger ist als das andere oder dass eine Hüfte höher steht als die andere. Schmerzen werden nicht durch Arthrose oder Bandscheibenvorfälle oder Knochenwölbungen verursacht. Schmerzen entstammen tiefsitzender Traurigkeit, Monotonie durch einen Mangel an Zielen und durch Angst, was den Leidenden wiederum wütend macht, wodurch sich die Schmerzen verschlimmern.

Ich erinnere mich, wie ich Michael Jackson während einer seiner Gerichtsverfahren wegen Kindesmissbrauchs im Fernsehen sah. Er kam an einem der ersten Prozesstage unter Schmerzen ins Gericht gehinkt (in einem todschicken Pyjama), gestützt von zwei Bodyguards. Er behauptete, seine Schmerzen kämen von einem Sturz von der Bühne viele Jahre zuvor (Phase-3-TMS). Es war offensichtlich, dass seine Wut eine **Reizschwelle** erreicht hatte, weil man ihn zwang, sich vor Gericht zu verantworten und öffentlich beschämt zu werden. Die Stelle der Schmerzen war zwar durch eine frühere Verletzung suggeriert worden, aber die Schmerzen selbst rührten nicht von dem Unfall her, sondern von seinem autonomen Nervensystem und a posteriori von seiner cleveren Psyche, die niemals vergisst. Sein geistiges Auge erinnerte sich an die alte Verletzung und bezweifelte, dass diese jemals richtig verheilt war – eine Stelle, die bestens genutzt werden kann, um vor seinen Gedanken zu fliehen, wann immer es nötig ist.

Auch ich bin früher auf die Verkaufslist der Betten-Industrie hereingefallen, ich „bräuchte eine weichere Matratze" oder ich „bräuchte eine härtere Matratze". Jedes Mal, wenn ich in einem Hotel übernachtete und mir die Matratze zu weich erschien, wachte ich zuverlässig mit Schmerzen auf. Ich hatte mir eingeredet, dass die weiche Matratze meinem Rücken Schmerzen zufügte, also tat sie es. O nein, bitte nicht den bequemen Sessel! Wie sich die Psyche bettet, so schläft der Körper. Einmal erzählte mir ein Arzt, eins meiner Beine sei länger als das andere, und das wäre der Grund für meine Schmerzen. Wie konnten wir in der Medizin so tief sinken? Wie dem auch sei – immer, wenn ich vergaß, meine Schuheinlage zu tragen, nahmen meine Schmerzen dramatisch zu – die Falle war zugeschnappt –, ich hatte mir mein Leiden selbst erschaffen. Heute sitze, gehe, laufe und hebe ich so, wie es mir beliebt. Die Pharma- und Medizinindustrie haben wahrhaftig eine Armee der Halbinvaliden erschaffen, die ständig befürchten auseinanderzufallen; also tun sie es. Doch diese Einstellung kann sich ändern, und glücklicherweise tut sie das gerade. Eines Tages werden wir Rückenschmerzen „zurückgelassen" haben, dafür wird mit Sicherheit ein neues, verlockenderes Problem an deren Stelle treten, so lange man die Antwort weiterhin auf körperlicher Ebene sucht – den Körper als Brennpunkt nutzt, um unerwünschten Gedanken und Emotionen auszuweichen.

Weg damit!

Vergiss die ganzen orthopädischen Schuheinlagen, Medikamente, Matratzen, radiologischen Aufnahmen, Rückenkorsetts, Operationen, Manipulationen,

Physiotherapien, Salben und Ratschläge. Um schmerzfrei zu werden, müssen wir uns selbst befreien. Gesellschaftliche Warnungen versklaven die menschliche Psyche, weil Warnungen Einschränkungen sind. Sie nehmen die Psyche gefangen, und der Körper wird zu ihrem Knastgefährten. Und die irrigen Meinungen breiten sich weiter aus, weil die Menschen ihre „Weisheiten" bezüglich ihrer eigenen Verletzungen und Behandlungsverfahren an andere weitergeben. Zigmal habe ich an öffentlichen Orten gehört, wie Leute ihre Leidensgeschichte zum Besten gaben. Sie erteilten sich gegenseitig Ratschläge wie: „Du solltest unbedingt diese neue Ellenbogenbandage ausprobieren, die hilft echt!" Oder: „Mein Physiotherapeut hat mir diese neue Übung gezeigt, die hilft wirklich!" Oder: „Ich habe dieses neue rezeptfreie Medikament ausprobiert, das die Gelenke wieder wachsen lässt, und fühl mich schon viel besser!" Oder: „Dieser Chirurg ist wirklich gut, lass dir mal einen Termin bei ihm geben." Und so geht es immer weiter, bis zum Abwinken, und niemand weiß, wo es endet. Sowohl Laien als auch Ärzte geben gutgläubig falsche Informationen weiter. Es ist niemand Bestimmtes daran schuld, doch einige tragen größere Verantwortung als andere. Die Leute versuchen wirklich, sich und anderen zu helfen, so wie auch die meisten Ärzte es versuchen. Aber auch Nicht-Wissen kann manchmal Schaden anrichten. Ich habe einen Lieblingswerbespot mit dem Basketballspieler Shaquille O'Neal: „Ich will den Meistertitel so sehr, dass es wehtut." Du brauchst nur ein bisschen Salbe auf die schmerzende Stelle zu reiben, und *Kazaam!*, schon sind die Schmerzen verschwunden. Und es gab noch einen weiteren amüsanten Werbespot, in dem ein Talisman beworben wurde, den man sich um den Hals hängt, um seine Energie auszubalancieren. Er soll nicht nur für einen ausgeglichenen Energiehaushalt sorgen, sondern auch Schmerzen verschwinden lassen und sogar das Golf-Handicap verbessern! Ich bin sicher, es funktioniert – wenn der Talisman-Träger nur fest genug daran glaubt. Wie auch immer – es ist keine Lösung, sondern das Problem. Wenn du dein ganzes Vertrauen in den Stein legst, bleibt dein Vertrauen an den Stein gebunden. Wir werden durch das definiert, wovon wir überzeugt sind – unsere Überzeugungen steuern unser Leben.

Seitdem ich schmerzfrei bin, habe ich auf dem Fußboden geschlafen, auf weichen Matratzen, nach Lust und Laune gesessen, nur mit dem Rücken gehoben und mich auf jede x-beliebige Weise gebückt und gedreht. Heute weiß ich, wodurch Schmerzen entstehen – sie können meine Aufmerksamkeit nicht mehr fesseln. Wenn meine innere Anspannung deutlich ansteigt, begibt sich meine Psyche manchmal noch auf die Suche nach alten Verletzungen. Das heißt, in sehr angespannten Zeiten spüre ich, wie sich mein Rücken verspannt oder dass meine Hüfte eine gewisse Bewegungsfreiheit einbüßt, aber ich bekomme keine Schmerzen mehr – ich kann den Schmerzen Einhalt gebieten, indem ich mir klarmache, welche Ereignisse in meinem Leben stattfinden.

Manchmal sucht sich der Schmerz eine Stelle im Körper, die repetitive Tätigkeiten ausführt, beispielsweise bei einer verhassten oder auch bloß eintönigen Arbeit. Dies zu verstehen ist für die Heilung unerlässlich – der erste Stützpfeiler für die Genesung besteht darin, Wissen zu erwerben. Der zweite Pfeiler besteht darin, nach diesem Wissen zu handeln. Wenn ich heute ein schmerzhaftes Stechen spüre, weiß ich, dass ich frustriert oder wütend bin und dass mit meinem Körper alles in Ordnung ist. Und die Schmerzen dauern immer nur wenige Sekunden an. Das hat bereits zu Debatten geführt, weil mehrere Menschen zu mir gesagt haben: „Ich dachte, du wärst schmerzfrei?" Die Vorstellung, dass ein Mensch nie wieder Schmerzen haben wird, ist Wunschdenken. Wenn ich sage, dass ich schmerzfrei bin, meine ich damit, dass meine Schmerzen weder chronisch noch stark sind. Und was die Kraft und Stabilität meiner Wirbelsäule angeht, bin ich überarrogant geworden und habe versucht, sehr schwere Gegenstände zu heben, ohne dabei meine Beinmuskeln zu benutzen. Ab und zu spüre ich einen kurzen Schmerz, aber er vergeht schnell wieder. Unter einem schmerzfreien Leben verstehe ich nicht, dass man sich schmerzfrei eine Kugel in den Fuß jagen kann. Ein bisschen gesunden Menschenverstand braucht es schon, um Aussagen zu differenzieren und keine überzogenen Erwartungen zu stellen.

Nicht den Abzug betätigen … wenn die Pistole geladen ist

Häufig berichten Patienten, sie hätten in dem Moment, in dem ihre Schmerzen einsetzten, ein Geräusch gehört, eine Art Knacken, Schnalzen oder Knallen […] Das Geräusch ist ein Rätsel […] Aber eins ist sicher – das Geräusch an sich hat nichts Schlimmes zu bedeuten.
— John E. Sarno, M.D., *Healing Back Pain*[64]

Ein Trigger (Auslöser) kann ein bestimmter Vorfall, eine Empfindung, ein Zeitpunkt, eine Bewegung, eine Substanz oder Schlussfolgerung sein, die ein körperliches Phänomen in Gang setzt, beispielsweise Schmerzen. Es ist der Korken, der aus der Flasche herausgezogen wird und dem überschäumenden Konflikt ermöglicht, sich irgendwo im Körper bemerkbar zu machen. Der Trigger übermittelt die Nachricht, dass Anspannung vorhanden ist – erinnert das Gehirn an vergangene Ereignisse – und löst eine konditionierte Reaktion aus. Es setzt eine katastrophale Fehlinformationsschleife in Gang und erschafft einen **trügerischen Fokus** für die versteckte Wut.

Der bekannteste Trigger ist das **Knackgeräusch**, das beim Heben, Bewegen, Bücken oder Ziehen entsteht. Das Geräusch rührt daher, dass Körperteile aneinander reiben und Gelenkflüssigkeit komprimiert wird oder sich ausdehnt. Normalerweise hat es nichts zu bedeuten. Die überwältigende Mehrheit dieses beängstigenden „Knackens" und „Schnalzens" sind normale Geräusche, die der Körper bei mechanischer Bewegung macht. Es ist sehr selten, aber möglich, dass ein Knacken oder Schnalzen von einem ernsthaften Vorfall herrührt, beispielsweise davon, dass die Struktur zerrissen wird. Daher ist es immer unbedingt erforderlich, sich von einem Arzt untersuchen zu lassen, um auszuschließen, dass sofortiger medizinischer Handlungsbedarf besteht. Allerdings bieten diese Geräusche eine willkommene Möglichkeit, um jemanden abzulenken – sie legen einen körperlicheren Köder aus. Wir sind konditioniert zu glauben, wir hätten uns den Rücken verrenkt, wenn er beim Hin- und Herbewegen knackt, oder eine

Bandscheibe sei verrutscht oder vorgefallen. Wie bereits erwähnt, ist das physisch unmöglich, es sei denn, die Struktur wird auseinandergerissen, beispielsweise durch einen Unfall. Das Schnalzen und Knacken mag von gewissen biophysischen Veränderungen begleitet werden, aber in der Regel ist es harmlos und hat nichts zu sagen.

> *Bandscheiben sind Strukturen, die sich zwischen den einzelnen Wirbelkörpern befinden, um den Aufprall abzufedern. Sie sind fest mit den darüber- und darunterliegenden Wirbelkörpern verbunden und können auf keinen Fall „verrutschen".*
> — John E. Sarno, M.D., *Healing Back Pain*[65]

Die Folgen eines Triggers entstehen sowohl durch Konditionierung als auch durch Suggestion. Zum einen sind Menschen zu dem Glauben konditioniert, dass etwas nicht in Ordnung ist, wenn sie ein knackendes Geräusch hören. Und durch beharrliche Warnungen wird ihnen zudem suggeriert, sie müssten vorsichtig sein, um sich nicht den Rücken zu verrenken. Das Gesetz der Anziehung sorgt nun zuverlässig dafür, dass sie die Auswirkungen dieser Warnungen zu irgendeinem Zeitpunkt zu spüren bekommen. Doch wenn Schmerzen mit voller Wucht zuschlagen, müssen wir uns anschauen, wo es in unserem Leben knackst.

Eine Schmerztablette als Schmerztrigger

Trigger (Auslöser) können in vielfältigen Formen daherkommen. Ich unterhielt mich einmal mit einem intelligenten Mann, der den Schmerzprozess sehr gut verstand und ihn als emotional gesteuerten Prozess auffasste. Er litt unter extremer Nackensteife; das Symptom hatte eingesetzt, nachdem ihm eine Schmerztablette im Hals stecken geblieben war. Die Woche über hatte er außerdem intensiv im Fitnessstudio trainiert, und er steckte in einer angespannten familiären Situation, die von einem finanziellen Engpass begleitet wurde. Seine Schmerzen hatten nur auf einen Auslöser gewartet. Der Vorfall mit der Tablette schubste ihn bloß über die Reizschwelle seiner Anspannung, und seine Symptome begannen, in den Körper auszuströmen – Phase-2-TMS –, was sich als starke Nackensteife und Schwindel bemerkbar machte, beides klassische TMS-Symptome. Die Tablette führte zu keinerlei Schmerzerleichterung, sondern löste stattdessen etwas viel Tiefsitzenderes aus. Glücklicherweise verstand er vollauf, dass es sich um die Auswirkungen eines emotionalen Prozesses handelte.

Ein häufiger Trigger sind **Warnhinweise**. Warnhinweise führen dann zu Schmerzen, wenn jemand wiederholt gewarnt wurde, sich vor etwas in Acht zu nehmen, worüber er sich vorher keine Gedanken gemacht hatte (Das Gesetz der Anziehung in vollem Gang bzw. Moonwalk, Mr. Michael Jackson). Ich hatte Kontakt zu einem Mann namens Chris, der unter einem „RSI-Syndrom" gelitten hatte und schnell gesund wurde, nachdem er auf Dr. Sarnos Bücher gestoßen war. Chris schrieb mir, dass seine Schmerzen „völlig ausflippten", nachdem er an einer obligatorischen Informationsveranstaltung zum Thema RSI-Syndrom und Handschmerzen teilgenommen hatte. Warnungen vor Schmerzen rufen Schmerzen hervor – weil sie einem zwanghaften Menschen einen legitimen und sozial akzeptablen Fokus bieten, wenn er eine mentale Ablenkung braucht. Ein weit verbreitetes Beispiel hierfür ist das chronische Schleudertrauma.

Ein eigenartiger, aber interessanter Trigger, auf den ich bei meinen Recherchen stieß, wurde von einem Mann namens Robert eingeführt, der bereits zu fünfundsiebzig Prozent von seinem „RSI-Syndrom" genesen war, nachdem er Dr. Sarnos zweites Buch gelesen hatte. Robert hätte auch vollständig geheilt sein können, aber er konnte die Schmerzmuster nicht ändern, die auftraten, sobald er die Computermaus mit dem rechten Zeigefinger anklickte. Um mit Robs eigenen Worten zu sprechen: „Das wirklich Seltsame daran ist, dass mir die Finger und die Hand nicht wehtun, wenn ich die Maus mit geschlossenen Augen anklicke / bewege. Kann es sein, dass der Bildschirm (und die Software) der Trigger für die Schmerzen ist?!?" Wenn er die Augen schließt, schaltet er einen seiner Sinne aus: seine visuelle Wahrnehmung. Im übertragenen Sinn öffnet ihm das Schließen seiner Augen also die Augen, weil dieser **sensorische Trigger** ausgeschaltet wird. Wenn es ihm auf unbewusster Ebene zuwider ist, auf den Computerbildschirm zu starren, weil es in Konflikt zu seinen unbewussten Wünschen und Bedürfnissen steht, dann schaltet das Schließen seiner Augen die Informationsquelle aus, die seine Wut triggert, in diesem Fall sein Sehvermögen. Unser Sehvermögen ist einer der Sinne, die uns blind machen (Lao Tzu).

Dumm gelaufen, Chuck

Auch menschliches **Mitgefühl** kann als Trigger dienen. Ich lernte einen Mann namens Chuck kennen, der Ende dreißig war und unter starkem TMS litt. Er spürte ein starkes Brennen in der Lunge und heftige Kälteschauer, die seinen ganzen Körper durchströmten, wie es bei extremer Anspannung häufig vorkommt. Er sagte, die Kälteschauer fühlten sich an, als hätte ihm jemand einen Eimer mit eiskaltem Wasser über den Kopf gegossen. Er durchlebte gerade eine Phase starker Trennungsangst, weil seine Frau ihn verlassen hatte, er litt unter wiederkehrenden Lähmungserscheinungen und hatte immer stärkeren Tinnitus. Ich unterhielt mich mit ihm am Telefon, nachdem er wegen eines erneuten Schubs in der Notaufnahme gelandet war. Die enormen Angstgefühle, das Brennen, die Schwäche und der Schwindel trieben ihn zur Verzweiflung. Er erzählte mir, eine Kollegin sei an jenem Tag auf ihn zugekommen und habe ihn gefragt, wie es ihm gesundheitlich gehe. Er beschrieb, was daraufhin geschah: „In dem Moment spürte ich ein plötzliches Gewicht auf mir lasten, dazu ein allgemeines Schwächegefühl und ging in die Knie, weil ich befürchtete, sonst ganz umzukippen und zu Boden zu stürzen – und dann fing das Brennen an ... das Schwächegefühl, gefolgt von dem Brennen, ging wellenartig weiter, während ich auf dem Boden hocken blieb." Zwei Tage später, nachdem er das Krankenhaus verlassen hatte, rief ihn dieselbe Kollegin zu Hause an, um sich zu erkundigen, wie es ihm ging. Um mit seinen Worten zu sprechen: „... als sie mich am zweiten Tag anrief, wurde ich, je länger wir uns unterhielten, immer unruhiger, spürte ein immer stärkeres Brennen, bis ich ihr sagen musste, dass es schon wieder losging. Ich bat sie, in der Leitung zu bleiben … Ich legte das Telefon beiseite, um tief durchzuatmen, aber ich wollte sie nicht zu lange warten lassen, deshalb nahm ich das Telefon wieder an mich, bevor ich mich auch nur halbwegs erholt hatte. Sie sprach weiter, aber ich musste das Gespräch abbrechen … die Angst und das Brennen hatten mich fest im Griff. Sobald ich das Gespräch beendet hatte, konnte ich es gar nicht mehr bremsen, stattdessen wurde es noch schlimmer und gipfelte in einer … einer richtigen Panikattacke, kann man das wohl nennen … Der Schwindel, das Brennen und die Panik ließen erst nach, als ich mit dem Notaufnahmepersonal zu sprechen begann."

Bei der Anteilnahme seiner Kollegin handelte es sich seinen Worten zufolge um „echtes Mitgefühl", daher löste es in ihm das Empfinden aus, als würde „ein plötzliches Gewicht" auf ihm lasten. Das war das entscheidende Stichwort in seiner lebhaften Beschreibung der Vorgänge in seinem Körper, so wie Körper-Psyche-Beschwerden häufig Symbolcharakter besitzen. Wenn wir es gewohnt sind, im Leben immer alles im stillen Kämmerlein „mit uns selbst auszumachen", erreichen unsere unterdrückten Emotionen irgendwann eine Verdrängungsgrenze – und wenn dann plötzlich ein Wort oder mehrere Worte der Anteilnahme von einem anderen Menschen an uns gerichtet werden, der sich um uns sorgt und Mitgefühl zeigt, zieht es einen über die Reizschwelle des Mitgefühls mit sich selbst hinüber. Seine Kollegin löste eine Reaktion bei ihm aus, die nur darauf gewartet hatte, in Gang gesetzt zu werden, indem sie die Worte äußerte, die er von den Menschen, die ihn liebten, oder von irgendeinem Menschen dringend hatte hören wollen, was aber nicht geschehen war – weshalb er sich einsam und abgeschnitten fühlte. Häufig wollen wir uns vor erneuten Zurückweisungen schützen, indem wir versuchen, uns von anderen unabhängig zu machen. Wenn uns dann jemand ein mitfühlendes offenes Ohr schenkt, öffnen sich die Schleusen des Mitgefühls mit sich selbst und ermöglichen der zuvor unterdrückten Energie, an die Oberfläche aufzutauchen. Das kann einen heilsamen und kathartischen Effekt haben; wenn hingegen weiterhin verdrängt und verleugnet wird, kann es zu einer Verschlimmerung führen. Das offene Ohr eines Arztes oder eine nette Geste vermögen Wunden der Isolation und des Abgetrenntseins zu heilen. Wie mir der Mann schrieb, wurde es besser, als er begann, mit dem Notaufnahmeteam zu sprechen. Kurz zuvor hatte ich mit Dr. Sopher über eben jenes Bedürfnis, gehört zu werden, gesprochen, und als Arzt, der im Körper-Psyche-Prozess bewandert ist, stimmte er zu, dass die Anteilnahme und das offene Ohr eines Arztes eine schmerzlindernde und heilsame Wirkung haben können. Es kann das, was getriggert wurde, wieder ent-triggern.

Aller guten Dinge sind drei, nicht wahr? Wenn wir weiterhin versuchen, stark und unabhängig zu sein, während das Bedürfnis, wissen zu wollen, ob es irgendjemanden kümmert, **aber fortbesteht**, wütet der unbewusste Kampf weiter. Mehrere Wochen später begann Chuck eine Unterhaltung mit derselben „Trigger-Kollegin" und spürte Wogen des gleichen Symptoms in sich aufwallen, woraufhin er „plötzlich zusammenklappte". Das ist Konditionierung, wie sie im Buche steht. Als ihn die Kollegin zum ersten Mal aus Mitgefühl fragte, wie es ihm ginge, ließ ihre Frage alle Emotionen, die er in sich hineingefressen hatte, an die Oberfläche aufsteigen. In der Folge reagierte sein Gehirn jedes Mal, wenn sie ihn etwas Persönliches fragte, auf die gleiche Weise – wie die Gazelle, die dem Löwen entflohen ist. Ich riet ihm zum einen, sich nicht mehr mit ihr zu unterhalten, und erläuterte ihm zum anderen den Assoziationsprozess, den er voll und ganz verstand. Was ihm wiederum nicht klar war, ist, dass seine Symptome das Resultat unterdrückter Emotionen sind, dass er das, womit er sich nicht konfrontieren kann, zurückgehalten hatte, bis es sich so aufgestaut hatte, dass ein einzelner Trigger zu einem Zusammenbruch führte. Seine Symptome traten auf, um ihm aus der Klemme zu helfen, damit er sich nicht mit seinen wahren Gefühlen auseinandersetzen musste. Sein Gehirn hatte ihm schlicht einen Gefallen erwiesen.

Ein anderer Mann schrieb mir, ihm ginge es dank TMS-Heilung zu etwa „achtzig bis fünfundneunzig Prozent besser" – und er sei körperlich aktiver geworden, ginge joggen und Gewichte heben. Er war auf einem sehr guten Weg, bis jemand den Fehler machte, ihn zu fragen, wie es seinem Rücken ginge, woraufhin er antwortete: „gut" und es sei ihm „nie besser" gegangen. Und dann, so sagte er, „Zack!, einen Tag später konnte ich kaum noch aufrecht stehen!" Die Frage bezüglich seines Rückens hatte in seinem Gehirn Erinnerungen an die Vergangenheit wachgerufen – Gedanken, die er beiseitegeschoben hatte, drängten nun mit aller Macht auf die vordersten Plätze, zack! Das ist Phase-1-TMS.

Wir müssen uns Dinge unbedingt von der Seele reden. Wer hat nicht schon einmal jemanden gefragt, wie es ihr oder ihm ginge, woraufhin die Person plötzlich in Tränen ausbrach? Aber was, wenn man unter dem wachsamen Blick des Über-Ichs nicht weinen kann oder will? Dann muss der Impuls zu weinen in den Körper abgeschoben werden, der schließlich losfeuert, wenn der entsprechende Auslöser betätigt wird. Der **Mitgefühl-Trigger** kann den Blick des geistigen Auges auf all das zurücklenken, was bislang unterdrückt wurde. Doch nur wenn die Waffe geladen ist, wird durch Betätigen des Abzugs etwas abgefeuert.

Weitere gängige Trigger sind ein **Aufprall** oder eine **Drehung**. Unbewusste Wut wird in jeden Teil des Körpers ausströmen, mit dem man sich irgendwo gestoßen hat oder auf den etwas aufgeprallt ist. Der gesamte aufgestaute Zorn strömt pfeilschnell zu der angeschlagenen Stelle, als wäre ein Damm gebrochen. Wenn sich die Psyche obsessiv daran festkrallt, werden die Schmerzen für lange Zeit nicht verschwinden. Das ist Phase-2-TMS mit autoimmunen Eigenschaften, weil der Körper auf eine Empfindung überreagiert – rot wird – anschwillt –, sich augenscheinlich selbst angreift, wie es bei Gicht der Fall ist.

Andere häufige Auslöser sind **empathische Trigger**. Sie entstehen aus hoher **Sensibilität** anderen Menschen gegenüber während Zeiten hoher Anspannung und Angst / innerer Unruhe, wenn beispielsweise jemand, der einem nahesteht, ernsthaft oder sogar lebensbedrohlich erkrankt. Mein virtueller Freund Scott Tovan gab mir gegenüber zu, für die Symptome anderer empfänglich zu sein. Er sagte: „Nachdem eine enge Freundin von mir am Rücken operiert worden war (in ihrem Wirbelkanal war ein gutartiger Auswuchs entdeckt worden, der auf die Beinnerven drückte), bekam ich Symptome im Rücken / in den Beinen. Außerdem erlitt ich Schwindelanfälle – ein paar Monate nachdem sie mit Schwindel zu kämpfen gehabt hatte." Ich hatte den gleichen Schwindel-Trigger erlebt wie Mr. Tovan. Während meiner ausgeprägten TMS-Beschwerden hatte mir eine Freundin von ihren Schwindelanfällen erzählt. Als ich wenige Wochen später in eine besonders kritische TMS-Phase eintrat, entwickelte ich dasselbe Symptom wie sie, und zwar genau so, wie sie es mir beschrieben hatte – ihre detailgenaue Beschreibung hatte mir buchstäblich den Kopf zum Schwirren gebracht.

Der König aller Trigger mag der **Alterungstrigger** sein, alias **Schon-wieder-ein-Jahr-älter-Trigger**, ein Geburtstag, der mit dem vermeintlichen Niedergang der Gesundheit und des Aussehens einhergeht. Mein Freund Allen wurde zu seinem siebzigsten Geburtstag von seinen Schmerzen lahmgelegt. Er versteht und gibt offen zu, dass ihn der Gedanke quälte, auf ungute Weise zu altern. In *The Mindbody Prescription* listet Dr. Sarno sechs Grundbedürfnisse auf, derentwegen wir wütend werden und frustriert sind, wenn sie nicht befriedigt werden. Nummer sechs auf dieser Liste lautet „unsterblich sein" (wir sind unbewusst wütend über die Unausweichlichkeit des Todes). Allan wusste eine schöne und ermutigende Geschichte über seine Schmerzen zu berichten, die ihn stark beeinträchtigten – und über seine vollständige Genesung, nachdem er Dr. Sarnos Bücher gefunden hatte. Er sagte, er habe miterlebt, wie es bei seinen Freunden und Bekannten nach ihrem siebzigsten Geburtstag mit der Gesundheit bergab gegangen war, deshalb löste sein Gedankenprozess seinen eigenen Niedergang aus und er schwächte sich selbst durch die Befürchtung, dasselbe Schicksal zu erleiden. Er beging den Fehler, in die Zukunft zu blicken, anstatt im Augenblick zu leben. Das beweist nicht nur, dass ein **Denkfehler** allein ein Ungleichgewicht im Körper-Psyche-Prozess hervorrufen kann, sondern unterstreicht auch Satchel Paiges Frage: „Wie alt wärst du, wenn du nicht wüsstest, wie alt du bist?" Die Ärzte erzählten Allan, bei ihm läge eine schwerwiegende spinale Stenose vor und er müsste sich sofort operieren lassen, doch das lehnte er klugerweise ab. Schließlich wurde er durch TMS-Heilung wieder vollständig gesund.

Schmerz ist, wie Dr. Sarno schrieb, ein Phänomen, das uns „von der Wiege bis zur Bahre" begleitet; allerdings tritt TMS vorwiegend während jener Jahre auf, in denen wir die größte Verantwortung tragen. Wenn die Schmerzen nach diesen „Jahren der Verantwortung" zuschlagen, liegt es fast ausschließlich an der Wut über das Altern – wenn wir miterleben, wie Freunde und Verwandte von uns gehen, steigt die Trennungswut. Schmerzen sind häufig auch Teil einer Midlife-Crisis, wenn Menschen nach einem tieferen Sinn suchen und über das hinausblicken wollen, was sie sehen – sich nach einem Leben sehnen, das über ihr eigenes hinausgeht. Der Schweizer

Psychiater C. G. Jung erkannte, dass die meisten Probleme seiner Patienten in der zweiten Lebenshälfte, d. h. über fünfunddreißig, im Grunde religiöser Natur sind.[66] Menschen brauchen beruhigende Antworten. Wenn sie diese nicht mithilfe der Wissenstherapie oder eines Therapeuten finden können, müssen sie tiefer nach innen blicken, die Antwort in sich selbst suchen, um spirituell zu erwachen.

Ein anderer weit verbreiteter Trigger ist ein Unfall / eine Verletzung, Krankheit oder der **Tod eines geliebten Menschen**. Ein paar Wochen nachdem seine Frau gestorben war, ließ sich mein Nachbar am Rücken operieren (es wurde eine OP wegen spinaler Stenose durchgeführt). In *The Mindbody Prescription* ließ Dr. Sarno eine Stressoren-Skala der Psychiater Thomas Holmes und Richard Rahe abdrucken, die untersucht hatten, welche Lebensereignisse Stress hervorrufen. Auf der Holmes-Rahe-Skala sind die Ereignisse nach Stress-Intensität geordnet – angefangen beim nervenaufreibendsten Ereignis (das mit großer Wahrscheinlichkeit innerlich Wut erzeugt) bis hin zu dem, das am wenigsten Stress hervorruft. Der Spitzenreiter unter den stressigen Ereignissen, die wahrscheinlich Wut erzeugen, ist „der Tod eines Ehepartners". Ein ähnlicher Trigger ist die **Krankheit eines geliebten Menschen**. Viele Schmerzleidende leiten ihre persönliche Geschichte mit den Worten ein: „Mein Vater / Meine Mutter zog wieder bei mir ein, als er / sie krank wurde." Oder: „Ich musste anfangen, mich um meine Mutter zu kümmern, als …" Die Energie, die sie jetzt aufbringen müssen, um für ihre Eltern zu sorgen, erzeugt die unbewusste Wut, die sie über Dr. Sarnos Wut-Reizschwelle schubst.

Ein weiterer sehr häufiger Trigger ist eine **Schwangerschaft**. Die TMS-Schmerzen setzen entweder während der Schwangerschaft ein oder, was häufiger vorkommt, nach der Geburt – aufgrund der Erwartung neuer Anforderungen, aus Angst vor Veränderung und aufgrund emotionaler Wunden aus der Vergangenheit während der Geburt / Kindheit der Mutter. Da wir wissen, dass ein chemisches Ungleichgewicht das Resultat eines psychischen Prozesses ist, und nicht umgekehrt, können wir annehmen, dass die Energieanforderung an die frischgebackene Mutter aufgrund ihrer neuen Verantwortung für das Baby (ein neuer Teil von ihr) große Angst hervorruft und in der Folge die chemischen Prozesse im Körper verändert.

Einer meiner Lieblingstrigger, von denen ich in *Healing Back Pain* gelesen habe, war die Geschichte einer Patientin, die Dr. Sarno erzählte, sie bekäme nur dann Schmerzen, wenn sie sich einen Drink mixte und versuchte, sich zu entspannen. Dieser Drink-Trigger ist in Wahrheit ein **Schuld**-Trigger. Die gewissenhafte Person glaubt, sie hätte es eigentlich nicht verdient, sich zu entspannen, und vielleicht hatte sie irgendwann einmal Schmerzen, während sie sich einen Drink genehmigte, deshalb fügt die gute alte Konditionierung noch einen Schuss Schmerz hinzu.

Außerdem gibt es noch den **Untersuchungstrigger**. Häufig klagt der Typ-T über andauernde Schmerzen, nachdem er sich wegen urologischer oder gastrointestinaler Beschwerden, Problemen mit den Augen oder Ohren oder wegen zahlreicher anderer Krankheiten hat untersuchen lassen – aufgrund der Prozeduren, die während der medizinischen Untersuchung durchgeführt wurden. Die Schmerzen und Angst, die mit den medizinischen Tests einhergehen, werden nun zu ihrem neuen Fokus – und TMS beginnt …

Es gibt noch viele weitere Trigger, von denen die meisten auf der Stress-Skala aufgeführt sind, die Dr. Sarno in *The Mindbody Prescription* aufführt. Die meisten davon können unter den Triggern zusammengefasst werden, die ich hier aufgelistet habe, abgesehen von Triggern wie Essen, chemischen Erzeugnissen oder Pollen, bei denen eine Substanz den Auslöser bildet.

> *Und so geht es immer weiter und weiter … Die Liste der Trigger ist unendlich lang.*
> — Marc Sopher, M.D., *To Be or Not To Be … Pain-Free*[67]

5

Wie ich schmerzfrei wurde

Das ungeprüfte Leben ist nicht lebenswert.
— Sokrates, *Die Apologie des Sokrates* (469—399 v. Chr.)

Wenn ich schreibe, dass ich geheilt bin oder geheilt wurde, bedeutet das, dass meine Rückenprobleme nach siebenundzwanzig Jahren andauernder Schmerzen verschwunden sind. Wir Menschen werden immer wieder einmal verschiedene Schmerzen und Wehwehchen erleiden, weil wir organische, denkende, fühlende Wesen sind. Ich sehe meinen Gesundheitszustand heute wieder als normal an, also so, wie er einmal war, als ich zwölf oder dreizehn Jahre alt war. Da ich ein Mensch bin und somit mit dem Fluch der Antizipation und meines Ich belegt, wird immer wieder irgendein Symptom auftauchen, aber heute macht mir das Leben Spaß, und ich kann es genießen. Jetzt, wo die Schmerzen verschwunden sind, sehe ich alles mit klarem Blick, mir ist klar, welche Stolpersteine mir im Weg lagen.

Durch eine glückliche Fügung hatte ich Dr. Sarnos Arbeit gefunden und dankenswerterweise bin ich von Natur aus neugierig und für Neues aufgeschlossen. Glaubte ich Dr. Sarnos Behauptungen? Nein, nicht so richtig; insgeheim fand ich ihn ein bisschen schrullig. Vielleicht hatte er einfach zu viele Röntgenstrahlen abbekommen? Doch ich war verzweifelt, wollte meine Schmerzen unbedingt loswerden und eine Operation vermeiden, weil ich miterlebt hatte, wie meine Frau bei einer OP, die deutlich weniger invasiv war als die, die man bei mir durchführen wollte, eine Querschnittslähmung davongetragen hatte. Außerdem hatte eine Operation keinem meiner zahlreichen Bekannten geholfen, die sich am Rücken hatten operieren lassen. Auch wenn einige von ihnen beteuerten, die OP sei ein Erfolg gewesen, war das ganz eindeutig nicht der Fall: Sie mussten sich immer noch in Acht nehmen und hatten nach wie vor schlechte Tage. Sie hatten sich von der beeindruckenden und betörenden Macht des **Placeboeffekts** täuschen lassen, und die meisten von ihnen legten sich erneut unters Messer, nachdem der Effekt abgeklungen war und versteckte Anspannung den Weg in ihr Knie, ihren Brustkorb etc. gefunden hatte. Im Folgenden liste ich einige der häufig geäußerten Aussagen auf, die ich von Freunden oder Bekannten gehört habe, bei denen eine Operation am Rücken, im Nacken oder an der Schulter durchgeführt wurde, die aber ganz offensichtlich keinen Erfolg brachte:

> Ja, die Operation war erfolgreich, aber ich muss immer noch vorsichtig sein.
>
> Ja, die Operation war erfolgreich, aber ich muss mich nochmal operieren lassen und nochmal und nochmal.
>
> Ja, die Operation war erfolgreich, aber ich muss sofort „kürzertreten", wenn ich spüre, dass die Schmerzen wieder aufflammen.
>
> Ja, die Operation war erfolgreich, aber ich darf nichts heben.
>
> Ja, die Operation war erfolgreich, aber wenn ich es übertreibe, „piekst" es noch ein bisschen.
>
> Ja, die Operation war erfolgreich, aber ich muss immer noch jeden Tag viele Sit-ups machen oder meine Physiotherapie fortsetzen.
>
> Ja, die Operation war erfolgreich, aber dafür tut mir jetzt der Knöchel, das Knie oder die Hüfte etc. weh.

Wenn der Patient den Chirurgen mag und ihm vertraut, kann der Placeboeffekt auch von recht langer Dauer sein. Doch das ist selten der Fall. Die meisten Menschen sind nicht in der Lage zu erkennen, dass ihnen die Operation nicht geholfen hat und sie immer noch an TMS leiden. Bei echter Heilung kannst du so ziemlich alles heben, was du willst. Es bleibt kein Restschmerz übrig. Es gibt keinen Grund, sofort kürzerzutreten. Verschwunden ist die Angst, etwas zu heben, sich zu bücken und sogar die **Notwendigkeit** der Angst, weil Heilung aus der Einsicht entsteht, dass die Schmerzen nie eine strukturelle Ursache hatten. Bei ein paar wenigen Glücklichen mag der Placeboeffekt der Operation ein Leben lang anhalten, je nachdem, wie fest sie daran glauben, dass ihr Problem dadurch behoben wurde. Aber sollte ihr Anspannungsgrad erneut steigen, werden ihre Schmerzen mit Sicherheit erneut ausgelöst, weil die Operation nicht den wahren Grund für ihre Schmerzen entfernt hat. Echte integrative Körper-Psyche-Heilung ist dauerhaft, aber auch davon abhängig, ob mit emotionalen Konflikten effektiv umgegangen wird. Jegliche Schmerzlinderung durch eine Operation entsteht aus der Erleichterung darüber, dass die OP überstanden ist, durch das Vertrauen in den Chirurgen und in den Eingriff.

Ich wollte Dr. Sarnos Forschungsergebnissen gern glauben; doch wie die meisten anderen auch, tat ich es zunächst nicht. Es braucht Zeit, um die volle Wahrheit in sich aufzunehmen, und es bedarf einer Portion **Verzweiflung**, die als motivierende Kraft dient, um seinen derzeitigen Erkenntnisstand zu erweitern. Diejenigen, die geduldig sind, kein allzu dominantes Ich besitzen und eine offene Geisteshaltung, heilen problemlos. Ich habe es mehrere hundert Male miterlebt – und, was noch wichtiger ist: Ich habe es am eigenen Leib erfahren. Diejenigen, die das TMS-Konzept zurückweisen, haben weiterhin Schmerzen oder nach wie vor Angst vor Schmerzen oder Aktivität. Ich blieb zunächst irgendwo auf halber Strecke stecken. Doch heute fürchte ich Schmerzen überhaupt nicht mehr, und es gibt keinerlei Hinweis darauf, dass ich jemals Schmerzen gehabt habe. Rund achtzehn Jahre nachdem ich mich in einem kritischen Gesundheitszustand befunden habe, bin ich immer noch schmerzfrei. Und das, obwohl ich seitdem älter geworden bin und mein Rücken durch den Alterungsprozess einen höheren Verschleiß aufweist. Was ist also passiert?

Heilungsphasen

In unserem geheimsten Spiegel sehen wir uns als Ausbund von Tugend oder Intelligenz, selbst unsere offenkundigsten Fehler und Unzulänglichkeiten sind darin unsichtbar oder erhalten eine attraktive Färbung.

— Karen Horney, M.D., *Our Inner Conflicts*[68]

Ich hätte mich selbst **nie** – nicht in einer Milliarde Jahren – für einen wütenden Menschen gehalten. Ich hatte mich immer als gelassen und beherrscht angesehen – **aber genau das ist das Problem.** Die kontrollierte Fassade, äußere Gelassenheit und Friedfertigkeit sind schön und gut, aber wenn Beschwerden wie Schmerzen, Hautprobleme, Darmbeschwerden, Krampfanfälle, Beschwerden des Immunsystems, Asthma und Verdauungsprobleme auftauchen, steckt ein tieferer Grund dahinter: Du hast etwas versteckt – vor dir selbst und vor anderen. Die scheinbare Gelassenheit, die mit starker Verdrängung einhergeht, fordert einen hohen Tribut. Symptome sind Indikatoren dafür, dass in der Tat Emotionen vorhanden sind, direkt unter der Oberfläche, und lautstark um Gehör bitten.

Der holprige Anfang

Verzweifelt begann ich, Dr. Sarnos Ratschläge zu befolgen, wenn auch nicht gerade mit Feuereifer. Es war mehr ein Abwägen zwischen einer gefährlichen Operation in der linken Waagschale und in der rechten Waagschale dem Konzept, ich könnte die Tendenz besitzen, Dinge zu verdrängen – genug innere Anspannung, um körperliche Symptome entstehen zu lassen, die auf gewaltige verborgene Emotionen schließen lassen. In der rechten Hand hielt ich die Karte der Hoffnung, in der anderen das düstere Blatt der Verzweiflung.

Ich begann, Dr. Sarnos erstes Buch, *Mind Over Back Pain*, zu lesen, und sein zweites Buch, *Healing Back Pain*, kaufte ich mir auch als Audioversion. Ich besaß ja bereits die Buchausgabe von *Healing Back Pain*, die ich einmal quer durchs Wohnzimmer geschleudert hatte, nachdem mir klar geworden war, was darin angedeutet wurde. Rückblickend weiß ich, dass ich das Buch wütend weggeschleudert hatte, weil ich in meinem tiefsten Innern wusste, dass alles davon der Wahrheit entsprach. Die Wahrheit versengt die bittere Düsternis mit brennendem Licht, und verbrannt wird dabei – das Ich.

Ich lag im Bett und las in *Mind Over Back Pain*, wie das autonome Nervensystem an der Entstehung von Schmerzen beteiligt ist. Wegen meiner beschädigten Hornhaut im linken Auge war Lesen schwierig für mich (und ist es immer noch), aber was in dem Buch stand, ergab vollauf Sinn, und Dr. Sarno untermauerte seine Aussagen mit soliden statistischen Beweisen und seiner jahrzehntelangen Erfahrung. Nachdem ich das Buch fast zu Ende gelesen hatte, geschah etwas Seltsames: Meine Hände begannen anzuschwellen. Es war mit das Beeindruckendste, was ich jemals gesehen habe. Das war mir nie zuvor passiert, und es ist seitdem nie wieder aufgetreten. Während ich las, begriff ich nach und nach, was Dr. Sarno in Bezug auf das autonome Nervensystem und unerkannte unterdrückte Wut schrieb, und mit einem Mal schwollen meine Hände zusehends an, meine Durchblutung spielte verrückt, und meine Hände pumpten sich mit Blut voll. Meine Hände waren vor Blut so geschwollen, dass ich sie weder schließen noch die Finger beugen konnte. War mein Unbewusstes dabei, eine Ablenkung zu schaffen, damit ich der wahren Ursache für meine Schmerzen nicht vollständig auf den Grund gehen konnte? Ich nehme an, so war es – das Verborgene sollte weiterhin verborgen bleiben. Doch warum es ausgerechnet in meinen Händen passierte, weiß ich bis heute nicht. Vielleicht lag es daran, dass ich die Wahrheit in den Händen hielt, in jenem Buch. Wie dem auch sei, während meine Hände anschwollen, erweiterte sich mein Bewusstsein ebenfalls. Die Realität des Körper-Psyche-Prozesses entfaltete sich direkt vor meinen Augen. **Wir alle kennen in unserem Innern die Wahrheit**; der Konflikt entsteht, wenn unser Ich beschließt, uns aus den zuvor aufgeführten Gründen von ihr abzuspalten. Wenn wir uns der Wahrheit annähern, gehen unsere inneren Kräfte auf die Barrikaden – der Schatten will nicht, dass Licht auf ihn fällt – deshalb verbergen wir Aspekte von uns darin.

Ich hielt im Lesen inne und starrte etwa eine halbe Stunde lang auf meine Hände, während sie sich weiterhin mit Blut vollpumpten. Ich fragte mich, ob sie irgendwann platzen würden. Ob meine Krankenversicherung wohl für explodierte Hände aufkommen würde? Dann spürte ich mit einem Mal ein tiefes Stechen im Brustkorb, während die Schwellung in meinen Händen zurückging. Ich war nicht ernsthaft besorgt, weil ich wusste, dass gerade ein Prozess der Veränderung in Gang war. Das Stechen in meiner Brust dauerte etwa fünfzehn Minuten an, dann verschwand es ebenso plötzlich, wie es gekommen war. Es war das erste Mal, dass ich Schmerzen in der Brust gehabt hatte, und es ist danach nie wieder vorgekommen. Dies war der erste Schritt auf meinem langen Weg der Genesung. Und es war gleichzeitig das erste Mal, dass ich mit eigenen Augen beobachtet hatte, wozu das autonome Nervensystem imstande war. Ich spürte Hoffnung. Gerade hatte sich etwas verändert, und **Veränderung ist notwendig**, um von chronischen Schmerzen zu heilen.

Ich verbrachte meine Tage bewegungsunfähig im Bett, las Dr. Sarnos Bücher und versuchte, seine Aussagen auf tieferer Ebene zu begreifen. Mehrfach unternahm ich den Versuch, mich aufzusetzen oder umherzugehen, doch die Schmerzen waren einfach zu lähmend. Ich hatte Angst vor den Schmerzen – was natürlich genau das war, was mein Gehirn von mir wollte. Doch ich beschloss, es trotzdem zu versuchen, setzte mich im Bett auf und bemühte mich, ein paar Schritte zu gehen, aktiver zu werden und die Schmerzen herauszufordern, wie der gute Arzt es mir riet. Doch ich zahlte einen hohen Preis für meine Bemühungen, denn die Schmerzen wurden dabei jedes Mal schlimmer – deutlich schlimmer. Tatsächlich bekam ich mehr Schmerzen, und es kamen noch andere körperliche Probleme hinzu. Diese Beschwerden verstärken die

Zweifel während des TMS-Heilungsprozesses, deshalb geben Leute an diesem Punkt oft auf und tun alles als Blödsinn ab. Doch was Dr. Sarno geschrieben hatte, ergab einfach zu viel Sinn, um so schnell das Handtuch zu werfen – ich durfte nicht aufgeben – noch nicht. Meine Sturheit hatte mich in diesen Schlamassel hineingebracht, und meine Sturheit würde mich hier wieder herausholen müssen.

Meine Zweifel an TMS blieben ebenso stark wie meine Schmerzen. Allerdings hatte Dr. Sarnos Schreibweise irgendetwas an sich, was mich dazu veranlasste, mich weiter voranzukämpfen. Aus seinen Worten sprach tiefe Überzeugung, und ALLES erschien mir vollkommen schlüssig – die Erfolgsgeschichten seiner Patienten wirkten echt und aufrichtig, also machte ich weiter … **und der Teufelskreis drehte sich ebenfalls weiter …**

Jeden Tag las ich – mehrmals – die Abschnitte über leichten Sauerstoffmangel und versuchte ein wenig umherzulaufen. Es war schwer zu glauben, dass etwas Gutartiges derart rasende Schmerzen verursachen konnte; es fühlte sich alles so gefährlich strukturell an. Schließlich hatte ich die radiologischen Bilder mit der spinalen Stenose, den Bandscheibenvorfällen und der Arthrose gesehen. War es möglich, dass diese leichte Ischämie (Minderdurchblutung) derart unerträgliche Schmerzen verursachte? Ich war nicht hundertprozentig sicher.

Die Tage verschwammen zu Monaten. Ich las und versuchte danach, mich zu bewegen, so wie Dr. Sarno es vorgeschlagen hatte. Doch die Tage vergingen, und es gab mehr Rückschlage, als ich Fortschritte machte. Obwohl Dr. Sarno so eindringlich erklärt hatte, dass „man sich nicht verletzen kann", fiel es mir immer noch schwer, es ganz zu glauben, daher bewegte ich mich vorsichtig. Doch Vorsicht war, wie ich später herausfinden sollte, das Schlimmste, was ich an den Tag legen konnte. Ich hätte zunächst alle Zweifel über Bord werfen sollen, aber es war der natürliche Lauf der Dinge, wie ich es bei so vielen anderen ebenfalls erlebt habe, die auf die gleiche Weile geheilt sind, weil uns allen fälschlicherweise – von ärztlicher Seite – eingetrichtert wurde, wir wären körperlich geschädigt.

Die Monate wurden zu weiteren Monaten, folgten demselben Muster „einen Schritt vorwärts, fünf Schritte zurück". Aber ich hatte nichts zu verlieren, und was noch wichtiger war: Mein Zustand verschlechterte sich zumindest nicht konstant. Damit meine ich, während ich meine Aktivität hochfuhr, wurden die Schmerzen zwar an einigen Tagen stärker, aber es gab auch Tage, an denen die Schmerzen nicht so durchdringend waren. Logischerweise hätten sich die Schmerzen durch vermehrte Aktivität verschlimmern müssen, wenn strukturelle Probleme vorgelegen hätten. Die einzig mögliche Erklärung war, dass Dr. Sarno recht hatte, aber ich war immer noch nicht überzeugt. Ich konnte weder laufen noch sitzen. Ich konnte mich nicht an meinen Kindern erfreuen, hatte eine körperbehinderte Frau, und alle drei waren auf meine Hilfe angewiesen. Dr. Sarno hatte mir zumindest Hoffnung verliehen. Ich konnte immerhin einen halbgaren Versuch machen, wieder gesund zu werden. Also machte ich weiter und erzielte halbgare Ergebnisse. Als Lebewesen bekommen wir im Leben das zurück, was wir hineinstecken oder was wir darüber denken. Wir senden unterschiedliche Schwingungen aus und bekommen passende Schwingungen zurückgesendet (das Gesetz der Anziehung).

Meine Zweifel während der frühen Heilungsphase waren nichts Ungewöhnliches. Die Leute, die ich kennengelernt habe und die alle irgendwann gesund wurden, haben mir erzählt, dass auch sie am Anfang große Zweifel gehegt hatten.

Der TMS-Spezialist Dr. David Schechter aus Beverly Hills (ja, DAS Beverly Hills in Kalifornien, sprich: Swimmingpools, Fernsehstars etc.), der Dr. Sarno während seines Studiums an der NYU (New York University) kennengelernt hatte, sagte: „Zweifel sind Bestandteil des [TMS-]Prozesses." Das sind sie in der Tat. Hätte sich aufgrund der Aussagen der Ärzte nicht der Zweifel in unserem Gehirn festgesetzt, wir könnten strukturelle Schäden haben, würden die Schmerzen nicht andauern. Zweifel fördern daher das Andauern der Schmerzen, da sie der Strategie des Gehirns in die Hände spielen.

Über ein halbes Jahr war vergangen, und es schien, als wäre ich in einem Teufelskreis gefangen, der nicht durchbrochen werden konnte. Ich fragte mich, ob es zu blauäugig von mir war, die Ratschläge dieses Dr. Sarno zu befolgen. Schließlich war ich verzweifelt, und verzweifelte Menschen greifen häufig zu verzweifelten Mitteln. Tief in mir drin wusste ich, dass ich etwas mehr Gas geben musste, um einen Beweis für TMS als die (selbst gestellte) richtige Diagnose zu bekommen oder um es als unseriöses Heilversprechen eines Scharlatans zu entlarven.

Um meinen Glauben zu stärken, beschloss ich, mir eine gekürzte Audioaufnahme von *Healing Back Pain* anzuhören. Das war ein unbezahlbarer Schritt auf meiner Genesungsreise. Als die Kassetten ankamen, setzte ich mir die Kopfhörer auf, war gespannt, Dr. Sarnos Stimme zu hören. Zwar war es nicht die unabdingbare Voraussetzung für meine Heilung, aber es katapultierte mich endlich einen großen Schritt nach vorn. Auf mich hatte es eine stärkere Wirkung, die Informationen akustisch aufzunehmen als visuell. In meinem Fall war Hören gleichbedeutend mit Glauben.

Wenn jemand deprimiert ist und durch andauernde quälende Schmerzen geschwächt, liegt sein Zutrauen entweder am Boden oder es hat sich vollständig in Luft aufgelöst. Zutrauen ist aber notwendig, um von Schmerzen zu genesen – **Zutrauen in die Diagnose**. Es ist wichtig, etwas zu finden, was das Zutrauen wieder stärkt, Schritt für Schritt, ganz egal, wie winzig diese Schritte auch sein mögen. Die Stimme des guten Arztes zu hören, während er den TMS-Prozess erläuterte, verlieh mir einen deutlichen Schub nach vorn.

Die taubblinde amerikanische Schauspielerin Helen Keller wurde einmal gefragt, für welchen der beiden ihr fehlenden Sinne sie sich entscheiden würde, wenn sie sich einen wünschen dürfte. Sie gab zur Antwort: „Ich bin ebenso taub wie blind [...] Aber taub zu sein, ist ein weitaus größeres Unglück, weil es bedeutet, den wichtigsten Stimulus zu verlieren – das Geräusch der Stimme, die Sprache hervorbringt, Gedanken anregt und uns den intellektuellen Austausch mit anderen Menschen ermöglicht." Helen wusste um die verbindende Wirkung der Klänge.

Von Herz zu Herz – Wenn zwei Herzen sich verbinden

Töne besitzen große Wirkung, weil wir die Schwingungen der Verbindung spüren, während wir visuelle Schwingungen (Licht) nicht wahrnehmen können (zumindest nicht bewusst). Ich glaube, es beginnt bereits im Mutterleib, wenn das Baby die Schwingungen des Herzschlags und der Stimme seiner Mutter spürt. Wir müssen hören, dass wir sicher sind – verbunden und wohlauf. Ich musste es direkt aus Dr. Sarnos Mund hören. Doch als visuell-räumlich Lernender mit einer ausgeprägten Schwäche beim auditiven Lernen musste ich mir diese Kassetten nonstop anhören. Nachdem ich seiner Stimme gelauscht hatte, begann ich, mir den ganzen Prozess, den er beschrieben hatte, auszumalen – mithilfe von Symbolen und Bildern. Lesen allein brachte mich aufgrund meines Lerntyps nicht schnell genug voran. Das Hören seiner Stimme verband mich irgendwie mit Dr. Sarno und ermöglichte mir, mir den Prozess bildlich besser vorzustellen, als es mir bislang durch das Lesen seines Buchs möglich gewesen war. Auf der Kassette sagte er zu mir, dass es mir wieder gut gehen würde – so wie er es vermutlich in der Sprechstunde in seiner Praxis getan hätte.

Die Worte zu hören, die ich zuvor gelesen und mir eingeprägt hatte, brachte mich endlich einen Riesenschritt weiter. Der Arzt trug seine Entdeckungen mit Zuversicht vor – weder arrogant noch dogmatisch, sondern professionell und sachlich in Bezug auf das, was er beobachtet und als wahr erkannt hatte. Er wusste, dass Wutspannung für den überwiegenden Teil aller Schmerzen verantwortlich ist, die Ärzte strukturellen Abnutzungen und Verschleißerscheinungen des Körpers zuschreiben. Mit Nachdruck erklärte er, dass strukturelle Schädigungen einen normalen Alterungsprozess des Körpers darstellen und dass die hochtechnisierten bildgebenden Verfahren wie MRTs lediglich die normalen Veränderungen zeigen, die der Körper im Laufe des Lebens durchläuft. Die wissenschaftliche Gemeinschaft hatte die Schmerzen fälschlicherweise diesen normalen strukturellen Veränderungen zugeschrieben. Obwohl die Schmerzen nur manchmal in der Nähe der degenerativen Veränderungen auftraten, hatte der Konsens aus diesem häufigen Denkfehler eine Scheinkorrelation oder Apophänie entstehen lassen – ein Muster oder eine Verbindung, die nicht existiert. Dies belegt eine Studie über Anomalien der Bandscheiben und anderer Wirbelkörper, die auf MRT-Aufnahmen zu sehen waren. Sie wurde u. a. am Hoag Memorial Hospital in Newport Beach, Kalifornien, durchgeführt (siehe Kapitel 4) und kam zu dem Ergebnis: „Die Entdeckung von Vorwölbungen oder Vorfällen bei Patienten mit Schmerzen im unteren Rücken sind häufig zufällig." Die Schlüsselwörter lauten hier: „häufig" und „zufällig".

Ich habe einmal in Ruhe überlegt, wie oft ich mir Ausschnitte der gekürzten Audioversion von Healing Back Pain wohl angehört habe. Es müssen deutlich mehr als tausend Mal gewesen sein. Vielen Leuten reicht es, einfach nur das Buch lesen; sie heilen, indem sie verstehen, was auf jeder einzelnen Seite davon steht, Zeile für Zeile, doch als visuell-räumlich Lernender musste ich mir zunächst das Gesamtbild erschließen, indem ich zuhörte und mir Symbole und Bilder vorstellte.

Wie mir Dr. Sarno geraten hatte, dachte ich während der gesamten Heilungsphase psychologisch. Im Geist ging ich alle möglichen Gründe für meine Symptome durch, forschte nach jeder potenziellen Ursache für die Schmerzen und anderen Symptome. Die Liste, die dabei herauskam, war schockierend lang und begann mit: Frau querschnittsgelähmt. Doch noch immer spürte ich keine Wut auf irgendetwas. Ich wusste, dass ich über das, was Susan, Matthew und mir zugestoßen war, wütend sein sollte, aber ich war es nicht. Das war das Problem – mein Über-Ich hatte klammheimlich meine gesamte Wut in meinen Körper abgeschoben … und der Teufelskreis drehte sich weiter … Doch die vielen Jahre, die ich Sport gemacht hatte, sollten sich auszahlen. Sport bringt dir Disziplin bei. Wenn du angeschlagen bist und am Boden liegst, stehst du wieder auf, ganz egal, wie weh es tut. Du ziehst dich selbst an den Haaren (oder an deinem Suspensorium) aus dem Sumpf, mischst dich sofort wieder ins Getümmel – und hältst weiterhin aufs Tor zu.

Man muss TMS konfrontieren, es bekämpfen, sonst werden die Symptome andauern.
— John E. Sarno, M.D., *Healing Back Pain*[69]

Wenige Meter von meinem Bett entfernt hatte ich einen Kassettenrekorder platziert, sodass ich mich aus dem Bett rollen, zum Rekorder robben, auf die Play-Taste drücken und mir die Aufnahme von Healing Back Pain anhören konnte. Tagein, tagaus kämpfte ich weiter, steigerte meine Aktivität, las, hörte zu, visualisierte. Mir war voll und ganz klar, dass ich mich bewegen musste, mir meinen Körper deutlich gesünder vorstellen und unerschütterlichen Glauben in den Prozess haben musste.

Nein, ich will bitte NICHT um 6.24 Uhr geweckt werden!

Über mehrere Wochen hinweg weckte mich jeden Morgen ein durchdringender stechender Schmerz in meinem Rücken – um Punkt 6.24 Uhr, wie ein Blitzschlag. Es war wie in dem Film Und täglich grüßt das Murmeltier. Die Schmerzen schlugen zu, und mir verging Hören und Sehen. Schnell setzte ich mich auf, warf einen Blick auf die Uhr und sank wieder zurück aufs Kissen, um einen weiteren exakt gleichen Tag zu beginnen (allerdings ohne Sonny Bonos „I Got You, Babe" als Weckmelodie). Es war das Paradebeispiel für eine konditionierte Reaktion und für die Präzision, mit der das Unterbewusstsein arbeitet. Direkt nach diesem ersten Weckruf fühlte sich mein Rücken in schaftrunkenem Zustand zunächst absolut großartig an. AAhhhhh – könnte ich das Gefühl der Schlaftrunkenheit doch bloß beibehalten! Dieser Zustand der Gehirnwellenaktivität direkt nach dem Aufwachen wird als Theta-Phase bezeichnet. Direkt im Anschluss an den Theta-Rhythmus schoss meine Gehirnwellenaktivität in den Hochfrequenzzustand Beta hinauf, bei dem die Hirnwellen schnell oszillieren. Auf die Delta-Tiefschlafphase von 0,1–4 Hz pro Sekunde folgt die Theta-Wellen-Aktivität von 4–7 Hz pro Sekunde. Während der Theta-Phase war mein Rücken flexibel und schmerzfrei. Schlafspezialisten bezeichnen die Theta-Schlaftrunkenheit häufig als zweiten Gang, der bei mir nur höchstens eine Minute andauerte, bevor ich aufwachte und in einen Beta-Zustand mit erhöhter Gehirnwellenaktivität und extremen Schmerzen hinaufschoss.

Zwischen der entspannten Theta-Phase und dem angsterfüllten Beta-Zustand liegt die hochgradig wünschenswerte Alpha-Aktivität. Alpha ist ein wundervoller Zustand sanfter Entspannung zwischen Theta und Beta – friedlich und harmonisch –, aber nicht vollkommen meditativ. Während der Alpha-Phase sind wir wach, aber tief entspannt, was für das Wohlbefinden und einen insgesamt guten Gesundheitszustand von höchster Bedeutung ist. Alpha ist das Ziel im Leben, aber genau wie mein Frühstück ließ ich diese Phase jeden Tag aus.

Gehirnwellenaktivität

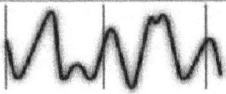

∿∿∿	**DELTA**	• Unbewusster Bereich / intuitive Aufmerksamkeit • Unbewusste Informationen werden übermittelt. • **Vergebung findet statt.** • **Heilung findet statt.**
∿∿∿	**THETA**	• Zugang zu unbewussten Gedanken • **Einssein**, Wissen
∿∿∿	**ALPHA**	• Gelöste Grundhaltung / Neutraler Zustand • Innere Ruhe • Entspannung • Kreativität • Brücke zwischen Bewusstsein und Unterbewusstsein • Körper und Psyche sind vereint. • Der „Aha!"- Zustand – man sieht die Dinge so, wie sie sind.
∿∿∿	**BETA**	• Erregung • Normaler, wacher Zustand, mit offenen Augen, die Aufmerksamkeit ist auf die äußere Welt gerichtet. • Wenn wir uns unterhalten, sind wir im Beta-Zustand.

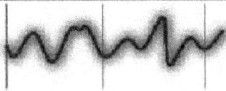

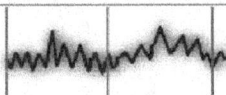

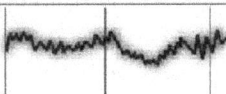

Heilung findet während der Delta-Aktivität statt, in der Tiefschlafphase. Ein erholsamer Nachtschlaf ist entscheidend, um Zweifel zu besiegen und um sich dem Stress des nächsten Tages gewachsen zu fühlen. Manche Menschen schlafen gut, haben aber trotzdem TMS-Symptome, während andere chronische Schlafprobleme haben, aber keine Symptome. Schlaf ist nicht die allein seligmachende Antwort, aber Schlafmangel kann die Schmerzen verschlimmern – es verhindert, dass die Person ihre Batterien wieder aufladen und sich den Anforderungen des kommenden Tages stellen kann.

Nachdem ich aus meinem nicht-erholsamen Nachtschlaf geweckt worden war, lag ich diese eine himmlische Minute lang da, bevor die Schmerzen rasant anstiegen und die Konditionierung einsetzte. Ich ließ dann ein Bein nach dem anderen über die Bettkante gleiten und kroch auf den Kassettenrekorder zu, um Dr. Sarnos Stimme zu lauschen, mein Zutrauen zu erneuern und die Kraft zu gewinnen, erneut den Kampf gegen die Schmerzen anzutreten – einen Murmeltiertag nach dem anderen. Meine Genesung zog sich lange hin, und es ging nicht stetig bergauf. **TMS-Heilung verläuft nicht linear.** Während des Heilungsprozesses ist es am besten, sich dieses Konzept der Nichtlinearität zu vergegenwärtigen, damit die Heilung nicht durch zunehmende Frustration verlängert wird, die jeden Rückschlag begleitet.

Was ist das denn für ein (Fluch gelöscht)? – Mir geht es noch schlechter!!!

Eines Tages erlitt ich einen heftigen Rückschlag. Ich konnte weder meine Beine bewegen noch stehen. Ich hatte sogar Schwierigkeiten, mich krabbelnd fortzubewegen, so quälend waren meine Schmerzen. In nullkommanix wurden Dr. Sarnos Theorien von meinen strukturellen Bedenken fortgespült. Tat ich das Richtige, indem ich wieder aktiv wurde? Ich hatte doch schließlich meine Röntgenaufnahmen gesehen, auf denen die spinale Stenose so überdeutlich zu erkennen gewesen war – und auf der es ausgesehen hatte, als wären Nerven eingeklemmt. Im Geist sah ich die Arthrose auf der Röntgenaufnahme vor mir und die Bandscheibenvorfälle auf meiner MRT, genau dort, wo meine Schmerzen saßen. Warum forderte ich mich körperlich so heraus, wo mein Rücken doch so ein Wrack war? Wie naiv war ich bloß? Innerhalb eines einzigen Tages stürzte alles in sich zusammen, während mein Schmerzlevel auf dem Schmerzometer in schwindelnde Höhen hinaufschoss. Ich weiß noch, wie ich langsam über den Boden robbte, während eine Schmerzwoge nach der anderen durch mich hindurchwütete; ich war schweißgebadet und kaum noch imstande, zwischen meiner Wahrnehmung und der Realität zu unterscheiden. Der Raum wirkte verzerrt, und ich konnte nicht mehr scharf sehen. An diesem Tag erlebte mein TMS seinen absoluten Höhepunkt. Ich werde ihn nie vergessen; bis heute dient er mir als Motivation, immer weiter zu machen und niemals dem Zweifel zu erliegen – er verstärkt meinen Glauben.

Immer wieder verlor ich das Bewusstsein und kam wieder zu mir, der Raum war verzerrt und schien zu schwanken. Wenn Menschen über einen langen Zeitraum unter

Schmerzen oder Depressionen leiden, erleben sie häufig Rückblenden zu glücklicheren Zeiten, doch das war bei mir nicht der Fall. Stattdessen erlebte ich Rückblenden zu all den schlechten Momenten meines Lebens. Es begann mit einer mentalen Diavorführung des schlimmsten Tags meines Lebens. In meiner ersten Rückblende war ich sieben Jahre alt, hatte rheumatisches Fieber und musste monatelang in einem komaartigen Zustand reglos daliegen. Meine zweite Rückblende zeigte, wie meine Frau querschnittsgelähmt wurde, und die dritte, wie mein Schwiegervater starb ... und so ging es immer weiter. Es war nervenaufreibend wie ein Horrorfilm, nur leider fehlte das Popcorn ... **und der Teufelskreis drehte sich weiter ... ohne Popcorn.**

Dies ist ein guter Zeitpunkt, um über Schmerzen zu sprechen. Mir haben Leute erzählt: „Klar, ich habe hin und wieder auch mal Schmerzen, aber das macht mir nicht groß was aus – ich strecke oder dehne mich einfach ein bisschen, und dann geht's wieder." HA-HA!!! Glücklicherweise wird es dem Großteil dieser ausgesprochen naiven Menschen erspart bleiben, die Intensität starker TMS-Schmerzen am eigenen Leib zu erfahren und sie dementsprechend nachvollziehen zu können. Würdest du dir mit einem stumpfen Löffel das Bein absägen und Benzin auf die Wunde gießen, käme das den Schmerzen, die jemand mit starkem TMS erleidet, vermutlich recht nahe – wobei vermutlich selbst dieser Vergleich noch hinkt. Zwar gibt es auch bei TMS minderschwere Schmerzen oder Zipperlein, die ebenfalls seiner mysteriösen Natur entspringen, aber Menschen mit heftigen TMS-Schmerzen haben schon Selbstmord begangen. Was ich hier beschreibe, ist nicht Muttis lästiger Hexenschuss.

[TMS] konnte stärkere Schmerzen hervorrufen als alles andere, was ich in der klinischen Medizin jemals erlebt hatte.
— John E. Sarno, M.D., *Healing Back Pain*[70]

Mit einem Schlag war alles wie ein Kartenhaus in sich zusammengefallen. Warum waren die Schmerzen so stark geworden? Vielleicht missfiel meinem Unbewussten die Tatsache, dass ich versuchte, wieder aktiver zu werden? Vielleicht drängten meine düsteren Gedanken wieder an die Oberfläche? Ich schätze, es war eine Kombination aus beidem, dazu kamen über längeren Zeitraum gestörter Schlaf und negative Konditionierung, was meinen Körper betraf. Eines war sicher: Ich hatte Angst, die notwendigen Veränderungen umzusetzen, die für die Heilung erforderlich waren, daher litt ich Höllenqualen, als ich mich der Schwelle der Transformation näherte.

An jenem Tag war ich vollkommen am Boden (sowohl im wörtlichen als auch im übertragenen Sinn) – halb robbte, halb hinkte ich auf meinen Computer zu. Ich schrieb meinem Freund Graham Tuffee aus Adelaide, Australien, eine E-Mail, in der ich ihm erzählte, was gerade mit mir geschah. Er war auch gerade dabei, sich mithilfe von Dr. Sarnos Informationen zu heilen, und flößte mir neuen Mut ein, den ich bitter benötigte. Glücklicherweise schrieb er mir sofort zurück und sagte, ich solle „nicht aufgeben", mir etwas Gutes tun und mir „keine Sorgen machen". Ich erinnere mich, wie ich seine E-Mail ausdruckte und sie auf allen vieren hockend las, während mir der

Schweiß übers Gesicht rann und auf die Seite tropfte. Damals stellte ich mir vor, der Schweiß wäre Blut – als würde ich für etwas geopfert, das ich noch nicht verstand. Und ich weiß noch, dass die E-Mail falschherum lag, als ich sie lesen wollte – auf dem Kopf. Ich musste schmunzeln bei dem Gedanken, dass sie mir aus Australien geschickt worden war, vom entgegengesetzten Teil der Erde, und wahrscheinlich so herum gelesen werden sollte. Ich danke Gott für wahre Freunde in der Not – Graham erzählte mir später, als ich schließlich gesund wurde, wäre auch er endlich ganz geheilt – gemeinsam erreichten wir unser Ziel.

Ich las Grahams E-Mail, und dabei lief die ganze Zeit Dr. Sarnos Stimme im Hintergrund: „Du kannst dich nicht verletzen … TMS ist harmlos … leichter Sauerstoffmangel." Ich steckte jetzt zwischen der strukturellen und der emotionalen Theorie fest – zwischen der Medizinindustrie und Dr. Sarno, Illusion und Realität. Die Bilder meiner zerfallenden Wirbelsäule blitzten vor meinem inneren Auge auf. In meinem Kopf hörte ich die Stimmen aller Ärzte widerhallen, die ich während der vergangenen Jahre konsultiert hatte und die mich ermahnt hatten, vorsichtig zu sein und mich zu schonen, und die gesagt hatten, dass eine Operation wegen der Abnutzungserscheinungen und Bandscheibenvorfälle unumgänglich sei. Doch Dr. Sarno forderte mich auf der Kassette auf, körperlich aktiver zu werden und mir keine Sorgen zu machen. Was sollte ich also tun? Aufgeben oder weitermachen? Dies ist eine der schwierigsten Entscheidungen, die man treffen muss, wenn man von seinen Schmerzen gesunden will, weil einer der Gründe für die Schmerzen im „Nicht-weitermachen-Wollen" besteht. Ich wusste nicht, ob ich aufhören sollte, es zu versuchen, oder ob ich an meinem Glauben festhalten sollte. Ich fühlte mich in die Enge getrieben, befand mich an einer Weggabelung, näherte mich einer Abzweigung in der Straße, ohne ein Navigationssystem, das mir sagte, in welche Richtung ich abbiegen sollte – war vor Unentschlossenheit wie gelähmt.

Der Wendepunkt

Während dieser Zeit extremer Unentschlossenheit hörte ich aus dem Fernseher im Schlafzimmer einen Werbeslogan von Nike – **Just do it!** Es war wie eine Offenbarung – mir ging ein eintausend Watt helles Licht auf. Die drei Worte hallten den ganzen Tag über in meinem Kopf nach und sandten eine Schockwelle plötzlicher Entschlossenheit durch mich hindurch. Was hatte ich schon zu verlieren, wenn ich auf Sarno setzte? Konnte man meinen Zustand überhaupt noch als Leben bezeichnen? Langsam stand ich auf. Qualvolle Schmerzen zogen die Vorder-, Rückseite und Seiten meiner Beine hinunter, aber das war mir mittlerweile egal. Ich hatte nichts mehr zu verlieren. Damals beschloss ich, alles auf eine Karte zu setzen – entweder alles oder nichts. Der Nike-Werbeslogan, mein australischer Freund und meine eigene Entschlossenheit trugen allesamt dazu bei, in dem Glauben weiterzumachen, dass meine Emotionen diese entsetzlich starken Schmerzen verursachten und dass die

Bandscheibenvorfälle, spinale Stenose, Arthrose und Unmengen anderer medizinischer Etiketten nicht für meine Schmerzen verantwortlich waren.

Obwohl ich wegen meiner ungefühlten Wut so am Boden war wie noch nie zuvor in den siebenundzwanzig Jahren, erkannte ich nun einen Weg, der auf den Highway der Heilung zuführte. Was für ein großartiger Slogan! Gleich mehrere Konnotationen schwingen in „Just do it" mit (Nike ist die griechische Siegesgöttin). Es verströmt das Konzept, sich ins Leben zu stürzen, etwas zu wagen und sich um des Lebens willen über seine Zweifel zu erheben. Sollte ich jemals der Person begegnen, die sich diesen Slogan ausgedacht hat, lade ich sie oder ihn zum Essen ein. Ich werd's einfach tun.

Ich beschloss, mir den Werbeslogan zu Herzen zu nehmen, anstatt bloß herumzuliegen, langsam dahinzusiechen und mich im Selbstmitleid zu suhlen. Ich würde Dr. Sarnos Rat befolgen und meine Aktivitäten noch energischer ausführen. Noch einmal zog ich mich an den eigenen Haaren (bzw. Nike-Schnürsenkeln) aus dem Sumpf und warf mich in mein Jogging-Outfit. Ich konnte kaum laufen, aber ich wollte durch unser Wohnviertel joggen. Vor lauter Schmerzen fiel es mir schwer, mir die Joggingschuhe anzuziehen – aber ich tat es einfach. Es war zehn Jahre her, dass ich das letzte Mal joggen gegangen war – ich hatte kaum Kraft, über zwanzig Kilo Untergewicht, war nicht mehr in Form und litt unter den schlimmsten Schmerzen meines Lebens. Doch oft ist es gerade die Verzweiflung, die die nötige Motivation liefert, um jemandem zum Handeln und zu Veränderungen anzutreiben. Ich wusste, dass ich einen Anfang machen musste und dass der Zeitpunkt dafür gekommen war. Wie Plato in Die Republik schrieb: „Der Anfang ist der wichtigste Teil der Arbeit." Die Heilung von TMS beginnt mit Zutrauen in sich selbst und in die Diagnose. Zutrauen bedeutet zugleich Freiheit, und Freiheit erzeugt positive Energie, deren Samen aus einem einzigen Anfang entsprießen.

Die Flucht ins Ungewisse

Ich schleifte mich zur Haustür, nahm all meinen Mut zusammen, öffnete die Tür, blickte hinaus und sah eine neue Welt. Mit meinem Walkman bewaffnet und den Kopfhörern auf den Ohren, aus denen Dr. Sarnos Stimme drang, fasste ich den Entschluss, eine ganze Meile durch mein Viertel zu joggen. Getreu dem Motto: zwei Trainingseinheiten am Tag, wie zu alten Football-Zeiten. Es war an der Zeit, wieder tough zu werden.

Ich lief unsere Auffahrt hinunter und auf die Straße, wild entschlossen, es einmal durch das ganze Viertel zu schaffen. Das war eine Strecke von genau einer Meile. Angesichts der Tatsache, dass ich seit Monaten nicht einmal mehr hatte gehen können, wusste ich nicht, ob ich es schaffen konnte, aber mein Entschluss stand fest. Als ich zu laufen begann, bereiteten mir nicht nur meine starken Schmerzen Schwierigkeiten, sondern auch mein Steppergang. Ich muss ein Bild für die Götter abgegeben haben, denn wenn jemand sehr leidet, ist ihm sein Erscheinungsbild verhältnismäßig egal, weil sich das Ich vom Über-Ich entfernt hat. Es war ein Start in die richtige Richtung. Die Strecke, die ich an jenem Tag zu laufen begann, war der Weg zur Gesundheit.

Harvey Kennedys glorreiche Erfindung der Schnürsenkel

Ich tapste auf die erste Ecke der Häuserreihe zu, als ich vor Schmerzen auf alle viere gehen musste; ich tat, als müsste ich mir die Schuhe zubinden. Wenn bei TMS die Durchblutung unterbrochen wird, kann es sich anfühlen wie ein Blitzschlag, der das Bein hinunterschießt, in die Wade oder bis in den Knöchel. Kein Wunder, dass Millionen Menschen bei Rückenschmerzen glauben, sie hätten sich einen Nerv eingeklemmt. Schließlich hat man uns allen fälschlicherweise eingeimpft, dass durch Bandscheibenvorfälle und spinale Stenose Nerven eingeklemmt würden. Wenn sich zu diesem Irrglauben das Gefühl hinzugesellt, das durch das Unterbrechen der Blutzufuhr hervorgerufen wird, ist es kein Wunder, dass wir in einem verwirrenden Dilemma gefangen sind. Beim Laufen hörte ich Dr. Sarnos Kassette und spulte immer wieder zu folgender Aussage zurück:

> [...] die Vorstellung, dass sie [die Nerven] eingeklemmt werden, ist für gewöhnlich ein Hirngespinst, und wieder einmal wird viel Lärm um nichts gemacht.
> — John E. Sarno, M.D., *Healing Back Pain*[71]

Ich spulte immer wieder zurück, weil es der Teil war, an dem ich am stärksten zweifelte. Und ich spulte die Kassette auch zu der Geschichte über den mittlerweile legendären „dreißigjährigen Rechtsanwalt" aus *Healing Back Pain* zurück. Der Anwalt war trotz seiner Schmerzen entschlossen weiter gejoggt und in der darauffolgenden Nacht aufgewacht, als seine Schmerzen einen „taktischen Angriff" an einer anderen Stelle seines mittleren Rückens versuchten, um dann für immer zu verschwinden. Beim Laufen hoffte ich die gesamte Zeit über, dass mir in der kommenden Nacht das Gleiche passieren würde. Aber das tat es nicht; es sollte noch rund ein Jahr dauern, bis ich mein Gehirn und mein autonomes Nervensystem so weit umerzogen hatte, dass sie auf Bewegungen anders reagierten. Doch ich hatte den Anfang gemacht …

Alles auf Vollgas

Mein schmerzhafter Dauerlauf (der vermutlich schon beim Zusehen wehtat) setzte einen für meine Genesung sehr bedeutsamen Prozess in Gang. Während ich lief, reduzierte sich meine Aufmerksamkeit auf die Schmerzen automatisch. Beim Joggen muss man schauen, wo man hinläuft, ein Fuß hebt sich, der andere senkt sich. Autos fahren vorbei, der Wind weht, Hunde schnappen nach dir, Wespen stechen dich (um nur meine Lieblingserfahrungen zu nennen). Das bedeutet **Gegenwärtigkeit**. Ich brauchte bestimmt zwanzig Minuten für die eine Meile, aber als ich das letzte Stück zurück nach Hause lief, bemerkte ich, dass meine Schmerzen nicht mehr so durchdringend waren wie am Anfang. Ich konnte normal gehen, auch wenn mein Fuß schwach war. Mein Rücken fühlte sich recht entspannt an, und ich spürte nur einen dumpfen Schmerz. Ich bog um die Straßenecke, lief unsere Einfahrt hinauf und durch die Eingangstür ins Haus, als ES passierte.

Ich schloss die Haustür hinter mir und spürte durch das Laufen und den geringeren Schmerzgrad eine endorphindurchtränkte Euphorie. Doch als ich unser Wohnzimmer betrat – schlug ES zu. Gerade eben hatte ich mich noch gut gefühlt, aber schon eine rasante New-York-Sekunde später zog sich das Blut so schnell zurück, dass ich mich auf den Boden warf, während extreme Muskelkrämpfe durch mich hindurchfuhren. Ich konnte tatsächlich spüren, wie sich das Blut aus meinem unteren Rücken zurückzog. Die Blutzufuhr wurde so drastisch reduziert, dass es mir vor Muskelkrämpfen regelrecht die Beine nach hinten wegzog. Die Intensität war eine absolut irrwitzige Erfahrung. Es gab keinen logischen Grund dafür, warum die Schmerzen mit einem Mal derart stark werden sollten, wo ich wenige Sekunden zuvor noch aufrecht dagestanden und mich verhältnismäßig gut gefühlt hatte. In diesem Moment wusste ich, dass Dr. Sarno recht hatte – der Schmerz war die ganze Zeit über eine Ablenkung gewesen und hatte sich entlarvt, indem er **vollkommen überreagiert** hatte. Für mich war dies der Wendepunkt in meinem Genesungsprozess. Ich war ganz aus dem Häuschen. Ab diesem Zeitpunkt blickte ich kein einziges Mal mehr zurück. Der Gedanke, dass meine Schmerzen durch strukturelle Veränderungen bedingt sein könnten, gehörte endgültig der Vergangenheit an. Indem sie den Bogen derart überspannt hatten, wurde mir klar, dass die Schmerzen genau das taten, was der gute Arzt beschrieben hatte. Ich erlebte eine grundlegende Bewusstseinswandlung. Was man mir als wahr verkauft hatte, war – wie ich nun wusste – vollkommen falsch.

> *Mittlerweile glaube ich, dass die körperlichen Einschränkungen, die mit TMS einhergehen, von weitaus größerer Bedeutung sind als die Schmerzen selbst. Daher ist es unverzichtbar, dass die Patienten diese Einschränkungen schrittweise überwinden. Wenn die Patienten dazu nicht imstande sind, sind sie dazu verdammt, dass die Schmerzen zurückkehren.*
> — John E. Sarno, M.D., *Healing Back Pain*[72]

Meinem unbewussten Selbst schmeckte die Tatsache nicht, dass ich versuchte, wieder aktiver zu werden! Ich musste trotz meiner höllischen Schmerzen lächeln. Jetzt wusste ich ganz sicher, dass ich TMS hatte und den Kampf gewinnen würde. Doch würde ich vollkommenen Frieden finden, indem ich die Schmerzen für immer loswerden würde? Noch lag ein langer Weg bis zur vollständigen Genesung vor mir, aber jetzt wusste ich, **wie ich die Schmerzen attackieren konnte**. Ich musste körperlich deutlich aktiver werden. Mein Rücken würde nicht mehr geschont, verhätschelt, therapiert, auf weiche Kissen gebettet, von Korsetts gestützt, mit Akupunktur, chiropraktischen Manipulationen oder entzündungshemmenden Medikamenten behandelt werden. Wie gesagt – ich hatte gehofft, ich würde in der folgenden Nacht wie der dreißigjährige Rechtsanwalt von meinen Schmerzen aufgeweckt werden, um sie danach für immer los zu sein. Doch darauf hoffte ich leider vergebens. Es sollte noch ein langer, holpriger Weg vor mir liegen, aber mein erster Dauerlauf war der Wendepunkt. TMS war übers Ziel hinausgeschossen. Es hatte sich sein eigenes

Fortbestehen vereitelt, indem es eine Dummheit begangen hatte. Seine Farce war entlarvt. Ich hatte es durchschaut. Ich hatte eine Offenbarung erlebt.

Meine gesamte Einstellung änderte sich. An jenem Abend dankte ich Gott dafür, dass er mich auf den Weg der Wahrheit geführt hatte – auf eine tiefere Bewusstseinsebene. Nun hatte ich sowohl Hoffnung als auch ein Ziel. Hoffnung ohne Ziel ist wie ein Ferrari ohne Benzin. Zweifellos schön anzusehen, aber du kommst damit nirgendwohin. Doch jetzt war ich gerüstet, kannte die Wahrheit über Schmerzen und war bereit, den Kampf mit ihnen aufzunehmen und zu heilen.

Ich schraubte meine Aktivität auf das Zehnfache hoch, schien aber jeden Tag aufs Neue einen Rückschritt nach dem anderen zu erleiden. Ich tat, was mir Dr. Sarno geraten hatte – konfrontierte meine Schmerzen durch Bewegung. Doch statt langsame, aber stetige Besserung zu erfahren, gerieten die Schmerzmuster immer mehr außer Rand und Band. Einen Tag fühlte ich mich großartig, die drei nachfolgenden Tage ging es mir schlechter. Es ist faszinierend zu beobachten, wie schnell es mit der Zuversicht steil bergab geht, sobald die Schmerzen wieder zuschlagen. Es ist beschämend. Einen Tag stand ich auf dem Gipfel des Olymp, tags darauf ruderte ich von Zweifeln zerfressen an der tiefsten Stelle des Marianengrabens herum. Zuversicht stürzt wie ein Kartenhaus in sich zusammen, wenn der Schmerz an die Hintertür klopft. Trotzdem ging ich weiter joggen und benutzte meinen Heimtrainer. Bei der Beinpresse setzte ich mir zunächst kleine Ziele. Zunächst schaffte ich etwa zehn Wiederholungen, aber nach und nach schraubte ich mich auf rund hundert hoch. Während ich auf meinem Heimtrainer trainierte, lauschte ich stets Dr. Sarnos Stimme auf meinem Kassettenrekorder, um mein Zutrauen zu stärken. Ein Tag glich dem anderen: rigoroses Training auf dem Heimtrainer und danach joggen gehen … und die Schmerzen wurden stärker … **und der Teufelskreis drehte sich weiter …**

Den Winter über behielt ich die gleiche Routine bei, aber die Rückschläge frustrierten mich allmählich. Was ich allerdings nicht bemerkt hatte, war, wie weit ich in meinem Genesungsprozess bereits vorangeschritten war. Sechs Monate zuvor war ich kaum in der Lage gewesen, das Bett zu verlassen. Jetzt stemmte ich Gewichte, ging joggen, nur Sitzen konnte ich immer noch nicht. Das störte mich ziemlich. Ich wollte sitzen können, ohne vor Schmerzen und Muskelkrämpfen fast zu vergehen. Mein Gehirn war konditioniert, die Durchblutung zu reduzieren, sobald ich mich hinsetzte. Diese Pawlowsche Konditionierung musste ich durchbrechen.

Milty

Eines Tages stattete mir mein früherer Golfpartner Milty spontan einen Besuch ab. Ich lag mit dem Bauch auf einem Trainingsball und sah fern, weil ich immer noch nicht sitzen konnte, obwohl bereits mehrere Monate vergangen waren. Ich erzählte Milty, dass ich nach all den Jahrzehnten herausgefunden hatte, was mit meinem Rücken los war, und dass ich mich körperlich weiter herausfordern müsste. Daraufhin schlug er vor, am nächsten Tag Golfspielen zu gehen. Für mich gibt es keinen besseren

Sport als Golfen – zumindest keinen, bei dem man vollständig bekleidet ist –, aber ich hatte den Gedanken, irgendwann wieder damit anzufangen, längst ad acta gelegt. Bei der Vorstellung, schwungvoll mit dem Schläger auszuholen und mich dabei heftig zu verdrehen, rollten sich mir die Zehennägel auf. Doch wenn ich wirklich an den TMS-Prozess glauben und mich davon überzeugen wollte, dass mit meiner Wirbelsäule alles in Ordnung war, musste ich meinen Worten Taten folgen lassen. Also war es beschlossene Sache: Wir verabredeten uns für den nächsten Tag zum Golfspielen.

In der Nacht war ich angespannt – weil ich befürchtete, ich könnte mich am nächsten Tag verletzen. Doch ich begriff den Sinn hinter Dr. Sarnos Aussage, dass „die Angst davor, körperlich aktiv zu werden, **eine wirksamere Ablenkungsstrategie** ist als die Schmerzen selbst". Und während wir am nächsten Tag Bälle abschlugen, schlugen meine Schmerzen wie erwartet heftig zurück. Ich hatte so große Angst, mich noch mehr zu verletzen, dass ich die Schmerzen geradezu einlud, u. A. w. g. (um Autsch! wird gebeten). Auf dem Weg zum Golfplatz bekam ich bereits beim Gedanken daran, einen Schläger zu schwingen, Muskelkrämpfe. Beim ersten Abschlag hatte ich Angst, den Schläger zu schwingen, aber immerhin schaffte ich es, den Ball über den Boden rollen zu lassen. Nach jedem Loch verzog ich vor Schmerzen das Gesicht, griff mir meine Golftasche und stapfte auf das nächste Loch zu. Ich weiß noch, wie ich bei Gehen dachte: „Ich will mal schwer hoffen, dass dieser Dr. Sarno Recht hat, denn das tut saumäßig weh", und: „Ich bin saumäßig schlecht im Golfen." Ein Golfschwung übt enorme Drehkräfte auf die Wirbelsäule aus, und ich konnte die mentalen Bilder der spinalen Stenose nicht aus meinem Kopf verbannen, daher schnellten meine Schmerzen beim Spielen drastisch in die Höhe. Ein paar Mal schwang ich den Schläger und verfehlte den Ball sogar, was mir ein mitleidiges Lachen meines guten alten Golfkumpanen Milty einbrachte. Es war seine Idee gewesen, mich aus dem Haus und an die frische Luft zu locken, damit ich mehr Bewegung bekam. Irgendwie schaffte ich es einmal um den Parcours herum, und zur Belohnung gingen mein „Bourbon-Bruder" und ich ins Clubhaus und genehmigten uns den einen oder anderen Whiskey. Ich hatte es einfach getan – ich hatte mich meiner Angst gestellt und an diesem Tag ein weiteres Stück meines Heilungspuzzles zusammengesetzt, denn tags darauf hatte ich keine stärkeren Schmerzen. Aber wieso nicht?

Zu viel Au!fmerksamkeit

Wenn ich heute zurückblicke, weiß ich, warum ich nicht so schnelle Fortschritte machte, wie ich es mir gewünscht hatte. TMS lebt davon, dass deine Aufmerksamkeit konstant auf den Körper gerichtet bleibt. Jeden Tag ging ich laufen und trainierte energisch, danach versuchte ich akribisch in Zahlen festzuhalten, wie ich mich an jenem Tag fühlte. War es ein guter Tag? War es ein besserer Tag als gestern? Heute waren es 6,42 und gestern waren es 5,87 auf meiner Skala. Wenn ich morgen 7,16 erreiche, werde ich dann glücklicher sein? Ich stellte mir täglich ein Zeugnis aus. Das war ein entscheidender Fehler in meinem Genesungsprozess. Zwar war ich viel aktiver geworden, aber ich achtete immer noch darauf, wie die Heilung meines Körpers voranschritt.

Solange man sich Sorgen darüber macht, was in seinem Körper vor sich geht, werden die Schmerzen andauern.

— John E. Sarno, M.D., *Healing Back Pain*[73]

Es war ein Fehler, meine Fortschritte zu messen – einen Wettbewerb daraus zu machen –, weil ich meine Heilung damit hinauszögerte. Einerseits ging ich körperlich aufs Ganze, andererseits hielt ich die Aufmerksamkeit nach wie vor auf den Körper gerichtet, indem ich im Geist minütliche Berichte über meine Fortschritte erstellte. Es war, als versuchte ich mit einer Hand zu klatschen – viel Bewegung, aber kein Geräusch. Nachdem ich fast ein Jahr lang versucht hatte, von TMS zu genesen, wusste ich, dass eins von zwei möglichen Dingen passieren würde: Erstens könnte ich zu jenen zwei Prozent gehören, die laut Dr. Sarno nicht heilten und intensiver psychoanalytischer Behandlung bedurften. Ich wusste, die Tatsache, dass ein geliebter Mensch querschnittsgelähmt war, zählte zu den Dingen, die mich für immer wütend machen konnten, weil Susans Behinderung so unnötig war, so einfach zu vermeiden gewesen wäre, und uns um so viel Lebensfreude brachte. Diese Möglichkeit nagte an mir und bremste mein Fortkommen zusätzlich. Zweitens schwante mir, dass ich bei meiner Attacke auf TMS vielleicht noch härtere Geschütze auffahren musste. Vermutlich musste ich es auf höchster Ebene konfrontieren. Ich mag verrückt gewesen sein, keinen Psychoanalytiker zurate gezogen zu haben, aber ich entschied mich für diese zweite Möglichkeit. Ich hatte mir ein neues Mantra zugelegt (unter Mantra versteht man eine Zauberformel des Geistes; der Begriff stammt aus dem Sanskrit: man=Geist, tra=Vehikel, Instrument). ... **doch der Teufelskreis drehte sich weiter ...**

Teil A: Genug Mut aufbringen, um meine Aktivitäten weiter hochzufahren

Ich änderte meine Strategie und setzte zu einer neuen, intensiveren und zweigleisigen Attacke an. Die Frage war: Wie konnte ich meine körperliche Aktivität weiter steigern? Ich wusste, dass ich für mein Leben gern Golf spielte, aber ich wusste auch, dass es höllisch weh tat, den Schläger zu schwingen. Ich beschloss, für den Anfang fünfhundert Golfbälle pro Tag abzuschlagen. Mir war egal, wie sehr es wehtun würde, ich wollte es „einfach tun". Ein zusätzlicher Nutzen war, dass ich dabei eventuell meine Abschlagtechnik verbessern konnte. Andererseits bräuchte ich etwas, das meinen Geist besänftigte und mein sympathisches Nervensystem aus seinem festgefahrenen Zustand befreite. Offenbar befand es sich immer noch in einem chronischen Systemkollaps: aufgrund chronischer versteckter Anspannung. Klein-SteveO musste lernen, mehr loszulassen.

Nie werde ich diesen ersten Eimer voller Golfbälle vergessen. Ich konnte mein Gewicht nicht verlagern. Ich konnte den Schläger nicht nach hinten bewegen. Ich konnte ich nicht ganz durchschwingen. Ich traf den Ball seitlich oder hackte in den Rasen. Mein Golfschwung sah sicherlich nicht so hitverdächtig aus wie Arnold

Palmers, aber ich war jetzt mit Feuereifer dabei. Ich schlug einen Ball ab, dann ging ich in die Knie und tat, als schürte ich mir die Golfschuhe zu, weil mir mein eigenes Leid peinlich war. Wenn ich jetzt daran zurückdenke, waren meine Schuhe, während ich unter starkem TMS litt, immer ausgesprochen gründlich geschnürt. Einen Ball nach dem anderen schwang ich den Schläger und ging in die Hocke. Am ersten Tag dieser neuen Vorgehensweise schlug ich etwa fünfundzwanzig von den fünfundsiebzig Bällen ab, wankte dann auf mein Auto zu und musste mich auf die Motorhaube legen, bevor ich einsteigen konnte. Auch das wurde zur Routine. Jeden Tag schlug ich ein paar Bälle ab, dann schleppte ich mich zum Auto, lag mit dem Gesicht auf der Motorhaube und umarmte sie.

Jeden Tag bestrafte ich das innere Kind (Es) in mir dafür, dass es so aufbegehrte und mir solche Schmerzen verursachte. Das tat ich, indem ich laufen ging, Gewichte stemmte, zum Übungsplatz fuhr und Golfbälle abschlug. Tag für Tag schlug Klein-SteveO härter zurück. Manchmal bekam ich schon nach wenigen Abschlägen heftigste Muskelkrämpfe. Ich versuchte, zumindest mit einem Rest von Würde zurück zum Parkplatz zu gehen, doch mein Gang war durch die Schmerzen stark beeinträchtigt. Ich schleifte den einen oder den anderen Fuß hinter mir her, bis zu meiner sicheren, einladenden, aber glühend heißen Motorhaube (stets mit sorgsam zugebundenen Schnürsenkeln). Dort angekommen klammerte ich mich an ihr fest und wartete, bis die Schmerzwellen abebbten. Nach ein paar Wochen dachten manche der anderen Golfspieler vermutlich, dass ich mein Auto ein wenig zu gern hatte. Nach einigen Minuten Muskelkrämpfen versuchte ich einzusteigen. In ein Auto einzusteigen ist schwierig, wenn dein Rücken vollkommen verkrampft ist. Aber ich machte stur weiter. Es war zu einer persönlichen Sache geworden – ich kämpfte gegen mich selbst und war entschlossen, mich zu besiegen. Mein Frontalangriff dauerte über Monate an und zog sich bis in den Sommer hinein. Ich war „absolut ziemlich" sicher, dass Dr. Sarno mit seinen klinischen Beobachtungen recht hatte. Ich war relativ sicher, dass ich mein TMS aggressiv bekämpfen musste, wenn ich jemals schmerzfrei werden wollte. Ich wusste, um zu siegen, musste ich die Latte noch höher setzen, ganz nach oben, denn ich steckte fest, war ausgelaugt und frustriert. Meine Zuversicht siechte allmählich dahin.

Ich weiß noch ganz genau, wo ich an dem Tag stand, an dem ich beschloss aufzugeben. Ich war es leid, es immer weiter zu versuchen, glaubte, ich bildete die große Ausnahme von der Regel und würde nie wieder gesund werden. Während ich dort stand, hörte ich, wie eine zarte Stimme sagte: „Versuch's einfach weiter!" Verblüfft drehte ich mich um. Ich blickte nach unten, und vor mir stand ein niedlicher kleiner Junge von etwa fünf Jahren, der mich direkt ansah, die Arme verschränkt – und mich anlächelte. Sprachlos blickte ich zurück. Hatte *er* das gesagt? Oder hatte jemand durch ihn gesprochen? Kleine Dinge können zu großen Dingen werden, wenn man herausfindet, was einem als Mensch Halt verleiht. Seine Worte und engelsgleiche Stimme stützten mich ein kleines Weilchen länger, sorgten dafür, dass ich ein kleines bisschen länger am Ball blieb. Ich durfte nicht aufgeben.

Sic Vis Pacem Para Bellum
Lateinische Redewendung: *Wenn du Frieden willst, rüste zum Krieg*

Während dieser Zeit vollzog sich eine sehr subtile Veränderung. Weil mich meine tägliche Routine so in Beschlag nahm, hatte ich gar nicht bemerkt, dass ich immer mehr Golfbälle abschlug und kräftiger wurde. Dies ist ein wichtiger Faktor bei der Genesung. Mein Fokus hatte sich von einer Obsession auf eine andere verlagert. Mein geistiges Auge war nun nicht mehr hauptsächlich auf meinen Körper oder auf den Fortschritt meiner Genesung fixiert. Es war jetzt zu etwa fünfundsiebzig Prozent auf meinen Körper und zu fünfundzwanzig Prozent auf meine Aktivitäten gerichtet. Meine Aufmerksamkeit und mein Fokus zogen sich von den Schmerzen zurück, und es fand eine Umprogrammierung statt. Meine Genesung schritt voran, aber was noch wichtiger war: Sie schritt auf die richtige Weise voran – durch Verlagern der Aufmerksamkeit.

Teil B – Mein Nervensystem beruhigen

Während dieser Monate erhöhter Aktivität setzte ich meine mentale Schnitzeljagd fort. Teil B meines Genesungsplan bestand darin, mein **sympathisches Nervensystem zu beruhigen**, indem ich dafür sorgte, dass das narzisstische Kind in mir glücklicher war. Ich begann, Bücher und Audioaufnahmen ausgewählter Ärzte für Mind-Body-Medizin zu lesen bzw. zu hören. Ich wusste, dass ich neben meiner sich stets steigernden körperlichen Aktivität eine ebenbürtige Dosis Entspannung und Besänftigung brauchte – ich hatte keinerlei Spaß in meinem Leben.

> Die Wut-Energie hat deine Gesundheit aus dem Gleichgewicht gebracht, aber du kannst sie nicht spüren. Also musst du gedanklich noch weiter in die Tiefe gehen, deinen Geist öffnen – die Schichten deiner Persona abtragen. Erstelle ein Inventar deines Lebens und überlege, wie glücklich du derzeit bist. Sei wirklich ehrlich zu dir selbst, wenn du darüber nachdenkst. Da Wut, Angst und Traurigkeit in früher Trennungsangst verwurzelt sind, liegen sie tief vergraben, sie wurden unterdrückt und sind schwer zu bergen. Daher musst du als Leidtragender sozusagen einen Schritt aus dir heraustreten und dich so objektiv wie nur möglich betrachten. Es ist eine Art dissoziative Selbstanalyse. Jeder trägt Wut mit sich herum, aber die meisten Menschen internalisieren keine so gewaltigen Mengen. Wer unter chronischen Symptomen leidet, ist meist schneller in der Lage, vergangene Traumata oder Erinnerungen abzurufen. Durch Gespräche mit Leuten, die wenige Symptome haben, ist deutlich geworden, dass sie sich schlicht nicht an Einzelheiten erinnern. Daher scheint es so, als besäßen Menschen mit einer Typ-T-Persönlichkeit detailliertere Erinnerungen, weil sie nicht so leicht loslassen können.

Zeit zum Entspannen, Zeit für Miller

Ich fing an, mir regelmäßig Aufnahmen des Mind-Body-Experten Emmett E. Miller, M.D., und des Pioniers auf dem Gebiet integrativer Medizin, Andrew Weil, M.D., anzuhören. Jeden Tag bewegte ich mich angriffslustig – und zahlte einen Preis dafür. So wie in jeder freien Marktwirtschaft (es war ja meine freie Entscheidung, an TMS zu glauben) lag der Preis an manchen Tagen höher als an anderen, je nach Nachfrage. Trotzdem zahlte ich meine Rechnungen, wenn sie fällig wurden. Ich versuchte also jeden Abend, mich zu entspannen und den unsichtbaren Knoten zu lösen, mit dem mein sympathisches Nervensystem festgezurrt war. Unsere Seele ist, so sagte C. G. Jung, voll von Fallstricken und Fußangeln.

Mich abends zu entspannen, war etwas ganz Neues für mich. Normalerweise begann ich am Abend, an Projekten zu arbeiten, zu lesen und zu lernen. Ich war ein Güterzug, der nachts außer Kontrolle geriet, während ich eigentlich im Abstellbahnhof geparkt sein sollte. Ich hatte gegen Entspannung angekämpft, indem ich mein ganzes Leben lang geplant, gearbeitet und mir Ziele gesetzt hatte, wie die kleine blaue Lokomotive, die vom „Ich kann's, ich kann's, ich kann's"-Modus in den „Ich muss, ich muss, ich muss"-Modus entgleist ist – dem Licht der Erkenntnis vorauseilt.

Ich halte es für eine irrige Annahme, dass man im Leben all seine Träume verwirklichen kann. Es ist ein gewaltiger Fehler zu glauben, man könnte Menschen dazu bringen, einen mehr zu mögen, indem man sich selbst zugrunde richtet und ununterbrochen zur Perfektion antreibt. Ich musste aufhören, die Konsequenzen und Ergebnisse jeder meiner Handlungen vorauszukalkulieren. Ich musste lernen, mithilfe von **Gegenwärtigkeit** in Echtzeit zu leben, die Vergangenheit zu vergessen (loszulassen) und aufzuhören, über die Zukunft nachzudenken (loszulassen). Ich musste anfangen, **mich treiben zu lassen** und wieder zu *fühlen* – aufhören, so viele Vorbereitungen zu treffen, und stattdessen einfach zu leben.

Nachdenken heißt nein sagen.
                                        — Alain, Émile-Auguste Chartier (1868—1951)

Ich kann das Audiomaterial, das ich mir während meines Genesungsprozesses angehört habe, nur wärmstens weiterempfehlen – Dr. Millers *Deep Healing, Healing Journey, The 10-Minute Stress Manager, Easing Into Sleep* und Dr. Andrew Weils *Spontaneous Healing*. Ich habe Dr. Weils *Spontaneous Healing* auch als Buch gelesen (*Anm. d. Übers.:* Auf Deutsch ist Dr. Weils Buch unter dem Titel *Spontanheilung – die Heilung kommt von Innen* bei Bertelsmann erschienen*)*, und es ist eine fantastische Quelle, um die Verbindung zwischen Körper und Psyche zu verstehen. Dr. Weil geht auf Emotionen, Ernährung, Gedanken, innere Bilder und Überzeugungen ein. Ich besorgte mir auch sein CD-Set *Breathing: The Master Key to Life*. Ich sammelte mehr und mehr Utensilien für meine Heilung zusammen, dabei wäre eigentlich nur eine Sache nötig gewesen, um gesund zu werden: Alles, was ich wirklich brauchte, war unerschütterlicher Glaube – nicht weitere Informationen –, aber wir lernen, während wir wachsen. Manche Menschen brauchen mehr Informationen, um ihre Angst zu überwinden.

Während dieser Periode intensiver Entspannung trat ein neues Symptom auf – ein ausgeprägtes „Restless-Legs-Syndrom" (ein Zucken und Kribbeln in den Beinen). Mein Es / inneres Kind sträubte sich gegen das Entspannen, weil Es das Konzept nicht verstand. Etwas Ähnliches kann passieren, wenn man zum ersten Mal eine neue Atemtechnik ausprobiert. Mir haben Leute berichtet, dass ihnen sehr schwindlig wurde, als sie sich erstmals an neuen Atemrhythmen versuchten.

Tagsüber stählte ich meinen Körper, nachts beruhigte ich mein sympathisches Nervensystem. Tagein, tagaus grinste mich der Schmerz hämisch an und galoppierte los. Doch mit jedem Monat, ganz langsam und beständig, bewegte ich mich wieder freier. Ich verfolgte mein Genesungsprogramm mittlerweile ungezählte Monate lang (ich hatte irgendwann zu zählen aufgehört, was hilfreich war). Das Zutrauen in mich selbst und in die TMS-Diagnose wuchs, während über Jahre angesammelte Fehlinformationen allmählich aus meinem Gedächtnis verschwanden.

Mittlerweile schlug ich täglich tausend Golfbälle ab – in einer viereinhalbstündigen Runde über den Golfparcours. Für Othilde Normalverbraucherin mag das nach einer Menge klingen, aber aufgrund meiner zwanghaften Persönlichkeit hätte ich liebend gern noch mehr abgeschlagen. Es war ein wahrer Fortschritt verglichen mit meinem Golfauftakt mit Milty an jenem ersten Tag erst wenige Monate zuvor. Damals hatte ich so starke Schmerzen gehabt, dass ich nur mit Mühe und Not den Schläger schwingen konnte.

Während ich meditierte, hörte ich mir oft Aufnahmen des verstorbenen Zen-Philosophen Allan Watts an (*Anm. d. Übers.*: Von Allan Watts sind mehrere Buchtitel in dt. Übersetzung erhältlich.) Außerdem sah ich mir mehr Komödien an, nachdem ich in *Anatomy of an Illness* (*Anm. d. Übers.*: auf Deutsch erhältlich unter dem Titel *Der Arzt in uns selbst – die Geschichte einer erstaunlichen Heilung*, rororo, Rowohlt-Verlag) von Norman Cousins wundersamer Heilung gelesen hatte (er hatte sich in erster Linie durch Lachen geheilt). Jeden Tag schwang und schwenkte ich so intensiv herum, wie ich es nur aushielt. Abends entspannte ich mich und besänftigte mein ganzes Wesen. Schrittweise, und damit meine ich: in winzigen Tippelschrittchen, bemerkte ich, dass ich weniger über Schmerzen nachdachte. Ich war an einer weiteren Hochebene angelangt.

Abends im Bett las ich Fred

Irgendwann in dieser Zeit fand ich ein weiteres TMS-Selbsthilfebuch, geschrieben von meinem ehemaligen Schmerz-Leidensgenossen Fred Amir. Fred ist Spezialist für Mind-Body-Heilung und Autor des TMS-Buchs *Rapid Recovery from Back and Neck Pain*. Ich war nicht gerade begeistert von den Fortschritten, die ich bislang gemacht hatte – ich brauchte mehr Beweise. Das Bedürfnis nach weiteren Informationen ist charakteristisch für die Typ-T-Persönlichkeit. Tief verwurzelte Muster führen dazu, dass Typ-T-Persönlichkeiten zynisch oder zweiflerisch veranlagt sind. Die Lektüre von Freds Buch zerstreute ein paar weitere Zweifel an dem Prozess, weil ich mich erneut auf jeder Seite seines Buchs wiederfand (ich komme in mehr Büchern vor, als ich gedacht hatte). Fred hatte einen klassischen Kampf mit TMS durchlebt. Mich verblüffte, dass wir große Überschneidungen hatten, was unsere Symptome anging – und sie waren noch dazu auf die gleiche Weise ausgelöst worden und in der gleichen Reihenfolge aufgetreten. Außerdem gab es in seinem Buch einen Abschnitt, der mich zum ersten Mal in vielen Monaten laut zum Lachen brachte. Als er seinem Arzt erzählte, wie viele körperliche Beschwerden er auf seiner Liste aufgeführt hatte, fingen beide an zu lachen, weil die Liste endlos lang war. Daraufhin musste ich über meine eigene ellenlange Liste gesundheitlicher Probleme lachen. Die Absurdität des Lebens kann schreiend komisch sein. Viel wichtiger aber ist: Wir alle teilen das Leben miteinander. Es ist sehr tröstlich zu wissen, dass andere ähnlich beängstigende Situationen durchleben wie man selbst. Fred fügte seiner Geschichte eine menschliche Komponente hinzu, und das machte sie lebendig. Ich habe Fred einmal damit aufgezogen, dass mich seine Schmerzen zum Lachen gebracht haben. Er antwortete, ich dürfte gern über seine Schmerzen scherzen.

Mach sitz! – Braver Kerl ...

Jetzt, wo ich mich wieder freier bewegen konnte und muskulöser geworden war, wollte ich auch in der Lage sein, mich hinzusetzen, ohne mich vor Schmerzen zu winden und zu spüren, wie sich mein Rücken verkrampfte, was er immer noch tat. Ich konnte etwa fünf bis zehn Sekunden lang sitzen, bis die Schmerzen zuschlugen. Erst verkrampfte sich mein Rücken vollständig, bevor die Schmerzen in ein beliebiges Bein „ausstrahlten" (Ischiassyndrom). Ein Sozialleben hatte ich gar nicht mehr, weil ich mich nicht mit meinen Freunden zusammensetzen und unterhalten konnte. Freunde kommen eher selten ins Schlafzimmer oder plaudern mit einem, während man im Wohnzimmer auf dem Fußboden herumliegt (abgesehen von Zsa Zsa Gabor).

Also beschloss ich eines Tages, mein Sitzproblem auszusitzen. Ich wollte mich gegen meinen Rücken „durchsitzen". Ich war zu 99,999 Prozent sicher, dass ich TMS hatte und dass ich mich weiter vorankämpfen musste. Daher erzählte ich Susan eines Abends, dass ich mich auf einen Bürostuhl setzen und nicht aufstehen würde, ganz egal, wie entsetzlich die Schmerzen auch werden würden – ich wollte das Sitzproblem nach diesem Abend ein für alle Mal hinter mir lassen.

Wir gingen in mein Büro, wo ich mich innerlich gegen heftigste Schmerzen wappnete, weil ich schon sehr lange nicht mehr hatte sitzen können. Es gibt viele ironische Aspekte beim Aneignen von Wissen über TMS und während des Genesungsprozesses, und dies war keine Ausnahme. Wenn jemand Schmerzen erwartet, dann bekommt er Schmerzen. Aber ich hatte das umfassendere Konzept des TMS-Heilungsprozesses noch nicht ganz verinnerlicht. Die Genesung gleicht zu

Anfang einem soliden schwarzen Puzzle ohne Eckstücke, das Stück für Stück im Licht persönlicher Enthüllungen zusammengesetzt werden muss.

Dr. Sarno hatte deutlich gemacht, dass Sitzen eine „vollkommen harmlose Aktivität ist"[74] und keine Schmerzen verursachen konnte. Der einzige Grund für das Auftreten von Schmerzen beim Sitzen ist **Konditionierung.** Wenn sich jemands Anspannung im unteren Rücken festkrallt, und er sich hinsetzt und die Schmerzen schlagen zu, ist sein Gehirn konditioniert, jedes Mal die Durchblutung herunterzufahren, sobald er sich setzt. Trifft der Hintern auf die Couch, schreit der Rücken sofort autsch! Das Gehirn erwartet Schmerzen, also bekommt es welche. Unwissentlich beschwor ich meine Schmerzen selbst herauf – indem ich mich dagegen wappnete. Diese Art **Konditionierung** kann überall im Körper auftreten, und sie entsteht unmittelbar. Wenn jemand einen großen Stein hochhebt und dabei ein Stechen oder andere Schmerzen im Rücken spürt, wird er sofort konditioniert, Rückenschmerzen zu bekommen, sobald er etwas hochhebt, insbesondere Steine.

Ich nahm auf meinem Bürostuhl Platz und bat meine Frau, mich auf ein Zeichen hin auf die Beine zu schlagen. Der tiefere Sinn dahinter war, dass ich die Aufmerksamkeit von meinem Rücken ablenken wollte, indem ich einen alternativen Schmerz als Ablenkung erzeugte. Nachdem ich nur wenige Sekunden gesessen hatte, setzten die Muskelspasmen ein. Ich ließ eine Minute verstreichen, hielt dabei den Atem an, weil die Schmerzen so stark waren. Ich sagte meiner Frau, sie solle mich aufs Bein schlagen, was sie bereitwillig tat, denn um unsere Ehe stand es nicht gut (die Zigarette danach hätte sie sich allerdings sparen können). Dann trug ich ihr auf, mich noch stärker zu schlagen, weil meine Schmerzen so überwältigend waren, dass mir schon schwarz vor Augen wurde. Kurz darauf setzten die Schmerzwellen für etwa eine Minute aus. Ich begann wieder, ganze Atemzüge zu nehmen, doch ich spürte die Muskelkrämpfe bereits erneut aufwallen – jeder intensiver als der vorherige. Mein Unterbewusstsein wollte nicht, dass ich normal sitzen konnte (so wie es nicht gewollt hatte, dass ich normal laufen konnte, als ich das erste Mal um unseren Häuserblock gejoggt war). Dieses Muster dauerte an, die Schmerzwogen schraubten sich in die Höhe, setzten aus, begannen erneut, insgesamt etwa eine halbe Stunde lang. Jede Woge war deutlich schmerzhafter als die vorangehende. Allmählich laugten mich die Schmerzen extrem aus. Doch so entsetzlich sie auch waren, ich würde nicht klein beigeben – ich weigerte mich aufzustehen. Wenn ich wieder sitzen können wollte, musste ich die konditionierte Reaktion durchbrechen … **Jetzt!** Dem Blick meiner Frau entnahm ich, dass sie spürte, was für Höllenqualen ich durchlitt, aber sie konnte mir nicht helfen. Heilung kommt von innen heraus.

Gegen Ende der halben Stunde war ich abgekämpft. Die Schmerzwellen wurden schwächer, dauerten nicht mehr so lang an und verloren insgesamt an Intensität. Dreißig Minuten später hatte der Schmerz ganz aufgehört. Ganz still saß ich da; statt Tränen des Schmerzes rannen mir nun Freudentränen über die Wangen. Meine Atmung beruhigte sich, und ich begann mich zu entspannen. Ich hatte gewonnen.

Seither kann ich auf jede erdenkliche Weise, in jeglicher Haltung oder Position sitzen, ganz egal wie lange, ohne dass konditionierte Schmerzen einsetzen. Seit jenem Abend sind zehn Jahre vergangen, und ich habe beim Sitzen nie wieder auch nur einen Hauch von Schmerzen verspürt. Ich hatte mein autonomes **Nervensystem** erfolgreich umerzogen. Ich hatte meinem Es beigebracht, dass es keine Angst mehr vorm Sitzen haben brauchte, mit der gleichen Technik, die Rodeoreiter nutzen, wenn sie wilde Pferde zähmen, indem ich meine Schmerzen in jener wild buckelnden Nacht ausgeritten hatte.

Was ich an jenem Abend getan hatte, war, als hätte man einen rasenden Stier losgelassen und ihn zum teuren Porzellan hingelockt, aber es funktionierte. „Nicht weinen" ist ein Kontrollmechanismus. Als Erwachsener hatte ich so gut wie nie das Bedürfnis zu weinen verspürt, weil mein Verdrängungsmechanismus wie eine perfekt gewartete, gut geölte unsichtbare Maschine gearbeitet hatte. Meine Über-Ich-Mentalität war so tief verwurzelt, dass ich nicht einmal mehr das Bedürfnis verspürt hatte, mich auszuweinen. Ich hatte es so gut wie nie wahrgenommen, deshalb waren die Schmerzen mein steter Begleiter – damit ich das Bedürfnis zu weinen auch weiterhin nicht spürte.

Wieder einmal hatte mein bester Kumpel Dr. Sarno Recht gehabt – mittlerweile waren wir enge Freunde, auch wenn er nicht einmal wusste, wer ich war. Mein Zutrauen in seine klinischen Beobachtungen war weiter gestiegen, mittlerweile auf 99,9999 Prozent. Noch einmal keimte in meinem Herz die große Hoffnung auf, eines Tages endgültig aus dem Schmerzgefängnis entlassen zu werden – ohne Operation, Physiotherapie oder Medikamente. Jeden Tag kam ich der Verwirklichung dieses Traums einen Schritt näher.

Schmerzfrei in der Öffentlichkeit stehen

Mein nächstes Ziel bestand darin, im Supermarkt schmerzfrei aufrecht stehen zu können. Es ist erstaunlich, wie viele Leidensgenossen mir von dem gleichen Problem berichtet haben. Bei TMS kommt es häufig vor, dass Schmerzen oder Schwindel deutlich ansteigen, wenn man im vollen Supermarkt in einer langen Schlange steht und darauf wartet, an die Reihe zu kommen. Heute erkenne ich, wenn jemand im Supermarkt Schmerzen hat, weil derjenige entweder sehr breitbeinig dasteht oder sogar in die Hocke geht. Das kommt daher, dass die Durchblutung deutlich reduziert wird, weil öffentliche Orte innere Unruhe / Angst und Ungeduld hervorrufen, daher wird eine größere Ablenkung benötigt. Ich ging also in die Hocke und tat, als würde ich mir die Schuhe zubinden. Besonders peinlich war mir das, wenn ich Sandalen anhatte und somit keine Schnürsenkel zum Schnüren da waren.

Es gibt vielfältige Gründe für diesen Effekt, und sie alle haben damit zu tun, dass das innere Selbst eigentlich nicht dort sein möchte – weil unsere **persönliche Distanzzone** verletzt wird, da der Grad an räumlicher Trennung nicht eingehalten wird, den ein Mensch an öffentlichen Orten und in zwischenmenschlichen

Beziehungen haben möchte. Unserem Selbst wäre es lieber, das **Es würde verhätschelt***, anstatt geduldig an öffentlichen Orten ausharren zu müssen und Geld auszugeben.

Ich überwand dieses konditionierte Symptom, indem ich meine Reaktion auf die Situation umprogrammierte. Ich blieb aufrecht in der Schlange stehen, als die Muskelkrämpfe einsetzten, und konzentrierte mich auf die Gegenwart. Ich hielt die Beine dicht beieinander, betrachtete die netten Leute um mich herum und erkundigte mich, wie es ihnen ginge. Mir fiel nach und nach auf, dass die meisten Leute gutherzig, freundlich und aufmerksam waren. Es ist faszinierend zu beobachten, wie die Menschen reagieren, wenn man sie mit ein paar freundlichen Worten oder einem einfachen Gruß bedenkt. Diejenigen, die zu mürrisch sind, um zurückzugrüßen, leiden wahrscheinlich an ihren eigenen Schmerzen aufgrund von Beziehungswunden.

Nach jedem Besuch in einem Geschäft machte ich einen entspannenden Spaziergang durch mein Viertel, oder ich sah mir etwas Lustiges an, hörte entspannte Musik und aß ungesundes Fast-Food. Langsam, ganz langsam gingen die Schmerzen bei meinen Einkäufen zurück, während ich in meiner Psyche neue Muster anlegte. Heute habe ich keinerlei Schmerzen mehr, wenn ich in einer Schlange oder in anderen Situationen stehen muss. Ich beschloss, mich nicht länger zu fragen, ob ein Glas halb voll oder halb leer war, sondern einfach dankbar zu sein, dass ich überhaupt Wasser hatte. Doch es gab noch andere Ebenen, auf denen eine Umerziehung nötig war; mein inneres Kind hatte immer noch Angst ... **und der Teufelskreis drehte sich weiter...**

Ich ging nach wie vor jeden Tag joggen; mir war gleichgültig, ob es dabei aus Eimern schüttete oder ob draußen eine Bullenhitze herrschte. Und während ich lief, sann ich über die Gründe für meine Schmerzen nach. Damals war ich zweiundvierzig Jahre alt, aber ich ließ das Joggen während meiner Heilphase nicht ein einziges Mal ausfallen – ob vierzig Grad über oder dreißig Grad unter Null, ich lief und dachte nach. Damals wusste ich es noch nicht, aber ich führte meine eigene Power-Therapie durch, indem ich mein Trauma durch Bewegung umleitete; ich lief durch alle vergangenen Ereignisse hindurch – im wörtlichen wie im übertragenen Sinn (später mehr zu diesen Therapien).

Keine Panik auf der TMS-Titanic! – Vertrau auf Marc Sopher

Während dieser Zeit erhielt ich eine stark benötigte Portion Zutrauen von Dr. Marc Sopher. Marc Sopher ist Allgemeinmediziner mit umfangreicher Erfahrung in Mind-Body-Medizin / TMS, der von Dr. Sarno ausgebildet wurde und in Exeter, New Hampshire, praktiziert. Ich werde ihm für immer dankbar sein, dass er meine Heilung unterstützt hat, indem er per E-Mail auf meine Fragen eingegangen ist. Nachdem er mir zunächst mitteilte, er könne es aus berufsethischen Gründen nicht verantworten,

---

* Nicht immer sind ein zu hoher Stresslevel oder zu starke Wut dafür verantwortlich, dass jemand TMS bekommt; es kann auch daran liegen, dass das Es nicht genug Streicheleinheiten bekommt, um dem Stress und dem angestauten Ärger etwas entgegenzusetzen, die durch die eigene Persönlichkeit, die Anforderungen der derzeitigen Lebensumstände oder den selbstauferlegten Lebensstil entstehen.

mich über das Internet zu behandeln, flößte er mir Zutrauen ein, indem er schrieb: „Wenn du TMS hast" (und fügte hinzu, dass es „deutlich den Anschein macht, als sei dies der Fall"), sollte ich mich von jeglichem Zeitrahmen verabschieden, den ich für meine Heilung angesetzt hatte. Außerdem riet er mir, dass ich „jeglichen Zweifel" daran, ob es sich bei mir TMS um handelte, im Keim ersticken müsste – wenn auch nur ein „Hauch des Zweifels" zurückbliebe, würden die Schmerzen weiter andauern. Ich musste also aufhören, meine Fortschritte und die Geschwindigkeit meiner Genesung zu überwachen und zu dokumentieren, und sollte jegliche Erinnerungen daran verblassen lassen. Ich musste mich auf etwas anderes konzentrieren – meine Gedanken gezielt von den schmerzenden Körperstellen ablenken und woandershin verlagern.

Ich hielt es für die sinnvollste Herangehensweise, zu visualisieren (mit inneren Bildern zu arbeiten) und meine Gedanken auf die Körperstellen zu lenken, die sich richtig gut anfühlten. Also dachte ich jedes Mal, wenn ich mich bewegte, an meinen mittleren / oberen Rücken, anstatt an die schmerzenden Stellen weiter unten. Ich stellte mir vor, dass sich mein ganzer Rücken so anfühlte wie diese Stelle. Und ich malte mir eine unversehrte Wirbelsäule aus, ein anatomisch perfekt geformtes Skelett mit geschmeidigen Bandscheiben, ohne Wirbelverengungen und frei von Arthrose.

Nachdem ich diese Technik einige Wochen angewandt hatte, geschah etwas wirklich Erstaunliches: Ich hatte mich eines Tages in meine Jogging-Montur geworfen und ging auf die Haustür zu, während ich mich fest auf meinen mittleren Rücken konzentrierte, als mit einem Mal ein stechender, feuerwerksartiger Schmerz genau an der Stelle zuschlug, auf die ich mich konzentrierte! Ich freute mich, weil ich Dr. Sarnos Bücher und Kassetten in- und auswendig kannte und das herbeigesehnt hatte, wovon er an einer Stelle spricht: „[...] wenn sich die Schmerzen bewegen, hast du sie ausgetrickst." Ich hatte sie ausgetrickst!! Ich ermutigte die Schmerzen sogar, sich einen Moment lang zu bewegen, indem ich es mir bildlich vorstellte. Zwar bewegten sie sich nur etwa zwei Sekunden von der alten Stelle weg, aber nach dreißig Jahren Schmerzen an derselben Stelle war das ein willkommener Ortswechsel. Chronische Schmerzen **können** also verschwinden, ganz gleich, wie lange man schon darunter leidet. Die Schmerzen kehrten schnell in meinen unteren Rücken zurück, nachdem das feuerwerksartige Gefühl vorbei war. Meine Psyche konnte die Aufmerksamkeit noch nicht von meinem unteren Rücken fortlenken, weil mir – noch – die geistige Disziplin dafür fehlte, aber kurze Zeit später sollte sie dazu in der Lage sein.

Ich habe diesen neuen, kurz anhaltenden Schmerz deshalb beschrieben, weil er sich anfühlte wie die Wunderkerzen, mit denen Kinder am amerikanischen **Unabhängigkeitstag** herumspielen. Diese beiden Sekunden werden mir auf ewig als mein persönliches Symbol der Freiheit in Erinnerung bleiben. Es war ein kurzer Moment der Erkenntnis; ich hatte einen Beweis dafür erhalten, dass die Körper-Psyche-Verbindung nicht nur echt war, sondern dass wir als freie und scharfsinnige Lebewesen tatsächlich die Kontrolle über unser Leben besitzen – durch das Bild, das wir uns von uns selbst machen. Ich bin der Co-Autor meines eigenen Lebens. Wir können große Kontrolle ausüben – durch die Art, auf die wir uns selbst sehen, und durch das, was wir für wahr halten. Was wir beständig denken, wird zu unserer aktuellen Realität.

> *Deine Erfahrung ist das Ergebnis deiner Aufmerksamkeit. Überlege dir gut, worauf du die Partikel deiner Aufmerksamkeit richtest [...] Einheit ist Wahrheit; Trennung ist Illusion. Wir alle sind eins!*
>
> — Victor Daniel, Mindbody-Soul.com

Mein Energielevel war haushoch. Ich sann darüber nach, wie viel besser es mir nun nach gut zehn Monaten ging, und fühlte mich großartig – und auch du kannst das! Meine Schmerzen dauerten viel länger an und waren stärker als bei den meisten anderen Menschen, daher dauert es bei dir vermutlich nicht so lange wie bei mir, bis du wieder gesund bist. Einige Monate zuvor war ich noch ganz am Boden gewesen, und jetzt war ich in nur sechs Minuten eine ganze Meile gelaufen. Ich stemmte schwere Gewichte und saß, so lange ich wollte. Doch die Schmerzen lungerten weiter herum, wie ein Politiker auf einer Benefizveranstaltung. Beim Laufen und bei bestimmten Bewegungen war mein unterer Rücken immer noch leicht angespannt und tat weh, wenn auch deutlich weniger. Mein emotionales Untergeschoss bedurfte immer noch einer gründlichen Reinigung. Noch immer klebten dort Spinnweben in den Schatten **... und der Kreis drehte sich weiter ...**

Mittlerweile ging es auf den Winter zu. Ich war zu neunzig Prozent geheilt. Aber warum verschwanden die Beschwerden nicht ganz? Warum kehrten sie in unregelmäßigen Abständen zurück? Mein letztes Ziel bestand darin, auf dem Bauch schlafen zu können. Ich schlafe nicht gern auf dem Rücken oder auf der Seite. Aber mein unterer Rücken war immer noch angespannt, und ich konnte nicht vernünftig aufrecht stehen, kippte immer leicht nach vorn. Ich schrieb eine weitere E-Mail an Dr. Sopher, der mir nochmals riet, mehr Geduld zu haben.

Obwohl er mir geschrieben hatte, ich solle mich ein bisschen entspannen und dass Ungeduld und Heilung nicht zusammenpassten, wollte ich, dass meine Schmerzen auf der Stelle verschwanden – also änderte ich meine Strategie. Jedes Mal, wenn ich mich bewegte und die Schmerzen „zuschlugen" oder wenn ich schon morgens beim Aufstehen Schmerzen hatte, bestrafte ich mein inneres Selbst drakonisch, indem ich länger laufen ging und noch mehr Gewichte stemmte. Heute ist mir klar, dass meine Selbstbestrafung meine Art war, den angestauten Frust und die Schuldgefühle langsam hinauszulassen. Es war psychologisch gesehen sicherer, die unterdrückte Energie schrittweise abzubauen, als sie auf einen Schlag zu entladen – sowohl für mich als auch für die Menschen um mich herum. Heute weiß ich, dass ich den Überlebensmechanismus des Erstarrens aus meinem System entlud, einen zuvor begonnenen Prozess zuende führte, indem ich vor einer Situation davonrannte, in der ich mich zuvor machtlos gefühlt hatte. Laufen wurde metaphorisch gesehen zur Flucht. Wenn wir uns hilflos fühlen, können wir fliehen, kämpfen oder erstarren, um die Situation zu überstehen. Ich hatte mich fürs Erstarren entschieden, anstatt für die Flucht; eine heikle Angelegenheit, weil Erstarren es unmöglich macht, ein Trauma aufzulösen – das Trauma erstarrt in deinem System, schreibt darin einen ausgesprochen gefährlichen Existenzstatus fest und bringt die Funktionen des autonomen Nervensystems durcheinander. Wenn du während eines Traumas weder kämpfst noch fliehst, bleibt die Erinnerung an das Ereignis in deinem System gefangen, weil du der Situation im Geist nie „entflohen" bist.

Ich war es dermaßen leid, dass die Schmerzen zurückkamen, nachdem ich bereits gedacht hatte, sie wären verschwunden. Doch sie kehrten unnachgiebig zurück. Allmählich fragte ich mich, ob es wohl mein Schicksal wäre, für immer Schmerzen zu haben. War ich dazu verdammt, ein Leben mit immer wiederkehrenden Schmerzen zu leben? Würde ich für den Rest meines Lebens in einer Schmerz-Achterbahn sitzen? Denn wie war es sonst zu erklären, dass Howard Stern oder John Stossel so schnell wieder gesund geworden waren, nachdem sie Dr. Sarno nur ein paar Mal aufgesucht hatten? Zwar war ich von der Existenz von TMS überzeugt und sicher, dass ich fast mein ganzes Leben lang darunter gelitten hatte, aber ich hatte auch noch Dr. Sarnos Aussage im Hinterkopf, dass ein sehr geringer Prozentsatz an Patienten nicht wieder gesund wird. Ich schien bei etwa neunzig Prozent festzustecken, also schrieb ich Dr. Sopher eine weitere E-Mail, teilte ihm meine Befürchtungen mit und hoffte, er könnte mir neue Zuversicht einflößen. Er schrieb zurück: „Steve, neunzig Prozent sind doch immer noch sehr gut!" Für einen Perfektionisten ist es das nicht – und in meinen Augen wäre es Versagen gleichgekommen, wenn ich hätte lernen müssen, für den Rest meines Lebens mit den Schmerzen irgendwie zurechtzukommen. Ich bedurfte vollständiger Heilung, um inneren Frieden zu finden – wodurch sich meine Heilung bloß verlangsamte. Ich versuchte weiterhin, blindlings voranzupreschen, und kehrte zu meinem eigenen Schatten zurück.

Ich beschloss, meine Frustration über die Möglichkeit, auf immer und ewig unter Schmerzen zu leiden, in einen Heilungsmechanismus für die finale Genesungsphase umzuwandeln. Ich würde den Schmerz gegen sich selbst richten. Archaische Wut ist negative Energie ohne Ziel und Zweck. Ich beschloss, meine Frustrationsenergie in Richtung Bewegung und Aktivität zu lenken. Von nun an würde ich jedes Mal, wenn ich bereits mit Schmerzen aufwachte, doppelt so lange laufen gehen, doppelt so viele Gewichte stemmen und mein inneres Balg doppelt so hart bestrafen. Bestimmt wäre dies das Patentrezept? Nein, eher nicht.

Allerdings fiel mir auf, dass auf jeden Tag, an dem ich stärkere Schmerzen hatte, irgendwann ein guter Tag folgte, an dem die Schmerzen geringer waren. Mit jedem Absturz ging also ein höherer Aufschwung einher – frei nach dem Motto: Die Dunkelheit geht dem Licht voraus. Die Veränderung war zwar nicht linear, doch insgesamt ging es immer weiter bergauf, auf den Gipfel der Heilung zu. TMS hielt mich zwar immer noch in seinen Krallen, doch langsam löste sich sein Griff um mich – oder ich klammerte mich umgekehrt nicht mehr so an TMS fest.

Der Endspurt – Das letzte verzweifelte Aufbäumen der Schmerzen

Eines sehr schönen Morgens wachte ich mit dermaßen starken Schmerzen auf, dass es schien, als hätte ich überhaupt keine gesundheitlichen Fortschritte gemacht. Ich war richtiggehend angewidert – rasend vor Wut –, doch diesmal konnte ich meine Frustration tatsächlich spüren, was für mich ein Novum war. Ich stand auf und zog mich an, um Joggen zu gehen. Es schüttete wie aus Eimern. Ich öffnete die Haustür und lief schneller als gewohnt meine Auffahrt hinunter und auf die Straße. Ich hatte mir vorher nicht überlegt, wie weit ich laufen wollte; ich würde so lange laufen, bis ... Ich war stinkwütend und deprimiert zugleich – ich war stinkprimiert. Ich fühlte mich von meinem eigenen Gehirn verarscht, und das Gefühl, verarscht zu werden, hat mich schon immer auf die Palme getrieben. Ich fühlte mich wie in Geiselhaft – ich wollte frei sein. Wie Forrest Gump wollte ich „einfach nur lau-fen". Ich lief zwar nicht, bis mir ein langer Bart wuchs, aber ich legte eine ganz schöne Strecke zurück. Nach vier Meilen begann mein Knie so stark zu schmerzen, dass ich zu Boden sank und mich abstützen musste. Meine Rückenschmerzen waren vollständig verschwunden, aber ich konnte nicht laufen, weil ich mein eines Bein kaum bewegen konnte. Ich rappelte mich auf und hinkte die Straße entlang, und nach etwa einer halben Meile verschwanden meine Knieschmerzen, dafür kehrten meine Rückenschmerzen mit aller Macht zurück – sie suchten nach einem Zufluchtsort. Es ist ein süßes Siegesgefühl, wenn du den Spieß umdrehst und der Geiselnehmer zur Geisel wird. Ich lief weiter, bis sich mein rechter Knöchel versteifte und ich mich etwa eine Minute hinknien musste, um mich wieder zu berappeln. Ich stand auf und fing langsam an zu laufen. Die Schmerzen in meinem Knöchel verschwanden, dafür kehrten meine Kreuzschmerzen zurück. Ich hatte das Gefühl, mir an dem Tag genug bewiesen zu haben; ich war müde, hielt es für an der Zeit, nach Hause zurückzukehren, und das tat ich. Es war fast vorbei.

Die Zeiträume zwischen den Schmerzen wurden länger. Ich heilte. Meine Frau und ich hatten während unserer Beziehung viel durchgemacht. Wir waren nur vier Jahre verheiratet gewesen, als unser beider Leben schlagartig in eine Richtung umschwenkte, die sich keiner von uns hätte ausmalen können. Meine Schmerzen hatten zudem schon in sehr jungen Jahren (mit vierzehn) eingesetzt – sie hatten mich über einen sehr langen Zeitraum hinweg von einer Seite von mir abgelenkt, deren Existenz ich nicht einmal erahnt hatte. Ich wusste bereits, dass die Genesung Zeit braucht. Die Millionen-Dollar-Frage lautete nur: wie viel Zeit noch? Um es noch einmal zu wiederholen: Eine solche Denkweise führt bloß dazu, dass die TMS-Symptome weiter fortbestehen. Du musst TMS vollkommen vergessen. Lebe, als hätte es die Schmerzen nie gegeben – in Echtzeit –, tu das, was du liebst, und beobachte die Schmerzen niemals ... **und er drehte sich den Winter über weiter ...**

Bei Frühlingsanfang begann ich wieder, Golfbälle abzuschlagen, verdrehte meinen Rücken bei jedem Abschlag so stark wie nur irgend möglich. An schlimmeren Schmerztagen schlug ich tausend Golfbälle ab, in dem Bemühen, Kontrolle über das innere Kind in mir zu gewinnen, das meiner Ansicht nach gerade einen Wutanfall erlitt.

An Tagen mit leichten Schmerzen schlug ich zur Belohnung fünfundsiebzig ab. Es gab Tage, an denen ich den Golfübungsplatz verließ und über meinen Golfabschlag nachdachte und nicht einmal bemerkte, dass ich wieder normal ging. Ich musste meine Beine nicht mehr hinter mir her schleifen oder die Motorhaube meines Chevrolet Blazer umarmen, bis sich die Muskelspasmen in meinem Rücken gelegt hatten. Ich stieg einfach in meinen Wagen und fuhr nach Hause. An manchen Tagen kuschelte ich zuvor noch zärtlich mit meiner heißen Motorhaube, an anderen fuhr ich direkt nach Hause zu meiner Frau. Als ich eines Tages heimwärts fuhr, entstand ein neues Schmerzmuster. Mein linkes Hüftgelenk versteifte sich. Es wurde so schmerzhaft, dass ich mein Auto nicht mehr verlassen konnte, als ich zu Hause angekommen war. Ich fuhr bis in die Garage, hob mein linkes Bein mit den Armen aus dem Auto und ging dann auf dem Garagenboden auf die Knie. Nach ein paar Minuten versuchte ich, aufzustehen und Bein und Hüfte ins Haus zu schleifen. Der Schmerz war in Bewegung und suchte jede alte Verletzung heim. Als würde er eine Checkliste abarbeiten, verlagerte er sich an jede Stelle, an der ich mich irgendwann einmal verletzt hatte oder an der der Alterungsprozess deutlich fortgeschritten war. Aber ich heilte. Ich veränderte meine Art, die Botschaften zu interpretieren, indem ich es einfach **geschehen ließ**, wertete den Schmerz als vorübergehende Woge der Wut, die durch mich hindurchströmte, die sich ausdrücken musste, weil ich nie gelernt hatte, wie es anders ging. „Okay, du hast gesagt, was du sagen wolltest – und jetzt verschwinde, Schmerz!"

Dann kam ein Tag in meinem **Sommer der Heilung**, an dem ich aufstand, um Laufen zu gehen, und die Unterseite meines rechten Fußes tat so höllisch weh, dass ich nicht darauf stehen konnte. Die Schmerzstelle befand sich unter dem rechten Fußballen. Im medizinischen Fachjargon wird dies als „Neurom" oder „Neuropathie" bezeichnet, aber das ist eindeutig nicht zutreffend. An diesem Punkt musste ich lachen, weil mir das TMS fast schon leidtat. **Ich hatte keine Angst mehr vor den Schmerzen.** Der Schmerz unter meinem rechten Fuß fühlte sich an, als wäre dort, wo mein Fußballen sein sollte, ein Golfball (nein, ich weiß, was du jetzt denkst, ich habe mir den Schuh genau angesehen, darin war kein Golfball). Ich zog mich zum Joggen an. Während ich meine Auffahrt hinunterlief, stampfte ich mit dem schmerzenden Fuß so stark auf dem Zement auf, wie ich nur konnte. Die ersten Male waren extrem schmerzhaft, und ich spürte ein Kribbeln bis ins Gesicht, aber als ich am Ende der Auffahrt angekommen war, waren die Fußschmerzen verschwunden. Ich lenkte meine Aufmerksamkeit auf die Stelle an meinem Rücken, die sich richtig gut anfühlte, und lief weiter. An anderen Tagen saßen die Schmerzen morgens in meinen Fersen; dann stampfte ich so fest mit der Ferse auf den Boden auf, wie es nur ging, ohne mir dabei den Fuß zu brechen. Zu viele Menschen, deren Füße zu schmerzen beginnen, spielen ihren Schmerzen in die Hand; sie lassen zu, dass sich alle Aufmerksamkeit auf die Schmerzen richtet, indem sie ihre Füße in Watte packen, lassen die Schmerzen die Kontrolle über ihr Leben übernehmen, weil die Ärzte bei ihnen fälschlicherweise eine Fußneuropathie (es gibt über hundert verschiedene Arten sogenannter Neuropathien) diagnostiziert haben. Ich habe vielen Menschen geholfen, ihre Fußschmerzen loszuwerden, und ich kenne jemanden, der kaum noch laufen konnte, dann joggen ging und schließlich ganz von TMS heilte. Strecke niemals die Waffen vor den Schmerzen – wenn du das tust, stärkst du deine unbewusste Motivation für die Schmerzen.

Es gibt eine verborgene hierarchische Ordnung im Universum. Der Körper folgt der Energie, die von der Psyche vorgegeben wird, und die Psyche folgte den Befehlen der Seele. In diesem Leben sind wir spirituelle Wesen mit Körpern, wir sind keine Körper, die versuchen, spirituell zu leben. Der Körper folgt der Psyche – angetrieben von der Energie der Seele. Es ist skandalös, wie Rückenbeschwerden, Nackenbeschwerden und Schmerzen heutzutage betrachtet werden, in einer Ära moderner Medizin. Wenn jemand Schmerzen hat, lauten die Anweisungen in der Regel: Bettruhe und / oder Operation und / oder Ruhigstellen der betroffenen Stelle durch Stützkorsetts / Bandagen oder Verbände und / oder Muskelaufbautraining. Das ist das genaue Gegenteil von dem, was für die Heilung angezeigt ist. Die angemessene Therapie besteht darin, seine Angst zu überwinden und glücklicher zu werden, mehr mit anderen Menschen in Verbindung zu treten und produktiver zu werden. Das ist nicht einfach – aber es ist den Aufwand allemal wert.

Um die Wahrheit zu sagen, tun sich die Leute häufig selbst leid, deshalb versetzen sie sich unbewusst in einen Zustand der Schmerzen und des Unwohlseins, um Aufmerksamkeit zu erlangen oder um in Selbstmitleid zu baden. Ihre Wut sucht sich eine kürzlich versehrte Stelle im Körper oder einen anderen Punkt, den man ihnen kürzlich suggeriert hat und auf den die Aufmerksamkeit gerichtet werden kann, denn moderne Krankheiten vermehren sich dem Bedarf entsprechend. Menschen, die sich wegen ihres Alters grämen und sich vor dem Älterwerden fürchten, tun sich im Laufe der Zeit naturgemäß stärker selbst leid. Menschen, die ihr gutes Aussehen oder ihren Status verlieren (beispielsweise durch Berentung), sind deprimiert darüber – tief erzürnt durch die Aussicht auf ihr eigenes Schicksal (das Altern, den Tod); aus Sorge, Selbstmitleid und Wut lassen sie ihre Angst und Frustration am eigenen Körper aus. Wir leben so, wie unser eigener Wille uns leitet.

Das 18. Loch – Der letzte Abschlag

Die Golfsaison war in vollem Schwung. Jetzt fing ich richtig an, Golf zu spielen (ja, auf einem richtigen Golfplatz). Ich war wieder geschäftig in und ums Haus und im Leben. Meine Schmerzen verschwanden auf höchst sprunghafte Weise. Sie waren in meinem Körper umhergewandert und hatten so ziemlich jede Stelle heimgesucht, bis auf meinen Kopf. Ich stand kurz davor, endlich die finale Heilungsebene zu erreichen, doch niemand kann sagen, wann genau es passiert – irgendwann passiert es einfach. Mein letztes Ziel bestand immer noch darin, auf dem Bauch schlafen zu können. Noch war es so, dass jedes Mal, wenn ich auf dem Bauch lag, das Kribbelgefühl einsetzte – als konditionierte Reaktion auf die Kobra-Pose, die diese Reaktion ursprünglich ausgelöst hatte. Ich intensivierte meine Übungen in **progressiver Muskelentspannung**, und wenige Wochen später war ich entspannt genug, um in jeder beliebigen Position zu schlafen, außer auf dem Kopf – wobei ich zugeben muss, das nie versucht zu haben.

Nach siebenundzwanzig Jahren war ich frei. Für mich war es ein bis dahin ungekanntes Leben. Seitdem hatte ich nur einen heftigen Ausbruch von Rückenschmerzen. Ein Jahr, nachdem ich geheilt war, bekam ich die Grippe und hatte drei Tage lang um die vierzig Grad Fieber. Während ich mich im Bett herumwarf, fuhren zwei oder drei Mal starke stechende Schmerzen durch meinen Rücken. Ich lächelte durch den Fiebernebel hindurch, weil ich wusste, dass das innere Kind nicht gern krank war, denn Es will nichts als Spaß.

Ich hatte Allan Watts gelesen und seine Videos gesehen. Ich hatte Andrew Weil, Emmett Miller und Edmund Bourne gelesen. Endlich war ich ruhig und spürte inneren Frieden. Ich hatte mich mit allem, was mir und Susan zugestoßen war, auseinandergesetzt und verstand nun, wie ich auf das Leben reagierte. Ich bewegte mich in Echtzeit, trug nur noch wenige Emotionen in meinem Körper mit mir herum, drängte nicht mehr nach vorn, über den heutigen Tag hinaus – lebte im Jetzt, nicht in der Zukunft. Ich hatte mein obsessives Denken eingestellt und erlaubte dem Leben endlich, sich direkt vor mir zu entfalten, so wie es geschah. Gegenwärtigkeit hatte mich gerettet ... hatte mir das Leben gerettet. Paradoxerweise war ich gesund geworden, weil ich aufgehört hatte, mich heilen zu wollen, indem ich Bücher über Heilung verschlang, und weil ich alle Rituale ad acta gelegt hatte, wie Tagebuchschreiben und strukturierte Heilprogramme, die das Problem nur immer neu erschufen und endlos fortsetzten, da meine Aufmerksamkeit auf das Problem gerichtet blieb.

... und der Teufelskreis war DURCHBROCHEN ...
(an dieser Stelle bitte ein bisschen Applaus vom Band)

Als ich eines Tages den Golfplatz verließ, bemerkte ich plötzlich, dass ich keine Schmerzen hatte, überhaupt gar keine. Frieden ...

Ich blieb stehen, blickte zum blauen Himmel hinauf und spürte eine **ganzheitliche Verbindung** mit dem Leben. Ich hatte ein spirituelles Wachstum erlebt – mein Leben würde nie wieder so sein wie vorher. Ich war tief gestürzt, war weiter vorwärts gestrauchelt, hatte die Reise voller Hindernisse und Stolpersteine durchlebt, auf die mich die Schulmedizin ausgesandt hatte, und war mit einem tieferen Verständnis der überwältigenden Macht der Körper-Psyche-Einheit zurückgekehrt. Ich hatte mich einmal durch den Bauch des Wals hindurchgewunden und war als ausgeglichenerer Mensch auf der anderen Seite wieder ausgespuckt worden. Ich bin dankbar für all das, was mir im Leben gezeigt wurde. Wenn man der Wahrheit erst einmal ins Gesicht geblickt hat, ist es unmöglich, sie zu leugnen.

Die Körper-Psyche-Einheit offenbart sich durch sich selbst. Schmerz ist eine Botschaft, die unser Selbstbild nicht versteht, doch wenn man begreift, welche Absicht dahintersteckt, tritt Heilung ein. Ich war gesund geworden, weil ich mich von der

Schafsherde getrennt hatte, die glaubt, dass strukturelle Veränderungen Schmerzen hervorrufen. Doch wenn sich ein Schaf aus der Herde löst, macht es sich für Angriffe egomaner Wölfe verletzlich, und so war es auch bei mir.

[Die Realität ...] ist eine gesellschaftlich programmierte Hypnose, eine hergeleitete Fiktion, der wir uns gemeinschaftlich verschrieben haben. Doch von Zeit zu Zeit bricht jemand aus der Hypnose gesellschaftlicher Konditionierung aus – eine interessante und bunte Mischung aus Gelehrten, Geisteskranken und Genies.
— Deepak Chopra, M.D., *Body Mind & Soul*

Anker lichten, Jungs – Anker lichten!

Die letzte Woche war eine der schlimmsten, die ich seit Monaten – wenn nicht seit Jahren – erlebt habe, ein Wechselbad aus Schmerzen und Angst. Ach, übrigens: Sobald die Schmerzen in die Höhe schossen, war es unmöglich, an meine Angst zu denken.
— Susan M. Canes, persönliche Korrespondenz

Nachdem meine Schmerzen verschwunden waren, bekam ich extreme Angstzustände. Sie schraubten sich in so schwindelnde Höhen hoch, wie ich es nie zuvor erlebt hatte. Die Schmerzen, die ich mein ganzes Leben lang erlitten hatte, waren weg – und damit mein emotionaler Anker. Jetzt hatte meine Psyche nichts mehr, worauf sie die Aufmerksamkeit richten konnte, wenn sie eine Ablenkung brauchte. Meine Körper-Psyche-Einheit versuchte nun, die Schmerzen durch Angst zu ersetzen. **Angst ist ein Äquivalent für Schmerzen, und Schmerzen sind ein Anker für Angst.** Schmerzen entstehen, wie wir wissen, durch das Unterdrücken von Emotionen. *Wer nicht fühlen will, muss schließlich spüren.*

Kurz bevor es mit meinen Schmerzen ganz vorbei war, ging es noch einmal rapide hin und her: Erst tat mir der Rücken eine Sekunde lang weh, eine Sekunde später war es auch schon wieder vorbei, dafür wurde mir schwindlig vor Angst. Eine weitere Sekunde später war die Angst vorüber, und die Schmerzen kamen zurück. Die zwei lieferten sich einen heftigen Schlagabtausch; Angst und Schmerz rangen um bewusste Aufmerksamkeit. Die ganz große Show. Ich verstehe vollkommen, warum das Gehirn lieber Schmerzen wählt, anstatt Emotionen zu spüren. Angst fühlt sich an, als würden deine Nerven mit den Fingernägeln über eine Tafel kratzen. Schmerz verankert eine solche Energie im Körper – wenn der Anker gelichtet wird, segelt die Angst frei umher. Wie Dr. Sarno schrieb, dient das Schmerzsyndrom dem Zweck, einen „davon abzuhalten, sich mit emotionalen Dingen auseinanderzusetzen". [75] Die wilden Umschwünge dauerten etwa eine Woche an, dann hörten sie ganz plötzlich auf.

Ich war wieder im Gleichgewicht – zum ersten Mal in meinem Leben frei von Symptomen. Doch ich sollte noch eine Überraschung erleben – mein blaues Wunder – , angesichts der unfundierten Argumente und Abwehr gegenüber dem erfolgreichen Prozess, den ich gerade durchlebt hatte. Die Wahrheit sollte mit aller Macht geleugnet werden.

6

Widerstand gegen TMS: JSBS

Das John-Stossels-Bruder-Syndrom

Du weißt, dass du dich der Wahrheit näherst, wenn dir erbitterter Widerstand von denen entgegenschlägt, die sich verzweifelt an längst überholten Sichtweisen festklammern. Du weißt, dass du dich ihr näherst, wenn dir ein Kugelhagel um die Ohren fliegt. Die ungläubigen Anschuldigungen und Ansichten richten sich nicht bloß gegen die Theorie, die du vertrittst, sondern gegen dich persönlich und kommen von Menschen, die rein gar nichts über dich wissen, die dir nie begegnet sind und sich nie mit deiner Arbeit auseinandergesetzt haben [...] Auf Pioniere wird gern geschossen.

— Clancy D. McKenzie, M.D.

Mein Schmerzen, die siebenundzwanzig Jahre lang angedauert hatten, waren verschwunden, gehörten endgültig der Vergangenheit an. Nichts von dem, was mir sämtliche Ärzte, Chiropraktiker und Physiotherapeuten über Rückenschmerzen erzählt hatten, hatte der Wahrheit entsprochen. Mein Rücken war stark und kerngesund, trotz all der „Probleme", die die bildgebenden Hightech-Verfahren enthüllt hatten. Die ursprüngliche Fehldiagnose der Ursache meiner Rückenschmerzen im Alter von vierzehn Jahren hatte einen Schneeballeffekt in Gang gesetzt, der mir fast dreißig Jahre lang unnötige Schmerzen beschert hatte.

Drei Jahrzehnte später kam ich der Wahrheit auf die Spur, und sie befreite mich, so wie viele andere auch. Doch trotz der enorm hohen Erfolgsrate hält sich hartnäckiger Widerstand gegen TMS. Häufig leugnen Menschen die Existenz von TMS, indem sie ihre eigene Ignoranz als Gegenargument anführen, auch bekannt als das **Argument persönlichen Nichtglaubens**. Diese Taktik wird angewandt, wann immer der Argumentierende beschließt, dass etwas nicht möglich ist, weil er persönlich die Argumentation nicht nachvollziehen kann. Weil sie ihm unverständlich ist, ist sie „nicht glaubhaft" und damit – falsch. Seine Unfähigkeit, die Theorie nachvollziehen, dient ihm in der Folge als „Beweis" dafür, dass die These keinesfalls der Wahrheit entsprechen kann und dass es eine andere Kausalkette für Ursache und Wirkung geben muss – weil ihm die Antworten nicht sofort einsichtig sind. Vereinfacht gesagt, wenn jemand eine Theorie nicht versteht, dient es ihm als Beweis dafür, dass sie nicht wahr ist. Menschen sind vor Wut bereits knallrot angelaufen, als ich ihnen erklärt habe, was mit ihnen geschieht – entweder, weil sie wissen, dass es wahr ist, oder weil sie einfach noch nicht so starke Schmerzen haben, um sich der Wahrheit gegenüber zu öffnen.

Wenn irgendetwas auftaucht, was ihrem idealisierten Selbstbild widerspricht, macht sich schnell Wut breit.

Aus genau diesem Grund habe ich damals Dr. Sarnos Buch quer durchs Wohnzimmer geschleudert, nachdem mir klargeworden war, was er darin andeutete. Ich hatte ein falsches Bild von mir selbst.

Kurz nachdem ich schmerzfrei geworden war, fragte ich meinen damals sechzehnjährigen Sohn Matthew: „Warum sagen die Leute nicht einfach, dass sie TMS für unwahr halten, anstatt so wütend zu werden, dass sie knallrot anlaufen?" Er erwiderte: „Ich schätze, weil sie in ihrem tiefsten Innern wissen, dass es wahr ist." Er war mit seinen sechzehn Jahren an einen Punkt der Erkenntnis gelangt, den viele ältere Menschen einfach nicht erreichen können (vielleicht, weil ihm sein Vater als lebender Beweis diente).

Solange der TMS-Prozess geleugnet wird, ist der Ablenkungsmechanismus noch voll im Gang, wie Dr. Sarno nebst vielen anderen bewiesen hat. **Je lauter jemand dagegen protestiert, dass TMS die Ursache seiner Symptome ist, desto größer die Wahrscheinlichkeit, dass TMS tatsächlich die Ursache seiner Symptome ist – die Überreaktion offenbart, dass sich sein Schatten bedroht fühlt.**

Marc Sopher, M.D., einer der Co-Autoren von Dr. Sarnos Buch The Divided Mind – The Epidemic of Mindbody Disorders (Anm. d. Übers.: auf Deutsch unter dem Titel *Frei von Schmerz, Psychosomatische Beschwerden verstehen und ganzheitlich behandeln* im AT Verlag erschienen), beschreibt darin, wie ein Patient wutentbrannt aus seiner Praxis hinausstürmte, nachdem er ihm nahegelegt hatte, dass seine Schmerzen höchstwahrscheinlich emotional bedingt seien. Der Patient beharrte darauf, dass es sich bei seinen Schmerzen um „echte Schmerzen" handele. Zwei Tage später kehrte der Patient zurück und entschuldigte sich bei Dr. Sopher. Er sagte, er sei gewillt, sich anzuhören, was er zu sagen habe, weil Dr. Sopher ihn und seine Familie über viele Jahre und durch schwere Zeiten hindurch begleitet habe. Er las Dr. Sarnos Buch Healing Back Pain (Anm. d. Übers.: Auf Deutsch ist das Buch unter dem Titel Befreit von Rückenschmerzen im Goldmann-Verlag erschienen) neben anderen Informationen über TMS, woraufhin seine „Schmerzen einfach verschwanden"[76] Die TMS-Diagnose kann als heftige Beleidigung aufgefasst werden, weil sie einen Angriff auf das unentwickelte Selbst darstellt, das die Persona ein Leben lang unter Verschluss gehalten hat. Nachdem Dr. Sophers Patient sein Ich beiseitegeschoben hatte, wurde er gesund. Du wirst nicht gesund, wenn du glaubst, dass du bereits über alles bestens Bescheid weißt – oder wenn dein Ich durch das bedroht wird, was es nicht hören will; wenn dir zu diesem Zeitpunkt dein Stolz wichtiger ist als dein eigenes Leben. Alles, was du zu wissen glaubst, steht deiner Heilung im Weg.

Es gibt vielfältige Gründe dafür, warum Menschen nicht glauben wollen, dass ihre Symptome von einem unbewussten Prozess herrühren. Es fällt ihnen schwer zu glauben, dass Schmerzen, die durch eine verminderte Durchblutung verursacht werden, dermaßen stark und schneidend sein können – das muss doch bestimmt an

einer Schädigung des Skeletts oder der Nerven liegen …? Mir ging es zunächst genauso
– daher wies auch ich es kategorisch zurück.

Ein weiterer Grund, aus dem Menschen TMS von sich weisen, ist das Stigma, das
emotionalen Problemen anhaftet. Vielen Leuten missfällt, dass der Begriff
„psychosomatisch" mit dem Wort „psycho" beginnt, und vielleicht sollte wirklich eine
andere Bezeichnung dafür gefunden werden, wie Körper-Psyche-Beschwerden / Mind-
Body-Beschwerden, um eine implizite Beleidigung zu vermeiden. Ein anderer Grund für
das Zurückweisen von TMS ist, dass wir in unserer westlichen Kultur die Dinge mit
eigenen Augen sehen wollen, wir brauchen Bilder als Beweise, etwas Konkretes, dem
man die Schuld zuschieben kann.

Ich habe einmal scherzhaft einen Begriff für jene Menschen geprägt, die sich
weigerten, das **Körper-Psyche-Syndrom** als Tatsache anzuerkennen, nachdem ich auf
ABC in der Nachrichtensendung *20 / 20* John Stossels Bruder gesehen hatte, der TMS
vehement abstritt. Ich nannte es das „John-Stossels-Bruder-Syndrom", kurz JSBS.
John Stossel arbeitete damals als Nachrichtenreporter für ABC und hatte über zwei
Jahrzehnte unter starken Rückenschmerzen gelitten. Nach einem Besuch bei Dr. Sarno
war John so gut wie schmerzfrei. Sein Bruder, Tom Stossel, M.D., ist jedoch das
klassische Beispiel für jemanden, der TMS als Ursache für Schmerzen zurückweist –
als eine zu vereinfachte Erklärung.

Tom ist Vorsitzender der Abteilung für Translationale Medizin am Brigham and
Women's Hospital und leidet selbst unter wiederkehrenden chronischen Nacken- und
Rückenschmerzen. Beide Brüder hatten 1999 einen Auftritt in der ABC-
Nachrichtensendung *20/20,* in der Folge mit dem Titel „Dr. Sarno's Cure" (Dr. Sarnos
Heilmethode). Tom war noch nicht für das Konzept offen, dass Schmerzen durch
innere Anspannung verursacht werden können, und verkündete: „Wenn mir
irgendjemand erzählen würde, dass das alles nur in meinem Kopf stattfindet, würde
ich meine Wut ganz sicher nicht unterdrücken." Doch in der Woche, in der ABC die
Folge über Dr. Sarno mit den Brüdern ausstrahlte, kehrten Dr. Tom Stossels
Nackenschmerzen zurück. Der Zeitpunkt seiner Schmerzen ist ein weiterer Beweis für
die Wirkkraft von TMS und die häufig direkte Verbindung zu Schmerzen bei Phase-
1-TMS. Johns Bericht drohte, die Wahrheit hinter TMS ans Licht zu bringen, daher
mussten Toms Schmerzen erneut aufwallen, um alle unerwünschten Emotionen
biologisch zu verscharren. Ich will hier nicht auf Tom herumhacken – er scheint ein
guter Kerl zu sein; ich möchte ihn nur als Beispiel für einen Prozess anführen, bei dem
Zweifel von entscheidender Bedeutung sind. Ich reagierte zunächst genauso wie Tom.

Das Unbewusste will nicht, dass die Wahrheit enthüllt wird, und kann einen
ausdauernden Kampf führen – daher die Schmerzen. Diese widerstreitenden Kräfte
erzeugen einen weiteren verborgenen Konflikt, weil neue Verhaltensweisen
althergebrachte Überzeugungen herausfordern und weil **sich die Wut dem
Bewusstsein nähert.** Wenn wir die Geistesstärke aufbringen können, uns so zu sehen,

wie wir sind und wie wir auf das Leben reagieren, offen und ehrlich, bleiben Schmerzen und Krankheit wenige Zufluchtsorte im Körper.

Eine ganz ähnliche Geschichte las ich in einem Online-Forum, wo eine Frau beschrieb, wie ihre Schmerzen erneut aufgeflammt waren. Ihr Mann hatte sie behutsam darauf hingewiesen, dass ihre Schmerzen vermutlich TMS seien, das sich von ihrem Rücken in die Schultern verlagert hatte, wie es häufig der Fall ist, und riet ihr, Dr. Sarnos Buch **erneut zu lesen**. Sie schrieb: „Als mein Mann mich drängte, das Buch nochmals zu lesen, wurden meine Symptome schlimmer." Viele haben berichtet, dass ihre Schmerzen dramatisch in die Höhe schnellten, als sie anfingen, sich vorurteilsfrei mit TMS auseinanderzusetzen – wie bei einer Teufelsaustreibung –, so wie damals meine Hände angeschwollen waren, während ich *Mind Over Back Pain* las. Jegliches Bemühen, tief verborgene Probleme durch Einsicht und Achtsamkeit zutage zu fördern, stellt naturgemäß eine Bedrohung für die Dunkelheit dar – der Schatten fürchtet das Licht. Folgender Dialog fand auf ABC zwischen den Brüdern Stossel während der *20/20*-Show über TMS und Dr. Sarnos klinische Beobachtungen statt:

Tom: Es gibt noch jede Menge [andere] schwachsinnige Dinge, die ich ausprobieren könnte, die mir vermutlich nicht helfen und die ich nicht ausprobieren werde.

John: Aber mir hat es [der TMS-Heilansatz] geholfen, deinem Bruder!

Tom: Nun, als Wissenschaftler muss ich sagen: Alles ist möglich, aber ich bin alles andere als überzeugt.

Dr. Sarno kommentierte Toms Reaktion auf die TMS-Diagnose mit den Worten: „Wenn sie [diese Leute] es im Labor nicht beweisen können, existiert es für sie nicht." Wie Aristoteles sagte: „Es ist das Zeichen eines gebildeten Geistes, sich über etwas Gedanken machen zu können, ohne es zu akzeptieren." Tom argumentierte aus dem Argument persönlichen Nichtglaubens heraus und wies eindeutige Beweise zurück.

Warum gibt es so erbitterten Widerstand gegen die benigner paroxysmaler Lagerungsschwindel klinischen Forschungsergebnisse der TMS-Heilung – wo sie doch nahezu jedes Mal von Erfolg gekrönt ist? Nur wenige Ärzte oder Wissenschaftler sind bereit zuzugeben, dass sie während der vielen Jahre intensiver Ausbildung und harter Arbeit Schmerzen von der falschen Warte aus betrachtet haben. Die wohl absurdeste Zurückweisung, die ich aus dem Mund anderer Ärzten in Bezug auf Dr. Sarno und TMS gehört habe, lautete, dass er seine Patienten auswählt – sich die leichten Fälle rauspickt, die leicht geheilt werden können –, um damit seine Erfolgsquote zu erhöhen. Es gibt nur wenige Dinge auf der Welt, die weiter von der Wahrheit entfernt sind, als diese Behauptung. In der ABC-Sendung „Dr. Sarno's Cure" berichtete Janette Barber, ihr Arzt habe zu ihr gesagt: „Es sieht so aus, als wären Sie austherapiert." Er war mit seinem Latein am Ende, konnte nichts mehr für sie tun, um sie von ihren Schmerzen zu befreien. Sie konsultierte Dr. Sarno und wurde schnell gesund. TMS-Ärzte bekommen die heftigsten, verzwicktesten Fälle zu sehen – die, denen andere Ärzte nicht mehr helfen können. Schmerzpatienten suchen in der Regel erst dann einen TMS-Therapeuten auf, wenn sie alles andere versucht haben – und wenn ihnen kaum noch ein Funken Hoffnung bleibt. Das gab auch mir den Anstoß, Dr. Sarnos Bücher zu lesen – ich hatte alles andere versucht. Dr. Sopher bestätigte mir diese Theorie – TMS-Therapeuten bekommen hauptsächlich „die Extremfälle zu sehen, bei denen alle anderen Behandlungsmethoden versagt haben". Diese Patienten wurden häufig von ihren Ärzten im Regen stehen gelassen, ihnen wurde gesagt, es gäbe nichts, was man noch für sie tun könnte – die Situation war für ihre Ärzte dermaßen frustrierend, dass sie erschauderten, wenn sie die Namen jener Patienten auf ihrem Terminplan lasen. Die TMS-Ärzte – allen voran Dr. Sarno – suchen sich nicht die potenziellen Siegerkandidaten aus, um ihre Heilungsraten zu verbessern. Sie nehmen sich der Verlorenen an, die einen offenen Geist besitzen – und heilen sie mit außerordentlich hohen Erfolgsquoten.

TMS-Heilung funktioniert, doch das werden die Menschen, die nicht über den Tellerrand ihrer medizinischen Erfahrungen hinausblicken können, mit Sicherheit abstreiten. Ich kenne viele Leute, die ihre Schmerzen losgeworden sind, indem sie einfach verstanden und geglaubt haben, dass ihre Emotionen für ihre Schmerzen verantwortlich sind – und trotzdem gibt es immer noch Ärzte, die behaupten, das wäre nicht möglich.

Doch was zeichnet einen Wissenschaftler aus? Sind Wissenschaftler nicht vorurteilsfrei auf der Suche nach der Wahrheit – und folgen dabei Beweisketten? Ein Hauptquell für Diskussionen und Widerstand gegen TMS liegt, wie aus der Unterhaltung der Brüder Stossel deutlich wird, darin, dass Wissenschaftler diejenigen sein wollen, die von neuen Heilmethoden künden. Es ist ein ziemlicher Dolchstoß für das Selbstwertgefühl eines Fachmanns, wenn ihn ein Laie belehrt, was die Ursache für körperliche Beschwerden ist, daher besteht die erste Reaktion des Ichs aus Abwehr.

Deshalb wird meine Arbeit so geflissentlich ignoriert. Ich habe schlüssige Beweise dafür erbracht, dass ein echter physisch-pathologischer Prozess das Resultat emotionaler Phänomene ist und durch einen mentalen Prozess geheilt werden kann. Das gilt zum einen als regelrechte Ketzerei und übersteigt zum anderen das Verständnis der meisten Ärzte [...] Paradoxerweise sind aufgeschlossene Laien deutlich eher in der Lage, ein solches Konzept zu akzeptieren, weil sie nicht durch eine medizinische Ausbildung vorbelastet sind und durch die philosophische Voreingenommenheit, die damit einhergeht.
— John E. Sarno, M.D., *Healing Back Pain*[77]

Für das Ego /Ich ist in der Wissenschaft keinen Platz. Das Ego / Ich steht zur Wissenschaft im Widerspruch, weil es das Ergebnis bereits vorwegnimmt, bevor es überhaupt ein Resultat gibt. Wie Plato schrieb: „Wir können einem Kind leicht verzeihen, das sich vor der Dunkelheit fürchtet. Die wirkliche Tragödie ist, wenn sich Menschen vor dem Licht fürchten."

John Stossel ist neunzehnfacher Emmy-Gewinner. Er ist geistig aufgeschlossen und scharfsinnig und dank Dr. Sarno heute nahezu schmerzfrei. In seinem Buch *Give Me a Break* schreibt John: „Mir ist aufgefallen, dass auch Tom seine Rückenschmerzen mittlerweile meistens ignoriert, anstatt sich darauf zu konzentrieren und sich zu schonen – woraufhin sie verschwinden.[78] " So wie ich kannte vermutlich auch Tom auf einer tieferen Ebene bereits die Wahrheit, doch für ihn war es noch schwieriger, sie zu akzeptieren, weil seine medizinische Ausbildung für ihn eine Bürde darstellte. Unter einer Bürde versteht man eine erdrückende Last. Manch einer ist durch seine Ausbildung so vorbelastet, dass er sein Ego / Ich über die Wissenschaft stellt – und Überheblichkeit über den Dienst am Patienten.

> *Die falsche Sichtweise der Wissenschaft entlarvt sich durch das Bestreben, recht haben zu wollen; ein Wissenschaftler zeichnet sich weder durch angehäuftes Wissen aus noch dadurch, die unwiderlegbare Wahrheit für sich gepachtet zu haben, sondern durch seine anhaltende und uneingeschränkt kritische Suche nach der Wahrheit.*
>
> — Karl Popper[79]

Wissenschaftler, die verbissen an der Vorstellung von verrutschten und vorgefallenen Bandscheiben als Ursache für Rückenschmerzen festhalten, helfen zum einen ihren Patienten nicht und lassen zum anderen Karl Poppers bahnbrechende Arbeit bezüglich des **Falsifikationsprinzips** außer Acht. Nach Popper trennt der Anspruch auf Falsifizierbarkeit die Wissenschaft von der Nicht-Wissenschaft.

Poppers Definition zufolge ist eine Theorie nur dann wissenschaftlich, wenn sie die Möglichkeit in Betracht zieht, dass sie falsch sein könnte. Dies sei gute Wissenschaft, weil sie durch kritisches Hinterfragen tiefer in das eintauche, was wahr ist und was nicht. Wissenschaftliche Theorien sollten hinterfragt werden, weil wir durch das Hinterfragen umso mehr Wahrheiten entdecken. Obwohl sich Rückenoperationen, Kortisonspritzen und Streckbehandlungen als nicht wirksam erwiesen haben, halten viele Menschen immer noch an diesen Methoden fest, weil sie glauben, dass die Mehrheit recht haben muss. Wie Popper sagte, zeichnet sich ein Wissenschaftler durch „die Suche nach der Wahrheit" aus, nicht durch angehäuftes Wissen.

Häufig machen ihre medizinischen Titel Ärzte für das Offensichtliche blind. Ihr empörter Einwand: „Hör mal, ich bin hier derjenige, der Medizin studiert hat, deshalb sage ich dir, was mit dir los ist, und nicht umgekehrt." Wie wir aus gut dokumentierten Beweisen in Bezug auf Rücken- und Gelenkschmerzen wissen, werden die Symptome dadurch häufig verschlimmert. Ärzte müssen aufhören, ihren Patienten zu erzählen, sie wären körperlich geschädigt, und sie stattdessen fragen, welche Veränderungen in ihrem Leben stattgefunden haben oder unter welchem Stress sie stehen.

> *Wenn ein Arzt nur lang genug den Mund halten kann, wird ihm der Patient erzählen, was ihm fehlt [...] Die chronisch Kranken besitzen ein intuitives Gespür dafür, was mit ihnen nicht stimmt.*
>
> — Majid Ali, M.D., Capital University of Integrative Medicine[80]

Als Dr. Sarno begann, sich mit seinen Patienten zu unterhalten, die unter chronischen Schmerzen litten, erkannte er die Persönlichkeitsmuster, die in der Regel mit den Schmerzen einhergehen. Vorbei sind die Zeiten, in denen der Herr Doktor noch Hausbesuche durchführte, und Ärzte haben sich vom Freund / Heiler zu Dienstleistern für medizinische Versorgung entwickelt. Das ist schlechte Wissenschaft.

Hoffentlich werden eines Tages alle Ärzte nach der Methode von Dr. Don Colbert behandeln, die er bei seinen Patienten anwendet. Colbert schreibt in *Deadly Emotions*: „In meiner Praxis nehmen mein Behandlungsteam und ich uns die Zeit, uns mit Patienten wie Karl zum Gespräch zusammenzusetzen, um herauszufinden, ob ein emotionales Ereignis einer bestimmten Krankheit oder bestimmten Beschwerden zugrundeliegt. Ein ums andere Mal haben wir festgestellt, dass eine direkte Verbindung zwischen emotionaler Überlastung und Krankheit besteht." [81] Dr. Colbert ist ein wahrer Wissenschaftler, weil er sich der kritischen Suche nach der Wahrheit widmet.

Würde man das Falsifikationsprinzip auf TMS anwenden, fände man heraus, dass nicht nur Sauerstoffmangel (siehe Kapitel 1) im Spiel ist, sondern auch Veränderungen des Flüssigkeitshaushalts. Das autonome Nervensystem erhält u. a. die Körpertemperatur aufrecht, indem es das Schwitzen reguliert. Die meisten Schmerzleidenden haben chronisch trockene Haut mit Schuppenflechte oder seborrhoische Dermatitis, starke Schuppen, Pseudogicht etc. sowie schnalzende und knackende Gelenke. Wenn die Wut so hochkocht, dass das autonome Nervensystem die Homöostase (das Gleichgewicht) nicht mehr aufrechterhalten kann, können Unregelmäßigkeiten jeglicher seiner Funktionen auftreten, nicht bloß der Durchblutung, wie im ersten Kapitel beschrieben.

Egomanen und Augenverdreher

Doch das ist nur die Spitze des Eisbergs. Ich hatte mit einem Mann Kontakt, der unter chronischer psychosomatischer Anspannung und starken Verspannungen im mittleren Rücken und im Nacken litt. Er suchte eine Neurologin im UCLA-Migräne-Institut auf, in der Hoffnung, sie könnte ihm zumindest ein wenig helfen. Als er der Ärztin gegenüber Dr. Sarno und TMS erwähnte, „verdrehte sie nur die Augen und winkte entnervt ab ..." Sie wollte, erwartete und brauchte eine körperliche Ursache, weil sie geschult war, danach zu suchen – irregeleitet und vorbelastet durch ihre medizinische Ausbildung.

Wissenschaft, die auf dem materialistischen Modell basiert, hat versucht, die Mechanismen von Krankheit zu verstehen, in der Hoffnung, die Krankheit zu besiegen, indem die Mechanismen von Krankheit verstanden werden und gezielt auf diese Mechanismen eingewirkt wird [...] Bedauerlicherweise hat dies nicht funktioniert, da die Mechanismen von Krankheit nicht die Ursachen der Krankheit sind.

— Deepak Chopra, M.D., *Body Mind & Soul*

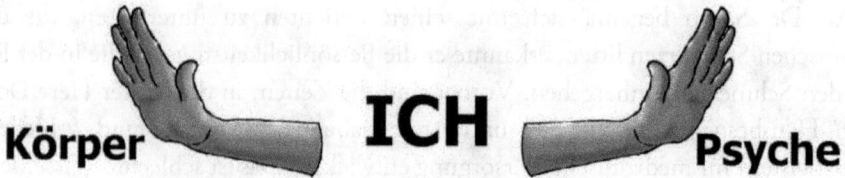

Körper   **ICH**   **Psyche**

Das egoistische Bestreben mehrerer Parteien führt derzeit einen erbitterten Kampf gegen jeden Versuch, die Psyche und den Körper zu vereinen. Viele Leute haben ein wirtschaftliches Interesse am Leid anderer. Ihr Lebensunterhalt – oder Lebensstil – hängt von ihrer wissenschaftlichen Sichtweise von Schmerzen ab, die bedroht würde, wenn TMS in der Gesellschaft allgemeine Akzeptanz fände. Zudem besteht häufig ein Widerspruch zwischen dem Ich und den Überzeugungen des Schmerzleidenden, wenn er sich aus Gründen, die er selbst nicht versteht, Schmerzen auferlegt.

Warnhinweis: Wir brauchen Ärzte – wir brauchen gute Heiler. Im Jahr 2003 musste mein Vater die Elektrode seines Herzschrittmachers in der Universitätsklinik von Cleveland austauschen lassen, nachdem ein ortsansässiger Chirurg sie beim Einsetzen kaputtgemacht hatte. Das Wartezimmer der Intensivstation der Cleveland Clinic war vollbesetzt mit Familienangehörigen. Ich fragte die Leute, wo sie herkamen. Einige stammten aus dem Fernen Osten, ein Paar kam aus Israel, ein anderes aus England und wieder andere aus Kanada. Sie alle begleiteten einen geliebten Menschen, der schwer krank war, und wo hatten sie ihn hingebracht? In die USA. Ich fragte ein paar der Leute, warum sie ihre Familienangehörigen ausgerechnet hierhergebracht hatten, in die Universitätsklinik von Cleveland. Sie antworteten: „Weil sie die beste ist." Dies ist kein Anti-Ärzte-Buch. Symptome müssen manchmal von Fachleuten behoben werden. Menschen in Not werden zu Hunderttausenden an Orten wie der Cleveland Clinic, der Mayo Clinic und der Johns Hopkins Clinic gerettet, mittels Transplantaten, Rekonstruktionen, Prothesen etc. Die moderne Medizin ist ein Segen – bloß häufig überambitioniert.

Die Frage lautet nur: Wie sind diese kranken Patienten an den Punkt gelangt, dass sie derartiger Eingriffe bedürfen? Wie kommt es, dass ein junger Mann bereits im Alter von zwanzig Jahren einen Herz-Stent braucht? Warum hat der siebzehnjährige Athlet vor jedem Spiel chronische Schmerzen? Wenn ein Mensch erst einmal zu sehr aus dem Gleichgewicht geraten ist, ist er auf fachkundige medizinische Eingriffe angewiesen. Daher ist immer große Vorsicht angezeigt; es ist natürlich möglich, an einer körperlichen / strukturellen Anomalie zu leiden, die nicht in das Gebiet der Psychosomatik fällt, wie bei (bereits angeborenen) Erbkrankheiten. Dieses Buch befasst sich mit Ursachen und hinterfragt in dem Bemühen, falsche Sichtweisen und Einstellungen zu verändern. Die tiefgründigere Frage lautet also: Ab wann ist es dem Arzt egal, warum der Patient in seiner Praxis sitzt? So unerlässlich die Medizinindustrie auch ist, hat sie sich zu einem **Uroboros** entwickelt, weil sie sich am einen Ende selbst bekämpft und am anderen ihr Fortbestehen sichert, während sich die Schlange selbst in den Schwanz beißt. Dr. Chopra hat darauf hingewiesen, dass derzeit mehr Menschen ihren Lebensunterhalt mit Krebs verdienen als Menschen daran sterben. Der Grund dafür ist, dass die moderne Medizin in ihrer Einstellung bezüglich der Bedürfnisse eines Patienten immer mehr einem Fließbandverfahren gleicht; Bedürfnisse, die sich in der Art seiner Krankheit manifestieren.

Two-Trauma-Mechanismus

Der Psychiater Clancy McKenzie revolutionierte das Verständnis von Schizophrenie und Depressionen sowie posttraumatischen Stresserkrankungen, die Depressionen und Angststörungen hervorrufen. In den 1980ern entdeckte er den **Two-Trauma-Mechanismus**, indem er „den Mechanismus erkannte, durch den ein emotionales Trauma Veränderungen in der Gehirnchemie und -struktur hervorruft". Frühkindliche Trennungen erzeugen im späteren Leben Probleme, abhängig davon, **wann** die erste große Trennung stattgefunden hat; sprich: in welchem Entwicklungsstadium sich das Gehirn zum Zeitpunkt des ersten Traumas / der ersten Trennung befand.

McKenzies Erkenntnisse sind absolut brillant. Er bestimmte einen der Hauptmechanismen dieser mentalen Störungen in einer detaillierten Studie mit dem Titel *Child-mother separation and trauma from the birth of a sibling* (Mutter und Kind: Trennung und Trauma durch die Geburt eines Geschwisterteils). Verständlicherweise brannte er darauf, seine klinischen Forschungen unter allen Psychiatern zu verbreiten, doch die Mehrheit seiner Kollegen wiesen sie rigoros zurück – also beschloss McKenzie, der Sache Zeit zu geben und abzuwarten, bis die psychiatrische Gemeinde „hinterhergekommen" wäre. Doch zu seinem großen Erstaunen steuerte sie weiter in die falsche Richtung. Er berichtet: „Sie machten wichtige Entdeckungen, hielten den Blick aber ausschließlich auf die biologischen Resultate des Krankheitsprozesses oder auf die genetischen Veranlagungen gerichtet und ließen die eigentliche Ursache vollkommen außer Acht." Das ist genau die Phase, in der sich Dr. Sarno zurzeit mit TMS befindet. Die Medizinergemeinschaft muss seinen Forschungen erst noch „hinterherkommen".

Heute ist Dr. McKenzies Arbeit weithin akzeptiert und findet in psychiatrischen Fachkreisen Verbreitung. Die scharfsinnigsten Psychiater und Gehirnspezialisten, wie Paul MacLean, M.D., hatten seine bahnbrechende Arbeit auf Anhieb verstanden, in ihrer Schlichtheit und Genauigkeit ihre Genialität erkannt.

Nur die wirklich überragenden Wissenschaftler sind imstande, neue Konzepte in Erwägung zu ziehen, die von den allgemeingültigen Ansichten abweichen [...] nur allzu oft vertrauen Menschen nicht auf ihren gesunden Menschenverstand, um einfache Dinge zu beurteilen; stattdessen warten sie erst die Meinung anderer ab, bevor sie beschließen, auf wessen Seite sie sich schlagen. Das trifft sogar auf Experten in hohen beruflichen Positionen zu.

— Clancy D. McKenzie, M.D.

Es bedarf Wissenschaftlern, die über ihren medizinischen Tellerrand hinausblicken, um zu tieferen Erkenntnissen zu gelangen und diese weiterzuentwickeln. Doch wie Dr. McKenzie schrieb: „Auf Pioniere wird gern geschossen." Wissenschaftler wie McKenzie, Sarno, Sopher, Chopra, Colbert, Weil, Northrup und Miller folgen der Wahrheit, ganz gleich, wohin sie sie auch führt. Sie setzen sich keine medizinischen Scheuklappen auf, weil ihr Bestreben darin liegt, Patienten zu heilen, anstatt sie bloß zu behandeln. Sie helfen Menschen auf Grundlage ihrer Beobachtungen und erneuter Beobachtung und scheuen sich nicht, von der Norm abzuweichen, wenn die Wahrheit sie woanders hinführt, weil nur tote Fische mit dem Strom schwimmen.

Die konventionelle Medizin ist mit ihrem ausschließlichen Fokus auf den Körper sehr eingleisig geworden ... Mittlerweile hat die Schuldmedizin den Ruf, rücksichtslos und riskant zu sein und Menschen schädliche Behandlungen aufzuzwingen. Durch ihren Enthusiasmus für externe technologische Lösungen von Problemen ist sie aus dem Gleichgewicht geraten.

— Andrew Weil, M.D., *Pros and Cons of Integrative Medicine*, PBS

In den frühen 1990ern, bevor ich von Dr. Sarno wusste, waren mein Bruder und ich wegen unserer Rückenschmerzen bei einem Neurochirurgen in Behandlung. Als der Chirurg unerwartet in Rente ging, übernahm ein Nachfolger seine Praxis. Die erste Amtshandlung des neuen Neurochirurgen bestand darin, seine neuen Patientenakten durchzugehen und sich all jener Patienten zu entledigen, die er nicht sofort operieren konnte. Wer kein Kandidat für sein OP-Messer war, den wollte er nicht als Patient haben. Mir haben viele ehemalige TMS-Betroffene erzählt, ihre Neurochirurgen seien stinkwütend geworden, als sie nicht sofort einwilligten, sich von ihnen operieren zu lassen. Ist das Medizin? Oder Geschäft? Wie immer befindet sich die Wahrheit irgendwo dazwischen. Es gibt nicht nur Schwarz oder Weiß.

Entschuldigung, darf ich mir mal Ihre rosarote Brille ausleihen?

Es ist so viel einfacher zu sagen: „Ich habe meine Rückenprobleme geerbt", oder: „Ich habe mich am Rücken oder Nacken verletzt", als zuzugeben: „Ich glaube, da sind ein paar versteckte Emotionen am Werk, die mich zu überwältigen drohen." Oder: „Ich brauche mal eine Auszeit; mir wird das alles zu viel, was man mir momentan aufbürdet – ich möchte von meinen Verantwortungen befreit werden, zumindest für kurze Zeit." Als Kind wurde der Psychiater C. G. Jung von anderen Kindern dermaßen gepiesackt, dass er Krankheit irgendwann als Vorwand nutzte, um ihnen aus dem Weg zu gehen. Er beherrschte sogar die Kunst, bei Bedarf ohnmächtig zu werden, um dem Spott der anderen zu entgehen. Manchmal brauchen wir einfach nur einen gesellschaftlich akzeptablen Ausweg.

Menschen, die glauben, ihre Schmerzen rührten von einer Verletzung am Rücken, im Nacken, im Knie, an der Schulter oder den Füßen her, können einfach nicht zugeben, dass ihr Leben nicht so gelaufen ist, wie sie es sich gewünscht hatten – dass sie Angst vor dem Älterwerden haben –, und dass einige ihrer grundlegenden Bedürfnisse unerfüllt geblieben sind. Sie tun sich schwer mit der Vorstellung, dass ihr Körper so stark auf Emotionen reagiert, die sie selbst nicht spüren können. Die schwelenden destruktiven Gedanken direkt unterhalb unserer bewussten Wahrnehmung offenbaren sich häufig anhand vielfältiger körperlicher Beschwerden. Wenn diese Symptome dem Betroffenen ermöglichen, sein Leben so zu ändern, dass er einen Gang runterschalten, einen Rückzugsort finden kann, oder, was seltener vorkommt, seinem Unmut Luft machen (gehört zu werden), umso besser, denn häufig ist es genau das, was er zu diesem Zeitpunkt in seinem Leben braucht.

Viele beruhigt die Vorstellung, dass auf der radiologischen Aufnahme ein Bandscheibenvorfall, eine Ruptur der Rotatorenmanschette oder irgendein anderer struktureller Schaden zu erkennen ist, weil wir alle einen **selbstzerstörerischen Instinkt** besitzen – ein verborgenes Schuldgefühl, das viele von uns zu lindern meinen, indem wir einen Teil unseres Körpers opfern. Der Psychiater Karl Augustus Menninger beobachtete dieses Phänomen in seiner Klinik in Topeka, Kansas.

Manchmal scheint eine Operation für das emotionale Wohlbefinden eines Patienten notwendig zu sein, und manchmal hat man nach einem Krankenhausaufenthalt das Gefühl, ein ernsthaftes Problem sei gelöst oder eine notwendige Veränderung herbeigeführt worden [...] Menninger interpretiert die wiederholte Bereitschaft, sich unter das Messer des Chirurgen zu legen, als Ausdruck unbewusster Schuld [...] Er weist darauf hin, dass auf eine Operation eine Phase der Erleichterung und des Wohlbefindens folgt [...] die fast aggressive Forderung mancher Patienten nach einer Operation ist ein Symptom für die selbstzerstörerische Kraft, die in ihnen aufbegehrt.

— Dr. Arnold A. Hutschnecker, *The Will to Live*[82]

(*Anm. d. Übers.*: Das Buch ist auf Deutsch unter dem Titel *Der Wille zum Leben* bei Non Stop-Bücherei erschienen)

Der „schuldige" Körperteil kann operiert und ihre unbewusste Schuld physisch von ihnen abgetrennt werden – auf dem „Altar des OP-Tischs", wie Dr. Hutschnecker es nannte. Die destruktiven Gedanken der Patienten, die Frustration und Wut, die aus ihren übermäßigen Verantwortungen und ihrem Schuldgefühl herrühren, können dadurch vor anderen Menschen geheim gehalten werden. Auf einer tieferen Bewusstseinsebene opfern sie einen Teil ihres Körpers, um ihre sündigen Gedanken oder Begierden zu sühnen. Die zerstörerische Seite, die jeder Mensch besitzt, überschattet vorübergehend ihre liebevolle und kreative Seite.*

Menschen suchen die Antworten mit den Augen und ignorieren die Botschaft ihrer Herzen. Krankheit, Schmerzen und Leid resultieren aus einem Ungleichgewicht, das wiederum dadurch entstanden ist, dass die eigenen Bedürfnisse dauerhaft ignoriert oder nicht wahrgenommen wurden. Wenn jemand beteuert, sein Leben liefe gut, sowohl für ihn als auch für die Menschen um ihn herum, er leide aber unter Schmerzen und / oder Lähmungserscheinungen, sieht er im Spiegel das Wunschbild seines Lebens. Wenn jemand bekundet, sein Leben liefe gut, und dabei keine Beschwerden hat, ist mit seinem Leben vermutlich wirklich alles in bester Ordnung; er ist im Gleichgewicht – wenn er sich im Spiegel anschaut, sieht er sich darin so, wie er wirklich ist, mit all seinen Sinnen.

Zuzugeben dass die Dinge im Leben nicht so gelaufen sind wie geplant, aber zugleich Dankbarkeit empfinden zu können, offenbart ein hohes Maß an Reife und spirituellem Wachstum. Es bedeutet, sein wahres Selbst in Echtzeit wahrzunehmen, und das ist der Energiequell des Lebens. Alle Kraft liegt im Jetzt. **Jetzt** ist der Zeitpunkt, um glücklich zu sein, nicht morgen. Leben heißt, im Augenblick zu leben; es bedeutet nicht, sich auf die potenzielle Zukunft vorzubereiten oder sich an Beziehungswunden aus der Vergangenheit festzuklammern.

Im TMS-Drama wirken also zwei verschiedene Kräfte mit, die in die gleiche Richtung agieren – das Ich der Schmerzleidenden und die egoistischen Bestrebungen der Medizinindustrie.

> Das Ich des Betroffenen weigert sich, in Betracht zu ziehen, dass versteckte Emotionen seine Symptome verursachen könnten. Er kann nicht glauben, dass seine Schwiegermutter (oder sein Schwiegervater, seine Kinder, seine Arbeit …) ihn innerlich so rasend wütend machen, dass er davon derart heftige Schmerzen bekommt. Er wird das Konzept der Verdrängung erst dann verstehen, wenn er in sich selbst nach einer höheren Ebene der Wahrheit sucht.
>
> … UND …
>
> Diejenigen, die in der Medizinindustrie nur auf ihren eigenen Vorteil bedacht sind, werden nicht zulassen, dass sich die Ansicht verbreitet, alternde Wirbelsäulen und körperlicher Verschleiß seien nicht die Ursache für die meisten Schmerzen. Bandscheibenvorfälle verursachen nur selten Schmerzen, und doch hat sich die Vorstellung, sie wären die Standard-Ursache für Schmerzen, so tief in das kollektive Unbewusste der Gesellschaft eingegraben,

---

* Die Argumentation wird noch fortgeführt und dreht sich darum, wie viele Instinkte wir tatsächlich besitzen; Freud war allerdings zu dem Schluss gelangt, dass die Basis für all unsere Instinkte immer einer der beiden Grundinstinkte bildet, die ich zuvor erwähnt habe: der liebevolle, kreative Instinkt **Eros** und die entgegengesetzte selbstzerstörerische Kraft, die Neofreudianer als **Thanatos** bezeichnen.

> dass sich selbst aufgeschlossene Menschen schwertun, sich ein anderes Szenario auszumalen. Es ist ein medizinisches Desaster.*

Dieser Punkt muss klargestellt werden, damit in der Psyche des Lesers keinerlei Zweifel zurückbleiben. Unser Ich versucht zu verhindern, dass wir an die Existenz von TMS glauben. Das Über-Ich wurde einzig zu diesem Zweck erschaffen – damit man sich den Anschein verleihen kann, über menschliche Regungen, wie Wut, Angst, innere Unruhe und Verletzlichkeit, erhaben zu sein.

Ich habe irgendwann begriffen, dass TMS-Spannungsschmerzen der Hauptübeltäter hinter meinen vielfältigen körperlichen Symptomen waren. Und ich habe Menschen geholfen, ihre Angst zu überwinden und ihre Schmerzen zu lindern, indem sie ihr Verständnis des Prozesses erweitert haben. Doch diese Menschen besaßen eine offene Geisteshaltung und waren in der Lage, sich selbst zu beobachten. Sie haben sich im Wesentlichen selbst geheilt. Was die Leute angeht, denen ich nicht helfen konnte: Ausnahmslos jeder von ihnen stimmte Dr. Sarnos TMS Konzept vollmundig zu, bis es um ihre eigenen Schmerzen ging – sie glaubten, es treffe auf alle anderen zu, nur nicht auf sie selbst. Wenn Menschen stinkwütend werden, mir mit dem Finger vor dem Gesicht herumfuchteln und in Schweiß ausbrechen, weil ich gesagt habe, dass ihre Schmerzen nicht von partiellen Bänderrissen oder Wirbelsäulenschäden herrühren, sehe ich, dass das, was ich ihnen erzähle, ihr Ich verletzt. Ihre Wut und Schmerzen entspringen ihrem zornigen Zurückweisen jedes inneren Konflikts – in ihrem tiefsten Innern wissen sie, dass das, was ich ihnen erzähle, wahr ist.

Die Dame, wie mich dünkt, gelobt zu viel.

— Hamlet, Akt 3, Szene 2

Richard Nixons Gesicht sprach Bände, als er auf dem Podium vehement seine Unschuld in der Watergate-Affäre beteuerte und leidenschaftlich gelobte: „Die Menschen müssen wissen, ob ihr Präsident ein Betrüger ist oder nicht. Ich bin kein Betrüger." Auch Bill Clintons Rosazea gerötetes Gesicht sprach für sich, als er den Finger erhob und wütend beteuerte: „Ich hatte kein sexuelles Verhältnis mit dieser Frau …" Beide haben gelogen, und beiden war es deutlich anzusehen – aufgrund ihrer **Überreaktion** auf die Wahrheit, die ihr Ich bedrohte. Viele chronische Schmerzleidende sind erleichtert, endlich von ihrer unterdrückten Wut und von ihrem verborgenen emotionalen Schmerz befreit zu werden. Tief in sich drin bedürfen Menschen des heilenden Lichts der Wahrheit. Diejenigen, die viel Energie in ihr Selbstbild investiert haben, mögen sich keine Veränderung herbeiwünschen, auch wenn es sie mehr Energie kostet, neue Vorstellungen zurückzuweisen. Glauben

---

* Ein Bandscheibenvorfall *kann* einen Nerv einklemmen und eine sofortige Lähmung verursachen, doch sobald der Nerv abgestorben ist, wird er keine Schmerzsignale mehr ans Gehirn aussenden, daher sind Schmerzen durch einen eingeklemmten Nerv nur von kurzer Dauer.

verbraucht so wenig Energie. Ein Großanteil an Energie geht dafür drauf, gegen jede Wahrheit anzukämpfen, die ans Licht zu kommen droht.

Tod, Scheidung, Adoption, Verletzungen, Kritik, Misshandlung, Gleichgültigkeit, Midlife-Crisis, ernsthafte Eheprobleme sowie viele weitere Umstände, die wir als Zurückweisung wahrnehmen, sind die Hauptverursacher der Schmerzen – sie alle generieren einen psychischen Konflikt. Dahinter steht die Angst, Verbundenheit zu verlieren oder weitere Zurückweisungen zu erfahren, und durch Selbstbestrafung werden unbewusste Schuldgefühle „gesühnt".

Gesellschaften weltweit stigmatisieren Menschen mit seelischem Schmerz mehr oder weniger als Versager, obwohl einige der großartigsten Persönlichkeiten unter emotionalem Schmerz gelitten haben. Edgar Allan Poes brillante Werke sind das Resultat extremer Trennungsangst. Die westliche Gesellschaft lehrt uns, dass wir nicht normal sind, wenn wir in einem emotionalen Konflikt stecken, dabei erlebt das jeder Mensch, ausnahmslos. Da Zurückweisung emotionale Prozesse in Gang setzt, die ohne einen inneren Konflikt nie entstanden wären, können aus emotionalem Schmerz auch großes Talent, Kreativität und Weisheit erwachsen.

Netter Versuch, aber Leugnen ist zwecklos.

TMS-Betroffene sind überwiegend (aber nicht immer) äußerlich ruhig und gelassen, obsessiv, phobisch und perfektionistisch; sie sind leicht bis extrem ängstlich, übermäßig verantwortungsbewusst und höchst gewissenhaft. Häufig bekomme ich von ihnen zu hören: „Ja klar, Steve, natürlich können Emotionen den Körper beeinflussen und Schmerzen hervorrufen, aber bei mir ist das etwas anderes – meine Schmerzen haben eine körperliche Ursache." Der größte Stolperstein in meinem Genesungsprozess war, dass ich die MRT-Aufnahmen mit den Bandscheibenvorfällen gesehen hatte und obendrein meine Röntgenbilder mit der spinalen Stenose, den Knochenspornen (Osteophyten) und der Arthrose.

> Immer wieder habe ich von Leuten gehört: „Also ich kenne da jemanden, der ist alles andere als verantwortungsbewusst, hat aber trotzdem TMS." Diese scheinbar „verantwortungslose" Person kann sich aber in einem so komplexen Geflecht tief empfundener *persönlicher* Verantwortung verheddert haben, dass sie den Anschein erweckt, verantwortungslos oder faul zu sein, weil ihr ständiges negatives inneres Geschwätz sie lahmlegt. Zudem kann es sein, dass sie so große Angst vor dem Versagen – oder vor Erfolg – hat, dass sie sich unbewusst immer wieder zum Scheitern zwingt und verantwortungslos erscheint, obwohl sie es wirklich nicht beabsichtigt. Verantwortungslosigkeit kann also auch als eine Art TMS angesehen werden … *und das Yin jagt das Yang … und dieses wird zu jenem.*

Ich konnte das Bild, wie der Neurochirurg mit dem Reflexhammer auf mein Knie schlug – ohne dass meine tiefen Sehnenreflexe reagierten –, nur schwer aus meiner

Erinnerung verbannen. Und als ich den Steppergang entwickelte, als ich Lähmungserscheinungen, Taubheit und Kribbeln in den Füßen spürte, fiel es mir extrem schwer, zu akzeptieren, dass das, was ich sah, bloß ein emotionaler Effekt war. Doch noch während ich all das erlebte, beschloss ich, nicht zu glauben, dass ein struktureller Defekt für alles verantwortlich war. Es war der beste, wenn auch schwierigste Entschluss, den ich in Bezug auf meine Gesundheit jemals getroffen habe, und er hat sich zigtausendmal ausgezahlt. Zum ersten Mal, seit ich mich erinnern kann, führe ich ein schmerzfreies Leben – weil ich beschlossen hatte, unvoreingenommen zu sein, offen für Neues.

Der brillante deutsche Wissenschaftler Max Plank war der Ansicht, dass neue wissenschaftliche Ideen erst von der jeweils nachfolgenden Generation akzeptiert und übernommen werden. Früher glaubten Wissenschaftler, Magengeschwüre würden durch einen kranken Magen hervorgerufen. Nur eine Generation später begriff die Gesellschaft, dass Magengeschwüre durch Stress verursacht werden – in dem Maße, in dem die zugrundeliegende Ursache gesellschaftlich „akzeptiert" wurde, traten die Magengeschwüre seltener auf. Auch heute noch suchen Wissenschaftler nach dem Magengeschwür-Bazillus, und hin und wieder finden sie sogar einen. Allerdings handelt es sich dabei um Bakterien, die die meisten Menschen ohnehin in sich tragen – ob mit oder ohne Magengeschwür. Dr. Sopher hat mir erzählt, er habe mehrfach erlebt, wie Leute Antibiotika einnahmen, um sich dieses Bakteriums zu entledigen, doch es ging ihnen trotzdem nicht besser. Die Bakterien sind häufig **Zufallsbefunde**, so wie bei Bandscheibenvorfällen, spinaler Stenose und Arthrose, die auf Röntgenbildern und MRT-Aufnahmen zu sehen sind. Dr. Sophers Standpunkt wird von Henry Bieler, M.D., untermauert, der über einen Zeitraum von fünfzig Jahren hinweg Ursachen von Krankheiten und Heilmethoden erforschte und ein Buch zu dem Thema verfasste. Bielers erste Schlussfolgerung lautete, dass die Hauptursache der meisten Krankheiten keine Keime sind. Als zweites folgerte er, dass es fast immer riskant ist, Patienten mit Medikamenten zu behandeln.

Doch in ihrem unermüdlichen Bestreben, Fortschritte zu machen, lässt uns die Wissenschaftsindustrie häufig einen Schritt zurück machen, indem sie eine magische Kur durch den Körper anstrebt. In den frühen 1980ern entdeckten australische Wissenschaftler schließlich „das Magengeschwür-Bakterium" – endlich hatten sie ein Ziel gefunden, auf das sie ihre magische Kugel abfeuern konnten. Robert Sapolsky, Ph.D., Gewinner des „Genie-Preises" (Genius Fellowship Award) der MacArthur-Stiftung, kommentierte die Entdeckung der Australier wie folgt: „Ich wette, am Tag der Entdeckung ist die Hälfte aller Gastroenterologen weltweit abends feiern gegangen – endlich mussten sie sich nicht mehr die Zeit nehmen, sich ein Bild über das Privatleben ihrer Patienten zu machen, denn jetzt konnten sie ihre Beschwerden mit einer Pille heilen."[83]

Allerdings fand man nur wenige Jahre später heraus, dass so ziemlich jeder Mensch (zumindest zwei Drittel) auf dem Planet Erde eben jenes Bakterium in sich tragen, doch nur diejenigen, die unter Stress stehen, bekommen Magengeschwüre. Unter Stress wird das Immunsystem gehemmt und eine Reparatur des Magengewebes verhindert, sodass sich die Magenbakterien rasant vermehren können. Die meisten von uns haben besagte Magengeschwür-Bakterien, Bandscheibenvorfälle und Arthrose; sie alle sind ähnliche normale körperliche Anomalien, und wie die Bandscheibenvorfälle sind auch die Bakterien fast immer reine Zufallsbefunde bei körperlichen Beschwerden.

Nachdem die Menschen zu verstehen und glauben begannen, dass Magengeschwüre durch „Stressspannung" verursacht werden, konnte die Mär von einem körperlichen Problem im Magen nicht länger aufrechterhalten werden – und der unbewusste Prozess musste neue Zufluchtsorte finden, an denen er sich verstecken konnte, wie den Rücken, die Hände und die Füße. Das Gehirn ist ununterbrochen auf der Suche nach einem Symptom, das uns Angst einjagt – und dort setzt es sich fest. Viren und Bakterien können extrem gefährlich sein, sind aber nicht die Ursache der meisten Krankheiten.* Sie schleichen sich nur dann in den Körper ein, wenn die Person dafür anfällig geworden ist, in Abhängigkeit von ihrem körperlichen und emotionalen Gesundheitszustand. So sterben an Lungenentzündung in der Regel nur sehr alte, sehr junge und sehr geschwächte Menschen – sie bilden leichte Zielscheiben für Krankheiten.

> *Nicht jeder, der mit dem Malaria-Parasiten in Berührung kommt, erkrankt auch an Malaria [...] Nicht jeder, der mit dem Grippe-Virus in Berührung kommt, bekommt auch die Grippe [... Nicht die Krankheitserreger führen dazu, dass wir krank werden. Sie sind vielmehr potenzielle Krankheitsüberträger, die auf eine günstige Gelegenheit warten, um ihr Unwesen zu treiben. Wenn sich eine günstige Gelegenheit bietet, schlagen sie zu [...] Wir sind ständig und überall von Krankheitserregern umgeben [...] Ein vollkommen ausgeglichener Mensch, der sich in relativ gutem Gesundheitszustand befindet, kann häufig mit diesen Erregern in Berührung kommen, ohne krank zu werden. Da innere Faktoren bestimmen, wie wir auf sie reagieren, liegen die wahren Ursachen von Krankheit in uns [...] Verzeihen Sie mir, wenn ich mich wiederhole; dieser Punkt muss deutlich hervorgehoben werden: Externe, materielle Objekte sind niemals die Ursache für Krankheit, sondern nur Erreger, die darauf warten, spezifische Symptome bei Menschen auszulösen, die dafür empfänglich sind.*
>
> — Andrew Weil, M.D., *Health and Healing:*
> *The Philosophy of Integrative Medicine and Optimum Health*[84]

Vor vielen Jahren lernte ich zwei Leute kennen, die unter entsetzlichen Schmerzen litten. Sie beteuerten, sie glaubten durchaus, dass Dr. Sarno recht habe, allerdings seien ihre Rückenschmerzen „echt". Beide haben auch heute noch Schmerzen. Sie haben viele Aktivitäten aufgegeben, die sie liebten, um die Wahrheit nicht akzeptieren zu müssen. Sie haben Angst, etwas zu heben, sich zu bücken und ein normales, aktives Leben zu führen. Wie Dr. Sopher mit dem Titel seines Buches *To Be ... or Not to Be*

---

* Dazu zählen Viren der Risikogruppen 1 und 2, evtl. auch 3. Viren der Risikogruppe 4 sind Erreger für Krankheiten mit tödlicher Folge.

Pain-Free (Schmerzfrei sein … oder nicht) andeutet, ist Schmerzfreiheit eine Frage der persönlichen Entscheidung (und eine hübsche Anspielung auf Shakespeare). Manchmal beweist man jemandem am besten, dass er sich irrt, indem man ihm seinen Willen lässt.

Ich traf einen vierzigjährigen Mann, der starke Muskelverspannungen im Nacken hatte, wovon seine Hände und Arme taub wurden. Sein Leben lief schlecht, er war deprimiert und ängstlich, und seine Aufmerksamkeit war fest auf den Körper geheftet. Ganz offensichtlich litt er unter TMS. Sein Arzt riet ihm natürlich zu einer Operation. Ich bat ihn, sich nicht unters Messer zu legen. Ich sagte ihm, es werde nicht funktionieren, und wenn es nicht funktioniert hätte, würden die Ärzte mit einer medizinischen Ausrede daherkommen, warum es nicht funktioniert hätte. Er ließ sich trotzdem operieren, und ihm wurde ein Titanimplantat im Nacken eingesetzt, was seine Beschwerden nicht linderte. Mehrere Monate später erzählten ihm die Ärzte, sie hätten „die richtige Stelle verfehlt", und wollten ihn erneut operieren. Tag für Tag spielt sich das gleiche Szenario ab, doch weil die Menschen Angst haben, wollen sie das glauben, was ihnen der Arzt erzählt. Aber was die Schmerzen angeht, irren sie sich. Ich habe Widerstand auf vielfache Weise erlebt, von Medizinern, Therapeuten und Psychiatern; doch die Sichtweisen, an denen sie sich festklammern, werden zunehmend schwächer.

In der Vergangenheit habe ich zu Schmerzforen in aller Welt beigetragen, weil ich helfen wollte, sinnloses Leid zu verhindern. Diese Foren dienen dazu, dass Menschen Spannungsschmerzen und andere psychosomatische Beschwerden besser verstehen, um gesund zu werden – Betroffene teilen ihre Leidens- und Erfolgsgeschichten (Wissen über Schmerzen verbreiten, Ängste abmildern). Ich fühlte mich stark verpflichtet, die Wahrheit zu verbreiten, weil ich das große Glück gehabt hatte, dass sie mir offenbart worden war. In einer dieser Gruppen gab es einen Mann, den ich Bernabe nennen werde, weil er Bernabe heißt. Ab und zu schrieb er mir E-Mails, weil er wissen wollte, wie ich meine Schmerzen losgeworden war, unter denen ich fast mein ganzes Leben lang gelitten hatte. Er schien ein sehr sanfter und intelligenter Mann zu sein, dessen Glauben in Bezug auf spannungsbedingte Schmerzen hin- und herschwankte, wie es zu Anfang bei so ziemlich jedem der Fall ist. Schmerzen können die Wahrheit verzerren und verdrehen. Schmerz ist Dunkelheit – er zermürbt und verwandelt Menschen in ein Bündel aus Verbitterung und Zweifeln. TMS dient unter anderem dem Zweck, Zweifel zu erzeugen – Zweifel daran, dass sich emotionaler in körperlichen Schmerz umwandelt, weil die Psyche das Problem lieber in den Körper abschiebt. Dieser Vorgang wird als **Somatisierung** bezeichnet – seelische Vorgänge, die emotionalen Aufruhr in körperliche Beschwerden umwandeln –, wodurch die betroffene Person fälschlicherweise annimmt, sie habe ein körperliches Problem, dabei hat sie eigentlich ein emotionales.

Zur damaligen Zeit war Bernabe ein siebenunddreißigjähriger Mann (ein Mann ist er vermutlich immer noch, bloß nicht mehr siebenunddreißig) mit der üblichen

Fehldiagnose von Schmerzen aufgrund einer Bandscheibenprotrusion (Bandscheibenvorwölbung) bei L4/L5 und S1. Die Wirbel auf dieser Höhe sind der Bandscheiben-Goldstandard für Rückenschmerzen – an der Stelle haben wir alle bis zu einem gewissen Grad vorgewölbte Bandscheiben. Bernabe konnte aufgrund seiner Schmerzen nicht mehr arbeiten und verbrachte die meiste Zeit im Bett. Eines Tages postete er, angetrieben von Frust und Verzweiflung, folgende Nachricht in einem Schmerz-Forum:

Datum: Montag, 18. Februar 2002

Gesendet: Bernabe — –

Betreff: Meine „vorläufigen" Schlussfolgerungen

Nachdem ich alle Bücher über TMS gelesen und versucht habe, deren Bedeutung zu verstehen, und nachdem ich die Meinungen anderer TMS-Betroffener dazu gelesen habe, bin ich zu folgenden gedanklichen Schlussfolgerungen gelangt (ich stelle hiermit jeden Punkt zur öffentlichen Diskussion):

1. TMS fehlt die entscheidende Grundlage. Die Schlussfolgerung, die man daraus ziehen kann: Niemand weiß so recht Bescheid, was die meisten Arten von Rückenschmerzen angeht. TMS ist eine weitere dürftige und widersprüchliche Erklärung für chronische Rückenschmerzen.

2. Dr. Sarnos Theorie über Rückenschmerzen dreht sich selbst im Kreis.

3. etc. [meine Worte]

4. etc.

5. etc.

6. etc. bis zum Gehtnichtmehr [meine Worte]

Bernabe listete in insgesamt neun Punkten auf, weshalb die Theorie über TMS falsch sei (Karl Popper wäre stolz auf ihn). Seinen Worten entnahm ich, dass er unter starkem emotionalem Schmerz litt, wodurch seine Rückenschmerzen verschlimmert wurden. Unter solchen Umständen haben die Betroffenen naturgemäß weniger Geduld, und sie neigen stärker dazu, nur das Negative zu sehen. Meine Freundin Debbie antwortete Bernabe mit den einzig richtigen Worten: „Ich habe großes Mitleid mit dir, nachdem ich deinen Eintrag gelesen habe … denn, wenn du wirklich glaubst, was du geschrieben hast, wirst du nicht wieder gesund."

Kurz darauf erschien als Antwort auf Bernabes Post ein weiterer Eintrag von einer Person, die sich als „Spezialistin für Nerve Signal Interference (NSI)" (dt. etwa: Nervensignal-Störung) zu erkennen gab. Diese Disziplin vertritt ganz offensichtlich nicht die Ansicht, dass Emotionen und leichter Sauerstoffmangel Schmerzen verursachen können.

Wo Geld im Spiel ist, bleibt die Ehre auf der Strecke.

Ihr Eintrag lautet wie folgt:

DATUM: Montag, 18. Februar 2002

Gesendet: Frau Selbsternannte Schmerzkoryphäe —
Betreff: Behandlungsmöglichkeiten
Hallo Bernabe,
Sie haben mir neue Hoffnung gegeben, von dieser Gruppe verstanden zu werden [offenbar waren wir nicht intelligent genug, um ihre bisherigen Nachrichten zu verstehen, meine Worte in Klammern]. Hier also mein Ratschlag: Rückenbeschwerden werden DEFINITIV durch strukturelle Anomalien verursacht. Und ja, auch die geistige Haltung spielt eine Rolle, ebenso wie Biochemie. Die logischste Methodik besteht meiner Ansicht nach darin, zunächst die körperliche Komponente zu korrigieren, sofern möglich :-) Danach ist der Weg frei für etwas, das viele als Massage erleben, und es kann seinen Zauber frei entfalten. Und natürlich werden sich auch alle Depressionen oder **psychologischen** Probleme bald in Luft auflösen – durch das neue Leben, das einem geschenkt wird, und in dem man wahrhaft von Schmerzen befreit ist :-) Wenn allerdings die geistige Haltung einer Person ihr nicht erlaubt, meinen oben beschriebenen Plan zu befolgen und davon zu profitieren, dann … nun ja … ist es nicht möglich, die Person auf der Ebene zu befreien, die möglich IST.
Hochachtungsvoll
Frau Selbsternannte Schmerzkoryphäe
Spezialistin für Nervensignal-Störungen

Ganz davon abgesehen, dass es sich ganz offensichtlich um eine Werbeschrift für etwas handelt, dass sie als „Nervensignal-Störung" bezeichnet, ist ihre Nachricht von Grund auf falsch. Alle Smileys der Welt können eine falsche Aussage nicht in eine wahre verwandeln. Wenn Rückenbeschwerden „definitiv" durch strukturelle Anomalien verursacht werden, was ist dann mit den Tausenden Menschen, die wieder ganz gesund geworden sind, obwohl sie immer noch dieselben Anomalien haben? Warum besteht nicht der Großteil aller Betroffenen aus älteren Menschen, deren Rücken doch im Laufe der Jahre stärkere Verschleißerscheinungen aufweisen? Wie können die Auffälligkeiten an meinem Rücken meine Schmerzen verursacht haben, wo dieselben Anomalien mit den Jahren immer schlimmer geworden sind, und trotzdem sind meine Schmerzen verschwunden? Das ergibt keinerlei Sinn. Davon abgesehen verschwindet eine Depression nicht einfach von selbst, nachdem die „körperliche Komponente" korrigiert wurde, so wie die Dame rät. Die körperlichen Beschwerden existieren aufgrund der Depression. Sie zäumt den ganzen Prozess von hinten auf, aber sie mag auch ein gewisses Interesse daran haben, die Existenz von TMS zu leugnen – das weiß nur sie selbst. Man wird nicht erst schmerzfrei, geht dann in die Welt hinaus und wird glücklich und aktiv, es funktioniert genau andersherum. Du musst den Blick nach innen richten und die Weise ändern, wie du emotional auf das Leben reagierst, und deine Schmerzen werden verschwinden, weil sie nicht länger einem Zweck dienen. Die physischen Anomalien waren schon immer ein normaler Bestandteil des Lebens; vor der Erfindung hochtechnologischer bildgebender Verfahren war man sich dessen nur noch nicht bewusst. Aldous Huxley sagte einmal, der „technologische Fortschritt hat uns lediglich mit effizienteren Mitteln ausgestattet, um Rückschritte zu machen". Es ist zweifellos wahr, dass die moderne Medizin Leben retten und verbessern kann, wenn sie in die richtige Richtung blickt. Allerdings macht ein Übermaß an Informationen einen häufig blind, vor lauter Bäumen sieht man den Wald nicht mehr. Ein gutes halbes Jahr später postete Bernabe ein letztes Mal in demselben Schmerzforum.

Datum: Mittwoch, 21. August 2002
Gesendet: Bernabe— –
Betreff: Eine schwierige Lektion gelernt
Hallo Freunde,

seit meinem letzten Eintrag ist eine Weile vergangen. Viele von euch kennen mich, einige besser als andere. Wie ihr wisst, hatte ich immer Zweifel an meiner TMS-Diagnose. Vor kurzem erhielt ich ein neues Untersuchungsergebnis aufgrund einer MRT-Aufnahme, die zeigte, dass alles in Ordnung ist, was meine Hypothese bestärkte. Doch erst heute wurde mir die Bedeutung der Psyche in Bezug auf meine Rückenschmerzen voll und ganz bewusst. Deshalb verfasse ich einen neuen Eintrag, um eine wunderbare Erfahrung mit euch zu teilen.

Vor kurzem ist mein Vater erkrankt. Die Diagnose war niederschmetternd und es bestand kaum Grund zur Hoffnung, dass er es schaffen würde. Das setzte mir so zu, dass meine Rückenschmerzen so schlimm wurden wie nie zuvor, auch wenn ich die Zunahme der Schmerzen nicht mit der Krankheit meines Vaters in Zusammenhang brachte. Doch heute erhielt mein Vater endlich eine neue Diagnose, für die ein neues Testverfahren eingesetzt worden war, welche die ursprüngliche Diagnose widerlegte. Das erstaunliche Ergebnis: Nachdem ich die gute Neuigkeit erfahren hatte, hörten meine Schmerzen auf!!!

Ich danke Gott für diese harte Lektion, die mir ermöglicht hat, das Licht zu sehen.

Bernabe.

Ja, Gott sei dank. Das Licht der Wahrheit hat Bernabe schließlich geheilt. Seine Schmerzen schirmten ihn vor etwas Unerträglichem ab, doch letzten Endes fand er die Wahrheit heraus – auf die **harte Tour**. Wer annimmt, dieses Beispiel bilde eine Außnahme, unterschätzt den gesamten Prozess vollkommen. So lange es Wahrheiten gibt, wird es Gegner geben. Auf jede Weise, in jeder Situation. Wo eine Wahrheit ist, wird es mit Sicherheit jemanden geben, dessen Ich-gesteuerte Interessen sich ihr widersetzen. Jeden Tag gibt es sowohl Licht als auch Dunkelheit ... *und das Yin jagt das Yang ...*

Die Welt bleibt eine Scheibe – für manche Menschen

Wenn ich Leuten von meiner eigenen Heilung erzähle und davon, wie ich Tausende anderer Schmerzleidender habe heilen sehen, gibt es immer noch Skeptiker, die mir mitten ins Gesicht sagen, dass sie mir nicht glauben. Ihnen antworte ich immer auf dieselbe Weise: „Bloß weil DU es nicht glaubst, heißt es nicht, dass es nicht wahr ist." Zuerst dachte ich, diese Leute wären vielleicht zu einfältig, um den Prozess zu verstehen, aber ich wollte nicht meinen eigenen Schatten auf sie projizieren. Langsam begann ich zu verstehen, dass **bloß ihr Stolz** sie davon abhielt, die Gründe für ihre Schmerzen und Erschöpfung, ihren Schwindel etc. zu akzeptieren. Einige Betroffene versetzten sich unbewusst in einen noch schlechteren Zustand, beschworen noch gefährlichere Krankheiten herauf, bloß um zu zeigen, dass es TMS nicht gibt! Diese Leute sind die Türzuknaller, Mit-dem-Finger-Droher, Augenverdreher (Das-Buch-quer-durchs-Wohnzimmer-Schleuderer), die, die zu viel geloben, die stolzgetriebenen Menschen, die entdecken, dass ihre Persona verletzlich sein könnte – und schon kommt bereitwillig das Über-Ich herbeigesprungen und rettet die Situtation. Wer auch immer den heimtückischen und unsinnigen Ausdruck „alles nur in deinem Kopf" geprägt hat, hat damit eine weltweite Katastrophe ausgelöst, was das Heilen von Krankheiten angeht, denn diese Formulierung zielt direkt auf die Achillessehne der Menschen ab: auf ihren Stolz. Wenn Egoismus die Oberhand gewinnt, zieht der Mensch letzten Endes den Kürzeren, weil Stolz die Tür für immer verschließt, hinter der sich das Wissen über Heilung verbirgt.

Die Verlagerungsstrategien des Ichs

Die überwältigenden Erfolge einer TMS-Heilung bei Hautproblemen, Schmerzen, Magen-Darm-Beschwerden und zahlreichen Gelenkproblemen haben bei den Gegnern – sowohl aus dem beruflichen als auch privaten Bereich – mittlerweile dazu geführt, TMS eine eingeschränkte Gültigkeit zuzugestehen und es zähneknirschend zumindest teilweise zu akzeptieren. Was ich heute von Seiten der Gegner aus dem medizinischen Feld und unter Laien zischeln höre, ist Folgendes: „Nun ja, es gibt tatsächlich DIE ART von Leuten (TMS-Leute), ABER, es gibt auch noch UNS – die mit den echten Schmerzen und echten körperlichen Beschwerden." Es ist ein winziger Schritt in die richtige Richtung, wie in dem Film *Was ist mit Bob?*, aber immer noch ein vom Ich angetriebenes Leugnen, mit dem die vollständige Akzeptanz der Wahrheit hinausgezögert wird. Dahinter steht das Bestreben des medizinischen Berufsfelds, etwas sehr Einfaches weiterhin komplex zu gestalten – einen klar verständlichen und bewiesenen Prozess aus Eigennutz zu verkomplizieren.

Klopfer

Bruno Klopfer, Ph.D., Pionier auf dem Gebiet der Gesundheit, Psychologie und für **projektive Testverfahren** (z. B. Rorschach-Test), führte eine Umfrage durch, um vorherzusagen, welche Tumor-Arten – schnell oder langsam wachsend – sich basierend auf den individuellen Persönlichkeitsprofilen am wahrscheinlichsten bilden würden. In *Getting Well Again* (auf Deutsch unter dem Titel *Wieder gesund werden* bei rororo, Rowohlt erschienen) schreibt Dr. O. Carl Simonton diesbezüglich: „Die Variablen, die den Wissenschaftlern ermöglichten, ein schnelles Wachstum (von Tumoren) vorauszusagen, bestanden darin, wie sehr die Patienten ihr Selbstbild verteidigten und wie stark sie sich an ‚ihrer eigenen Version der Wahrheit‘ festklammerten." Klopfer ist der Ansicht, dass dem Körper die notwendige Lebensenergie fehlt, um den Krebs zu bekämpfen, wenn zu viel Energie dafür aufgewendet wird, das Selbstbild / Ich aufrechtzuerhalten und die Weise, auf die der Patient sein Leben betrachtet.[85] Das Ich verhindert die Heilung, weil es Energie raubt, um seine eigene Existenz zu sichern.

Früher glaubte die Mehrheit der Menschen, die Erde wäre eine Scheibe und bildete das Zentrum unseres Sonnensystems (nebenbei bemerkt: Manche Menschen halten die Erde immer noch für eine Scheibe). Es gibt nach wie vor Leute, die glauben, die Mondlandung der Amerikaner habe nie stattgefunden, und es gibt immer noch Menschen, die den Holocaust leugnen. So gewaltig die Wahrheit auch sein mag, sie wird die Geisteshaltung egozentrischer Menschen niemals ändern, wenn sie ein persönliches Interesse am Scheitern anderer haben. Ein Mensch kann frei entscheiden, was er glauben möchte, aber in der Wissenschaft darf die Wahrheit nicht ignoriert werden. Jemand kann frei entscheiden, ob er lieber weiterhin Schmerzen haben möchte, wenn er sie noch braucht, um Aufmerksamkeit zu bekommen oder um sich in sich zurückziehen zu können. Doch diejenigen, die für sich beschließen, nicht an das **Körper-Psyche-Syndrom** zu glauben, ob als Privatmensch oder in beruflicher Funktion, sollten sich zumindest an das chinesische Sprichwort halten: „Diejenigen, die behaupten, etwas wäre unmöglich, sollten diejenigen in Ruhe lassen, die bereits dabei sind, es zu tun."

7

Placebos und Nocebos

Placebo (lat.): „Ich werde gefallen."
Nocebo (lat.): „Ich werde schaden."

Das Placebo beweist, dass es keine wirkliche Trennung zwischen Körper und Psyche gibt.
— Norman Cousins, *Anatomy of an Illness*[86]

Achtsamkeit bedeutet, eine Situation bewusst zu erleben: ein inneres Wissen, Wahrnehmen und Verständnis, wie andere in Beziehung zu einem stehen. Wenn du etwas nicht achtsam wahrnimmst, ist es dir nicht bewusst – es liegt verborgen im Unbewussten, außerhalb deiner momentanen Wahrnehmungsfähigkeit. Eine Überzeugung, die in das Bewusstsein vordringt und von dort aus noch tiefer in das Unterbewusstsein gelangt, verändert den Körper, wie Norman Cousins es 1979 in seinem Bestseller *Anatomy of an Illness* (*Anm. d. Übers.:* Auf Deutsch ist das Buch unter dem Titel *Der Arzt in uns selbst, Anatomie einer Krankheit aus der Sicht des Betroffenen* im Rowohlt Verlag erschienen) gut verständlich darlegte. Nur wenn eine Überzeugung so stark ist, dass sie vom Unbewussten „akzeptiert" wird, kann Heilung eintreten, egal, ob das, was akzeptiert wird, von einem Placebo herrührt oder von einer tatsächlichen therapeutischen Maßnahme. Cousins wusste, dass ein Placebo ein machtvolles Werkzeug ist, das einem Menschen ermöglicht, die internen Selbstheilungsmechanismen zu mobilisieren. Es kann seine Willenskraft (Hoffnung) in körperliche Heilung umwandeln. Die Natur hat den Körper mit allem ausgestattet, was er zum Heilen braucht; der Körper ist sein eigener Apotheker. Doch der Patient muss seine inneren Heilungskräfte anzapfen – und der entscheidende Mechanismus ist immer **Glauben**. Bedauerlicherweise haben die Menschen den Glauben an ihre Selbstheilungskräfte verloren – und klammern sich stattdessen an äußeren Autoritäten fest, die ihnen den Weg zur Heilung aufzeigen sollen.

Wenn Menschen krank oder verletzt sind, oder wenn sie Schmerzen haben, malen sie sich häufig wundersame Spontanheilungen aus. Als Arzt und Dozent für integrative Medizin mit Schwerpunkt auf natürlicher Heilung ist mir bewusst, dass viele Patienten ihre gesamte Hoffnung und Ängste auf mich projizieren, mich in der Rolle des Heilers sehen möchten. Und mir ist wohl bewusst, dass Glaube einen bedeutenden Einfluss auf den Erfolg oder Misserfolg einer Behandlung hat [...] die wahre Quelle der Heilung liegt in uns selbst – nicht außerhalb von uns.

— Andrew Weil, M.D., *The Healer Archetype*

TMS-Heilung stellt sich nicht aus blindem Vertrauen heraus ein – eher im Gegenteil. Sie entsteht durch ein tieferes Verständnis dessen, was in uns geschieht, denn Wahrheit ist der schnellste Weg in die Freiheit. Es gibt kein TMS-Heilungsritual, keine Zauberei, keine wohlbeabsichtigte Täuschung – bloß ein neues Bewusstsein. Dass TMS-Heilung kein Placebo ist, beweist die Tatsache, dass die Schmerzen häufig durch das Aneignen von Wissen verschwinden. Wenn eine echte Verletzung vorläge, dürfte das deutlich schwieriger sein.

Wie Dr. Sarno herausstellt, belegt die Tatsache, dass Tausende Menschen geheilt sind, weil sie seine Bücher gelesen haben, dass der TMS-Prozess kein Placebo ist. Während des Heilungsprozesses findet kein körperlicher Eingriff, keine persönliche Interaktion irgendeiner Art statt. Nicht bloßer Glaube heilt Menschen von ihren chronischen Schmerzen, sondern es gehört auch dazu, den **Prozess zu verstehen**. Wenn der Arzt dem Schmerzleidenden genau erklärt, was vor sich geht, hebelt er damit von vorn herein jeglichen Placeboeffekt aus. Ich glaube, Dr. Sarno würde mir zustimmen, dass hierin eine seiner erstaunlichsten Erkenntnisse in Bezug auf TMS liegt – nachdem er seinen Patienten erklärte, wie der **Schmerzprozess** funktioniert, begannen sie, wieder gesund zu werden.

Bei einem Placebo ruht aller Glaube auf dem Medikament – oder der Behandlung –, was die Mechanismen des Körpers dazu veranlasst, sich zu befreien. Der Glaube bündelt den Willen zum Wandel, wodurch Veränderungen im Körper entstehen. Wenn man eine zusammenfassende Lehre aus *Anatomy of an Illness* ziehen will, dann die, dass wir genau so stark sind, wie wir selbst glauben – nicht mehr und nicht weniger. Der Placeboeffekt verleiht Menschen einen Schubs in Richtung ihres höheren Potenzials – aber sie dringen nicht bis zur Wahrheit selbst vor. Bei einer TMS-Heilung setzt die Wahrheit dieselben Heilungsmechanismen in Gang, aber TMS-Heilung hat sich als dauerhafter erwiesen als ein Placebo. Letzten Endes siegt die Wahrheit. Damit soll die Nützlichkeit eines Placebos aber nicht heruntergespielt werden. Wen kümmert es, wodurch etwas verschwindet, wenn die Schmerzen so stark sind, dass sie einem das Leben ruinieren? Aber: Wenn der Arzt seiner Patientin irrtümlich mitteilt, sie habe einen kaputten Rücken, eine kaputte Schulter oder ein kaputtes Knie, wird das ihre Beschwerden aufgrund des **Noceboeffekts** naturgemäß veschlimmern. Der Arzt hat ihre Heilung aufgrund seiner falschen medizinischen Einschätzung auf ungewisse Zeit vertagt – und seiner Patientin somit Schaden zugefügt.

Operationen und andere Placebos

Ich bin süchtig nach Placebos [...] Ich könnte damit aufhören, aber das würde ja auch keinen Unterschied machen.

— Steven Wright, Komiker

Das **Ritual** an sich ist ein bedeutender Faktor für die Wirksamkeit von Placebos wie Operationen, Physiotherapien, chiropraktische Manipulationen oder

Kortisonspritzen. Wie Norman Cousins beobachtete, muss ein Placebo keine Pille sein, sondern ist sogar häufiger „ein Prozess"[87].

Eine Studie[88], die 2002 am Baylor College of Medicine durchgeführt wurde, offenbart, wie eine Placebo-Operation ihre Wirkung als Prozess entfaltet. Sechzig Probanden mit Kniegelenksarthrose wurden in drei Gruppen unterteilt. Bei zwei Gruppen wurde jeweils eins von zwei Verfahren einer arthroskopischen Knieoperation durchgeführt. Die dritte Gruppe erhielt ein Placebo bzw. eine Scheinoperation (Skalpell-Einschnitte am Knie ohne die eigentliche Operation). Das Endergebnis nach einem Jahr: „Alle drei Gruppen berichteten von einem gleichen Maß an Verbesserung, was ihre Schmerzen und Funktion betraf – und dasselbe galt auch noch zwei Jahre nach der Operation."[89]

Eine derartige Operation wird in den USA jährlich an zweihunderttausend Patienten durchgeführt – die Kosten dafür betragen über eine Milliarde Dollar. Der Studieninitiator fasste zusammen: „Die Studie zeigt, dass diese Operation mit einem enormen Placeboeffekt verbunden ist, und das ist auch der einzige Nutzen, den die überwiegende Mehrheit der Kniegelenksarthrose-Patienten daraus zieht [...] Wir sollten dringend überdenken, ob diese Operation weiterhin durchgeführt werden soll, und die entsprechenden Entscheidungsträger der Versicherungsunternehmen sollten dringend überdenken, ob sie sie weiterhin bezahlen werden."

Der Orthopäde Bruce Moseley, M.D., der am Baylor College of Medicine lehrt, führte während jener Studie alle Behandlungen an den Knien der Patienten durch und gab danach an, eine Operation sei nicht die richtige Behandlung für Kniegelenksarthrose (eine degenerative Gelenkerkrankung, die zu Knorpelschwund führt, wodurch die Knochen aneinanderreiben – häufig als Steifegefühl beschrieben). In dem Abschnitt, in dem das Experiment diskutiert wurde, war zu lesen: „Diese Studie erbringt eindeutige Beweise dafür, dass eine arthroskopische Kniegelenksspülung – mit oder ohne Débridement* – nicht besser, sondern anscheinend gleichermaßen geeignet ist wie eine Placebo-Operation, um Knieschmerzen zu lindern und eigenen Angaben zufolge verbesserte Funktionsfähigkeit wiederherzustellen. Tatsächlich war die objektive Funktion in der Débridement-Gruppe in einigen Fällen sogar deutlich schlechter als in der Placebo-Gruppe." Die Knieoperation führte also bei einigen Patienten dazu, dass es ihnen schlechter ging als jenen aus der Placebo-Gruppe, weil die objektive Funktionsfähigkeit ihrer Knie durch die Operation verringert worden war. Die Studie am Baylor College ist nur eine von vielen, die die Unwirksamkeit von Operationen offenbaren. Allerdings wies Moseley darauf hin, dass arthroskopische Knieoperationen bei Sportverletzungen oder Unfällen immer noch indiziert sind. Dasselbe gilt für Rücken- oder Schulterverletzungen. Akute Verletzungen oder körperliches Trauma können durchaus einer Korrektur von außen bedürfen.

---

* Unter Débridement versteht man das chirurgische Entfernen kranken oder verletzten Gewebes.

David T. Felson, M.D., Experte für Kniegelenksarthrose und Rheumatologie, sagte bezüglich der Studie am Baylor College: „Es gibt eine große Chirurgengemeinde, die diese Operation durchführt, und diese Studie lässt sie jetzt wissen, dass ihre Arbeit nutzlos ist."[90] Felson sagte weiterhin: „Es gibt eine umfangreiche Industrie, die diese Operation durchführt [...] einigen orthopädischen Chirurgen sichert sie einen beträchtlichen Teil ihres Einkommens. Das ist eine Tatsache."[91] Das Ergebnis dieser Studie wurde mittlerweile von einer weiteren bestätigt, die an der University of Western Ontario und im Lawson Health Research Institute durchgeführt und 2008 im New England Journal of Medicine veröffentlicht wurde.[92]

Studien über Rückenoperationen fördern ähnliche Resultate zutage wie die Knieoperationsstudie des Baylor Colleges. 1994 veröffentlichte das damalige US Department of Health and Human Services, heute: The Agency for Healthcare Research and Quality, einen Artikel über die Unwirksamkeit von Rückenoperationen. Er trug den Titel „Understanding Acute Low Back Pain Problems" (Zum Verständnis akuter Beschwerden im Lendenwirbelbereich). [93] Die Untersuchung ergab, dass neunundneunzig Prozent aller Rückenoperationen fehlgeschlagen waren und dass durch eine Operation häufig weitere Probleme verursacht wurden.* Wie bereits zuvor bei der Baylor-Knieoperationsstudie war die objektive Funktion in der Débridement-Gruppe in einigen Fällen sogar deutlich schlechter.

Die Placebo-Operation bietet eine effektive Ablenkung von jeglichem Konflikt – für sehr kurze Zeit. Doch der Placeboeffekt ist normalerweise nicht von Dauer, und die Schmerzen kommen wieder, so wie Arnold Schwarzenegger. Nur sehr wenige Leute haben mir erzählt: „Bei mir hat die Rücken-OP geholfen." Was ihnen ist nicht klar ist: Eigentlich war es ihr Glaube, der ihnen geholfen hat – entstanden aus dem Ritual der Operation, die ihnen ermöglichte, sich vorübergehend aus ihrem spannungsüberfrachteten Umfeld auszuklinken und dem Ehepartner, den Eltern, Kindern und Problemen zu entkommen. Bei den meisten bleibt ein Rest an Schmerzen und Angst zurück; somit hat die Operation nicht geholfen.

Dr. Sarno schrieb, eine Operation an der Wirbelsäule sei vermutlich das wirksamste Placebo von allen, weil dabei Gefahr mit im Spiel ist. Eine Operation ist geheimnisvoll, riskant und zeitaufwendig. Bei dem Ritual steht viel auf dem Spiel –, daher kann es eine stärkere Auswirkung auf das Unterbewusstsein ausüben. Während der Zeit, in der sich jemand auf die Operation vorbereitet und die die Genesung in Anspruch nimmt, wird die Person aus ihrem persönlichen Schauplatz herausgeholt, der ihre Schmerzen verursacht. Durch die Operation bekommt sie die benötigte Auszeit, um sich

---

* Das Ministerium für Gesundheitspflege und Soziale Dienste der Vereinigten Staaten (Department of Health and Human Services) kam zu dem Ergebnis: „Eine Operation wegen Rückenbeschwerden hat sich nur in einem von Hundert Fällen als hilfreich erwiesen. Bei einigen Patienten kann ein operativer Eingriff sogar zusätzliche Beschwerden verursachen." (U.S. Department of Health and Human Services, Agency for Health Care Policy and Research, *Understanding Acute Low Back Pain Problems*, Publikation Nr. 95-0644. [Rockville, Md., Dezember 1994, S. 12]

zurückzuziehen, sich neu zu sortieren und aktuellen Verpflichtungen zu entkommen. Wenn der Chirurg Vertrauen in den Eingriff ausstrahlt oder wenn er einen guten Ruf besitzt, wird dies einen positiven Einfluss auf das Wohlbefinden des Patienten nach der Operation haben.

> *Es tut mir aufrichtig leid, das zu sagen, aber eine Operation besitzt vermutlich den größten Placeboeffekt überhaupt.*
> — Nelda Wray, M.D., M.P.H., Medizinprofessorin, Abteilung für Präventivmedizin an der University of Alabama School of Medicine[94]

Die Gesellschaften fangen gerade erst an, sich sowohl der sagenhaften Macht als auch des schädlichen Potenzials der menschlichen Psyche bewusst zu werden. Doch wo viel Geld im Spiel es, wird immer die Tendenz bestehen, dass Ärzte weiterhin auf operative Maßnahmen setzen – und auch viele Patienten bevorzugen nach wie vor die **schnelle Lösung**, weil sie nicht die Zeit haben, innezuhalten und ihr Leben unter die Lupe zu nehmen. Gemeinsam verschlimmern Arzt und Patient die Probleme.

Einer meiner besten Freunde, den ich von Kindheit an kenne, erzählte mir vor kurzem, er habe Prostatakrebs. Sein Arzt sagte, er müsse seine Prostata entfernen lassen – ich und andere drängten ihn, nach Alternativen zu suchen, wie der internen Strahlentherapie etc. Er antwortete: „SteveO, ich bin von so vielen Leuten mit Vorschlägen für alternative Heilmethoden und Behandlungsmöglichkeiten bombardiert worden. Ich habe sie alle abgewägt und überlegt, wie sie sich auf mein geschäftiges Leben auswirken würden, und letzten Endes beschlossen, das verdammte Ding entfernen zu lassen. Die Bestrahlung hätte vielleicht funktioniert, aber sie hätte meinen ohnehin schon völlig verrückten Zeitplan noch mehr durcheinandergewirbelt." Die gleiche Einstellung gilt natürlich auch für Rückenoperationen – „Schneid es schnell aus mir raus und lass mich weitermachen." Wie Jung bemerkte, kann die Auseinandersetzung mit unserem **persönlichen Schatten** zeitaufwendig, zermürbend und schmerzhaft sein – und wird daher lieber vermieden.

In Asien gibt es keine Rückenschmerzen-Epidemie. Haben Amerikaner etwa schwächere Wirbelsäulen? Nein – bloß noch knappere Abgabetermine, noch weniger Zeit, um enge Beziehungen zu kitten – und wir sind dem Irrglauben und dem Übereifer der modernen Medizin noch stärker auf den Leim gegangen. Daraus folgt, dass die Rückenschmerzenrate in den USA deutlich höher ist als in Entwicklungsregionen.[95]

In *Healing Back Pain* beschreibt Dr. Sarno einen erstaunlichen Placebo-Vorfall bei einem Patienten von Dr. Bruno Klopfer. Klopfer behandelte um das Jahr 1957 einen Patienten, der an Lymphknotenkrebs litt, mit einem noch nicht zugelassenen Medikament namens Krebiozen. Er berichtet: „Der Mann erlebte eine wundersame Heilung, bei der sich seine zahlreichen großen Tumore vollständig zurückbildeten. Es ging ihm gut – bis er in den Nachrichten hörte, dass Krebiozen unwirksam sei, woraufhin er in den erbärmlichen Zustand zurückfiel, in dem er sich zuvor befunden hatte."[96] Daraufhin erzählte Klopfer seinem Patienten, er werde ihn mit einer stärkeren Form von Krebiozen behandeln, verabreichte dem Mann aber stattdessen steriles Wasser. Erneut bildeten sich die Tumore des Patienten zurück, weil er davon überzeugt war, ein stärkeres Medikament zu erhalten. Doch als die American Medical Association (AMA) offiziell ihre Einschätzung verkündete, Krebiozen sei „nutzlos", kehrten seine Tumore zurück und er verstarb kurze Zeit später.[97]

Die Macht des Glaubens ist beeindruckend und funktioniert in beide Richtungen. Menschen, die glauben, können sich entfalten, je nachdem, woran sie glauben und wie stark ihr Glaube ist.

Ein zweiter bedeutender Faktor in Bezug auf die Effektivität eines Placebos ist der **Therapeut**. Bessere Placeboresultate werden erzielt, wenn Vertrauen in denjenigen besteht, der das Placebo verabreicht / das Behandlungsritual durchführt. Als ich zum ersten Mal von der Arbeit des Therapeuten Pete Egoscue las und sein Programm absolvierte, erzielte ich sehr gute Resultate, weil ich wirklich an **ihn** glaubte. Zudem ergab sein Programm Sinn und mir gefielen seine positive Einstellung und sein Zutrauen in die Heilung.

Oft erleben Menschen auch stärkere Placeboeffekte, wenn sie sich von einem Chirurgen in einer anderen Stadt operieren lassen. Je weiter Menschen von uns entfernt sind, desto klüger, hübscher und interessanter erscheinen sie uns.

Ein Schlüsselfaktor ist also die Stärke des Glaubens an das durchgeführte **Ritual** und / oder den **Behandler**. Ich selbst erzielte zunächst mit einigen Physiotherapeuten gute Ergebnisse, doch danach schlugen meine Schmerzen wieder brutal zu, weil ich deren Geheimnis noch nicht enträtselt hatte. Es ist so ähnlich, als würde man in einem Garten Unkraut jäten. Wenn man es nicht mitsamt der Wurzel ausreißt, kommt es zurück, und zwar größer und stärker als zuvor. Auf lange Sicht hilft Physiotherapie nicht.

Anfang der 1990er Jahre überredete mich mein Freund Tony dazu, Akupunktur auszuprobieren. Er behauptete, seine Nackenschmerzen, unter denen er seit dreißig Jahren gelitten hatte, wären schon nach der ersten Akupunktursitzung verschwunden. Also versuchte ich es – viele Male –, doch mir half es überhaupt nicht. Erst Jahre später wurde mir klar, dass die Akupunktur bei ihm einen Placeboeffekt ausgelöst hatte. Immer wieder hatte er mir erzählt, wie „unheimlich sympathisch" ihm der Arzt war. Jedes Mal, wenn das Thema aufkam, lächelte er selig und betonte, wie nett und noch dazu hübsch die Krankenschwester sei, wie freundlich man ihn dort behandele und dass man seine Schmerzen dort ernst nehme. Wenn Menschen unter Schmerzen leiden, ist ein einfühlsamer Zuhörer heilsam, und so wurde Tony dank des Placeboeffekts geheilt. Bei meiner Akupunkturbehandlung konnte ich mit dem Arzt wenig anfangen. Ganz offensichtlich hatte er keine Ahnung, was er da eigentlich tat, daher versagte die Akupunktur bei mir. Wenn jemand glaubt, dass Akupunktur ihm hilft, hilft sie ihm vielleicht – allerdings nicht, weil sie tatsächlich irgendetwas bewirkt. Das Ritual verändert schlicht den Glauben – und mobilisiert die Selbstheilungskräfte.

Ich sehnte mich nie nach einem einfühlsamen Zuhörer, suchte immer nur den intellektuellen Austausch. Der Akupunkteur schien keinen Schimmer davon zu haben, was Akupunktur eigentlich war. Er mühte sich sichtlich ab, die Behandlung durchzuführen, und wich jeder direkten Frage aus. Für mich war er ein ineffizienter Behandler, also war die Behandlung bei mir ineffizient.

Das Durchführen einer epiduralen Kortison-Injektionen ähnelt einer Operation. Mein Cousin hatte eine beachtliche Placeboreaktion auf seine erste Kortison-Injektion, wie es bei vielen Menschen der Fall ist. Er mochte den Arzt, weil er freundlich war und ihm mitfühlend die Hand tätschelte, während er zuhörte, wie mein Cousin ihm von seinen Beschwerden berichtete. Doch nach weiteren Injektionen kehrten die Schmerzen zurück, weil die Behandlung die Ursache verfehlt und nur die Auswirkungen behandelt hatte. Neuere Studien bestätigen, dass epidurale Kortison-Injektionen keine signifikante Besserung erzielen. In der Fachzeitschrift *Rheumatology* wurde die „WEST-Studie" veröffentlicht, eine randomisierte kontrollierte Multicenterstudie über epidurale Kortison-Injektionen zur Behandlung von Patienten mit Ischiassyndrom. Das Ergebnis lautete: „ESIs [epidurale Kortison-Injektionen] führten weder zu einer Verbesserung der körperlichen Funktion noch beschleunigten sie die Rückkehr in die Berufstätigkeit, und sie verringerten auch nicht die Notwendigkeit einer Operation. Es zeigte sich kein Vorteil mehrerer ESIs gegenüber einer einzelnen Injektion. Es wurden keine klinischen Prädikatoren für eine Auswirkung gefunden. Am Ende der Studie litt die überwiegende Zahl der Patienten ungeachtet des (wiederholten) Eingriffs immer noch unter beträchtlichen Schmerzen und Funktionseinschränkungen." [98] Durch zunehmende Wahrnehmung in der Öffentlichkeit, was die Ineffizienz epiduraler Kortison-Injektionen betrifft, lässt zudem der Placeboeffekt nach, und die Kortisonspritzen helfen ebenso wenig wie Rückenoperationen, denn immer mehr Patienten müssen sich danach erneut unters Messer legen.

Immer häufiger hinterfragen Studien und Artikel aus der Feder von Neurochirurgen und Neurologen die Wirksamkeit von Operationen. Eine neuere Studie aus dem Jahr 2006 mit dem Titel „The Spine Patient Outcomes Research Trial or SPORT" (auf Deutsch etwa: Studie über den Behandlungserfolg von Patienten mit Rückenbeschwerden) kam ebenfalls zu dem Ergebnis, dass eine Operation einer nicht-operativen Behandlung weder überlegen noch gleichwertig sei. Es hieß: „Sowohl die Patienten, die operiert wurden, als auch jene, an denen nicht-operative Behandlungen durchgeführt wurden, erfuhren über den Zeitraum von zwei Jahren eine deutliche Besserung. Aufgrund der hohen Zahl von Patienten, die zwischen den beiden Behandlungsmodalitäten gewechselt haben, können basierend auf dem Intention-to-treat-Analyseprinzip keine Rückschlüsse bezüglich Überlegenheit oder Gleichwertigkeit der Behandlungen gezogen werden." [99]

Das Gutachten des US Department of Health and Human Services aus dem Jahr 1994 über Operationen der Lendenwirbelsäule, welches enthüllte, dass nur ein Prozent der Rückenoperationen erfolgreich waren, ist für die meisten Menschen bereits Beweis genug. Wenn man jedoch jede beliebige Komponente, die ich in Bezug auf die Operation zuvor erwähnt habe, hinzurechnet – das **Ritual** und das **Vertrauen in den Behandler** –, *kann* die Operation eine dauerhafte Wirkung haben. Doch das kommt selten vor. Ich persönlich habe noch niemanden kennengelernt, bei dem eine Rückenoperation von anhaltendem Erfolg gekrönt war. Damit meine ich, dass bei den operierten Personen keine Restschmerzen zurückbleiben und auch nie wieder aufflammen, dass sie nie wieder vorsichtig sein müssen und dass ihre Angst, sich erneut „am Rücken zu verletzen", der Vergangenheit angehört.

Neue Trends wie die Lordex-Dekompressionstherapie, ein wuchtiges Placebo-Gerät, das spinale Stenose (Wirbelkanal-Verengung) reduzieren soll, indem es die Wirbelsäule dehnt, können durch die Erfahrung von geteiltem Leid einen gewissen Nutzen erzielen. Menschen probieren gern neue Dinge aus – in dem Bestreben, anderen immer eine Nasenlänge voraus zu sein –, und neue Trends bieten neuen Gesprächsstoff. Auch der **Hokuspokus** des Behandlungsrituals kann eine positive Auswirkung haben, die Tatsache, an ein großes Gerät festgeschnallt zu sein, die Zeit, die man daran fixiert ist, die Geräusche und zuversichtlichen Äußerungen seitens der Börsenmakler der Schmerzindustrie. Die Zwischenwirbellöcher (Foramina intervertebralia) können nicht geweitet werden, um Schmerzen zu lindern – diese absurde Vorstellung ist weiter verbreitet, als eine Wirbelöffnung je verbreitert werden kann.

> *Nur muss man nicht vergessen, dass nicht der Arzt die Heilung zustande bringt, sondern der Kranke selbst. Der Kranke heilt sich selbst, so wie er aus eigener Kraft geht, isst, denkt, atmet, schläft.*
> — Dr. Georg Groddeck, *Das Buch vom Es* (1866—1934)[100]

Chiropraktische Manipulationen – Die therapeutische Zuckerpille

Ich glaube ganz ehrlich nicht, dass die meisten Chiropraktiker verlogen sind – doch es ist wichtig zu verstehen, dass jegliche Besserung nach einer Manipulation lediglich von dem Glauben herrührt, dass sie etwas bewirkt hat. Der Patient hat sich am Rücken, Nacken* oder an der Schulter verletzt und sucht einen Chiropraktiker auf, damit dieser ihn wieder „zurechtrückt". Nach mehreren Sitzungen fühlt sich der Patient endlich besser und schreibt sein Wohlbefinden den Manipulationen zu. Doch in Wahrheit heilt er mit oder ohne Behandlung; er assoziiert die Manipulationen nur fälschlicherweise mit dem Heilungsritual. Ich werde häufig gefragt: „Woher weißt du, dass der Chiropraktiker den Heilungsprozess nicht beschleunigt hat?" Die Antwort lautet: Es ist durchaus möglich, dass er ihn beschleunigt hat, weil **du es geglaubt hast** – aber das ist der einzige Grund, warum es funktioniert hat ... Dein Glaube und die

---

* Nacken- und Rückenschmerzen sind ein und dasselbe und sollten dementsprechend behandelt werden. In *To Be or Not To Be ... Pain-Free* schreibt Dr. Sopher: „Stellen Sie sich den Nacken als den Nordpol Ihrer Wirbelsäule vor und den unteren Rücken als den Südpol." [S. 88]

Zeit haben dich geheilt, in Kombination mit der heilenden Kraft der Berührung und zwischenmenschlichen Verbindung.

So lange dir klar ist, dass die Schmerzen nicht von strukturellen Fehlstellungen oder Verschleißerscheinungen herrühren, ist nichts gegen eine chiropraktische Korrektur einzuwenden. Man kann sie als muskuloskeletale Massage ansehen, bei der die Knochen und Gelenke manipuliert werden – wodurch die Anspannung vorübergehend abgemildert wird. Ein Freund von mir, der durch Dr. Sarnos Behandlungsprogramm gesund wurde, sucht immer noch gelegentlich seinen Chiropraktiker auf. Er weiß, dass seine Schmerzen nie strukturell bedingt waren, aber er sagt schlicht zu mir: „Ich weiß, ich weiß, dass man sich den Rücken nicht verrenken kann, SteveO, aber es fühlt sich einfach soooo gut an." So lange der Patient also weiß, dass es weder verrutschte Bandscheiben noch Subluxationen gibt, kann eine Manipulation aufgrund des Placeboeffekts zu einer vorübergehenden Schmerzlinderung führen. **Aber ich würde dabei äußerste Vorsicht walten lassen.** Die Vorstellung, dass eine Fehlstellung besteht oder ein Nerv eingeklemmt ist, ist tief in unserem kollektiven Unbewussten verankert. Chiropraktische Manipulationen und Physiotherapie lassen die Schmerzen fortbestehen, weil dadurch in den Tiefen des Unterbewusstseins die Vorstellung einer Fehlstellung noch verstärkt wird.

Das ist ein Punkt von äußerster Bedeutung und sorgt unter Heilern jeglicher Disziplin für hitzige Debatten. Dieses Buch handelt von einer Epidemie namens TMS – die für die überwiegende Mehrheit unserer Gesundheitsbeschwerden verantwortlich ist. Eine TMS-Heilung beinhaltet keine physischen Heilmethoden wie Chiropraktik, Proliferationstherapie (Prolotherapie), Akupunktur, Glucosamin etc. TMS-Heilung bedeutet, diese anderen Behandlungsarten kompromisslos ad acta zu legen, weil sie einer TMS-Heilung widersprechen – beide Heilansätze schließen sich gegenseitig aus. Wenn du den TMS-Heilansatz verfolgst, kannst du nicht gleichzeitig die anderen Methoden anwenden, sonst ist es keine TMS-Heilung, so sieht es auch Dr. Sarno. Echte TMS-Heilung schließt alternative Techniken aus, denn sie bilden einen Teil des Problems, indem sie die Aufmerksamkeit weiterhin auf den Körper richten, obwohl das nicht angezeigt ist.

> *[…] therapeutische Mehrfachdiagnosen sind ein Indiz für diagnostische Inkompetenz.*
> — John E. Sarno, M.D., *Healing Back Pain*[101]

Sich den wunderbaren, viel verschmähten Placeboeffekt zunutze machen

Ich bin der festen Überzeugung, dass **letztlich jede Heilung** durch einen Placeboeffekt ausgelöst wird, weil das, was wir in unserem tiefsten Innern glauben, uns heilen oder schaden und sogar unsere DNA verändern kann – wie Dr. Lipton in der Einleitung seines Buchs andeutet.

Ist TMS-Heilung also ein Placeboeffekt? Ja, wenn die Definition eines Placebos lautet, dass es ausschließlich aus deinem Glauben heraus wirkt – der den zentralen Mechanismus jeder Heilung bildet. Allerdings differenziere ich zwischen TMS-

Heilung (die Wahrheit über dich selbst herausfinden) und einer Heilung, die dadurch entsteht, dass man sich von einem Ritual (siehe nachfolgende Liste) etwas vorgaukeln lässt. All diese Rituale können die Schmerzen lindern, weshalb ich ihre Wirksamkeit nicht von der Hand weisen kann. Im Folgenden liste ich auf, was ich schlicht als Placebos bezeichne – was bedeutet, dass sie für die Heilung von Schmerzen und anderer Symptome nicht notwendig sind. Der Hauptunterschied liegt darin, dass eine TMS-Heilung dauerhafter ist und dass die unten aufgeführten Behandlungen die Heilung sogar hinauszögern können, weil sie in unserer Psyche die Vorstellung verstärken, mit dem Körper sei etwas nicht in Ordnung und er bedürfe einer Korrektur. Wenn sie aber dazu führen, dass du dich besser fühlst, mache sie dir ruhig zunutze – allerdings sind sie mit Vorsicht zu genießen, weil sie die echte Heilung bremsen können, da sie an der Ursache des Problems, sprich: deiner Lebensgeschichte, Persönlichkeit und derzeitigen Situation, vorbeischießen.

Chiropraktische Manipulation – Berührung / Knacken / Schnalzen
   (akustischer Placeboeffekt) – zwischenmenschliche Verbindung
Akupunktur (zur bloßen Schmerzlinderung)
Kortisonspritzen (epidurale Kortison-Injektionen)
Operation am Knie, Rücken, Nacken, Fuß oder wegen RSI
Ergonomische Arbeitsplätze
Medikamente (viele, natürlich nicht alle), das Paradebeispiel für ein Placebo
   ist die Zuckerpille
Kupferarmbänder
„True back" – ein orthopädisches Gerät zur Streckung der Wirbelsäule
Magnete
Tinkturen
Talismane
Chondroitin
Glucosamin
Proliferationstherapie (Prolotherapie) – Injektionen in Bänder zur
   Neubildung von Collagen – es funktioniert! Allerdings rühren die
   Schmerzen nicht von einem Collagenmangel her, sondern von einem
   Sauerstoffmangel → TMS. Jegliches positive Resultat ist dem
   Placeboeffekt zuzuschreiben.
Lordex-Dekompressionstherapie
Mundsprays zur Schmerzlinderung
Spinale Dekompression
„Pro-Adjuster" – ein wunderbares Beispiel für den rituellen Aspekt eines
   Placebos in Verbindung mit der heilenden Kraft der Berührung
Künstliche Charité-Bandscheibe

> Beißschienen für die Nacht – sie verhindern Zähneknirschen, helfen aber
> nicht gegen Temporomandibuläre Dysfunktion (TMD). TMD kann
> auch ohne Kieferbewegung oder Knirschen entstehen.

Dies ist eine sehr kurze Liste der beliebteren Methoden zur Schmerzlinderung, mit
denen heutzutage Schindluder betrieben wird – das Konzept bleibt aber dasselbe:
Wenn der Patient daran glaubt, **kann** es zur Heilung kommen.

*[…] viele der heutigen medizinischen Behandlungsmethoden verdanken ihren Erfolg dem
Placeboeffekt.*
— John E. Sarno, M.D., The Divided Mind[102]

Die Macht der Psyche ist grenzenlos, sowohl was die Heilung als auch das
Hervorrufen von Beschwerden betrifft.

Einsicht

Schwinden muss jede Erscheinung, unermüdlich mögt ihr da kämpfen.
— Die angeblich letzten Worte des Siddhārtha Gautama Buddha

Wir unterscheiden uns von den meisten Tieren dadurch, dass wir Einsichten
gewinnen, Überlegungen anstellen und lachen können. Häufig gelangt man an einen
Punkt, an dem einem ein Licht aufgeht, weil sich ein weiteres Puzzlestück in das
Gesamtbild eingefügt hat und dadurch einen Sinn ergibt. Mein Sportpartner beim
Gewichtheben sagte kürzlich zu mir: „Weißt du, ich glaube, du hast recht, was diese
Wut- / Schmerz-Geschichte angeht. Mein Chef hat mir heute eine Arbeit
aufgebrummt, auf die ich absolut keine Lust hatte, und daraufhin fing meine Schulter
an wehzutun." Er hatte den Zusammenhang zwischen dem Körper und der Psyche
selbst erlebt und verstand nun, dass Körper und Psyche eine Einheit bilden – die
Einsicht war ein wenig tiefer eingesickert.

Wenn dir dein Arzt erzählt, die Ursache für deine Schmerzen wäre Arthrose /
Arthritis, Bandscheibendegeneration (Bandscheibenverschleiß), Skoliose, das RSI-
Syndrom (Repetitive Stress / Strain Injury), eine „chronische Meniskusschädigung",
TOS (Thoracic-Outlet-Syndrom oder Schultergürtel-Kompressionssyndrom), Karpal-
tunnelsyndrom etc., begegne seiner Aussage mit äußerstem Misstrauen, wenn du unter
chronischem oder akutem Beziehungsstress stehst oder wenn dich Geldsorgen plagen.
Entscheidend ist, dass du zu einem neuen Verständnis von Schmerzen gelangst – durch
Einsicht. Wie der Buddha im obigen Zitat bereits sagte: Kämpfe und suche nach deiner
eigenen Wahrheit, ziehe alles in Zweifel, was du über den Körper und Schmerzen zu
wissen glaubst. Wenn du meinst, du wüsstest bereits alles über Schmerzen, kann dir zu
diesem Thema nichts mehr beigebracht werden; finde dein eigenes Licht – hör auf,
den falschen Informationen hinterherzujagen, in noch tiefere Dunkelheit.

Das Licht sehen – beim Blick auf die Mattscheibe

Ich habe Leute sagen hören, Dr. Sarnos Aussagen entsprächen nicht der Wahrheit, weil jemand im Fernsehen gesagt hat, dass sie nicht wahr sind. Wo sonst kann man das Licht der Erkenntnis finden, wenn nicht in seinem Fernseher? Der Fernseher lügt schließlich nicht – oder doch? Menschen, die voll und ganz an TMS glauben, werden wieder ganz gesund. Diejenigen, die nur ein bisschen daran glauben, aber immer noch Restzweifel hegen, werden ein bisschen gesünder. Und diejenigen, die gar nicht daran glauben, heilen gar nicht. Sie haben sich ihre Realität selbst erschaffen – basierend auf ihren Überzeugungen.

Häufig werde ich gefragt: „Willst du mir etwa erzählen, dass man sich gar nicht am Rücken verletzen kann?" Meine Antwortet ist stets dieselbe: „Selbstverständlich kann man das!" Allerdings sollte der Rücken zusehends und in angemessenem Zeitrahmen wieder heilen. Wenn nach mehreren Monaten immer noch keine Heilung eingetreten ist, sollte man den Blick auf einen emotionalen Prozess und auf die Konditionierung richten, die hinter den andauernden Schmerzen stecken.

Oft sagen Menschen, ihre Schmerzen seien nicht chronisch, weil sie nur zwei oder drei Mal pro Jahr aufflammen und dann wieder verschwinden. Das ist bereits chronisch! Schmerzen die mehrfach wiederkehren, sind chronisch – eine konditionierte Reaktion aufgrund einer breiten Palette von Triggern, die alte Erinnerungen wachrufen. Und ich bekomme ebenfalls häufig zu hören: „Aber ich habe doch die Bilder von **meiner** MRT und von **meinen** Bandscheibenvorfällen gesehen, und deshalb weiß ich, dass **meine** Schmerzen echt sind." Die Schmerzen sind **immer echt**, ganz egal, ob sie von TMS oder von einer Verletzung herrühren. Allerdings kann es ausgesprochen schwierig sein, zwischen einer echten Verletzung und Phase-2-TMS zu unterscheiden. Einen Bandscheibenvorfall auf einer MRT-Aufnahme zu sehen, hat wenig, wenn überhaupt etwas zu sagen – der ausschlaggebendere Aspekt für die Diagnose ist die objektive Funktion. Der Rechtsanwalt aus der Folge „Dr. Sarno's Cure" des Nachrichtenmagazins ABC *20 / 20* hatte sieben Bandscheibenvorfälle und extreme Schmerzen; trotzdem verschwanden seine Schmerzen wenige Wochen, nachdem er von Dr. Sarno untersucht worden war und an dessen Vorträgen teilgenommen hatte.

Das kollektive Bewusstsein der Gesellschaft zu verändern, ist ein gewagtes und zeitaufwendiges Unterfangen. Dieses Buch bildet einen Schritt in diesem langwierigen und kontroversen Prozess.

Eine neue wissenschaftliche Wahrheit pflegt sich nicht in der Weise durchzusetzen, dass ihre Gegner überzeugt werden und sich als belehrt erklären, sondern vielmehr dadurch, dass ihre Gegner allmählich aussterben und dass die heranwachsende Generation von vornherein mit der Wahrheit vertraut gemacht ist.

— Max Planck, Begründer der Quantenphysik (1858-1947)

8

Den Samen säen, den Schmerz wachsen lassen – Wer ist hier der Gärtner?

Ich glaube, die Epidemie der Fußschmerzen setzte kurz nach Larry Birds Operation wegen Fersenspornen in den frühen 1980er Jahren ein.
— Marc Sopher, M.D., *To Be or Not To Be ... Pain-Free*[103]

Das obige Zitat zeugt von Scharfsinn; nur eine Handvoll Hausärzte besitzt die Fähigkeit – oder den Wunsch – die Ursachen und Auswirkungen miteinander in Verbindung zu bringen, die unsere Gesundheit und unser Wohlbefinden bestimmen. Dr. Sopher führte Larry Bird als Beispiel an, weil Larry ein berühmter Basketballspieler war – eine einflussreiche und international bewunderte öffentliche Person. Autoritätspersonen haben die Macht, im **kollektiven Unbewussten** (der objektiven Psyche) die Samen für Versagen oder Erfolg einzupflanzen. Wir neigen dazu, den Blick nach außen zu richten, um Antworten zu finden; wir suchen nach etwas, irgendetwas, woran wir glauben können, und werden dabei häufig von der Neigung geleitet, jemandem „unbewusst zu folgen", um mit anderen Menschen verbunden zu bleiben. Glauben und Ängste ähneln gewöhnlichen Erkältungen; sie sind ansteckend und weltweit verbreitet. Archetypische Bilder nach Jung – ewig wiederholte Muster – in Kombination mit sozialer Imitation üben starken Einfluss auf Glauben und Gesundheit aus.

Trockene Flussbette auffüllen

Das Konzept der **Archetypen** geht auf C. G. Jung zurück. Das Wort stammt aus dem Griechischen und bedeutet frei übersetzt **Urbild, Musterbild, Urprägung.** Beispiele für Archetypen sind die Große Mutter, der Vater, der Alkoholiker, der oder die weise Alte, der Faulpelz, der Krüppel, der Verwundete, der Lehrer, das göttliche Kind, der Krieger, der Bösewicht und der Held. Für viele seiner Fans und Bewunderer entspricht Larry Bird vermutlich dem Archetyp des Helden.

Archetypen nach Jung sind generelle, im Unbewussten verankerte Ursymbole, psychische Muster, die nicht auf vorheriger Erfahrung beruhen. Archetypen treten seit Menschengedenken als wiederholte Bilder oder Erfahrungen im **kollektiven Unbewussten** auf. Jeder Mensch, überall auf der Welt, wird mit diesen Mustern oder Bildern im Kopf geboren – von Helden, Faulpelzen, Krüppeln, alten weisen Menschen etc. Es sind standardisierte, autonome Persönlichkeiten – bereits bestehende

Naturkräfte, die alle Menschen teilen und die sich spontan manifestieren, überall, zu jeder Zeit, bei jedem. Sie steuern unser Verhalten und unsere Wahrnehmung über morphische (morphogenetische) Felder.* Jung beschrieb Archetypen als „Strombetten, in denen sich das seelische Erleben der Menschheit seit eh und je bewegt", als „unbewusste Grundmuster instinkthaften Verhaltens".

Archetypen sind in jedermanns **Seelenleben angesiedelt**. Die Archetypen füllen zusammen mit unseren persönlichen Erfahrungen das trockene Strombett auf und bilden das **persönliche Unbewusste** eines Menschen.

Jeder Mensch kann sich irren – Doch nur ein Narr verharrt im Irrtum (Marcus Tullius Cicero)

Als Kolumbus' Flotte in der Karibik anlandete, so sagt man, soll keiner der Ureinwohner die Schiffe gesehen haben, obwohl sie sich am Horizont abzeichneten. Sie konnten die Schiffe zu keinem Zeitpunkt erkennen, weil in ihrem Gehirn kein Wissen und keine Erfahrung gespeichert waren, dass schnelle Segelschiffe existierten. Der Schamane bemerkt zwar kleine Wellen auf dem Ozean, sieht aber keine Schiffe und fragt sich, wodurch die Bewegung des Wassers entsteht. Also geht er jeden Tag ans Ufer und blickt aufs Meer hinaus, er blickt hinaus und blickt hinaus, und nach einer Weile kann er die Schiffe sehen, und als er sie sieht, erzählt er allen anderen, dass da draußen Schiffe sind [… und] weil ihm alle vertrauten und glaubten, sahen auch sie die Schiffe.

— Joe Dispenza, Forscher, Chiropraktiker und Autor, Life University,
What the Bleep Do We Know?

Der Archetyp des Heilers

Heiler bestimmten die Gesundheitsrealitäten von Gesellschaften, basierend auf ihrer Erfahrung und Ausbildung in Bezug auf Ursache und Wirkung. Wenn ein Arzt dem Patienten mitteilt, dass er kaputte Knie, kaputte Füße, einen kaputten Rücken oder Nacken hat, glaubt dieser dem Heiler auf einer tieferen Bewusstseinsebene – das trockene Strombett des Patienten füllt sich und trägt zur Bildung seines persönlichen Unbewussten bei. Menschen glauben normalerweise, was der Arzt ihnen erzählt, insbesondere wenn es ihnen ermöglicht, sich unangenehmen Pflichten zu entziehen, Orte zu meiden, an denen sie nicht sein möchten. Selbst wenn der Arzt oder die Ärztin falsch liegen, werden die meisten Patienten ihnen aufgrund ihrer einflussreichen Position Glauben schenken. Wenn dein Arzt Dr. Sarno nicht glaubt und du deinem Arzt glaubst, dann war's das – deine Heilung wurde zunichtegemacht.

Es ist nicht so, dass der Arzt die Schiffe nicht sehen könnte, aber während seiner intensiven Ausbildung wurde ihm nicht beigebracht, über den eigenen Horizont hinauszublicken. Er wurde konditioniert, nach bestimmten Mustern Ausschau zu

---

* Morphische Felder sind Energiefelder, ein Bewusstsein, das von allem, was lebt, geteilt und erzeugt wird – ein Massenbewusstsein an Informationen. Morphische Felder nehmen Gestalt an, entwickeln sich wie Organismen. Durch „morphische Resonanz" werden Informationen oder Handlungsmuster von einem System auf das nachfolgende übertragen.

halten, daher wird das, was en vogue ist, häufig dadurch bestimmt, dass flüchtig nach dem Ausschau gehalten wird, was man zu sehen erwartet. Der Kranke heilt sich letzten Endes durch tieferen Glauben selbst, doch er zieht seinen Glauben aus dem Glauben des Heilers. Wenn der Arzt nicht an eine Heilung glaubt, wird auch der Patient nicht glauben, dass er wieder gesund wird.*

Der Narr ist der symbolischste Archetyp, was die Neigung angeht, weiterhin an das zu glauben, was unwahr ist. Ein Narr zu sein, bedeutet nicht, dumm zu sein; es heißt vielmehr, dass man etwas nicht weiß. Es gibt kaum ein besseres Beispiel dafür, zum Narren gehalten zu werden, als der Annahme Glauben zu schenken, dass Rückenschmerzen, Fußschmerzen (Neuropathie) oder das RSI-Syndrom durch normale physiologische Veränderungen im Köper verursacht werden und dass der menschliche Körper nach zweihundertfünfzigtausend Jahren der Anpassung und des Überlebenskampfes zu zerfallen beginnt. Wie Dr. Sopher schreibt: „Warum sollten Fußschmerzen immer häufiger vorkommen? Das ergibt keinerlei Sinn."[104] In der Folge erklärt er, dass wir das beste Schuhwerk besitzen, das in der Geschichte der Menschheit jemals entworfen wurde, um die Füße zu schützen und zu stützen, und „mit einem Mal sollen unsere Füße anfangen, wehzutun?"[105] Bei den Olympischen Spielen, die 1960 in Rom ausgetragen wurde, gewann der äthiopische Läufer Abebe Bikila den Marathonlauf – er war die über zweiundvierzig Kilometer lange Strecke barfuß gelaufen. Unsere Füße halten eine Menge aus – sie sind stark, so wie unser Rücken auch. Wir sind genau so stark wie unser Glaube, oder, um mit Henry Ford zu sprechen: „Ob du denkst, du kannst es oder du kannst es nicht – du wirst auf jeden Fall recht behalten."

In deinem Unbewussten die richtigen Samen aussäen

Im Jahr 1993, ein Jahrzehnt bevor ich die Macht der Suggestion zu verstehen begann, saß ich nach einer Runde auf dem Golfplatz im Clubhaus. Ein Freund fragte mich, ob ich Lust auf ein paar scharf gewürzte Chicken Wings hätte. Ich sagte zu ihm: „Nein, davon kriege ich Sodbrennen." Eine Woche darauf kam jener Freund auf mich zu und sagte: „Verflucht, SteveO, ich hatte noch nie Sodbrennen von diesen Chicken Wings, aber nachdem du mir davon erzählt hast, hatte ich die ganze Nacht lang Sodbrennen!" Gern geschehen. Tagtäglich entfaltet sich der Prozess vor unseren Augen und bleibt trotzdem unerkannt, weil wir nicht erwarten, neue Schiffe am Horizont zu sehen. Auch meine Verdauungsprobleme gehören der Vergangenheit an, seit ich verstanden habe, was

---

* „Die Arzneikunst wurzelt im Herzen. Ist dein Herz falsch, dann ist auch der Arzt in dir falsch." – Paracelsus
Jesus sandte seine Jünger aus, um die Kranken zu heilen, doch als sie zurückkehrten, berichteten sie, einige Kranke hätten sie nicht heilen können. Nachdem sie gesehen hatten, wie er einen kranken Mann heilte, dem sie nicht hatten helfen können, fragten sie Jesus, wieso er das tun konnte, wozu sie nicht imstande gewesen waren. Er antwortete: „Weil euer Glaube so klein ist." [*Matthäus* 17:20]

Konditionierung bedeutet und wie sehr das Gehirn bestrebt ist, die Aufmerksamkeit auf den Körper zu lenken.

Dr. Sopher schreibt: „In unserer Gesellschaft grassiert eine wahre Epidemie an Fußschmerzen. Auf einmal hat jeder Fußprobleme, vom professionellen Athleten bis hin zur Couchpotato von nebenan. Das war nicht immer so […] Als ich vor zwanzig Jahren mit meiner medizinischen Ausbildung begann, zählten Fußschmerzen nicht zu den Beschwerden, über die Patienten häufig klagten, heute sind sie in Mode und allgegenwärtig […] Ich habe keinerlei Zweifel, dass es sich bei der überwiegenden Mehrheit der Fußschmerzen, die Fersensporen (plantare Fasziitis), Neuromen oder anderen körperlichen Gründen zugeschrieben werden, um TMS handelt."[106] Die Schlüsselwörter lauten hier: keinerlei Zweifel.

Die mysteriöse epidemische Verbreitung, die Dr. Sopher anspricht, ist nicht auf die Füße beschränkt, Gleiches gilt auch für die Hände und alle neuartigen „RSI-Syndrome", Fibromyalgie und natürlich die guten alten Rücken- und Nackenschmerzen.

Epidemiologen sprechen in Bezug auf das Weiterreichen von Symptomen auch von **Symptomsuggestion**. Im Fall von TMS bedeutet es verbreitetes Leid durch die Verbreitung von Fehlinformationen.

Fernsehwerbespots und einige wenige Ärzte säen absichtlich Samen der Angst. Furcht einflößende Suggestionen wie Warnungen vor Refluxösophagitis, vor einem hohen Cholesterinspiegel, vor hohem Blutdruck, vor Rückenschmerzen vom Sitzen auf einem gut gefüllten Portemonnaie, vor erektiler Dysfunktion, vor Prostatavergrößerung, vor trockenen Augen und so weiter. Sie alle können zu chronischen Beschwerden werden, wenn die Person überzeugt werden kann, ihre Aufmerksamkeit darauf zu richten – sie zu fürchten.

> *Eine Patientin saß im Rollstuhl und war davon überzeugt, sie litte an der Parkinsonkrankheit (eine Fehldiagnose), doch am Ende der Sitzung rannte sie über den Flur. Ein Mann war an Krebs gestorben, doch bei der Autopsie stellte man fest, dass in seinem Körper nicht ausreichend Krebszellen vorhanden waren, um ihn zu töten. Ein Priester verabreichte dem falschen Patienten die letzte Ölung, woraufhin der Patient unerwartet verstarb.* *

— Cathy Sherman, NaturalNews.com[107]

Dr. Sopher hat Radiologen ermahnt, ihre Berichte mit Bedacht zu formulieren, weil sie ihren Patienten sonst unbeabsichtigt Schaden zufügen können.

---

* „Das zugrundeliegende Ur-Konzept für das von Robert K. Merton, Ph.D. vor Jahrzehnten formulierte, findet sich u. a. in Erzählungen der griechischen Mythologie. Merton verfeinerte seine Definition später und nannte sie die **selbsterfüllende Prophezeiung**. Sobald eine Prophezeiung ausgesprochen oder ein Ereignis vorausgesagt wird, werden Mertons Gedankenkonstrukt zufolge Ereignisse in Gang gesetzt, die gemeinsam darauf abzielen, dass sich die Prophezeiung erfüllt. Diese Ereignisse können innerhalb der Psyche eines Menschen auftreten oder sich aus der Situation entwickeln, aus der die prophetische Aussage entsprang." [Cathy Sherman, *The Mind-Body Connection: Fear Manifests In Many Diseases* (Teil 1)]

Radiologiebefunde klingen häufig ominös und bedrohlich und verstärken die Angst – und die Schmerzen, traumatisieren das Opfer. Das Ergebnis eines unheilvollen Befunds ist eine Zunahme der Symptome – aufgrund des Noceboeffekts. Der Hausarzt, der sich den Bericht ansieht, verstärkt die Schmerzen in der Folge noch, indem er die Information bestätigt. Und so nimmt aufgrund einer Kette von Fehlinformationen bezüglich der Bedeutung des Berichts die Katastrophe ihren Lauf.

Angst und Panik sind mächtige Kräfte

Norman Cousins sagte, dass jeder mit zwei Krankheiten zum Arzt geht: Die erste ist die Krankheit, die diagnostiziert wird, die andere ist die Krankheit der **Panik**. Norman erklärte, dass Panik sei eine „mächtige Krankheit", die „durch das, was in der Öffentlichkeit verbreitet wird, noch verstärkt wird", namentlich durch Werbespots und durch übereifrige Warnungen seitens der Medizinindustrie, wegen jedes Wehwehchens direkt zum Arzt zu gehen. Norman befürchtete, dass Amerika zu einer Nation von Hypochondern geworden ist. Das mag stimmen, doch letztlich liegt die Entscheidung immer noch bei einem selbst. Wie Cousins sagt: „Dein Arzt hat dich nicht krankgemacht." Er hat recht; nicht deine Ärztin oder dein Arzt haben dich krankgemacht, sondern deine unbewussten Bedürfnisse und Überzeugungen; trotzdem besitzen Ärzte durch ihre archetypische Autorität die Macht, dir zu helfen oder zu schaden.

> *[…] heutzutage ziehen Ärzte ihren gesamten diagnostischen Firlefanz zurate und drängen ihre Patienten, Mammografien, Koloskopien etc. durchführen zu lassen, mit der Begründung: „Wir raten jedem in diesem Alter, diese Untersuchungen durchführen zu lassen, weil so und so viel Prozent der Leute in diesem Alter an Krebs erkranken, Darmpolypen bekommen etc." Dazu kommen die nicht enden wollenden Werbungen in Zeitschriften und im Fernsehen für Medikamente, um die mannigfachen Krankheiten zu behandeln […] Die Samen, die sie säen, schlagen in der Psyche der Menschen Wurzeln, ob bewusst oder unbewusst. Während jemand zuvor nicht einmal in Erwägung gezogen hatte, er könnte Darmkrebs bekommen, macht er oder sie sich jetzt plötzlich Sorgen darüber. Und fortan trägt jeder winzige Schmerz in der Bauchgegend zu dieser Besorgnis bei. Lipton* sagt, es bestehe ein direkter Zusammenhang zwischen dem derzeit häufigen Auftreten von Darm- und Enddarmkrebs und der Informationsflut in den Medien über ein häufiges Auftreten von Darm- und Enddarmkrebs.*
>
> — Cathy Sherman, *The Mind-Body Connection:*
> *Fear Manifests in Many Diseases* (Teil 1)

Im Alter von vierzehn Jahren suchte ich Rat bei einem Arzt, und er prophezeite mir: „Bei deinen Bandscheibenvorfällen genügt ein gezielter Stoß in deinen Rücken, damit du dauerhaft gelähmt bist." Seine Worte führten dazu, dass ich über dreißig Jahre lang in konstanter Furcht vor Aktivität lebte – und unter Schmerzen. Der Arzt legitimierte meine Schmerzen – verschlimmerte sie – durch seine blödsinnigen

---

* Bruce H. Lipton, Ph.D., Zellbiologe, Autor des Buchs *The Biology of Belief.*

Warnungen vor dem, „was passieren könnte" – er schränkte mein Zutrauen in meinen Körper und mein Lebenspotenzial ein. Doch letzten Endes machte ich mich selbst zum Krüppel, weil ich ihm vertraute und glaubte.

Was man sät, das wird man ernten

Was jemand sagt, könnte ein anderer glauben. Wenn Menschen durch Tragödien oder Isolation in die Knie gezwungen werden oder über längere Zeit unter Schmerzen oder Schlaflosigkeit leiden, sind sie extrem beeinflussbar. Wenn sie darüber hinaus dazu konditioniert wurden, es immer allen recht zu machen und sich zu fügen, laufen sie noch größere Gefahr, auf alles hereinzufallen, was man ihnen suggeriert. Das „Gefälligkeitssyndrom" – der Drang danach, das zu tun, was von anderen als richtig erachtet wird – schafft eine verwundbare Atmosphäre, einen Nährboden für falsche Ideologien. Auch der Zeitpunkt ist entscheidend dafür, ob eine Überzeugung akzeptiert wird, und Zeiten der Isolation, Anspannung und Stress sind offene Wunden, die nur darauf warten, dass ihnen die nächste Theorie suggeriert wird.

Krankheiten schweben beständig über uns, ihre Samen werden von den Winden fortgetragen, doch sie lassen sich erst dann auf einem Boden nieder, wenn er bereit ist, sie aufzunehmen und zu nähren.

— Dr. Claude Bernard, französischer Arzt und Physiologe
Begründer des Konzepts der Homöostase (1813—1878)

Ein gutes Beispiel für die Macht der Suggestion findet sich in Fred Amirs Buch *Rapid Recovery from Back and Neck Pain*. Fred berichtet darin: „Ich weiß noch, wie ich auf der Arbeit ein paarmal niesen musste und meine Kollegen daraufhin zu mir sagten, dass mir das Niesen wirklich wehtun müsste. Zunächst tat es das nicht. Doch nachdem mir Leute suggeriert hatten, dass es wehtun müsste, wurde ich dazu konditioniert, beim Niesen Schmerzen zu erwarten. Kurze Zeit später fing mein Rücken an, auch nach jedem Niesen wehzutun, und ich schloss daraus, dass sich mein Zustand verschlimmert hatte!"[108] Freds Bedürfnis, nett zu sein, es allen recht zu machen, das Richtige zu tun, führte dazu, dass er empfänglich für die Symptomsuggestion anderer war. Ein umgänglicher Mensch versucht, Konflikte zu vermeiden, und tut das oft, indem er sich den Lebenswahrheiten der anderen anpasst – auf eigene Kosten. Wir leben in einer Gesellschaft, die die Leistung des Einzelnen zelebriert; doch wenn es um unsere Gesundheit geht, schwimmen wir bereitwillig mit dem Strom. Das wird deutlich, wenn man sich mit den Untersuchungen über chronisches Schleudertrauma auseinandersetzt. Eine Vielzahl von Studien offenbart, dass in den Ländern, in denen eine Entschädigung dafür gezahlt wird, Schleudertraumata wie eine Epidemie um sich greifen, während man sich in den Ländern, in denen kein Schmerzensgeld gezahlt wird, schwertut, überhaupt das Konzept zu verstehen, dass man nach einem Auffahrunfall Schmerzen bekommen kann. Die meisten Menschen spielen hierbei nicht etwa eine Verletzung vor, um sich zu bereichern – sie haben tatsächlich Schmerzen. Sie wurden in dem Glauben erzogen, dass sie andauernde Schmerzen haben **sollten**, weil das

System sich darauf eingestellt hat, also dauern die Schmerzen an, gemäß der selbsterfüllenden Prophezeiung. Das Theater kann erst dann beginnen, wenn die Bühne bereit ist. **Schmerzfrei sein oder nicht ... das ist hier die Frage ...**

Es hat sich gezeigt – insbesondere in Bezug auf Schleudertraumata –, dass keine massenhafte Verbreitung entsteht, wenn es keine medizinische Versicherung dafür gibt.
— Marc Sopher, *To Be or Not To Be ... Pain-Free*[109]

Wenn der Boden fruchtbar ist, wird etwas gedeihen. Wenn unerfüllte Bedürfnisse mit bestimmten Samen bestäubt werden, manifestieren sich diese speziellen Informationen und Energien auf körperlicher Ebene.

Die faszinierende Macht der Erwartung

Deine Erwartungen können tiefgreifenden Einfluss auf dein Gehirn und auf deine Gesundheit haben.
— Tor Wager, M.D., Columbia University, Neurowissenschaftler[110]

2005 lief auf dem amerikanischen Nachrichtensender MSNBC eine Medizinsendung über die Macht der Erwartung bezüglich der Wirksamkeit von Medikamenten. Die Wissenschaftler der klinischen Versuchsreihe kamen zu dem Schluss, dass die Medikamente größere Wirkung entfalteten, wenn der Arzt die damit verbundenen Erwartungen positiv darstellte oder aufbauschte – und damit eine physiologische Veränderung herbeiführte. Der Placeboeffekt ist mehr als rein psychologisch, da er die physiologische Reaktion des Körpers verändern kann.

In einer Studie der Universität Michigan[111] säte man bestimmte Gedanken, aus denen spezifische Überzeugungen erwuchsen, die bestimmte Resultate hervorbrachten. Die Forscher injizierten freiwilligen Probanden eine Kochsalzlösung in den Kiefer, um eine schmerzhafte Empfindung in der Körper-Psyche-Einheit zu erzeugen. Danach wurde den Probanden eine Substanz injiziert, die sie für ein Schmerzmittel hielten, doch in Wahrheit handelte es sich dabei um ein Placebo. Mithilfe der Positronen-Emissions-Tomografie (PET), einem bildgebenden Verfahren der Nuklearmedizin, wurden nach den Injektionen Gehirnscans der Studienteilnehmer erstellt, die zeigten, dass die Probanden körpereigene Schmerzmittel aussandten, weil sie glaubten, dass ihnen die Medikation half, obwohl man ihnen gar keine Medizin verabreicht hatte. Die Körper-Psyche-Einheit verändert ihren momentanen Zustand, um sich dem anzupassen, was sie als derzeitige Gegebenheit ansieht.

Ähnliche Resultate erzielte Dr. Fabrizio Benedetti, der eine Studie an der medizinischen Fakultät der Universität von Turin durchführte. Benedetti schloss Parkinson-Patienten an einen Morphiumapparat an, um ihr Zittern (Tremor) und ihre Muskelsteifheit (Rigor) zu lindern, wobei die Patienten nicht wussten, wann ihnen der Apparat Morphin verabreichte. Wenn ihnen hingegen eine Krankenschwester die Dosis verabreichte, wirkte das Morphin um fünfzig Prozent effektiver. Obwohl die Patienten also in beiden Fällen wussten, dass sie eine Dosis erhielten, entfaltete dasselbe Medikament eine deutlich bessere Wirkung, wenn die Patienten mit eigenen Augen sahen, wie es verabreicht wurde. Das beruhigende Gefühl der Gewissheit führte zu Besserung. Vergleichbare Studien an Parkinsonpatienten, die zudem an Alzheimer litten, führten nicht zu den gleichen Resultaten. Die Verantwortlichen für die Studie schrieben dies der mangelnden kognitiven Fähigkeit der Alzheimerpatienten zu, die Dosis zu „erwarten".[112]

In einer weiteren Parkinson-Placebo-Studie [113] wurden einer von zwei Patientengruppen menschliche embryonale Dopamin-Neuronen ins Gehirn transplantiert, während bei der zweiten Gruppe eine Scheinoperation durchgeführt wurde. Mehrere der insgesamt achtzehn Probanden, bei denen die Scheinoperation durchgeführt worden war, berichteten von einer objektiven Besserung ihrer neurologischen Funktionen. Eine Parkinsonpatientin, die vor der Operation mehrere Jahre inaktiv gewesen war, begann danach zu wandern und Schlittschuh zu laufen. Erst als die Doppelblindstudie enthüllt wurde, erfuhr sie, dass sie in Wahrheit die Scheinoperation erhalten hatte. Insgesamt lag die Besserungsrate bei den Patienten, die tatsächlich ein Transplantat erhalten hatten, geringfügig höher, aber der springende Punkt ist, dass die Studienteilnehmer, die glaubten, sie hätten die embryonalen Neuronen eingepflanzt bekommen, im Vergleich zu denjenigen, die glaubten, man habe die Scheinoperation an ihnen durchgeführt, von einer verbesserten Lebensqualität berichteten, und zwar „unabhängig davon, welche Operation sie tatsächlich erhalten hatten".[114] Die Doppelblind-Studie wurde zudem erst nach zwölf Monaten enthüllt, während es bei Placebostudien sonst üblicherweise rund acht Wochen sind.

Insgesamt berichteten diejenigen, die glaubten, das Transplantat erhalten zu haben, von größerer Besserung. Daraus folgt: Der Placeboeffekt war in dieser Studie ausgesprochen stark, was die Bedeutsamkeit placebokontrollierter Studien bei Operationen unterstreicht.
— Archives of General Psychiatry[115]

Wenn Glauben Besserung herbeiführen oder uns sogar heilen kann, liegt die Schlussfolgerung nahe, dass die Psyche Erkrankungen ebenso hervorrufen kann – alles wurzelt in einem **Denkfehler**. Doch Vorsicht: Parkinson ist eine echte degenerative Krankheit. Weshalb aber ist sie für den Placeboeffekt empfänglicher als viele andere Krankheiten? Liegt ihr ein tieferes Bedürfnis zugrunde?

Dasselbe Konzept gilt für eine kürzlich durchgeführte deutsche Studie über die Effektivität von Akupunktur. Das Experiment wurde an tausendeinhundert Patienten durchgeführt, wobei man „echte" Akupunktur sowohl mit „vorgetäuschter" Akupunktur als auch mit konventioneller Therapie bei Rückenschmerzen (z. B. Physiotherapie und Training) verglich. [116] Von den Patienten, die die echte Akupunktur erhalten hatten, fühlten sich siebenundvierzig Prozent besser, von den Patienten, an denen die vorgetäuschte Akupunktur durchgeführt worden war, fühlten sich vierundvierzig Prozent ebenfalls besser. Die Patienten, die die konventionelle Rückentherapie erhalten hatten, schnitten –natürlich – am schlechtesten ab: Nur siebenundzwanzig Prozent berichteten von einer Besserung. Was mir als Quintessenz des Artikels erschien, war folgende Randbemerkung: „[…] die Ergebnisse stimmen mit einer Theorie überein, der zufolge Schmerzsignale an das Gehirn durch konkurrierende Stimuli blockiert werden können."

Dem Schmerz die Show stehlen – den Sender wechseln

Die oben erwähnten „konkurrierenden Stimuli" zu aktivieren, ist genau das, was Dr. Sarno empfiehlt: „Solange man sich Sorgen darüber macht, was in seinem Körper vor sich geht, werden die Schmerzen andauern."[117] Die zugrundeliegende Idee ist, sich auf etwas anderes zu konzentrieren als auf den Körper – auf einen konkurrierenden Stimulus, beispielsweise auf ein neues Lebensziel. Emmett Miller, M.D., sagte, man müsse „dem Schmerz den Sender abdrehen". Ein konkurrierender Stimulus lenkt das Gehirn ab und setzt es außerstande, die Empfindung von Schmerz zu verarbeiten. Jegliche Art von Akupunktur, Physiotherapie, chiropraktischer Manipulation oder Operation lenkt die Aufmerksamkeit für kurze Zeit von den Schmerzen ab und richtet sie auf die momentane Aktivität; die Psyche wird von der Empfindung der Schmerzen abgelenkt – wodurch die Patienten fälschlicherweise annehmen, die Prozeduren wären für ihre Heilung ursächlich. Aus diesem Grund lassen Schmerzen nach, wenn man einen Sinn in seinem Leben erkennt und sich weigert, in der Opferposition zu verharren. Finde eine Möglichkeit, deine Aufmerksamkeit gezielt auf eine Aktivität zu richten, die du liebst, konzentriere dich voll und ganz darauf, und die Schmerzen werden in dem Maße verschwinden, in dem diese neue, produktivere „Obsession" zum konkurrierenden Stimulus wird.

9

Unange-mem

Der „Memtheorie" liegen sowohl Jungs Konzept der Archetypen als auch der universelle Darwinismus zugrunde. Die Memtheorie wurde 1976 von Richard Dawkin in seinem Buch *The Selfish Gene* vorgestellt (*Anm. d. Übers.:* Die erste deutsche Ausgabe dieses Buchs erschien 1978 im Springer Verlag unter dem Titel *Das Egoistische Gen*). Dawkins Hypothese zufolge ist ein Mem eine Idee, eine Denkweise oder eine Auffassung über die Welt, die von einer Person zur nächsten weitergegeben wird, von Gesellschaft zu Gesellschaft, von einer Generation zur nächsten. Ein Mem reproduziert Information durch Imitation, nutzt dabei sowohl Sprache als auch Geräusche und andere Symbole (du bekommst eine Melodie nicht mehr aus dem Kopf, fängst an, sie zu summen, jemand hört dich und fängt ebenfalls an, diese Melodie zu summen). Meme vervielfältigen sich auf die gleiche Weise, auf die biologische Gene ihre Informationen weitergeben. Um effektiv zu sein, muss ein Mem eine Person durch Beobachtung oder Gedanken „infizieren" und sich im ihrem unbewussten Gedächtnis einnisten. In der Folge muss das Mem von der „infizierten" Person, dem „Wirt", „wahrgenommen, verstanden und akzeptiert werden".[118] Ein gängiges Beispiel dafür ist die Überzeugung, dass kaltes Wetter Erkältungen hervorruft. Kollektiv und unbewusst hat die Gesellschaft die Überzeugung übernommen, dass kaltes Wetter Erkältungen verursacht und dass verrutschte Bandscheiben Schmerzen erzeugen. Aus diesem Grund werden diese Symptome tatsächlich hervorgerufen, wenn sich jemand mit dieser Überzeugung infizieren lässt. Doch handelt es sich dabei um falsche Realitäten, die durch unbewusste Akzeptanz falscher Meme entstanden sind. Damit befinden wir uns mitten in der Quantenmechanik und in der Realität, die jemand zu erschaffen beschließt oder akzeptiert.

Memetik ist eine soziale Seuche

Paul Marsden bezeichnet Memetik als die andere Seite der Medaille „des etablierten Gebiets der Sozialwissenschaften" – bekannt als **soziale Ansteckung**. Unter „sozialer Ansteckung" oder „Memetik" versteht man eine soziale Infektion, die von einer Einzelperson oder einer Gruppe auf eine andere Person oder eine andere Gruppe übertragen wird. Dabei stellt die „hysterische Ansteckung" lediglich eine „ausgeprägtere Manifestation", eine aggressivere Form sozialer Ansteckung dar, die mittels Kommunikation von einer Person zur nächsten übertragen und mithilfe der beeindruckenden Macht der Suggestion verbreitet wird.

[Unter hysterischer Ansteckung versteht man] „das kollektive Auftreten einer Bandbreite körperlicher Symptome und damit verbundener Überzeugungen zweier oder mehrerer Personen ohne identifizierbares Pathogen." ... *[M. Colligan und L. Murphy] fanden heraus, dass sich der verbale Austausch über die Symptome auf ansteckende Weise verbreitete, anstelle der Symptome selbst. Ihre Forschungen bestätigten zudem weitgehend Kerckhoffs und Backs' Theorie, dass diejenigen, die für hysterische Ansteckung empfänglich waren, unter intrapsychischem Stress litten.*

— Paul Marsden, Werbe- und Konsumentenpsychologe bei
der Consulting-Agentur Brand Genetics, Ltd.[119]

Memetik & soziale Ansteckung: zwei Seiten derselben Medaille

Marsden fährt fort: „Da soziales Lernen ein evolutionärer **psychologischer** Wesenszug ist, folgt daraus, dass wir eine evolutionäre Veranlagung dafür besitzen, das Verhalten der Menschen in unserem Umfeld nachzuahmen."[120] Aus Sicht der Memetik wird der Mensch, der mit einem neuen Gedanken infiziert wird, zum **neuen Replikator** dieses Gedankens. Konzeptuell bildet das Mem das kulturelle Pendant zum Gen, das sich aus Gründen der Selbsterhaltung durch Imitation anderer Menschen vervielfältigt. Meme sind demnach „Kultureinheiten" und „soziale Replikatoren". Eng verwandt mit dem Thema dieses Buchs ist der Gedanke, dass sich Meme in Form von **Verhalten** äußern können. Die irrige Annahme vom bevorstehenden Verfall des Körpers beeinflusst in der Tat das Verhalten, weil Meme das Gehirn wie schädliche Parasiten verändern, indem sie durch Imitation feste neurologische Verknüpfungen im Gehirn herstellen.

Das Mem-Konzept ähnelt dem der Genselektion, mit dem Unterschied, dass es sich in diesem Fall um **Gedankenselektion** handelt. Unbewusst werden die Gedanken ausgewählt (selektiert), die der Person das Überleben ermöglichen – um sich verbunden zu fühlen. Dawkins bezeichnet ein Mem als „egoistisches Gen", weil Meme eigennützige Interessen verfolgen und nicht vorausschauend sind. („Sie sind unbewusste, blinde Replikatoren.")[121]

Rücken-, Hand- und Fußschmerzen sind momentan in Mode – „en vogue"

Psychosomatische Beschwerden ändern sich von Generation zu Generation und von Gesellschaft zu Gesellschaft. Das Bedürfnis, sich mit anderen Menschen verbunden zu fühlen, ist universell und dauerhaft. Wird dieses Bedürfnis nicht befriedigt, richtet die Psyche die Aufmerksamkeit auf den Körper, wendet sich vom seelischen Trennungsschmerz ab. Worauf die Psyche den Fokus richtet, wird von den jeweils neuen Beschwerden bestimmt, die gerade in Mode sind. Heutzutage bilden die Haltungsmuskeln den Hauptbereich bewusster Aufmerksamkeit. Magengeschwüre und Krampfanfälle waren früher einmal en vogue, und auch wenn sie nach wie vor Manifestationen unbewusster Wut und seelischen Ungleichgewichts bilden, sind sie heutzutage nicht mehr so verbreitet.

Wie kommt es dazu, dass sich ein neuer beliebter psychosomatischer Fokus entwickelt? Dr. Sopher führte Larry Bird als Beispiel an, was als guter Ansatzpunkt dient, um den Prozess zu verstehen. Eine bewunderte Persönlichkeit erkrankt an etwas oder hat körperliche Beschwerden – daraufhin breitet es sich aus. Ein neuer Köder wurde für diejenigen gelegt, die ihre Aufmerksamkeit von ihrem seelischen Zustand ab- und auf ein **gesellschaftlich akzeptables** Symptom lenken wollen. Viele Leute, die Larry kannten und respektierten, übernahmen sein Symptom – weil Larry es akzeptabler machte, daran zu leiden. Wem das zu skurril erscheint, dem sei gesagt, dass ich dieses Phänomen persönlich miterlebt habe, und viele angesehene Ärzte haben in der Vergangenheit bereits berichtet, dass Patienten Krankheiten entwickelten, weil sie glaubten, mit etwas in Berührung gekommen zu sein, was in Wahrheit aber nicht der Fall war.

Sind Schmerzen ein Zeichen dafür, dass der menschliche Körper zerfällt? Oder steckt ein Überlebensmechanismus dahinter? Was wenn, wie Dr. Sopher zu bedenken gab, „das falsche Mem" als Ursache für die Schmerzen akzeptiert wird – und sich daraufhin im kollektiven Unbewussten festsetzt? Als ich herausfand, dass meine Bandscheiben nicht verrutschen können und dass nicht die Bandscheibenvorfälle für meine Schmerzen verantwortlich waren, entfernte ich dieses Mem aus meinem Gedankenrepertoire – ich ließ die Parasiten allein zurück, entfernte sie aus meiner Selektion. Mir war klargeworden, dass mein Überleben ausschließlich von meinen Überzeugungen abhing. Ich bin das, was ich zu sein glaube, nicht mehr und nicht weniger.

> Ein „Ideen-Mem" kann als Einheit definiert werden, die von einem Gehirn zum anderen springen kann.   – Richard Dawkins, The Selfish Gene[122]

> Das Phänomen der Mem-Replikation kann anhand der wahren Geschichte eines Mädchens namens Rachel erläutert werden, das an einem falschen Mem litt, nämlich dem „RSI-Syndrom" (RSI). Nachdem sie Dr. Sarno entdeckt hatte, glaubte Rachel nicht länger an RSI, entlarvte das Mem. Im Folgenden gebe ich ein Gespräch wieder, das Rachel mit einer Bekannten namens Alice führte.

Rachel setzte dem Dialog erklärend voran: „Bei mir fing RSI mit Schmerzen in der rechten Hand an, und eine Woche später bekam ich auch Schmerzen in der linken Hand. Dann hatte ich eine Unterhaltung mit Alice, einer Kommilitonin aus meinem Informatikstudium, die kurz vor mir RSI bekommen hatte."

Alice: Ist es schon bis zu deinen Ellenbogen hochgezogen?

Rachel: *Nein …*

Alice: Glaub mir, dann wird es erst richtig schlimm.

Rachel berichtet weiter: „Eine oder zwei Wochen später waren meine Schmerzen bis in meine Ellenbogen hochgezogen, wo sie für die gesamte Dauer meines RSI blieben. Damals dachte ich: ‚Wow, Alice wusste ja wirklich, wovon sie sprach!' Wenn ich jetzt im Nachhinein darüber nachdenke, glaube ich, dass sie mich damit

,angesteckt' hat, indem sie mir eine Stelle nahelegte, an der ich mit Schmerzen rechnen konnte."[123]

Rachel erweiterte ihr Bewusstsein und erkannte allmählich die Schiffe am Horizont. In der Tat war sie mit dem Gedanken infiziert worden, wo die nächste Schmerzstelle zu erwarten sei. *So wie es vorhergesagt, so soll es geschehen.*

Ärzte: Mem-Autoritäten

Ärzte sind im Wesentlichen medizinische Hypnotiseure. Seit Anbeginn der Zeit wandte man sich hilfesuchend an den Heiler, damit er einem das richtige Mem für die Heilung einpflanzte. Wenn die Ratschläge der Ärzte in die falsche Richtung gehen, werden die Ratsuchenden fehlgeleitet, aufgrund der Autorität, die die Gesellschaft Heilern zubilligt und abhängig davon, wie sehr der Patient bereit ist, sich von Ärzten beeinflussen zu lassen. Der Arzt ist für seinen Patienten entweder Clark Kent oder Supermem.

> *Wir Ärzte sind diejenigen, die für das Aufrechterhalten falscher Ansichten über Krankheiten und deren Heilung verantwortlich sind. Die Mythen werden über die Krankenschwestern und Pfleger sowie besorgte Mütter weiterverbreitet, aber ihr Ursprung liegt bei uns. Und mit jedem Placebo, das wir verabreichen, tragen wir unseren Teil dazu bei, Fehler fortzuführen, Fehler, die noch dazu Schaden anrichten.*
> — Richard Cabot, M.D., *St. Louis Medical Review*, 1903[124]

Dr. Cabot hatte den Eindruck, dass Krankenhäuser die Patienten im Stich ließen, weil man sich dort auf die reine Pathophysiologie konzentrierte. Er wollte, dass sich Ärzte auf das konzentrierten, was bzw. woran die Patienten glaubten, bis hin zu ihren religiösen Überzeugungen. Seine Hoffnungen wurden nicht erfüllt, da die Geburtsstunde der modernen Medizin auf den „Beginn der wissenschaftlichen Biomedizin" folgte und mit dem Tod der „heroischen Medizin" einherging.[125] Doch wie bereits zuvor erwähnt, praktizieren einige Ärzte zurzeit einen dualen Heilungsansatz, weil sie von ihren Patienten dazu gedrängt werden. Der Heilungsansatz, für den sich jemand entscheidet, hängt davon ab, ob sie oder er die Wahrheit wissen will, die hinter den Schmerzen steckt, oder bloß auf eine schnelle Lösung / Vermeidungsstrategie aus ist. Daher machen sich die Patienten die **Dualität** der menschlichen Natur des Arztes zunutze, sowohl des Lichts als auch des Schattens.

Der Schweizer Psychiater und Jung'sche Psychoanalytiker Adolf Guggenbuhl-Craig beschreibt die düstere Seite des Arztes, die hervortreten kann, wenn er in die Enge getrieben wird. Zunächst beschreibt er den guten Arzt: ein treuer Befolger des hippokratischen Eids, ein selbstloser Heiler, dessen aufrichtiges Bedürfnis darin besteht, den Kranken und Leidenden zu helfen. Als Nächstes beschreibt er den Schatten-Heiler, oder den Scharlatan, und zieht als Beispiel Dr. Knock aus Jules Romains' Theaterstück *Dr. Knock oder der Triumph der Medizin* heran. Knock ist der Archetyp des Quacksalbers, er besitzt keinerlei selbstloses Bestreben zu heilen und übt seinen Beruf einzig aus Statusgründen und Profitgier aus.[126] Der Patient, der vehement eine schnelle Lösung einfordert, beschwört häufig den Dr. Knock aus dem Schatten-Anteil des Arztes herauf, indem er beharrlich nach wissenschaftlich orientierter Medizin verlangt. Das Endergebnis: Wenn der Patient die Wahrheit im Zuge seiner Heilung nicht erfahren will, wird auch der Arzt weniger bestrebt sein, danach zu suchen, und wird dadurch zu einem halbherzigen Heiler – ein Komplize, gefangen in der persönlichen Motivation des Patienten.

> *Seine eigenen Patienten üben enormen Druck auf ihn aus, das hippokratische Modell außer Acht zu lassen und eine Karikatur von Dr. Knock zu mimen. Die zahllosen Gebrechen unbekannten Ursprungs, die er tagtäglich behandeln muss und für die es keine anerkannten Therapien gibt – Beschwerden wie das chronische Erschöpfungssyndrom, gewisse Arten von Rücken- und Gelenkschmerzen, unbestimmte Herzbeschwerden oder Gastritis, chronische Kopfschmerzen etc. – behandelt er allesamt mit einem pseudowissenschaftlichen Zurschaustellen medizinischen Wissens. Anstatt beispielsweise die Aufmerksamkeit derjenigen Patienten, deren Beschwerden vorwiegend psychischer Natur ist, auf die seelischen Komponenten zu lenken, hilft er ihnen noch dabei, ihre seelischen Probleme in körperliche zu verwandeln.*

— Adolf Guggenbühl-Craig, M.D.,
The Hidden Power of The Dark Side of Human Nature[127]

Mem-Übertragung – Wie ein heimlich aufgeklebter Sticker, der dir bereits anhaftet, obwohl du nichts davon weißt.

Wir alle werden in einem gesellschaftlichen Wirbelwind gemeinsam von Memen durchdrungen, ein falscher Replikator nach dem anderen wird blindlings vervielfältigt, und das gilt nicht nur für Menschen. Jedes Lebewesen übt Einfluss auf andere aus (beispielsweise über morphische Felder). Der frühere Hund meiner Nachbarin musste jedes Mal gähnen, wenn sie gähnte.

> *Gähnen ist sehr ansteckend*
> *Genau wie beim Husten*
> *Reicht ein Gähnen aus, damit ein anderer zu gähnen beginnt.*

— Dr. Seuss, *Dr. Seuss's Sleep Book*

Ich lernte eine liebenswerte und gutmütige Frau namens Jessica kennen, die unter so entsetzlichen Handschmerzen litt, dass sie angefangen hatte, ihre Füße zu benutzen, um Telefonnummern zu wählen und um per Fernbedienung die Fernsehsender zu wechseln. Als ihre Mutter sah, wie sich Jessica mit den Füßen abmühte, warnte sie ihre Tochter: „Pass auf, dass es nicht noch auf deine Füße überspringt." Bereits am folgenden Tag breiteten sich die Schmerzen auf Jessicas Füße aus. Ihre Mutter hatte sie mit dem Mem infiziert, und es begann ein langer Kampf mit Fußschmerzen. „Memetische Infektion": Ein an sich schmerzloser Prozess, der eine Menge Schmerzen verursachen kann. Sobald ein Samen von der Erde angenommen wird, gedeiht er. Was daraus erwächst, hängt davon ab, was unser Selbstbild nährt. Einige Menschen erkennen den suggestiven Effekt und meinen, über den Prozess erhaben zu sein; ihr Ich glaubt, sie wären sogar sich selbst überlegen. Aber jeder von uns wird im Leben von Memen infiziert, weil das Leben eine geteilte Erfahrung ist – ein nicht-duales Bewusstsein.

Dieses Zeitalter chronischer Schmerzen kann als Wahn bzw. **Schmerz-Wahn** verstanden werden; charakteristisch ist ein obsessives Verhalten in Bezug auf den Körper. Warum übernehmen Menschen das, was andere um sie herum aussenden? Die Erklärung dafür ist unser Wunsch nach echter Verbundenheit – unser Ur-Instinkt, uns von dem großen geteilten Bewusstsein anziehen zu lassen, dem wir uns zugehörig fühlen wollen, und natürlich unsere Sehnsucht danach, uns mit anderen Menschen verbunden zu fühlen. Buddhistischen Bewusstseinskonzepten zufolge besitzen wir die Fähigkeit, innerhalb des Bewusstseinskontinuums (oder Geistesstroms) Bewusstsein zu teilen (Bewusstsein = Geist oder „citta" beschreibt dabei den momentanen Zustand des Geistesstroms = citta santāna).

Der Beweis für geteiltes Bewusstsein

Am 10. Dezember 1996 erlitt die amerikanische Hirnforscherin Jill Bolte Taylor, Ph.D., einen Schlaganfall, weil eine Hirnblutung ihre linke von der rechten Hemisphäre abgetrennt hatte. Ihre linke Hirnhemisphäre wurde ausgeschaltet und nur noch die rechte funktionierte. Mit einem Mal war die Verbindung zwischen ihrem Yin und Yang durchtrennt. Indem sie die Funktion ihrer linken Gehirnhälfte einbüßte, verlor sie den Teil, der sie zu einem Individuum machte – von anderen abtrennte. Durch das Verstummen ihrer linken Gehirnhälfte wurde sie ihres Ichs beraubt, vorbei war es mit dessen negativem Geplapper, mit Linearität, Sprache, Vernunft – all den Dingen, die sie von anderen Menschen abtrennten. Was übrig blieb, war das **Nirwana** – die universelle Verbindung zu allem, die Ganzheitlichkeit des Lebens. Plötzlich war ihr gesamter emotionaler Ballast verschwunden, und zurück blieb nichts als Liebe. Die rechte Hemisphäre enthält das Bewusstseinskontinuum, das uns alle miteinander verbindet und die Macht des gesamten Universums lenkt. Taylor beschreibt ihre Erfahrung folgendermaßen:

> *Ich bin ein Energiewesen, das durch das Bewusstsein meiner rechten Hirnhälfte mit der Energie überall um mich verbunden ist. Wir sind Energiewesen, die durch das Bewusstsein unserer rechten Hemisphären als eine Menschenfamilie miteinander verbunden sind [...] Meine Wahrnehmung physischer Grenzen endete nicht länger dort, wo meine Haut die Luft berührte.*
>
> — Jill Bolte Taylor, Ph.D., TED-Konferenz[128]

Nachdem die linke Hemisphäre ihres Gehirns für ihr geistiges Auge nicht mehr sichtbar war, veränderte sich Dr. Taylors Wahrnehmung drastisch. Sie vermochte nicht länger zu unterscheiden, wo ihr physischer Körper aufhörte und wo der Rest des Universums begann – alle Moleküle verschmolzen zu einem „prächtig schimmernden Energiefeld". Wir sind durch einen ätherischen Körper miteinander verbunden, aber unser Ich isoliert und trennt uns ab – und schafft damit die Voraussetzung für Leid.

Meme me up, Scotty

Häufig tritt eine psychogene Epidemie dann auf, wenn scharenweise Menschen das gleiche Symptom bekommen, nachdem sie mit einem Keim oder einer chemischen Substanz in Berührung gekommen sind. Eine solche Massenhysterie beginnt meist mit einem äußeren **Trigger**, wie der Freisetzung einer Chemikalie in die Umwelt oder dem Wahrnehmen einer verdächtigen Substanz. Menschen beobachten, wie massenweise andere Menschen um sie herum ohnmächtig werden, wie ihnen schwindelig wird, sie Schmerzen erleiden oder krank werden und übernehmen diese Symptome daraufhin selbst, obwohl es „keinen umweltbedingten Grund für sie gibt, krank zu werden."[129] Der Auslöser für diese Symptomatik ist Angst. Doch, wie bei TMS auch, finden diese Symptome nicht bloß in den Köpfen der Menschen statt. Sie bekommen tatsächlich Kopfschmerzen, ihnen wird übel, und sie haben Schmerzen, aber wie bei TMS verblassen die Symptome normalerweise, wenn der Arzt ihnen nach einer Untersuchung mitteilt, dass mit ihnen alles in Ordnung ist und sie sich keine Sorgen zu machen brauchen.

Eine Studie aus Amman, Jordanien, mit dem Titel „Mass psychogenic illness following tetanus-diphtheria toxoid vaccination" (Psychogene Massenerkrankung als Folge einer Impfung mit dem Tetanus-Diphterie-Toxoidimpfstoff) veranschaulicht diesen Prozess. Im September 1998 glaubten über achthundert junge Menschen in Jordanien, sie litten unter den Nebenwirkungen des Tetanus-Diphterie-Toxoidimpfstoffs, der ihnen in der Schule verabreicht worden war."[130] Die Initiatoren der Studie erklärten, dass die Symptome bei dem Großteil der Schüler nicht von dem Impfstoff herrührten, sondern durch die Angst ausgelöst worden waren, die ihnen die Ärzte vor Ort, ihre Eltern und die Medien eingeimpft hatten.

Im Gleichschritt voran

Dr. H. Golds Studien enthüllten, dass intelligentere Menschen* empfänglicher für Suggestion und Placeboeffekte sind als weniger intelligente Menschen.[131] Vielleicht sind intelligente Menschen geistig reger, aufgeschlossener und leichter für neue Ansätze zu gewinnen? Welcher Grund auch immer dahintersteckt, es zeigt, dass Unwissenheit in manchen Fällen Glück sein kann.

Jeder einzelne der Typ-T-Persönlichkeiten, mit denen ich je Kontakt hatte, reagierte ausgesprochen **empathisch** – sie alle besaßen ein tiefes persönliches Bedürfnis, andere Menschen zu sich heranzuziehen. Sie reagierten schnell auf positive und ermutigende Worte, die ihnen Hoffnung verliehen – und auf Berührung.

---

* Hierbei muss angemerkt werden, dass Intelligenz ein ausgesprochen subjektiver Begriff ist.

Berührung ist ein wundervolles und vernachlässigtes Geschenk [...] Nur wenige Ärzte machen sich die Kunst der Berührung gebührend zunutze, was bedeutet, dass sie den direkten und heilsamen Kontakt zu den Patienten verlieren. Wenn der Großteil der Ärzte heute ihre Hände benutzt, dann nur, um schnell ein Rezept auszustellen. Was für eine traurige Verschwendung menschlichen Potenzials.
— Robert C. Fulford, Doktor der Osteopathie, *Touch of Life*[132]

Berührung ist das fehlende Verbindungsstück im Leben vieler Menschen. Menschlicher Kontakt übertrumpft die meiste menschengemachte Medizin, wenn es um Heilung geht. Leute haben mir erzählt, dass sie gesund wurden oder sich zumindest deutlich besser fühlten, wenn ihr Arzt vor einer epiduralen Injektion und / oder vor einer MRT oder während der Sprechstunde ihre Hand hielt.

Ich kenne zwei körperlich behinderte Menschen, eine Frau und einen Mann, die von Zeit zu Zeit Schmerzattacken erleiden und mir erzählt haben, dass ihre Schmerzen sofort verschwinden, wenn jemand sie am Rücken oder an der Schulter berührt. Das mag der Grund dafür sein, dass Menschen fälschlicherweise glauben, dass ihnen chiropraktische Manipulation hilft (zumindest kurzfristig). Die mitfühlende Berührung kann die Fixierung einer Person auf ihre Schmerzen durchbrechen, weil sie einen konkurrierenden Stimulus bietet – und Verbundenheit, wie sie nur durch Berührung entstehen kann. Das sympathische Nervensystem wird beruhigt, weil man sich wieder verbunden fühlt.

Für mich ist offensichtlich geworden, dass Hochtechnologiemedizin, bei all ihren Wundern, häufig die überaus wichtige menschliche Berührung vernachlässigt.
— Dana Reeve, *The New Medicine*, PBS

Knock, Knock, Knockin' ans Tor der Erkenntnis ...

Mir ging es soweit ganz gut – bis ich ärztlichen Rat einholte.
— Fred Amir, *Rapid Recovery from Neck and Back Pain*[133]

Heutzutage rücken viele Ärzte das menschliche System mechanisch wieder ins Gleichgewicht. Das ist auch der Ansatz von Dr. Gregory *House* (einer Fernsehserie auf NBC). Sie wurden dahingehend trainiert, die möglichen Ursachen für einen bestimmten Schmerz oder für eine bestimmte Krankheit mithilfe der sogenannten **Differentialdiagnose** (DD) systematisch einzugrenzen und Wahrscheinlichkeiten abzuwägen, um eine Diagnose zu erhalten. Der Prozess beginnt mit der Aufnahme der Krankheitsgeschichte des Patienten, einer körperlichen Untersuchung, es folgen diagnostische Studien etc.; die gesammelten Informationen werden genutzt, um eine Liste mit möglichen Ursachen für die Symptome zu erstellen. Daran ist nichts falsch; in der Wissenschaft muss mit methodischen Verfahren gearbeitet werden. Doch wie Dr. Sopher anmerkt: „Was, wenn die falsche Diagnose getroffen wird?" Worauf er hinauswill – unerwünschte Emotionen sind eine der häufigsten Ursachen für Symptome, werden aber übersehen, weil die Differentialdiagnose keinen Körper-Psyche-Prozess in Betracht zieht. Wenn die richtige Diagnose nicht gefunden wird, kann die ärztliche Behandlung sogar Schaden anrichten – wie die Rückenoperationsstudie von 1994 offenbarte (siehe Kapitel 7).

Dr. Sarno schreibt in *Healing Back Pain* über einen jungen, kräftigen, gesunden Mann um die zwanzig, der sich beim Zähneputzen am Rücken verletzte (nebenbei bemerkt: Das ist unmöglich). Es wurden „Röntgenaufnahmen gemacht, und man sagte ihm, am unteren Ende seiner Wirbelsäule hätte er eine Fehlstellung, woraufhin sich seine leichten Symptome verschlimmerten [...] Er wurde zum Invaliden, aufgrund der strukturellen Diagnose, die man gestellt hatte, und der damit verbundenen Probleme, die diese Diagnose implizierte. Der junge Mann glaubte nun, dass mit seiner Wirbelsäule etwas ernsthaft nicht in Ordnung war und dass er nie wieder in der Lage sein würde, etwas Schweres zu heben oder Sport zu treiben. Als er zu mir in die Sprechstunde kam, wirkte er zutiefst niedergeschlagen. Glücklicherweise hatte er TMS. Er reagierte gut auf die Behandlung und führt seitdem wieder ein normales Leben (er spielt auch wieder Basketball)."[134] Der junge Mann war durch ärztliche Beratung geschädigt worden; die falsche Diagnose seines Arztes hatte dazu geführt, dass es ihm noch schlechter ging. Kurz vor meiner Sarno-Entdeckung hatte mir der Physiotherapeut mehrfach gesagt, ich litte anscheinend unter Ankylose (Gelenkversteifung) – woraufhin ich jedes Mal heftige Muskelkrämpfe bekam. Einmal griff ich nach seinem Arm und sagte: „Hören Sie auf, dass zu sagen!" Er verschlimmerte meine Schmerzen, indem er mir mitleidlos medizinische Schreckensszenarien um die Ohren hieb.

Vor einigen Jahren gab es einen Werbespot der Cancer Treatment Centers of America (CTCA). Darin berichtete Peggy Kessler, wie ihr Arzt ihr mitgeteilt hatte, dass sie an „nicht operablem und unheilbarem" Bauchspeicheldrüsenkrebs leide und nur noch zwei Monate zu leben habe. Ihre Schwester nahm daraufhin Kontakt zu den CTCA auf, die ihre Patienten mit einer Mischung aus Mind-Body-Medizin, Spitzentechnologie und **Hoffnung** behandeln. Als Peggy beim CTCA eintraf, sagten ihr die Ärzte, sie sähen auf ihrem Körper keinen Datumsstempel, der besagt, wie lange sie noch zu leben habe. Sie hatten Samen der Hoffnung gesät – Peggy nahm die Hoffnung an –, und ihre Krebszellen bildeten sich zurück. Um mit ihren Worten zu sprechen: „Hoffnung ist der wichtigste Halt, Hoffnung ist alles."

Ärzte müssen aufhören, ihren Patienten zu erzählen, sie hätten kaputte Knie, Hüften, Nacken, Rücken und Hände, mit denen sie bis an ihr Lebensende irgendwie zurechtkommen müssten – Ärzte müssen aufhören, kaltschnäuzig mit mysteriösem medizinisch-technischem Jargon um sich zu werfen und damit Noceboreaktionen auszulösen.

Über einen kurzen Zeitraum hinweg half ich einer Frau aus Vermont, die unter starken Hüftschmerzen litt. Sie berichtete, ihre Hüfte würde sich ständig „versteifen", besonders schmerzhaft wäre es nach dem Tod (der Trennung von) ihrer Mutter geworden. Sie erzählte mir, sie wäre bereits „zu achtzig Prozent genesen", indem sie einfach Passagen aus Dr. Sarnos *Healing Back Pain* gelesen hätte (Wissenstherapie).

Seine positive Prognose habe sie beruhigt, und sie habe zu heilen begonnen. Als ich das letzte Mal mit ihr sprach, war sie vollkommen schmerzfrei, optimistisch und glücklich mit ihrem Leben.

Unsere Gesundheit ist eng mit der Verbindung zwischen dem Körper und der Psyche verknüpft, was bedeutet, dass wir uns mithilfe unserer mentalen Einstellung in einen besseren oder in einen schlechteren Gesundheitszustand versetzen können.
— Christopher Reeve (alias Superman), in der *Charlie Rose Show*, 2.10.2002

Gang-Mentalität

Die Verantwortung für die Heilung liegt letztlich beim Leidenden selbst. Trotzdem werden wir von Ärzten und unseren allgegenwärtigen Mitmenschen stark beeinflusst. Massen-Suggestion und gesellschaftliche Imitation sind mächtige Kräfte, die die Person unabsichtlich von ihrer eigenen Flugbahn abbringen und in die fehlgeleitete Umlaufbahn anderer hineinziehen.

Urgründe des Alls sind die Atome und die Leere, alles andere ist nur schwankende Meinung.
— Diogenes Laertius, Demokrit

In seinem Buch *The Power of Thought* schreibt Thomas Hamblin, dass jeder von uns ein „Opfer der Suggestion" ist, die wir jeden Tag aufs Neue auf Tausende von Arten über unsere Sinne in uns aufnehmen. Wenn du jemand anderen niesen siehst, löst das in dir den Gedanken aus, dass „du kurz darauf selbst niesen musst." Hamblin beschreibt in der Folge zwei berühmte Ärzte, die beweisen wollten, wie stark die Macht der Suggestion ist. Sie sagten zu einem Mann in einem Restaurant, er sähe krank aus – was nicht der Wahrheit entsprach –, er solle nach Hause gehen und sich ins Bett legen. Der Mann ging nach Hause, kroch ins Bett – und starb.

Ganz allmählich lehren immer mehr medizinische Fakultäten das Konzept der Symptomsuggestion / -weitergabe. Martin L. Rossman, M.D., und David Bresler, Ph.D., begannen in den 1980er Jahren Workshops für geführtes Bilderleben zu veranstalten. Damals erklärten rund zwanzig Prozent der Teilnehmer, Komplementär- und / oder Alternativmedizin zu nutzen. Zu Beginn des einundzwanzigsten Jahrhunderts berichtete Rossman, dass mittlerweile achtzig bis neunzig Prozent der Ärzte, die an ihren Kursen teilnahmen, das Verfahren des geführten Bilderlebens anwenden.[135] Allmählich finden westliche und fernöstliche Heilmethoden zusammen.

Es ist von essenzieller Bedeutung, einen Arzt zu finden, der zu kommunizieren versteht, einfühlsam ist und Hoffnung vermittelt. Die Behandlung durch einen solchen Arzt kann einen himmelweiten Unterschied machen, denn das, was der Patientin erzählt wird, wird sie mit großer Wahrscheinlichkeit glauben, und ihre Biologie folgt ihrer Überzeugung.

Neue Denkansätze: Eigenverantwortung

Als ich vor rund fünfunddreißig Jahren die ersten Selbstheilungserfahrungen mithilfe geführten Bilderlebens auf einem Tonträger dokumentierte, ging ich davon aus, dass es innerhalb des medizinischen Berufsfelds große Wellen schlagen und die Ärzte aufhorchen würden – schließlich war es so eindeutig, dass der Großteil der Krankheiten, die wir in unseren Praxen zu sehen bekamen, durch psychophysiologisches Ungleichgewicht hervorgerufen oder verschlimmert wurde. Stattdessen wurde das Berufsfeld der Medizin unglücklicherweise immer stärker institutionalisiert, und anstatt darauf hinzuarbeiten, dass leidenschaftliche, mitfühlende Ärzte den medizinischen Beruf ausüben, erhob man die Maximierung des Reingewinns zum neuen Leitsatz. Man begriff weder, was die Patienten selbst für sich tun konnten, noch erkannte man die sagenhaft kostengünstige Möglichkeit, Menschen, die unter Schmerzen und anderen Beschwerden leiden, einfache Werkzeuge an die Hand zu geben, wie tiefe Entspannung, Imagination und mentale Umprogrammierung. Die Geldgier dieser Mediziner und die Tatsache, dass am falschen Ende gespart wurde, haben die Situation noch deutlich verschlimmert. Jetzt endlich, wo das gesamte System kurz vor dem Kollaps steht, beginnen sie, den unschätzbaren Wert jener Hilfsmittel zu erkennen.

— Emmett Miller, M.D., persönliche Korrespondenz

Mittlerweile hat sich dieser neue Denkansatz in der Medizin verbreitet, und es wird für Eigenverantwortung – unter der Leitung eines mitfühlenden Heilers – geworben, um gesund zu werden oder zu bleiben. Während manche Menschen persönliche Verantwortung ablehnen, sucht eine außerordentlich große Anzahl Patienten bereits selbst nach alternativen oder komplementären Heilmethoden. Eine Studie, die 1993 von David Eisenberg, M.D., Leiter des Osher Institute an der Harvard Medical School, durchgeführt und im *New England Journal of Medicine* veröffentlicht wurde, zielte darauf ab, einen Schätzwert zu erstellen, wie viele Menschen nicht-traditionelle medizinische Behandlungsformen in Anspruch nahmen, unabhängig davon, was ihre Hausärzte ihnen geraten hatten. Eisenbergs ursprünglicher Einschätzung zufolge wären es rund zehn, allerhöchstens fünfzehn Prozent der Amerikaner gewesen. Als die Ergebnisse eintrafen, staunten die Initiatoren der Studie nicht schlecht: Vierunddreißig Prozent der Amerikaner wandten ohne die Anweisung ihres Arztes bereits alternative oder komplementäre Techniken an. Die Kosten betrugen zehn Milliarden Dollar, die sie aus eigener Tasche bezahlten. Was Eisenberg und die anderen Studieninitiatoren aber noch mehr verblüffte, war die Tatsache, dass zweiundsiebzig Prozent dieser Leute nie mit ihren Hausärzten darüber gesprochen hatten. Derzeit existieren in Amerika zwei unterschiedliche Heilmethoden parallel zueinander.

Die Studie mit dem Titel „Unconventional Medicine in the United States – Prevalence, Costs, and Patterns of Use"[136] (Alternative Heilverfahren in den USA – Häufigkeit, Kosten und Anwendungsmuster) sandte Schockwellen quer durch das Land aus und verhalf Dr. Andrew Weils Arbeit zu großem Bekanntheitsgrad. Bereits seit Jahren hatte Weil öffentlich auf die Unzufriedenheit der Bevölkerung mit den Behandlungsmethoden ihrer Hausärzte hingewiesen – doch seine Aussagen waren auf taube Ohren gestoßen. Diese Studie offenbarte die Unzufriedenheit der Menschen mit der Versorgung, die sie von ihren Ärzten erhielten, die allopathische Medizin praktizierten.

Die Amerikaner suchten vierhundertfünfundzwanzig Millionen Mal Therapeuten auf, die mit unkonventionellen Methoden heilen. Diese Zahl übersteigt die Anzahl aller Konsultationen (dreihundertachtundachtzig Millionen) bei Hausärzten in den gesamten USA.

— Unconventional Medicine in the United States —
Prevalence, Costs, and Patterns of Use[137]

Ich kenne Menschen, die wegen ihrer TMS-Schmerzen nicht zu ihren Ärzten gehen. Sie wenden sich direkt an Therapeuten für integrative Medizin (Methoden, die auf die Behandlung des ganzen Menschen abzielen). Wenn der Arzt in integrativer Heilung versiert ist, ihnen zuhört und mit ihnen arbeitet, beginnen sie recht schnell gesund zu werden, weil bei integrativer Behandlung die alternative und die konventionelle Medizin miteinander verschmelzen. Ein verständnisvolles und mitfühlendes Herz ist der beste Heiler, weil es das wieder zusammenfügt, was entzweigebrochen ist – und dadurch Symptome lindert.

Integrative Medizin behandelt den ganzen Patienten – Körper, Seele, Geist –, nicht bloß das Symptom. Ich glaube, basierend auf unserem momentanen Wissensstand ist es als ärztlicher Behandlungsfehler anzusehen, eine Bandscheibenoperation an einem Patienten durchzuführen, bevor nicht dessen Lebenssituation, seine Geschichte, sein emotionaler Zustand und seine Persönlichkeitszüge von einem speziell geschulten Fachmann eingehend begutachtet wurden.

Norman Cousins wusste, dass er seine „unheilbare Krankheit" nur deshalb überlebte, weil sein Arzt ein persönlicher Freund von ihm war und ihm während seiner Genesung eng zur Seite stand. Sie arbeiteten als Team zusammen, um ihn zu heilen. Medizinstudenten, die sich durch viele mühsame Jahre des Studiums hindurchgekämpft haben, sind nicht notwendigerweise menschenfreundlich oder mit sozialem Gespür gesegnet (bestes Beispiel dafür: Dr. House aus der gleichnamigen US-amerikanischen TV-Serie). Freundliche, aufmunternde Worte oder Zeichen der Anteilnahme können ein chemisches Ungleichgewicht wieder ins Gleichgewicht bringen, das Immunsystem stärken, Schmerzen lindern, Hoffnung verleihen, und die Patientin entspannen, weil ihre Sorgen dadurch abgemildert werden.

Für viele Menschen ist ein Besuch beim Arzt oder im Krankenhaus mittlerweile gleichbedeutend mit einer fließbandartigen Abfolge von Tests und Prozeduren, und bei diesen Untersuchungen des Herzens, der Nieren und der chemischen Blutzusammensetzung bleiben die tieferen Bedürfnisse des kranken Menschen meist auf der Strecke [...] Technik allein reicht nicht aus [...] der seelische Zustand der Patienten, ihr Stresslevel und ihre Hoffnungsfähigkeit können einen großen Einfluss darauf haben, ob sie die Krankheit besiegen können oder nicht.

— Dana Reeve, *The New Medicine*, PBS

Seite an Seite memen wir uns gegenseitig …

In seinem TMS-Buch *Rapid Recovery from Back and Neck Pain* schreibt Fred Amir: „Mein Hausarzt untersuchte meine Ellenbogen und fragte, ob sich meine Hände nachts taub anfühlten. Ich antwortete: ‚Nein, bisher noch nicht, aber so wie die Dinge bisher gelaufen sind, würde es mich nicht wundern, wenn das als Nächstes passiert.' Und tatsächlich: Zwei Nächte später fingen meine Hände und Unterarme im Schlaf an, taub zu werden, und weckten mich mitten in der Nacht auf."[138]

Die Physiotherapeutin fragte mich (routinemäßig), ob ich irgendwo Schmerzen hätte. Ich sagte, ja, da gebe es eine kleine Stelle auf der Rückseite meines Knies. Als ich die Physiotherapeuten zum zweiten Mal aufsuchte, waren die Schmerzen schlimmer geworden. Ich hatte die Schmerzen überhaupt nur erwähnt, weil sie mich danach gefragt hatte. Ich war nicht wegen Schmerzen in meinem Knie zur Physiotherapie gegangen. Aber jetzt hatte ich auf einmal welche! — Gerre B. Tejas

Neulich hatte ich ein neues Symptom in meinem Fuß, aber sobald mir klar wurde, dass es sich dabei um TMS handelte, fing es an nachzulassen. Eine interessante Randbemerkung: Zwei Wochen zuvor hatte ich in einem Zeitungsartikel gelesen, wie schlecht es wäre, im Sommer Flip-Flops zu tragen. Daraufhin wählte meine Psyche diese Stelle für mein TMS aus! — Renee

[…] während wir Krankheiten behandeln, säen wir dabei manchmal unabsichtlich bereits die Samen für eine zukünftige Krankheit.
— Deepak Chopra, M.D., *Body Mind & Soul*

Menschen erzählen mir regelmäßig, sobald sie hören, dass jemand ein neues Symptom hat, bekommen sie sofort das gleiche. Verflixter Larry Bird. Wer zu Nachgiebigkeit neigt, gleichzeitig aber ein großes Kontrollbedürfnis besitzt, scheint intensivere und längerfristige Symptome zu erleiden, weil Nachgiebigkeit und Kontrollierenwollen gegensätzliche Charakterzüge sind, die zueinander in Konflikt stehen. Häufig geht es Menschen deutlich besser, sobald sie herausfinden, dass ihnen eigentlich nichts fehlt; manchmal geht das sogar sehr schnell. Das gilt für alle Menschen auf der Welt. Je ängstlicher und zwanghafter jemand ist, desto leichter übernimmt er das Symptom, das ihm suggeriert wird; diese Symptome wieder loszulassen, ist oft ein deutlich langwierigerer Prozess. Bei jemanden, der eine obsessive Persönlichkeit besitzt (Perfektionist), sickern Fehlinformationen und falsche Konzepte blitzschnell ein, und zwar sehr tief.

Der internationale Mem-Konzern – Mem-Feld der Träume: Wenn du sie baust, …

So wie einige Ärzte erschaffen auch manche Konzerne unwissentlich Szenarien, mit denen sie Schmerzsyndrome bei ihren Angestellten heraufbeschwören. Durch ihr Ansinnen, zukünftige Probleme mit Schmerzen und RSI-Beschwerden zu vermeiden, legen Firmen den Grundstein für künftiges Leid. Ich hatte mit Barry aus Holland Kontakt; er hatte bei einem Unternehmen gearbeitet und noch nie von etwas namens

„RSI-Syndrom" gehört. Doch dann wechselte er die Firma, woraufhin sich die Dinge sehr bald änderten. Seine neue Firma war sehr bestrebt, die **Regeln für Ergonomie am Arbeitsplatz** einzuhalten, und informierte die Arbeitnehmer über die Gefahren von repetitiven Tätigkeiten. Innerhalb von zwei Monaten entwickelte Barry RSI. Er schickte mir eine Liste mit den Schmerzen, unter denen seine Kollegen litten; sie war schwindelerregend lang – und erinnerte stark an den Film *Feld der Träume*, frei nach dem Motto: „Wenn du die Beschwerden suggerierst, werden sie kommen." Barrys neues Unternehmen erschuf eine Infrastruktur für künftige Katastrophen, indem es in der Psyche der Arbeitnehmer den Glauben verankerte, sie befänden sich in Gefahr, und verwandelte sich in der Folge in eine Firma voll gehandicapter Angestellter. Um mit Barry zu sprechen: „In dem Unternehmen, in dem ich arbeitete, war RSI EIN RIESENTHEMA. Als ich meinen Job dort antrat, bekam ich eine Art Schulung über RSI; außerdem hatte man mir eine besondere Software auf dem PC installiert, und es gab eine Menge Leute, die auf irgendeine Weise an RSI litten [...] In der Firma, in der ich zuvor gearbeitet hatte, war RSI kein Thema [kein Problem] gewesen. Dort kannte ich niemanden, der RSI gehabt hätte, und das, obwohl das Unternehmen mit beinahe tausend Angestellten nicht gerade klein war." Die Zustände in seiner neuen Firma beschreibt Barry wie folgt:

- Mein direkter Sitznachbar (ungefähr siebenundzwanzig Jahre alt) hatte Rückenschmerzen.
- Im gleichen Raum gab es ein Mädchen, das wegen starker RSI-Beschwerden nur sehr wenig arbeitete.
- Verschiedene Leute baten um eine andere Art Tastatur.
- Im Zimmer gegenüber gab es einen Kollegen, der heftige Nackenprobleme hatte.
- Ein Mädchen, das zur gleichen Zeit wie ich [in der Firma] angefangen hatte, bekam nach einigen Monaten Schmerzen in einem Arm.
- Eine andere junge Kollegin aus dem gleichen Raum, mit der ich mich mehrmals unterhielt, hatte ebenfalls RSI-Beschwerden und riet mir, vorsichtig zu sein.
- Es gab einen weiteren Außendienstberater, der seit einigen Monaten dort arbeitete und dem es zunehmend schlecht ging.
- Es gab eine hohe Fehlquote wegen Erkältungen oder anderer Gesundheitsprobleme.

Barry erzählte mir, dass die Arbeitsbedingungen in beiden Unternehmen sehr ähnlich waren – abgesehen von den ständigen und heimtückischen Warnungen.

Alle Verbote und Warnhinweise waren unnötig. Tatsächlich trugen sie sogar zu dem Problem [den Schmerzen] bei, indem sie Angst erzeugten, wo keine angezeigt war.
— John E. Sarno, M.D., *Healing Back Pain*[139]

Ein Abwehrprogramm für zukünftige Probleme einzurichten, ist ein sicheres Rezept für zukünftiges Leid. Die Firma brodelt einen großen Topf voller Suggestionen zusammen, pflanzt sie ihren Arbeitnehmern ins Hirn und *voilà* – es folgt ein Festessen der Probleme. Amerikanische Handelsketten wie K-Mart und Wal-Mart müssen die Rückenkorsetts abschaffen, die sie ihren Angestellten aushändigen. Auch wenn sie dies vermutlich aus versicherungsrechtlichen Gründen tun, sät es trotzdem die Samen für künftige Schmerzen, indem es den Arbeitern suggeriert, ihre Aufmerksamkeit auf mögliche Verletzungen zu lenken – und diese damit heraufbeschwört.

Das Gesetz der Anziehung

Was einander ähnelt, zieht sich an. Passende Schwingungen finden zusammen. Das ist die Grundlage unseres Universums: Wir bekommen grundsätzlich das, worum wir gebeten haben.

— Esther Hicks

Ich erinnere mich an die Rede eines Arztes, der darüber sprach, wie schädlich es sei, Frauen dazu anzuhalten, ständig nach Knoten in der Brust zu suchen. Er sagte (frei zitiert): „Dort draußen tasten Millionen Frauen ihre Brüste konstant auf der Suche nach Knoten ab, und wissen Sie, was sie immer häufiger finden? Knoten in der Brust!" Viele Frauen leben mit Brustkrebs und haben ihr ganzes Leben lang kein Problem damit, solange sie nicht wissen, dass der Krebs da ist. Sie wissen nicht, dass sie ihn fürchten sollen, bis man ihnen auf Bildern zeigt, dass dort etwas ist, wovor sie Angst haben sollten, genau wie es bei der Struktur der Wirbelsäule der Fall ist – und wurde die Diagnose erst einmal gestellt, geht es mit dem Gesundheitszustand rapide bergab. So wie bei Massensuggestion und bei passenden Schwingungen, die zusammenfinden, gibt es tatsächliche physische Veränderungen in der Materie. Die Aussage jenes Arztes war heiß umstritten, weil man uns gelehrt hat, dass bessere Überlebenschancen bestehen, wenn die Beschwerden früh entdeckt werden. Daher ist es zwingend notwendig, einen Experten zu konsultieren. Aber stimmt das wirklich? Brustkrebs kann tragisch enden, fast jeder von uns hat erlebt, wie er einem geliebten Menschen das Leben gekostet hat – doch warum bildet er sich überhaupt? Warum ist er heute so en vogue? Es könnte gut daran liegen, dass unsere Angst und Aufmerksamkeit jetzt unbewusst darauf gerichtet sind – dazu kommt, dass wir bessere Technologien besitzen, um ihn zu entdecken.

Am 21. Oktober 2009 berichtete die *New York Times* in einem Artikel über den Meinungsumschwung der American Cancer Society, was Mammografie-Screenings zur Früherkennung von Brustkrebs betrifft. In dem Artikel sagte Otis Brawley, M.D., leitender Betriebsarzt der American Cancer Society: „Doch ich räume ein, dass die amerikanische Medizin zu große Versprechen gemacht hat, was die Mammografie-Screenings angeht. Die Vorteile der Screenings wurden überschätzt."[140]

Das gilt auch für TMS, wo Ärzte MRT-Aufnahmen routinemäßig überinterpretieren und „partielle Bänderrupturen" diagnostizieren, weil sie meinen, eine körperliche Ursache für die Schmerzen finden zu müssen. Die Rupturen (Risse) sind fast immer ein Zufallsbefund und können normalerweise außer Acht gelassen werden. Aber das werden sie nicht – sie werden als Verursacher für die Schmerzen herausgepickt und operiert – unnötigerweise.

Zum gleichen Thema schrieb Dr. Brawley einen Leitartikel für *The Journal of the National Cancer Institute*, in dem er die Meinung vertrat, dass den Ängsten und Vorurteilen der Bevölkerung in die Hände gespielt werde. Brawley schrieb, dass „erste Mammografie-Screening-Verfahren" in den 1980ern auftauchten, teilweise weil „[v]iele ein Interesse daran hatten, das Screening aufgrund finanzieller Anreize voranzutreiben; das Geld, das damit zu machen war, führte dazu, dass manch einer die Angelegenheit nicht gründlich durchdachte." Brawley hörte eine Werbung, die verkündete, dass hundert Prozent aller Prostatakrebsfälle geheilt werden könnten, wenn sie nur früh genug erkannt würden. Der Werbespot wurde gemeinschaftlich gesponsert: von der Radiostation, von einer Supermarktkette, die Gewinn aus Arzneimittelverkauf schlug, und von einem radiologischen Institut, das von den Screenings profitierte. Brawleys Reaktion auf diesen Werbeeinspieler lautete: „Ein Werbespot wie dieser spielt mit unseren Ängsten und vorgefertigten Meinungen."[141]

> *Der Grund dafür, dass die Brust- und Prostatakrebsraten mit Einführung der Screenings schlagartig in die Höhe schnellten, waren diese unbedeutenden (gutartigen) Krebsfunde [...] Wegen dieser Arten von Krebs ist Screening mit dem Problem der Überdiagnostik behaftet [...] Und Überdiagnostik richtet nichts als Schaden an.*
> — Barnett Kramer, M.D., Leiter der Abteilung für Krebsvorsorge, National Institutes of Health[142]

Die Tragödie besteht darin, dass sowohl Krebs als auch Schmerzen die Auswirkungen eines tieferen Schatten-Bedürfnisses sind (meiner persönlichen Überzeugung zufolge – aufgrund meiner im Nachhinein angestellten Beobachtungen – sind die meisten Krebsfälle vorwiegend Phase-4-TMS). Die Milliarden von Dollar, die Menschen für die „Heilmethode" bereitgestellt haben, zielen nur darauf ab, die Auswirkungen zu behandeln und verfehlen vollständig die Ursache. Wie Dr. Bruce Lipton darlegte, entfaltet sich das Krebs-Gen nur dann, wenn es „dazu aufgefordert wird", aufgrund tiefer Überzeugungen – ungelöster Konflikte – und der Wahrnehmung der Umgebung. Es gibt keine Beweise dafür, dass Screening auf Eigeninitiative und ein frühes Erkennen von Krebs überhaupt Leben gerettet haben. Aber es ergibt kollektiv gesehen für uns Sinn, also akzeptieren wir es als wahr. Doch die Ironie liegt darin, dass, je früher man nach Krebs sucht, die Krankheit unbewusst angezogen wird – die Vorstellung von Krebs wird tief im Unterbewusstsein verankert, wodurch das Gesetz der Anziehung in Kraft treten kann.

> *Im Leben ziehe ich das an, worauf ich meine Energie, meine Konzentration und meine Aufmerksamkeit richte, egal, ob es etwas ist, was ich mir wünsche oder nicht.*
> — The Law of Attraction[143]

Wir leben in einer Zeit, in der Menschen an eigenartigen Krankheiten leiden, die es nie zuvor auf unserem Planeten gegeben hat [...] Diese Krankheiten können hervorgerufen oder verschlimmert werden, indem konstant und unnötigerweise die Stressreaktion des Körpers aktiviert wird, oder, einfacher ausgedrückt, dadurch, dass man neurotisch, ängstlich und besorgt ist.

— Robert Sapolsky, Ph.D., Neuroendokrinologe, Universität Stanford[144]

Unglücklicherweise hat jeder miterlebt, dass Krebs gefährlich sein kann, und ja, neben einer Vielzahl psychosomatischer Gedankenprozesse können äußere Einflüsse (Chemikalien) die Krebsentwicklung begünstigen. Aber wir besitzen auch alle das Vermögen, Krebs anzuziehen, wenn wir uns auf bewusster Ebene obsessiv damit beschäftigen. Ein Beispiel dafür ist die Patienten Millie Thomas aus dem Simonton-Krebszentrum; sie wusste, dass sie den Krebs selbst über sich gebracht hatte. Detailliert erläuterte sie den Gedankenprozess, der zur körperlichen Entstehung ihrer Krankheit geführt hatte. Sie gab zu, dass sie tiefunglücklich gewesen war – sie ging auf die siebzig zu und auf das gesetzlich festgelegte Rentenalter, ihre Studenten gingen ihr immer stärker auf die Nerven. Sie ertrug ihr Dasein ohne Partner und ihre Mitbewohnerin nicht länger. Ihr Es erstickte unter der dicken Decke ihres Über-Ichs. Mit jeder Zigarette, die sie rauchte, stellte sie sich den Prozess des Rauchinhalierens bildlich vor und verband ihn gedanklich mit der Vorstellung, wie ihr Leben endete. Endlich wäre der tägliche Kampf vorbei. Wenn der Abend hereinbrach, dachte sie, dass sie einen weiteren Tag dieses Übels überstanden hatte. Unbewusst verband sie die Sehnsucht, ihrem elenden Leben zu entkommen, mit ihrer Lunge und Rauchen (und sandte dadurch passende Schwingungen aus), bis sie eines Tages Blut hustete. Sie hatte um Krebs gebeten und Krebs bekommen.

Was in uns aktiviert die Körper-Psyche-Einheit dahingehend, ein Gleichgewicht herzustellen? Die kurze Antwort darauf lautet: **tiefe Überzeugung**, beginnend mit einem Gedankenprozess. Eine Überzeugung, die eine Schwingung erzeugt, die die Tiefen des Bewusstseins durchdringt und schließlich die Materie verändert. Egal, ob es ein Gefühl der Gelassenheit, der Freude oder der Panik ist, der Körper wird auf diese Wahrnehmung oder Emotion reagieren – und Emotionen verändern die Schwingungen des Lebens.

Das Gesetz der Anziehung reagiert auf die gleiche Weise wie deine Psyche: Es hört das, was du nicht willst. Wann immer du selbst etwas sagst, das die Wörter „nicht“, „kein“ oder „nein“ enthält, richtest du deine Aufmerksamkeit und deine Energie auf das, was du nicht willst.

— Michael Losier, *The Law of Attraction*[145]

Krankheit anziehen – Angst ist wie Honig

Monate bevor sich die sogenannte Krankheit am Körper zeigte, habe ich Krankheit im menschlichen Gemüt wahrgenommen und die Furcht des Patienten vor ihr erkannt. Weil die Krankheit eine Überzeugung ist, eine latente Illusion des sterblichen Gemüts, würde die Empfindung nicht auftreten, wenn man der irrtümlichen Überzeugung mit der Wahrheit entgegentreten und sie durch Wahrheit zerstören würde. [146] [...] Ich erwähne diese Tatsachen, um zu zeigen, dass Krankheit einen mentalen, sterblichen Ursprung hat – dass der Glaube an Gesundheitsregeln oder Medikamente Krankheit erzeugt und fördert, indem er das Gemüt auf das Thema Krankheit lenkt, die Furcht vor Krankheit erregt und dem Körper Mittel verabreicht, um Krankheit zu vermeiden. Das Vertrauen, das man in diese Dinge setzt, sollte stärkere Unterstützung finden und auf höherer Ebene zu Hause sein. Wenn wir die Herrschaft des GEMÜTS über den Körper verstehen würden, hätten wir keinen Glauben an materielle Mittel.[147]

— Mary Baker Eddy, (1821—1910),
Wissenschaft und Gesundheit mit Schlüssel zur Heiligen Schrift

Jeder, den ich kenne, hat denselben unbewussten Weg in Richtung TMS beschritten – alles findet außerhalb des Bewusstseins statt, so wie die Mem-Theorie nahelegt. Doch die scharfsinnigeren Menschen werden begreifen, was vor sich geht – sie werden es sich selbst eingestehen –, und Schritte unternehmen, um ihre Überzeugungen zu ändern, sie anzupassen und zu heilen.

Während meiner Zeit an der medizinischen Fakultät erkrankte eine erstaunlich große Anzahl der Studenten an den Krankheiten, die wir gerade besprachen. Dabei spielte es keine Rolle, um welche Art von Krankheit es sich handelte; es konnte ebenso gut Hepatitis, Schizophrenie oder Syphilis sein.

— Gerald G. Jampolsky, M.D., *Love is Letting Go of Fear*[148]

Dr. Jampolsky schrieb mir, dass die Studenten meistens die Symptome der jeweiligen Krankheit bekamen, aber nicht immer die Krankheit selbst; wobei er gelegentlich auch miterlebte, dass sich Leute bis in die tatsächliche Krankheit hineinängstigten. Er erzählte, die Symptome der Studenten seien kurzfristig aufgetreten und seiner Ansicht nach durch die Furcht vor der Krankheit ausgelöst worden. David R. Hawkins, M.D. Ph.D., bezeichnete dieses Phänomen als „Medizinstudentitis".

Es muss mehr Forschung stattfinden, und es muss eine breitere Information der Öffentlichkeit darüber stattfinden, wie ein Gedanke in das Unbewusste vordringt und wie sich dies in der Körper-Psyche-Einheit manifestiert. Viele Leute fragen mich: „SteveO, wenn Schmerzen nur selten durch strukturellen Verschleiß des Körpers entstehen, warum wissen dann nicht viel mehr Leute darüber Bescheid?" Diese Frage lässt sich leicht beantworten, am treffendsten mithilfe einer Zeile aus dem Film *Tommy Boy – Durch dick und dünn*:

Was die amerikanische Gesellschaft nicht weiß – macht sie zur amerikanischen Gesellschaft.

— Ray Zalinsky, *Tommy Boy — Durch dick und dünn*

10
Der Symptomimperativ

Er [Dr. Sarnos Patient] machte gute Fortschritte bei dem Programm und wurde innerhalb von rund drei Wochen schmerzfrei. Kurz darauf begann er, Angst zu verspüren, und einige seiner früheren Magenprobleme kehrten zurück. Hier war der Symptomimperativ am Werk. Das simultane Auftreten zweier psychogener Manifestationen [… ist] ein Hinweis darauf, wie gewaltig der unbewusste innere Konflikt ist.
— John E. Sarno, M.D., *The Divided Mind*[149]

Schmerzen sind ganz offensichtlich nicht die einzige Manifestation unbewusster Anspannung, innerer Unruhe, Wut, Angst oder sozialer Imitation. Schmerz ist nur eines von unendlich vielen Signalen, die sich aufgrund eines Ungleichgewichts in Psyche, Körper und Geist bemerkbar machen.

Nachdem seine Erkenntnis über die vielfältigen Manifestationen innerer Anspannung gewachsen war, kam Dr. Sarno zu dem Schluss, dass die Abkürzung TMS („M" steht hierbei für „Myositis", also für eine entzündliche Erkrankung der Skelettmuskulatur) zu eingeschränkt war. Dr. Sopher und Dr. Sarno kamen überein, dass das Kürzel TMS fortan für The Mindbody Syndrome stehen und sowohl myoneurale Spannungsschmerzen als auch alle anderen durch innere Anspannung verursachten Symptome einschließen sollte. TMS dient nun vielmehr als zweckdienliche Abkürzung, um den vielfältigen Manifestationen einen Namen zu verleihen. Die Bezeichnungen TMS, Tension Myoneural Syndrome, Mindbody Syndrome und Spannungsschmerzen in diesem Buch beziehen sich auf jegliche Arten von Konflikten innerhalb der Körper-Psyche-Einheit und können quasi synonym benutzt werden. Außerdem ist es wichtig, sich klar zu machen, dass Schmerz keine Krankheit ist – sondern das Symptom eines Konflikts. Doch zu Erläuterungszwecken mache ich keinen Unterschied zwischen den gängigen Bezeichnungen Krankheit und Schmerzen, weil beide Auswirkungen sind.

Warum bestimmte Stellen im Körper als Ziel ausgewählt werden, ist unbekannt, aber häufig besteht eine verborgene **körperliche Symbolik**. Natürlich gibt es Krankheiten und Schmerzen, die nicht einem Körper-Psyche-Prozess zugeschrieben werden können. Ein Beispiel dafür wäre, extrem starker radioaktiver Strahlung ausgesetzt zu sein, die den Körper schneller zerstört, als er sich erholen kann – das Resultat einer überwältigenden äußeren Einwirkung. Ein weiteres Beispiel ist direkter Kontakt mit dem Ebola-Virus. Das aktive Virus würde so rasant und machtvoll eindringen, dass die Körper-Psyche-Einheit keine Chance hat, Widerstandskräfte zu entwickeln, sich auszuloten und zu erholen. Also kommt nicht alles Leid von innen, oder doch? Wie immer liegt die Wahrheit weder beim einen noch beim anderen Extrem, sondern in der Mitte.

> **Dieses Buch ist kein Ersatz für eine körperliche Untersuchung.** Zunächst müssen bedrohliche Krankheiten ausgeschlossen werden. Bevor du selbst die Regie übernimmst, versichere dich bei einem Arztbesuch, dass du dein Leben selbst in der Hand hast. Befolge zumindest folgende vier goldene Grundregeln: **Vorsicht ist geboten ... bei Blutungen, Quetschungen, Brüchen oder Prellungen.**

Was ist ein **Ersatzsymptom für Schmerzen** oder ein sogenanntes **TMS-Äquivalent?** Dies ist eine häufig gestellte Frage und eine gute noch dazu. Es handelt sich um ein emotionales Problem, das sich körperlich bemerkbar macht somatisiert), genau wie Schmerzen. Dabei ist wichtig zu verstehen, dass sich die körperlichen Probleme kontinuierlich verlagern, weil das Gehirn versucht, die Aufmerksam der Person auf den Körper zu fixieren – weg vom Psychologischen. Die Liste mit Beispielen ist endlos lang (siehe Anhang A für weitere Schmerz-Äquivalente), aber hier ist eine kleine Kostprobe:

- Deine Hüfte versteift sich, eine Stunde oder ein paar Tage später bekommst du Schmerzen in der Brust, dann verschwinden die Schmerzen dort schlagartig und dein Ellenbogen oder deine Schulter wird steif.

- Während einer verborgenen Stressphase bekommst du ein Magengeschwür; dann glaubst du, es wäre dank Medikamenteneinnahme wundersam geheilt worden, doch plötzlich schnellt dein Blutdruck in die Höhe, und sobald du diesen wieder unter Kontrolle hast, fängt dein Rücken an wehzutun, und du legst dich unters Messer, lässt eine unnötige Operation über dich ergehen.

- Du hast Herzrasen, dann bekommst du mit einem Mal Sodbrennen und als Nächstes Migräne.

- Bei Stress verlierst du deine Stimme, als Nächstes erleidest du eine Panikattacke, danach das Restless-Legs-Syndrom und bekommst vielleicht ein wenig Akne, deine Lymphknoten schwellen an oder vielleicht auch deine Knie.

- Du neigst zu Magersucht oder Binge Eating; doch als sich deine Essgewohnheiten zu normalisieren beginnen, fängt dein Rücken an wehzutun, oder du bekommst Magenschmerzen – und sobald all das überstanden ist, überfällt dich bleierne Müdigkeit.

- Du hast Rückenschmerzen und bekommst eine Epidural-Injektion – die Schmerzen verlagern sich zu einer Migräne oder verwandeln sich in ein Hautproblem. Deine Rückenschmerzen kehren zurück, du lässt dich an der Wirbelsäule operieren, doch jetzt fängt dein Knie an zu schmerzen, du lässt dich am Knie operieren, dann beginnt dir die Schulter wehzutun, und du lässt dich an der Schulter operieren.

- Du stehst unter Stress, bekommst unstillbaren Durst, und als er nachlässt, fahren deine Augen die Tränenproduktion herunter und trocknen aus, dann geht auch das vorüber, und du bekommst Kopfschmerzen, die vom Nacken ausstrahlen, sobald das ausgestanden ist, fängt deine Ferse an wehzutun, es geht vorbei, und dir wird übel, es wird besser und … du verstehst?

- Etc., etc., etc., etc.; möglich ist jegliche Kombination sich verlagernder körperlicher Symptome – auch die, die du in der Vergangenheit erlitten hast, ohne zu wissen, warum – bis jetzt.

Dr. Sarno bezeichnet das als „Symptomimperativ" (SI) – eine psychologische Verfassung, die „andauernde Symptome" erfordert. Ein Imperativ verlangt Aufmerksamkeit oder Handeln – das Verzwickte daran ist, dass das Bewusstsein in uns weiß, dass es beobachtet wird – daher beeinflusst es, wie wir auf wandernde Symptome reagieren. Solange ein ungelöster Konflikt besteht, wird die Psyche kontinuierlich Symptome verlagern, um die Angst am Leben zu erhalten – als gezielte Ablenkung. Die Symptome hüpfen im Körper hin und her, wollen dich glauben lassen, du hättest auf einmal „echte Schmerzen" oder eine „echte Verletzung". Das Gehirn scannt den Körper, bis es eine Stelle oder ein System findet, das mit der größten Angst verbunden ist – dann ruft es dort ein Symptom hervor und setzt sich fest, wartet auf deine Reaktion. Wenn du diese Stelle nicht besonders fürchtest oder diesem speziellen Symptom keine große Aufmerksamkeit beimisst, wird es sich woandershin verlagern, bis es deine Aufmerksamkeit irgendwo fesseln kann, alles in dem Bestreben, dich davor zu bewahren, deine Emotionen wahrnehmen zu müssen. Der Symptomimperativ ist ständig auf der Jagd – deine Angst seine Beute. Er verweilt an einer Stelle, bis dir bewusst wird, dass du von deinem eigenen Gehirn hinters Licht geführt worden bist, woraufhin sich das Symptom erneut verlagert – mehrfach –, solange, wie der zugrunde liegende psychologische Konflikt fortbesteht.

Der Rest dieses Buches konzentriert sich vor allem auf **die Gründe** für den Symptomimperativ. Ich glaube, alles beginnt mit früh erfahrener Trennungsangst, zu der möglicherweise ein Trauma oder viele „kleine Traumata" im späteren Leben hinzukommen, wodurch sich eine zwanghafte, getriebene, intuitive, schillernde und hochgradig kreative Persönlichkeit herausbildet. Die Symptome springen aus zwei Gründen im Körper umher: um den bewussten Bereich der Psyche weiterhin von den bedrohlichen Emotionen abzulenken und um Botschaften der Unzufriedenheit vom Unbewussten ins Bewusste zurückzusenden – damit eine Lösung gefunden wird …
und das Yin jagt das Yang, um irgendwie zurechtzukommen …

11

Zeitpunkt des Symptombeginns; Achtsamkeit statt Angst

Zu dieser Zeit hatte ich zum ersten Mal in meinem Leben das Gefühl, die Position erreicht zu haben, die ich verdiente. Eigenartig, dass ich ausgerechnet damals meine Arbeit nach ein paar Monaten aufgrund meiner Krankheit [Schmerzen] aufgeben musste.– Bernabe, 20.12.2001

> Sei achtsam **während** stressintensiver Phasen – TMS-Phasen 1, 2 und 3
> Sei achtsam, wenn dein Leben **nach** stressigen Zeiten zur Ruhe kommt – TMS-Phase 4

Es scheint offensichtlich, zu sagen: „Sei achtsam in Zeiten der Reizüberflutung, denn du könntest Symptome entwickeln", doch nur wenige Menschen verfügen über ausreichend Selbstwahrnehmung, um ihre Symptome mit bestimmten Ereignissen in Verbindung zu bringen. Einer der Ärzte, die in unserem Verfahren wegen eines ärztlichen Behandlungsfehlers namentlich genannt wurden, erlitt einen Herzinfarkt, kurz nachdem wir gegen ihn Klage erhoben hatten. War das Zufall? Natürlich nicht. Wenn wir eine sehr stressige Lebensphase durchlaufen, kann unsere verborgene Wut so anschwellen, dass wir Symptome in Echtzeit erleben, während sich die Ursache unserem Bewusstsein verschließt. Doch beim Großteil aller Fälle, die ich miterlebt habe, setzten die Symptome mit einer gewissen Verzögerung ein – es waren verzögerte Reaktionen auf die Veränderungen des Lebens, wie bei Bernabe im obigen Zitat. TMS-Phase-4.

Wenn ich mich mit Menschen über ihr Leben unterhalte, erzählen sie mir häufig:

- Als ich jünger war, ließen sich meine Eltern scheiden, oder sie verschwanden, oder sie waren lieblos.
- Ich wurde adoptiert.
- Meine Mutter, mein Vater, mein Bruder oder meine Schwester ist gestorben.
- Ich wurde sexuell belästigt oder geschlagen.
- Ich hatte Albträume, verlassen worden zu sein.
- Mein Vater / meine Mutter war Alkoholiker(in).
- Meine Eltern stritten sich ständig und hatten immer etwas an mir auszusetzen.
- Ich stamme aus einer dysfunktionalen Familie.
- Meine Mutter oder mein Vater liegt im Sterben.
- Mein Kind ist gestorben oder krank.

Derartige Erfahrungen hinterlassen emotionale Erinnerungen und ebnen den Weg für Wut, die später durch einen Auslöser (Trigger) aufflammt. Die Wunden, die wir nicht sehen können, rühren von der schmerzhaftesten Verletzung her; je früher im Leben sie stattfand, desto tiefer die Wunde. Unsere Entwicklung während der Kindheit ist maßgeblich dafür verantwortlich, wie wir im späteren Leben mit Stress umgehen. Wenn wir als Kind krank waren und dadurch Situationen entkommen konnten, in denen wir nicht sein wollten, und dazu dringend benötigte Aufmerksamkeit und Zuwendung von einer uns nahestehenden Person bekamen. Jetzt taucht die gleiche Reaktion auf Stress oder das gleiche Symptom – wie Erkältungen oder Bauchschmerzen oder Schmerzen aller Art – wieder auf, wenn wir erneut überstimuliert werden. Die Wut und Angst, die durch das Verlassenwerden entstanden sind, das Trauma und die Zurückweisung bleiben gespeichert, und „Auszeiten" oder „neu erreichte Lebensebenen" bilden perfekte Gelegenheiten für TMS, um erneut zuzuschlagen. Alles, was dazu vonnöten ist, ist ein Vorfall, der einem früheren Trauma ähnelt, als Auslöser dient und die alte Wunde wieder aufreißt.

Einsetzen in Echtzeit – Phase 1 – Der Abschlag auf dem Golfplatz

Tiger Woods, Weltranglistenerster im Golfsport, wurde am Sonntag wegen einer mutmaßlichen Nackenverletzung vom Golfplatz abtransportiert [...] „Es kann sein, dass ich einen Bandscheibenvorfall habe", erzählte er einem Reporter [...] Woods hatte die Scheidungspapiere überreicht bekommen, als er gerade an der ersten Abschlagstelle stand – die Neuauflage seiner Karriere scheint unter keinem guten Stern zu stehen.

— Steve Elling, CBS Sports, 9.5.2010[150]

Der Reporter, Steve Elling, machte natürlich nur Spaß – die Scheidungspapiere wurden Tiger nicht im ersten Abschlagbereich überreicht, aber seine Nackenschmerzen rührten auch nicht von einem Bandscheibenvorfall her. Seine Scheidung stand kurz bevor; Tiger erfuhr davon, kurz bevor sein Nacken zu schmerzen und seine Hand zu kribbeln begann – TMS-Phase-1.

Ich erlebte mit, wie sich ein ehemaliger Arbeitskollege in seinem Krankenhausbett von starken Schmerzen im Rücken und in der Hüfte geplagt herumwarf, wenige Minuten bevor er sich einer gefährlichen Herzoperation unterziehen sollte. Ganz offensichtlich befand er sich in einem Zustand, in dem seine Wut an die Oberfläche drang, als sich die gefährliche Operation näherte. Er schob es auf eine kaputte Hüfte, aber es war eindeutig TMS-Phase-1.

Ich habe mit vielen Leuten gesprochen, die starke Muskelkrämpfe bekamen, als sie sahen, wie die entführten Flugzeuge am 11.9.2001 in die Türme des World Trade Centers hineinflogen. Ihr Gefühl von Sicherheit war bedroht worden und ihr Wutlevel blitzartig in die Höhe geschnellt, das autonome Nervensystem verfiel augenblicklich in den Erstarrungsmodus. Ihre Schmerzen setzten unmittelbar und heftig ein, dauerten aber nur kurz an, weil sie kurz zuvor bereits von TMS erfahren und den Prozess verstanden hatten.

Ich erlebte, wie sich ein Mann in meinem Wohnzimmer in Fötus-Position und mit angezogenen Beinen vor Schmerzen auf dem Fußboden wand, nachdem er sein Zuhause verloren hatte und nicht wusste, wo er unterkommen sollte. Seine Sicherheit war bedroht worden, genau wie es beim 11.-September-Syndrom* der Fall war. Er glaubte, er habe einen kaputten Rücken, und ließ seine Bandscheiben abschleifen, doch die Operation war nicht von Erfolg gekrönt → Darf ich es sagen? Natürlich war sie das nicht.

Als Thomas Jeffersons Frau verstarb, bekam er unmittelbar starke Migräne und verließ sein Zimmer drei Wochen lang nicht. Auch nachdem seine Mutter starb, litt er unter entsetzlicher Migräne, eine weitere Attacke folgte, kurz bevor er die Unabhängigkeitserklärung verfasste. Ich kann hier nur mutmaßen: Womöglich stand er zu jener Zeit unter selbst auferlegtem Druck, aber ich bin kein Gründervater. Wenn man in der Lage ist, seinen Anspannungspegel bewusst wahrzunehmen, und wenn man sich die Beziehung zwischen dem Schatten und dem Ich vor Augen führt, kann man eine Schmerzattacke abwenden, sofern Einsicht dahintersteht und es mit bewusstem Atmen, Gegenwärtigkeit und Entspannung einhergeht.

Viele Leute geben an, dass sie während der Ferien Schmerzen bekommen. Einige Forscher bezeichnen dies als „Urlaubssyndrom" oder als „Freizeitkrankheit". Während einer aufreibenden Tätigkeit ist der Körper bei der Arbeit durchgehend auf Überlebensmodus geschaltet, und er tut sich schwer damit, danach auf Freizeit umzuschalten. Ad Vingerhoets, niederländischer Professor der Psychologie, untersuchte dieses Phänomen. Er sagte: „Eine Möglichkeit besteht darin, dass eine Art Wahrnehmungswettstreit stattfindet. Informationen der Außenwelt stehen in Konkurrenz zu denen der inneren Welt, zu den Informationen des Körpers."[151] Anders gesagt: Wenn man sich auf eine bestimmte Aufgabe konzentriert, wie auf seine Karriere oder auf ein Projekt, kann man nicht gleichzeitig auf seine persönlichen Bedürfnisse achten, und daher bleiben sie unbefriedigt. Ist der äußere Fokus aber vorüber, sprudeln alle inneren Bedürfnisse, die zuvor abgeschoben wurden, heraus. Das, was unterdrückt wurde, verlangt nun danach, sich auszudrücken. Vingerhoets berichtete außerdem, die häufigsten Reaktionen seien Schmerzen, Migräneattacken, Müdigkeit und Übelkeit – und der häufigste Persönlichkeitszug? Wahrscheinlich ahnst du es bereits → Perfektionismus.

---

* Das 11.-September-Syndrom ist ein Begriff, den Dr. Sarno in seinem Buch *The Divided Mind* prägte. Er bezeichnet damit den „drastischen Anstieg psychosomatischer Reaktionen überall in den Vereinigten Staaten [...]" nach diesem Ereignis. Dr. Sarno sagt, dass Menschen, die anfällig für psychosomatische Reaktionen sind, immer die vollständige Kontrolle über ihre Umgebung haben wollen, doch an jenem Tag brachten die Terroristen diese Kontrolle ins Wanken, und das Resultat war „innerer Zorn". An dieser Stelle sollte erwähnt werden, dass Angst allein keine Symptome hervorruft, sondern die Reaktion auf die Angst, das Rationalisieren bewusster Angst mit dem Ziel, „deren Ursache zu überwinden".

Wenn man sehr mit externen Informationen beschäftigt ist, kann es dazu führen, dass Informationen aus dem Körper unterdrückt werden. Wer sich in einer wenig stimulierenden Umgebung befindet, hat es leichter, die Signale des Körpers wahrzunehmen. Befindet man sich hingegen in einer stimulierenden Umgebung, lässt man diese Signale leicht außer Acht.

— Prof. Dr. Ad Vingerhoets, Universität Tilburg[152]

Das ist TMS-Phase-4, „abseits vom Schlachtfeld". Beim Urlaubssyndrom ist zudem die konditionierte Reaktion mit im Spiel. Während der Ferien reißt der gewalttätige oder alkoholabhängige Ehepartner alte Wunden wieder auf oder triggert erneut das Gefühl der Leere in der Beziehung zum Vater, zur Mutter oder zum gesetzlichen Vormund – eine **psychologische Überlagerung***, die die Symptome verschlimmert. Mit dem Urlaub geht ein höherer Energieanspruch einher – doch die meisten Menschen fühlen sich unbesiegbar, aufgrund des automatischen Verdrängungsprozesses, deshalb glauben sie, dass ihr Rücken auf einmal zerfällt. Kann es sein, dass die Wirbelsäule eines Menschen schlagartig schwächer wird – während der Ferien oder sogar schon vor der Urlaubsreise nach Hawaii?

Viele Leute fühlen sich während der Ferien auch deprimiert. Freizeit ermöglicht unangenehmen Erinnerungen an Einsamkeit, Misshandlung oder Isolation wieder an die Oberfläche zu treten. Sie fühlen sich ausgestoßen, während andere unterwegs sind und feiern; sie verstehen nicht, warum sie kein Bedürfnis danach verspüren, sich den anderen anzuschließen. Vielen graut es sogar vor den Ferien, weil sie wissen, dass sie in eine düstere Stimmung abgleiten und die Schmerzen durch den Kamin ins Haus rutschen werden. Es ist offensichtlich, dass sie sich isoliert fühlen, und Isolation bedeutet, von anderen abgetrennt zu sein; von anderen abgetrennt zu sein, ist gleichbedeutend mit Depression, und Depression bedeutet Schmerz.

Pause – Phase-4-TMS

Mein ehemaliger Arbeitskollege litt einige Wochen nach dem Tod seiner Frau unter starken Schmerzen und ließ sich am Rücken operieren. Er zählte nie eins und eins zusammen, begriff nicht, warum seine Schmerzen zu jenem Zeitpunkt eingesetzt hatten und wozu sie dienten. Nachdem seine Frau beerdigt worden war, ließ er eine Operation wegen spinaler Stenose durchführen, und zwischen schmerzfreien Phasen hat er bis heute immer wieder Schmerzen.

Im Jahr 2006 schrieb eine Zeitung in ihren Schlagzeilen über die Sängerin Sheryl Crow: „**Trennung am 3. Februar, Brustbiopsie am 20.**" Keine drei Wochen nach ihrer Trennung von ihrem Verlobten Lance Armstrong kämpfte die Sängerin plötzlich mit Krebs. Scheidung steht auf der Holmes-Rahe-Liste der Stressoren auf Platz Nr. 2, folgt direkt auf den Tod eines Ehepartners. Leute haben mich bissig berichtigt: „Nein … ich hatte das schon vor meiner Scheidung." Doch Beziehungen zerbrechen nicht von

---

* Psychologische Überlagerung ist ein medizinischer Terminus, der besagt, dass Angst und innere Unruhe körperliche Symptome verstärken.

heute auf morgen, manchmal dauert es Jahre, bis es soweit kommt. Der Papierkrieg ist bloß das juristische Ende. Crows Brustkrebs setzte vielleicht nicht schlagartig ein, aber auch Beziehungen gehen nicht schlagartig in die Brüche, sie schmoren noch lange auf kleiner Flamme vor sich hin, bis sie irgendwann zerbrechen.

Ich unterhielt mich 2006 in einem Restaurant mit einem Mann über seine Rückenschmerzen; er erzählte mir, sie hätten zwei Tage, nachdem seine Scheidung besiegelt war, eingesetzt und ihn völlig lahmgelegt. Er fragte mich, ob ich glaube, dass die Scheidung der Grund für seine Schmerzen sei. Ich fragte ihn, ob er vor der Scheidung jemals Rückenschmerzen gehabt hätte, und er antwortete: „nein". Ich nehme an, es ist schwer, uns selbst so zu sehen, wie wir sind, selbst in unserem allergeheimsten Spiegel.

Schmerz kann während Zeiten hoher Anspannung zuschlagen, aber häufig nutzt die Psyche auf mysteriöse Weise die Zeit nach der Anspannung, um ihrem Unmut Luft zu machen – wenn ihre Aufmerksamkeit nicht länger auf die vorliegende Aufgabe gerichtet ist, so wie Vingerhoets vermutet hatte. Das Phänomen gleicht einer **nuklearen Explosion** – der Schaden entsteht durch die Druckwelle, den Rückprall der geballten freigesetzten Energie.

Geschmeidiges Laufen – Böiges Segeln

Mein Freund Graham bekam – wie er mir erzählte – heftige TMS-Beschwerden, nachdem er in Rente gegangen war, nur eine Woche, nachdem er sich einen genauen Überblick über seine Finanzen verschafft hatte und sich sicher sein konnte, ein angenehmes Rentnerdasein führen zu können. Das ist der Bernabe-Effekt. Graham weiß, dass sein narzisstisches Es-Kind Ansprüche stellt, die sein Bewusstsein nicht voll und ganz nachvollziehen kann. Symptome setzen häufig ein, wenn die Dinge gut zu laufen scheinen – in gewissen Lebensphasen nach erzielten Erfolgen. Berentung steht auf Platz 10 der Holmes-Rahe-Liste der Stressoren. Vielleicht setzen wir uns Ziele, um zu vermeiden, uns mit der Vergangenheit und mit früheren Zurückweisungen auseinandersetzen zu müssen? Um Selbstwertgefühl zu verspüren? Daher kann die Phase nach einem erzielten Erfolg Ungeklärtem die Zeit und die Möglichkeit bieten, erneut an die Oberfläche zu treten – und für vorherige Ansprüche und das Vernachlässigen innerer Signale Vergeltung zu fordern.

Schmerzen treten häufig während Phasen der Langeweile auf oder bei banalen oder repetitiven Tätigkeiten – denn Vertrautheit schürt Verachtung. Die Psyche verfügt häufig über zu viel Zeit, und wer sich bewusst als guter Mensch sieht, hat immer das Gefühl, noch mehr machen zu können. Tu ich genug? Bin ich ein guter Mensch? Was bleibt mir jetzt noch im Leben? Das ist die Krise des mittleren Lebensalters, so wie C. G. Jung sie definiert hat.

Ich glaube, die Midlife-Crisis ist bloß ein Zeitpunkt, zu dem Menschen in ihrer Berufslaufbahn eine gewisse Ebene erreicht haben und sich Gedanken über ihre persönlichen Beziehungen machen müssen.

— Bill Murray, Schauspieler, Comedian,
Golfer der Spitzenklasse (Letzteres wäre er gern)

Triple Bogey im Jahr '04

Tiger Woods ist tatsächlich ein großartiger Golfspieler, der als tigerisch (sorry) gutes Beispiel für den Zeitpunkt des Einsetzens von Schmerzen dient. Im Jahr 2004 veränderte sich sein Leben drastisch, und das nicht zum Guten. Zu den Veränderungen zählten:

- **Er verlor seine weltweite Spitzenposition auf Platz Nr. 1** – Unbewusste Wut schwillt an, wenn das idealisierte Selbstbild Kratzer bekommt.
- **Sein Vater (und bester Freund) war unheilbar krank** – Unbewusste Wut steigt durch die bevorstehende dauerhafte Trennung an.
- **Er stand kurz davor zu heiraten (was sein inneres Selbst nie wirklich wollte, wie wir im Nachhinein erfuhren)** – Unbewusste Wut schwillt an, wenn eine Veränderung im Familienstand näher rückt. Hochzeit steht auf Platz 7 der Holmes-Rahe-Liste der Stressoren.

TMS verblüfft Menschen auch, weil sie nicht verstehen können, warum Schmerzen zu einem Zeitpunkt auftreten, zu dem sie Spaß haben oder einem Ereignis mit Vorfreude entgegenfiebern. Hier finden mehrere Dinge gleichzeitig statt: Zunächst einmal eine Veränderung, was dem inneren Selbst nicht behagt, auch wenn der bewusste Teil der Psyche die Veränderung für angebracht hält – das Über-Ich verbraucht mehr Energie, um während der Veränderung die innere Kontrolle zu behalten. Aber es spielt auch eine Rolle, wie dieser neue Spaß und die Vorfreude interpretiert werden, da Vorfreude Aufregung, Stimulation bedeutet. Basierend auf Kindheitserfahrungen („ich habe es nicht verdient, dass es mir so gut geht"), interpretiert die Körper-Psyche-Einheit die eingehenden Empfindungen nicht korrekt – und nimmt an, dass etwas nicht in Ordnung ist. Das innere Kind weiß nur, dass die eingehenden Empfindungen neuartig sind, und verbannt die neue Stimulation in den Erstarrungsmodus – denn das war der erste Modus, den es früher unter ähnlichem Stress angewandt hat.

Tiger Woods ist sicherlich keine Typ-T-Persönlichkeit, aber er ist definitiv perfektionistisch. Seine Schmerzen rührten höchstwahrscheinlich von der Wut über den Verlust seiner Spitzenposition im Golfsport her, von der rapiden Verschlechterung des Gesundheitszustands seines Vaters und der zusätzlichen Verantwortung seiner nahenden – und unerwünschten – Rolle als Ehemann. Er war schlicht überstimuliert – überfordert. Jede einzelne der Veränderungen, die Tiger durchlebte, kann bei einem Perfektionisten bereits heftige Schmerzen hervorrufen. Bei allen dreien zusammen ist es wenig verwunderlich, dass Tigers Symptome damals einsetzten. Als er sich auf den Weg nach Kilkenny in Irland machte, um beim WGC-American Express

Championship teilzunehmen, bekam er Schmerzen im oberen Rücken. Auf der Webseite des Golf Channel schrieb man damals: „Woods sagte am Mittwoch, er habe sich den Rücken verletzt, weil er letzte Woche in einem Flugzeug in ungünstiger Haltung geschlafen habe. Er spielte während seiner Übungsrunde in Mount Juliet nur sieben Löcher, bevor sich sein Rücken schmerzhaft verkrampfte und er beschloss, keine weiteren Verletzungen zu riskieren.[153]

Tiger Woods, etwa einen Monat später in *The Tonight Show* mit Jay Leno (11.11.2004):

> *Die Privatjets von heute sind auch nicht mehr das, was sie mal waren [Tiger lacht]. Ich war hundemüde, hatte den Ryder Cup gespielt, ich musste nach New York, und auf dem Weg nach Hause war ich völlig erledigt. Ich bin in einer ungünstigen Position eingeschlafen, und beim Aufstehen wusste ich, dass mir eine Rippe rausgerutscht war, und als ich mich deswegen behandeln ließ, stellten sie sogar fest, dass drei Rippenköpfe ausgerenkt waren. Also musste ich da durch, ich musste es zurechtrücken lassen, mein Rücken verkrampfte sich total, aber so war es nun mal.*

Ein Athlet, der sich in einer derart körperlichen Top-Verfassung befindet wie Woods, kann sich den Rücken nicht verletzen, bloß weil er „ungünstig" geschlafen hat. Was ihm nicht klar ist: In seinem Unbewussten brodelte es nur so vor Aktivität, in erster Linie Frustration. Er entwickelte eine neue psychosomatische Manifestation, um von seiner anschwellenden Wut abgelenkt zu werden. Im Schlaf ließ sein Unterbewusstsein aufgrund der Veränderungen, die in seinem Leben stattfanden, „seine Rippe rausrutschen" (Rippen können weder „rausrutschen" noch „verrutschen").

Wer Tiger Woods nicht kennt, dem sei gesagt, dass er ein professioneller Golfspieler der PGA (Professional Golfers Association) mit kraftvollem und superschnellem Abschlag ist (falls du ihn nicht kennst, solltest du dir dringend einen Fernseher kaufen). Er erreicht eine Schlägerkopfgeschwindigkeit von rund 125 Meilen pro Stunde (ca. 200 km/h). Bei einem solchen Schwung werden gewaltige Drehkräfte auf den Körper ausgeübt. Dem Arzt, der ihm erzählt hat, er habe sich *beim Schlafen* drei Rippenköpfe ausgerenkt, sollte man die Zulassung entziehen. Bedauerlicherweise ist das bei weitem nicht der absurdeste Fall einer Fehldiagnose – aber: Er liegt schon ganz weit vorn.

Ähnliche Fälle von Rückenschmerzen aufgrund innerer Anspannung sehe ich bei den Spitzenspielerinnen Betsy King und Judy Rankin der LPGA und bei den PGA-Spielern Fred Couples, Mark Calcavecchia, Roco Mediate, Jim Furyk – und selbst beim Golfer aller Golfer: Jack Nicklaus. Ich habe keinerlei Zweifel, dass diese Leute ihre Schmerzen besiegen könnten, wenn sie mit aufgeschlossenem Herzen und Geist Dr. Sarnos Bücher lesen würden. Doch sie sind zu einer Zeit aufgewachsen, in der die Menschen ihrem Arzt blindlings vertrauten, wenn er ihnen erzählte, sie hätten einen kaputten Rücken. Sie litten daraufhin ihr ganzes Leben lang unter Rückenschmerzen, die sie irgendwie „managten", aber nie wieder loswurden. Sie alle sind ausgesprochen ehrgeizige Menschen, die einen hohen moralischen Anspruch an sich selbst stellen, stets in die Kamera lächeln. Auf zum nächsten Abschlag!

Schwangerschaft

Es war so ein winziges Fenster, eher ein Guckloch. Jahrelang war ich dieses überbehütete Mädchen, dann öffnete sich ein klitzekleines Fenster, und jetzt – wums! – bin ich auf einen Schlag eine total überlastete Mutter. Ich hatte keine Chance, Zack, ich hatte keine Chance, einmal ein richtiger Mensch zu sein.

— Lane Kim, Gilmore Girls: „Santa's Secret Stuff"

Bei vielen Frauen setzt TMS während oder nach der Schwangerschaft ein. Schwangerschaft bedeutet im Grunde, sich vom Mädchen in eine Frau zu verwandeln, und die Energie, die man bisher in sich selbst gesteckt hat, jetzt dafür zu verwenden, den neuen Prinzen oder die neue Prinzessin im Haus zu umsorgen. Der Zeitpunkt, zu dem TMS in diesem Fall einsetzt, darf nicht außer Acht gelassen werden, nur allzu oft unterziehen sich Frauen ohne logischen Grund einer sofortigen Rückenoperation. Eine gute Freundin von mir schrieb mir nach der Geburt ihres Babys, ihr Chirurg wollte sie unbedingt operieren, obwohl sie „keine strukturellen Probleme hatte". Ich schätze, um sich operieren zu lassen, ist es nicht nötig, dass etwas mit der Wirbelsäule nicht stimmt. Natürlich war ihre Operation kein durchschlagender Erfolg.

Das egoistische Baby-Es

Die Geburt eines Kindes – und später das Leben ihrer Kleinkinder – schränken den persönlichen Freiraum einer Frau ein und stellen hohe **Ansprüche** an sie. Der ängstliche Mensch mag die Gesellschaft anderer Menschen zwar – aber nicht so hautnah. Doch das neue Kind lässt ihr keine Wahl und stellt ihre Welt auf den Kopf. Die neue Mutter fühlt sich häufig allein (selbst in Gesellschaft anderer Menschen) und hilflos, weiß nicht, wie sie es bewältigen soll, sich um das neue wertvolle Leben zu kümmern. Sicherlich hatte sie es genossen, während der Schwangerschaft im Zentrum der Aufmerksamkeit zu stehen, doch nach der Geburt stahl ihr das Baby die Show. Mittels TMS rebelliert ihr Es gegen den Mangel an Aufmerksamkeit und gegen das erhöhte Anzapfen ihrer Energiereserven. Frauen, die nach der Geburt Schmerzen oder Depressionen bekamen, gaben mir gegenüber zu, dass sie sich nach der Geburt oft allein gefühlt hatten – sie wussten nicht, was sie vom Mutterdasein zu erwarten hatten. Das Gefühl der Isolation kann bereits genug Zorn hervorrufen, um ein Schmerzsyndrom als Abwehrmechanismus zu erschaffen. Eine Frau erzählte mir, sie habe weinend in ihrem Kleiderschrank gesessen, nachdem sie ihr Baby zur Welt gebracht hatte. Es ist kein Zufall, dass sie unter TMS-Schmerzen im mittleren Rücken leidet.

Man versuche einmal, sich das Ausmaß an Angst und Wut auszumalen, die eine Frau während der Schwangerschaft unterdrücken muss, sowohl, was ihr inneres kleines Mädchen betrifft, als auch ihr erwachsenes Ich (Konflikt zwischen Es und Über-Ich) – überwältigt von der neuen Verantwortung, die auf sie zukommt. Ich habe mich oft gefragt, ob diese große Verantwortung, die einige Wochen vor der Geburt immer konkreter wird, die Ursache für das Auftreten einer Präeklampsie ist – das autonome Nervensystem schwingt heftig mit den Emotionen der werdenden Mutter mit, was starke Veränderungen in den Blutgefäßen und den damit einhergehenden hohen Blutdruck hervorruft. Präeklampsie könnte eine schwere Form von TMS sein. Schließlich ist die Ursache für Präeklampsie unbekannt. Wir wissen allerdings, dass Angst den Blutdruck ansteigen lässt, ebenso wie die Ausscheidung von Proteinen – die typischen Symptome einer Präeklampsie.

Selbst in noch ungeborenem Zustand ist bereits ein anderes Leben in der werdenden Mutter präsent; es findet stete Veränderung statt, das Kind macht sich bereit, aus ihr herauszukommen. Menschen haben allgemein das Grundbedürfnis, dass man sich um sie kümmert. Jetzt muss das Es / innere Kind der werdenden Mutter für ein anderen Menschen Platz machen, für jemanden, der wichtiger ist als sie selbst – und zugleich ein Teil von ihr. Das steht im Konflikt zu ihrem Es, das auf Kosten anderer befriedigt werden will. Wie viele Mütter haben Kinder, bloß, weil sie glauben, sie müssten welche haben? Ob es nun dem sogenannten Ticken der biologischen Uhr zuzuschreiben ist oder dem gesellschaftlichen Druck – vermutlich gibt es viele Mädchen, die schwanger werden, bevor sie überhaupt dazu bereit sind oder bevor sie es sich wirklich wünschen. Tief in ihren Herzen möchten sie vielleicht weiterhin kleine Mädchen bleiben, frei, unbekümmert und umsorgt, im Mittelpunkt der Aufmerksamkeit.

Auch die Auswirkung auf ihre Figur während oder nach der Entbindung kann bei vielen Frauen unbewusste Wut hervorrufen. Eine Frau, die während ihrer Schwangerschaft TMS bekam, schrieb mir in einer E-Mail, ihr Körper fühle sich wie verzerrt an, und sie sei eine „Schwangere mit Bedenken". Nach der Geburt ihres Kindes sagte sie, in einer modernen Welt sei es seine nervenzerrende Verantwortung, sich um ein Baby zu kümmern, weil „man versucht, das Baby so in seinen Tagesablauf zu integrieren, als sei nichts geschehen." Sie bekam die volle Wucht von TMS zu spüren, mit einer großen Bandbreite an ominösen Schmerzen und Symptomen, bis sie körperlich vollkommen lahmgelegt war. Doch nachdem sie Dr. Sarnos Bücher gelesen hatte, wurde sie wieder gesund.

Es geht um das Gefühl, von der neuen Verantwortung gefangen zu sein – Ursache und Wirkung sind eindeutig: Die Depressionen, die Anforderungen und die Angst lösen die Schmerzen und das chemische Ungleichgewicht aus – nicht umgekehrt.

Fokus vorbei – Auftakt der Symptome

Vorsicht also – bleib nach einem traumatischen Erlebnis wachsam, nach Phasen, in denen du unter hohem Stress gestanden hast, und nach Veränderungen, wenn Langeweile und Grübeln den Weg für Symptome ebnen. Das sympathische Nervensystem lässt womöglich nicht locker, weil die Person ganz sichergehen will, dass die Gefahr auch wirklich vorüber ist.

Greg Beratlis war einer der Geschworenen im Mordprozess Scott Peterson (der Kalifornier Scott Peterson hatte seine im achten Monat schwangere Frau und ihr ungeborenes Kind ermordet) und berichtete nach dem Prozess, wie sehr ihm dieser emotional zugesetzt hatte: „Es war hart, es war die ganze Zeit über hart, und dann –

wurde diese ganze Last endlich von uns genommen. Ich frage mich, wann ich wohl zusammenklappe; wir haben es geschafft, ein halbes Jahr lang nicht krank zu werden, zumindest nicht richtig. Und ich kenne das, ich habe so etwas emotional schon einmal durchgemacht, du bist quasi eine Saison lang high, aber sobald die Saison vorüber ist, wirst du krank, direkt am nächsten Tag. Und ich erwarte, dass es wieder so kommt. Ich hoffe, es passiert nicht, aber ich bin ein emotionaler Mensch, ja, ich kenne das schon."[154] Greg versteht intuitiv, wie TMS-Phase-4 funktioniert – der freie Fall in der freien Zeit nach einer Saison, in der das sympathische Nervensystem unter Hochdruck stand.

Studien bestätigen, was Greg instinktiv wusste. Eine Studie, die im Jahr 1964 in *The Journal of Psychosomatic Research* unter dem Titel „Social Stress and Illness Onset" (Sozialstress und Krankheitsausbruch) erschien, hatte sich zum Ziel gesetzt, die „Beziehungen umweltbedingter Variablen zum Entstehen von Krankheiten" zu untersuchen. Die Studie kam zu dem Ergebnis, dass die deutliche Mehrheit der Menschen zwei Jahre nach lang anhaltenden Stressphasen ernsthafte körperliche Erkrankungen entwickelt. Stress wurde in dieser Studie als „psychosoziale Lebenskrise" bezeichnet und schloss Stressoren wie Veränderungen im Sozialstatus, Veränderungen in engen persönlichen Beziehungen (Todesfälle, Scheidung), Umzug, Veränderungen vor und nach der Schwangerschaft sowie Veränderungen der wirtschaftlichen Lage ein.[155]

Phase 1 und 4 sind da – ihre Absicht ist glasklar

Der frühere Präsident Richard Nixon dient als Paradebeispiel für TMS-Phase-4. Am Abend des Tages, an dem er von Präsident Ford für die Watergate-Affäre begnadigt worden war, bekam er Schmerzen im linken Bein und erhielt die Diagnose Phlebitis (Venenentzündung), weil sein Bein auf das Dreifache der normalen Größe angeschwollen war. Nachdem Nixon aus dem Krankenhaus entlassen wurde, setzten seine Anwälte ein Schreiben auf, das ihn aus medizinischen Gründen vollständig davor bewahren sollte, jemals bei den Anhörungen zur Watergate-Affäre aussagen zu müssen. Doch als das Gesuch, nicht bei Gericht erscheinen zu müssen, abgelehnt wurde, kehrte seine Phlebitis umgehend zurück; auf diese Weise vermied er, bei den Anhörungen eine Aussage machen zu müssen – aufgrund medizinischer Gründe. Seine Körper-Psyche-Einheit hatte unbewusst einen Ausweg aus etwas gefunden, was er bewusst nicht tun wollte. Krankheit verfolgt einen klaren Zweck.

Dana Reeve

Dana Reeve war die Ehefrau von Schauspieler Christopher Reeve und hatte ihn bis zu seinem Tod gepflegt. Traurigerweise folgte sie ebenfalls dem häufigsten Muster eines zeitlich versetzten Krankheitsausbruchs nach anhaltendem Stress. Wenige Monate nach Christophers Tod begann Dana zu husten. Sie erhielt die Diagnose Lungenkrebs und verstarb eineinhalb Jahre nach Chris. Dana war Nichtraucherin – sie hielt sich auch nicht in der Nähe von Rauchern auf – und hatte insgesamt ein geringes Risiko, an Lungenkrebs zu erkranken. Wenn ein geliebter Mensch behindert oder krank ist, werden auch diejenigen, die diesen Menschen lieben, einen hohen emotionalen und körperlichen Preis zahlen. Dabei überrascht es nicht, dass Danas Lungen den Fokus für ihre Wut bildeten. Was an Chris' Lähmung besonders beängstigend war, war die Tatsache, dass er nicht selbständig atmen konnte. Beide bekannten mehrfach, sie hätten Angst, dass er irgendwann mitten in der Nacht zu atmen aufhören und sterben würde. Chris' Unvermögen zu atmen war vermutlich das, weswegen Dana ihn am stärksten bemitleidete, weil es ihm zudem unmöglich machte, zu kommunizieren – Frustration! Möglicherweise war das Gesetz der Anziehung dafür verantwortlich, dass sie seine Symptome übernahm, sowie die Tatsache, dass der konkurrierende Stimulus wegfiel, nachdem Chris gestorben war. Alle inneren Signale, die Dana beiseitegeschoben hatte, wollten nun gehört werden.

Als ich Dana an Chris' Seite sah, wusste ich genau, wie sie sich fühlte. Die Frustration, einen geliebten Menschen gelähmt zu sehen, erzeugt Wut, zerrt an den Nerven und laugt einen aus. Ein ausgesprochenes Gefühl der Hilflosigkeit. Ich hatte damals zu Susan gesagt, ich würde mir wünschen, an ihrer Stelle im Rollstuhl zu sitzen – mich jeden Monat mit ihr abwechseln –, damit wir das Problem teilen könnten. Es dauerte nicht lange, bis ich mein linkes Bein nicht mehr bewegen konnte.

Menschen, die andere pflegen, besitzen eine hohe Anfälligkeit für Krankheiten. Für einen geliebten kranken Menschen zu sorgen, stellt hohe Ansprüche an Körper, Psyche und Geist. Dana wurde stets als stark und heroisch beschrieben, als eine optimistische Frau, ein Beispiel für Stärke. Wer ihr äußeres Auftreten beobachtete, stellte fest, dass sie immer zu lächeln schien. Gekonnt verbarg sie ihre Traurigkeit; doch alles, was sie verdrängte, drückte sich schließlich durch ihren Körper aus, sobald die Zeit dafür da war. Das Bedürfnis, den Anschein von Stärke zu erwecken, erzürnt das Es-Selbst am meisten, weil das wahre Selbst dabei mit der Persona verwoben wird.

Chris und Dana waren drei Jahre verheiratet, bevor seine Lähmung einsetzte. Meine Frau und ich waren vier Jahre verheiratet, bevor sie gelähmt wurde. Die Tragödie, die Dana und ich gemeinsam hatten, bestand in unserem mangelnden Wissen über TMS.

Die Zeitschrift *People* veröffentlichte am 26. März 2006 einen Artikel über Dana mit dem Titel „Dana Reeve: Tapfer bis zum Schluss." In dem Artikel fanden sich Zitate von ihr und ihren Freunden, die den Weg zu ihrer Krankheit verdeutlichten. Wir wissen, dass es tödlich ist, starke Emotionen zu unterdrücken oder zu verleugnen. Die öffentliche Persona und das stoische Beharren, dass „alles gut läuft" erzeugt unbewusst Wut – die potenziell tödlich ist. Wir können unser Gefühl tiefen Schmerzes nicht beiseiteschieben, ohne später wieder von ihm heimgesucht zu werden. Ich habe mehrere Zitate aus der Zeitschrift *People* ausgewählt:

> „Sie setzte die Latte hoch [...] kein Selbstmitleid angesichts einer unvorstellbaren Tragödie."

> „Sie nahm sie [die Herausforderungen] positiv an, souverän." – Deborah Roberts

„Nachdem Chris zum ersten Mal im Rollstuhl nach Hause zurückgekehrt war, wusste niemand, womit zu rechnen war […] mich überraschte, welche Fröhlichkeit im Haus herrschte." – Adrienne, Danas Schwester

„Sie sagte, sie sei froh, ihren Feind zu kennen, weil sie ihn so bekämpfen könnte." – Adrienne

„Du musst die Karte ausspielen, die du auf der Hand hältst." – Dana

„Ich habe schon vor langer Zeit gelernt, dass das Leben nicht gerecht ist […] du kämpfst dich einfach durch." – Dana[156]

Ich tappte in die gleiche Falle wie Dana – tat so, als wäre uns keine schreiende Ungerechtigkeit widerfahren –, und meine Symptome setzten sich in Bewegung, wie umstürzende Dominosteine. Eigentlich hätte ich bereits ganz zu Anfang zusammenklappen müssen, aber ich tat es zu keinem Zeitpunkt, und schließlich brachte mich das Ungleichgewicht der Kräfte zu Fall – wie Dr. Sarno schreibt, tritt TMS bei Leuten auf, die „zu gut mit dem Leben zurechtkommen". Wer sich fälschlicherweise den Anschein verleiht, glücklich zu sein, verleugnet sein wahres Selbst – und sein wahres Selbst zu verleugnen, ist toxisch.

Das Gefährlichste war, dass Dana den Krebs als ihren Feind bezeichnete. Wie Dr. Weil erläutert hat, geht es Krebspatienten viel besser, wenn sie den Krebs als Teil dessen akzeptieren, was sie sind, und umgekehrt kann es zu deutlicher Verschlimmerungen führen, wenn sie den Krebs wie einen äußeren Eindringling behandeln. Das Gleiche gilt für den Schmerz; Schmerz ist nicht dein Feind; Schmerzen existieren aufgrund deiner Persönlichkeit und der Art und Weise, wie du auf das Leben reagierst – wie tiefgreifend du dein emotionales Befinden vor dir selbst leugnest. Die Krankheit oder Schmerzen sind ein Teil von dir – sie müssen angenommen und verstanden werden. Während ich im Schneckentempo heilte, behandelte ich meine Schmerzen wie eine äußere Instanz, und wegen dieses Trugschlusses litt ich deutlich länger als nötig. Damit will ich nicht sagen, dass jemand Schmerzen oder Krankheit akzeptieren sollte; es ist kein normaler Zustand. Du bist mehr als diese Daseinszustände, die mittlerweile ein Teil von dir geworden sind, weil du eine Wahrheit in dir ignoriert hast – du hast einen Teil von dir verleugnet und die Symptome greifbare Realität werden lassen – ihnen einen Zweck verliehen. Disharmonie verlangt nach einer Auflösung, weil unser Verhalten in Konflikt zu unserer wahren Überzeugung steht.

Wenn eine Krebszelle zu wachsen beginnt, sprechen Wissenschaftler auch davon, dass sie sich „ausdrückt". Die Krebszellen in Danas Lunge könnten also das getan haben, was sie selbst öffentlich nicht tat, aus Angst, sie könnte „nicht stark" erscheinen. Nach allem, was sie durchgemacht hatte, hätte sie ihre Beherrschung aufgeben müssen, ihre Gefühle des Verlusts und der Wut herauslassen, ihre Traurigkeit offen ausdrücken – das Trauma aus ihrem System entladen.

Zurückblicken – Es hatte alles einen Sinn

Im Jahr 1990 – fünf Jahre nachdem die Ärzte die Behinderung meiner Frau verursacht hatten, nach einer Zeit, in der ich miterleben musste, wie mein

Schwiegervater starb, wie die beste Freundin meiner Mutter von uns ging – sie war für mich wie eine Mutter gewesen –, wie eine meiner Lieblingstanten und einer meiner Lieblingsonkel starben, und während der ich erlebte, wie unsere Stadt vom Tornado verwüstet wurde und danach monatelang Aufräumarbeiten stattfanden, wie das umfassende Gerichtsverfahren wegen eines ärztlichen Behandlungsfehlers zu Ende ging und wie der Hausbau, den ich koordiniert hatte, sich dem Ende zuneigte, beschloss ich, eine Stunde Golfunterricht zu nehmen, in dem Bemühen, mein Leben allmählich in eine neue Richtung zu lenken. Während des Unterrichts holte ich zum Schwung aus – und spürte ein Schnalzen sowie einen stechenden Schmerz. Ich wurde für neun Monate außer Gefecht gesetzt und dachte die ganze Zeit über, ich hätte mir einen Nerv eingeklemmt. Rückblickend war das eine ziemlich blödsinnige Annahme, aber man lernt eben nie aus. Ich konnte John Stossel gut verstehen, als er sagte, er sei beschämt gewesen, nachdem er den wahren Grund für seine Schmerzen herausgefunden hatte. Er hatte sie sich selbst zugefügt, doch John lernte dazu; andere leben weiter, lernen aber nicht dazu. Ich hatte TMS-Phase-4 erlebt, eine verminderte Durchblutung nach einer anhaltenden Phase unter hohem Stress, während der ich viele Ziele erreicht hatte – das Zeitfenster der Schatten, in dem die ungelösten Dämonen auftauchen. Ich hätte eine Auszeit gebraucht, um nachzudenken, um mich neu zu sortieren und um ausreichend Kräfte zu sammeln, damit ich wieder ins Gleichgewicht kam. Der Golfschwung und das Schnalzen waren bloß Trigger, die das Einsetzen der Schmerzen auslösten – die Gelegenheit, durch die sich mein jahrelanges Durchhalten endlich ausdrücken konnte. Es sollte noch zehn weitere Jahre dauern, bis ich schließlich auf Dr. Sarnos Bücher stoßen und glasklar erkennen würde, was mit mir los war und was mit den Menschen um mich herum geschah. Ich war immer noch jung und naiv. Ich musste erst ganz tief fallen, um mich neu zusammenzusetzen und erneut zu erheben – stärker als zuvor.

Schmerzen zu verstehen, bedeutet, Stimulationen zu verstehen. Wir Menschen leben in überstimulierenden Umgebungen, und das Streben nach schneller Befriedigung fordert einen hohen Tribut. Doch Überstimulation über einen längeren Zeitraum hinweg ist nichts anderes als ein Trauma. Die TMS-Phasen 1, 2, 3 und 4 entstehen aufgrund von Zuständen der Überstimulation, bei der die Anspannung das Wut-Fass zum Überlaufen bringt. TMS-Phase-4 ist geduldig – sie lauert auf den richtigen Zeitpunkt.

Es stellt sich die Frage, warum wir unser Leben überstimulieren. Wir sind nicht wirklich glücklich, deshalb suchen wir nach äußeren Lösungen für innere Probleme. Aber Glück – gute Gesundheit und Lebensenergie – kommen von innen. Nicht aus der Flasche, nicht von einem Medikament, von einer Operation, von materiellen Besitztümern oder einem anderen Menschen. Wir suchen nach externer Stimulation, um die Leere der Isolation auszufüllen.

Wir lenken uns von der conditio humana ab. Wir lenken uns selbst von der Ablenkung durch Ablenkung ab, damit wir unserem Zustand bloß nicht ins Auge blicken müssen.
— Sam Keen, *A Crisis of Faith*

In der Psyche eines strebsamen Menschen findet erhöhte ängstliche Beta-Wellen-Aktivität statt, aufgrund vorprogrammierter Schuld aus religiösen, familiären oder gesellschaftlichen Konstrukten. Beta-Wellen gehen mit geringer Produktivität und hohen Arztrechnungen einher. Demgegenüber ist ein entspannter **Alpha-Zustand der Psyche** das Ziel. Große Einsichten können während Zeiten der Unterstimulation entstehen – wenn die Person einen Alpha-Zustand der Achtsamkeit erreicht. Bedauerlicherweise nutzt der Typ-T Zeiten der Unterstimulation in der Regel eher dazu, sich selbst herunterzumachen. Doch es muss keine Zeit des destruktiven Nachsinnens sein. Unterstimulation kann eine Zeit enormen spirituellen Wachstums und großer Kreativität sein.

Die zweigeteilte Psyche

Dies ist ein guter Zeitpunkt, um anhand meiner eigenen Erfahrungen zu erläutern, wie ein innerer Konflikt entsteht und zu TMS führt. Obwohl ich Hunderte ähnlicher Szenarien erlebt habe, kenne ich meinen persönlichen Konflikt zwischen meinem Es und meinem Über-Ich natürlich am besten.

Als meine Frau plötzlich gelähmt war, wollte der primitive und irrationale Es-Teil meines Unbewussten zweifellos der Situation entkommen, wollte fliehen und alles hinter sich lassen – um Schmerz zu vermeiden. Ich bin sicher, dass mein Es-Anteil die Ärzte umbringen wollte, derentwegen meine Frau behindert war. Es **nimmt** – Es gibt nicht. Den meisten Menschen fällt es schwer, diesen Aspekt zu verstehen. Die meisten Menschen verstehen zwar, dass sie eine dunkle Seite haben – oder düstere Gedanken. Doch was ihnen nicht klar ist: Ihr Schatten *genießt* diese sündhaften Gedanken – und das Ich würde ausgelöscht werden, wenn sich Es und Über-Ich zusammentäten. Wenn wir unsere primitiven Gelüste befriedigen und uns gleichzeitig einreden können, dass es gut ist, dies zu tun, haben wir das Ich erfolgreich zerstört – worin das sadistische Ziel unseres Schattens besteht.

Das Über-Ich muss als moralischer Wachhund diesen unmoralischen Gedanken Einhalt gebieten, sie bestrafen – nur kann es das nicht –, und so lenkt es die Aufmerksamkeit der Psyche ab, indem es die Schmerzen entstehen lässt, die wir als TMS bezeichnen. Je skrupelloser die Gedanken sind – desto schmerzhafter muss die Ablenkung ausfallen. Präziser gesagt: Je mehr du das Undenkbare genießt, desto härter bestrafst du dich mit heftigen Schmerzen – und sorgst somit für Gerechtigkeit, so wie du sie auffasst. Das Böse – oder wie auch immer man es nennen will – kann niemals ausgelöscht werden, nur umgeleitet, ausgestoßen, auf andere Menschen projiziert oder tief in unserem Schatten verscharrt. Wir brauchen diese gegensätzlichen Kräfte von Gut und Böse, um Motivation zu erlangen, die uns antreibt und die uns ganz macht. Was für ein Mensch du bist, hängt davon ab, welche dieser Kräfte du zu nähren entscheidest. Wie ein indisches Sprichwort sagt: „In jedem Menschen stecken zwei Hunde" – Eros und Thanatos – „welcher von beiden überlebt, hängt davon ab, welchen du fütterst."

Dann gibt es auch noch den erwachsenen Teil von mir – Steve, meine Persona –, der **gibt**. Das ist der gewissenhafte, anständige Mensch, dem beigebracht wurde, verantwortungsvoll und fürsorglich zu sein: mein bewusstes Ich. Freud bezeichnet diese **rationale** Seite als das gereifte Ich; es ersetzt „[…] das früher allein maßgebende Lustprinzip durch das sogenannte *Realitätsprinzip*".[157] Diese reife Seite ist der plötzlich zum Pfleger gewordene Steve, dem seine Pflichten, Aufgaben und Verantwortungen voll und ganz einleuchten. Dieser Steve trifft die intellektuellen Entscheidungen und weiß, dass sein Leben von jetzt an auf nie endende Anforderungen zusteuert, weil er sich um einen versehrten geliebten Menschen kümmern muss – was mit dem Verlust diverser Freuden einhergeht. Wie dem auch sei, neben meinem Es, Ich und Über-Ich gibt es auch noch das gesamte Selbst – das vollständige Bewusstsein oder vollständige Wesen. Das vollständige Wesen sitzt jetzt in der Zwickmühle, weil das Ich versucht, sowohl das Es als auch das Über-Ich zufriedenzustellen – die doppelzüngige Natur einer widersprüchlichen Psyche. Das Resultat ist ein Konflikt – man steckt im Überlebensmechanismus des Erstarrens fest, außerstande zu fliehen oder zu kämpfen.

Leiden zwingt uns dazu, einen Schritt zurücktreten. Die **zweigeteilte Psyche** befindet sich in einem andauernden Konflikt, der zu Schmerzen und Krankheit führt und die Person dazu drängt, entweder ihre Überzeugungen zu ändern oder sich selbst zu bestrafen – hin- und hergerissen zwischen ihren Instinkten und moralischen Hemmungen. Wenn es dir gelingt, das Ich ein wenig beiseite zu schieben, kannst du in den Alpha-Zustand eintreten, den Zustand größter Kreativität, und das Bewusste mit dem Unbewussten verbinden – achtsam, entspannt und mit gutem Gefühl. Dieser Zustand ist kreativ, innovativ und wird vermutlich nur selten von einer Typ-T-Persönlichkeit bereist, schon gar nicht in den Ferien. Angst und innere Unruhe können in der Tat reduziert werden, indem man sich eine erhöhte Alpha-Hirnwellen-Aktivität antrainiert. Eine Methode, um die Alpha-Achtsamkeit zu erhöhen, besteht darin, bewusst atmen zu lernen. Im Alpha-Zustand vereinen sich Psyche und Körper, und die Achtsamkeit wächst. Aus diesen Gründen wird Alpha auch als der „ideale Zustand der Unterstimulation" bezeichnet.

Alpha-Männer

In the desert you can remember your name, 'cause there ain't no one for to give you no pain.
– America, „A Horse With No Name", Kinney Music, 1971

Alpha-Achtsamkeit kann zu großen kreativen Durchbrüchen führen. Es ist eine Art aktives Tagträumen ohne festes Ziel, das Albert Einstein als „Gedankenexperimente" bezeichnete. Jeder Prophet (und viele großartige Wissenschaftler und Künstler) hat sich auf irgendeine Weise in einen Zustand der Unterstimulation begeben, bevor er mit tieferem Verständnis daraus auftauchte. Ob auf dem Gipfel eines Bergs, in einer Wüste, im eigenen Schlafzimmer oder auf dem Wohnzimmerfußboden – Unterstimulation kann erweitertes Bewusstsein und originelle Einfälle hervorbringen, weil sie Hintergrundgeräusche ausschaltet. Der Körper wird krank und schmerzt, weil die Person unterbewusst weiß, dass sie diesen unterstimulierten Zustand braucht, um zu neuen Kräften zu kommen, um sich zu sammeln und dem augenblicklichen Tumult zu entkommen. Der Körper lügt nie, doch der bewusste Teil der Psyche tut es, wenn er die Persona schützen muss.

Cat Stevens lernte dies während des Jahrs, das er in einer Krankenhausstation für Tuberkulose verbrachte. Es bescherte ihm die Zeit und Einsicht, um mit einer neuen Einstellung und Identität wieder ins Leben zurückzukehren. Nachdem man ihn aus dem Krankenhaus entlassen hatte, veröffentlichte er innerhalb von nur achtzehn Monaten seine drei besten Platten. Die Einsamkeit seiner Auszeit hatte ihm die benötigte Alpha-Zeit beschert, um stärker und kreativer daraus hervorzugehen.

Bezüglich Stevens' Tuberkuloseerkrankung sagte Michael Watts in einem Artikel mit dem Titel „The Poets, Cat Stevens", der 1972 erschien: „Vermutlich war auch eine starke psychische Komponente für seine Erkrankung mitverantwortlich." Stevens war äußerst unglücklich mit seinem Plattenlabel gewesen, und die Führungsabteilung wollte, dass er das Label verließ. Watts fährt fort: „Sein Körper erlag der Krankheit, seine Psyche trocknete vollständig aus, wie ein See. Während seiner Genesungsphase füllte er sie wieder auf."[158] Krankheit ermöglicht uns nicht nur, zu heilen und uns neu zu sortieren, sondern sie erlaubt uns auch, einer Situation zu entfliehen, der wir anders nicht hätten entkommen können.

Wenn wir unseren Symptomen zuhören, kann es zu einer Neugeburt führen, weil das Leid den wahren Zustand eines Menschen auf unterbewusster Ebene offenbart – seine wahrsten Bedürfnisse. Werden Schmerzen und Krankheit jedoch als Feinde angesehen, kann dies schädliche Auswirkungen auf die Gesundheit haben, weil niemand mit seinem Feind in Frieden lebt, sonst wären es keine Feinde. Freunde dich mit deinem Schatten an.

> *„Die Erkrankung hat einen Zweck, sie soll den Konflikt lösen, verdrängen oder das Verdrängte am Bewusstwerden verhindern [...] Die Erkrankung ist aber auch ein Symbol, eine Darstellung eines inneren Vorgangs, ein Theaterspiel des Es, mit dem es verkündet, was es mit der Zunge nicht auszusprechen vermag."*
> — Georg Groddeck, *Das Buch vom Es*[159]

Dr. Groddecks Zitat drückt genau das aus, was Dr. Sarno herausgefunden und so elegant erläutert hat. Schmerz existiert, um gewisse Emotionen oder traumatische Erlebnisse aus der Vergangenheit daran zu hindern, wieder ins Bewusstsein zu strömen. Doch Groddeck schreibt auch, dass Krankheit zudem dazu dienen kann, die nötige Zeit für die Lösung eines Konflikts bereitzustellen – sie besitzt also mindestens zwei Funktionen. Sowohl bei Unter- als auch bei Überstimulation arbeiten Emotionen auf entgegengesetzte Weise, in dem Bemühen, die Homöostase aufrechtzuerhalten. Wenn der Kampf in Krieg umschlägt, wird das unschuldige Selbst zum Opfer.

12

Symbolische Schmerzattacken

Der Körperteil, in dem du deine Wut gespeichert hast, ist der Teil, der sie ausdrücken muss.
— John Lee, Facing the Fire[160]

TMS-Autor Fred Amir schreibt: „Ich hasste es, mit dem Auto zur Arbeit zu pendeln, also fand mein Unterbewusstsein einen Weg, um es mir zu ersparen: Taubheit in meinem rechten Bein – das Bein, mit dem man das Gaspedal hinunterdrückt!" Er fährt fort: „Ich habe dieses Phänomen bei so vielen Menschen beobachtet: Die Dozentin, die hustet und die Vorlesungen eine Weile aussetzen muss, damit sie sich ausruhen kann; der Programmierer, dem die Hände wehtun und der nicht arbeiten kann."[161]

In seinem Buch *Basic Principles of Psychoanalysis* schreibt A.A. Brill, M.D., über eine Frau, die Schmerzen in einem Arm hatte. Die Medikamente, die man ihr verschrieb, halfen nicht. Sie suchte einen Psychoanalytiker auf, der herausfand, dass sie von Herzen einen Mann liebte, dessen Heiratsantrag aber bislang ausgeblieben war. Ihre Familie wollte nichts von ihm wissen und untersagte ihr, jemals wieder von ihm zu sprechen – sie solle ihn vergessen. Innerlich war sie vollkommen in Aufruhr, versuchte zu bestimmen, ob er sie wirklich liebte. Sie berichtete ihrem Analytiker: „Er hat meinen Arm gedrückt."[162] Offenbar hatte er an ihrem letzten gemeinsamen Abend ihren Arm gehalten und gedrückt. In jenem Moment hatte sie gedacht, er würde ihr einen Heiratsantrag machen, doch das tat er nicht. Nachdem die entscheidenden Worte ausgeblieben waren, verwandelte sich ihre innere Wut in Schmerzen – ihre Aufmerksamkeit und ihre Wut richteten sich jetzt auf ihren Arm, dorthin, wo er sie angefasst hatte.

Anfang der 1890er Jahre hatte Mark Twain vom Schreiben die Nase voll. Er war völlig ausgebrannt und hatte sich geschworen, nur noch für sich selbst zu schreiben. Unglücklicherweise führten ihn seine chronisch erfolglosen Geschäftsbestrebungen in die Pleite. Von einem der wohlhabendsten Bürger zur Blütezeit der amerikanischen Wirtschaft fiel Twain so tief, dass er seine Rechnungen nicht mehr begleichen konnte. Er beschloss, ein weiteres Buch zu schreiben, um finanziell wieder auf die Beine zu kommen. Das Buch trug den Titel *The American Claimant* (1892). Er hasste es, das Buch schreiben zu müssen – verabscheute, etwas tun zu müssen, was er (Es) nicht tun wollte. Sein Es ging auf die Barrikaden, und kurze Zeit später bekam er starke Schmerzen in der Hand, mit der er schrieb. Die Schmerzen waren so stark, dass er nicht länger mit dieser Hand schreiben konnte, daher wechselte er die Seite und schrieb mit der linken, woraufhin sich die Schmerzen auf die linke Hand verlagerten (den Symptomimperativ gibt es offenbar schon länger). Twain brachte sein relativ erfolgloses Buch schließlich mittels Phonodiktat zu Ende; er war der erste Autor, der sich dieses Hilfsmittel zunutze gemacht hatte. So viel zu dem Thema, etwas zu tun, was du nicht tun willst.

Auf der Uni hatte ich einen Professor, der mir einmal erzählte, dass er jedes Mal, wenn er einen Vortrag halten musste, als er selbst noch Student war, seine Stimme verlor (er wusste durchaus noch, wo sie war, sie funktionierte nur nicht mehr richtig). Die Stimmbänder sind symbolisch für das Vermögen und die Notwendigkeit, sich auszudrücken. Sein Gehirn wählte diesen Körperteil aus, um seinen Unmut zum Schweigen zu bringen.

Eines meiner Lieblingsbeispiele befindet sich in *Healing Back Pain*: Dr. Sarno beschreibt einen Mann, der unter seinem Ehering Hautausschlag bekam. Nachdem er sich von seiner Frau getrennt hatte, verschwand der Hautausschlag. „Andere Goldringe hatten bei mir wiederum keinen Hautausschlag hervorgerufen."[163]

Es kommt sehr oft vor, dass Menschen urogenitale Infektionen erleiden, wenn sie ihren Ehepartner betrügen, selbst wenn dabei keine Infektion übertragen wurde – das Organ steht symbolisch für ihr inneres Schuldgefühl. In seinem Buch *The Will To Live* beschreibt der Arzt und Psychiater Arnold Hutschnecker, wie zwei Männer mit derselben Frau ungeschützten Sex haben. Der Mann mit den „stärkeren Schuldgefühlen" zieht sich eine Geschlechtskrankheit zu – der „aggressivere" der beiden nicht. Dr. Marc Sopher hat mir erzählt, er habe mehrere solcher Fälle erlebt – und auch ich habe davon gehört.

Im Sommer des Jahres 2006 unterhielt ich mich mit einem Mann über mein Buch, über die Psyche und den Körper und über symbolisches Leiden. Als wir tiefer in die Unterhaltung einstiegen, wurde seine Stimme weicher, und er erzählte mir, dass seine Mutter eine zutiefst deprimierte Frau gewesen war. Er vertraute mir an, dass sie ihm als kleiner Junge ständig erzählt hatte, dass sie vorhabe, sich umbringen. Sie zeigte ihm sogar, wie genau sie das anstellen wollte, ergriff seinen Arm und zerrte ihn zum Staubsauger. Sie zog den Schlauch vom Staubsauger ab und zeigte ihm, wie sie den Schlauch an den Auspuff des Autos anschließen würde, um an den Abgasen zu ersticken. Als kleiner Junge verstand er nicht ganz, was mit „Ersticken" gemeint war. Aber er verstand durchaus, dass sie ihn verlassen würde, wenn sie durch diesen Schlauch einatmete – er würde von ihr getrennt werden, zurückgewiesen, verlassen – isoliert. Das ist es, was wir am meisten fürchten; wir bringen unser Leben mit dem Versuch zu, Zurückweisung und Isolation zu vermeiden. Als Erwachsener litt dieser Mann unter einer seltenen Form einer Lungenerkrankung – der unbewusste Fokus auf seine Lungen manifestierte sich in diesem Organ körperlich.

Es ist möglich, dass besonders starke emotionale Zustände tiefer unterdrückt werden, was einen Einfluss auf die Wahl der Krankheit haben kann.
— John E. Sarno, M.D., *The Mindbody Prescription*[164]

Die Psychotherapeutin Lisbeth Marcher vom Bodynamic Institute in Dänemark widmete sich drei Jahre lang dem Studium von Körperdynamik. Sie fand heraus, dass jeder Muskel mit einer **psychologischen** Funktion oder Thematik verknüpft ist – diese Verbindungen veranschaulichte sie auf Schaubildern und konzipierte ein körperdynamisches Analyseverfahren namens „Bodynamic Analysis".*

Rochelle Gordons Buch *Body Talk* widmet sich diesem symbolischen Prozess von Schmerzen und Krankheit. Das Buch beginnt mit der Geschichte einer Frau um die sechzig, die einen großen Verband am linken Bein trug, der ein Eitergeschwür bedeckte. Als Gordon fragte, wie lange sie dieses Geschwür schon habe, antwortete die Frau: „fünfundzwanzig Jahre". Gordon kam dem Geheimnis des Geschwürs schon bald auf die Spur, als sie die dreißigjährige Tochter der Dame kennenlernte, die als junges Mädchen an Polio erkrankt war und einen Verband am linken Bein getragen hatte.

Es war, als hätte der Kummer über die Erkrankung ihrer Tochter bei der Mutter ein ähnliches Leiden ausgelöst [...] Krankheit ist kein isoliertes Ereignis. Sie ist integraler Bestandteil des Lebensprozesses, an dem du aktiv teilnimmst, egal ob wissentlich oder nicht.
— Rochelle Gordon, *Body Talk*[165]

Der bellende Husten wird zur akzeptablen Art, öffentlich zu brüllen; das Gähnen ein stilles Zeichen für Unzufriedenheit; die Erkältung eine sozial akzeptable Weise zu weinen; das Hinken ein körperlicher Ausdruck von Selbstmitleid. Die moderne Krankheit wird zu einer Methode, sich den Leiden der Gesellschaft anzupassen und der Realität, auf die sich kollektiv geeinigt wurde.

Es ist nicht unüblich, das Symptom zu übernehmen, das jemand in deinem engen Umfeld hat. Wir sind auf subtile Weise miteinander verbunden, und die Typ-T-Persönlichkeit scheint Infektionen und Symptome ihrer Mitmenschen unbewusst magisch anzuziehen. Dies wird besonders deutlich beim Couvade-Syndrom, der solidarischen Ko-Schwangerschaft. Der Begriff kommt von dem französischen Wort „couvade" und bedeutet „ausbrüten, bemuttern". Es wurde klinisch bewiesen, dass Männer die Symptome und Schmerzen ihrer schwangeren Frauen übernehmen können. Wie ihre Frauen legen sie Gewicht zu, leiden sogar unter Bauchschmerzen und Übelkeit, bekommen Heißhungerattacken und Stimmungsschwankungen. Einige Studien deuten darauf hin, dass Männer, die adoptiert wurden, eine höhere Anfälligkeit für das Couvade-Syndrom haben. Das ergibt Sinn, denn je tiefer die ursprüngliche Trennungswunde (je schwerwiegender der emotionale Zustand), desto

---

* Die Bodynamic Analysis (BA) beschäftigt sich mit messbaren Muskelreaktionen, Charakterstrukturen, Schock-Traumata und Funktionen des Ichs. Bei der BA wird der Körper in den psychoanalytischen Prozess mit einbezogen. [bodynamicusa.com/documents/body_map.html]

empathischer kann die Person in ihrem Wunsch werden, andere wieder zueinander zu bringen, oder aber aggressiv und gewalttätig zu werden ... *und das Yin jagt das Yang.* Die erste Verletzung wird immer die tiefste Narbe hinterlassen.

Wie fließend die Grenzen zwischen uns sind und wie geheimnisvoll wir unser Leben gegenseitig beeinflussen, wird weiterhin deutlich, wenn Frauen, die sich sehr nahestehen, gleichzeitig ihre Menstruation bekommen. Menschen, die einander nahestehen, teilen ihr Leben – ob willentlich oder nicht –, weil sie für kurze Augenblicke in der Lage sind, Bewusstsein zu teilen.

13

SteveO, habe ich TMS?

Ich bin überzeugt, dass Dr. Sarno recht hat und dass alle chronischen Rückenschmerzen als TMS verstanden werden sollten, bis das Gegenteil bewiesen wurde.
— Andrew Weil, M.D., *Spontaneous Healing*[166]

Ich nehme grundsätzlich erst einmal an, dass jedes Symptom, das ich habe, TMS ist, bis man mir das Gegenteil beweist, weil ich glaube, dass alles, was unser Körper ausdrückt, von einem unbewussten Prozess eines Konflikts herrührt (davon ausgeschlossen sind natürlich Mangelernährung und externe Faktoren wie Kontakt mit Asbest oder anderen für das System schädlichen Substanzen). Doch der narrensicherste Weg, um herauszufinden, ob du TMS hast, ist der Besuch bei einem guten Arzt für Mind-Body-Medizin / psychosomatische Medizin. Bedauerlicherweise steht diese Möglichkeit vielen Leidenden nicht offen – in erster Linie aufgrund des Mangels an „echten" TMS-Spezialisten und der schmerzlich hohen Kosten.

Ein Arzt, der über Erfahrung mit TMS verfügt, wird während der Sprechstunde eine körperliche Untersuchung vornehmen, um die objektive Funktion zu testen, er wird sich deine Röntgenbilder, CT- oder MRT-Aufnahmen anschauen und dich auf Muskelstellen untersuchen, die empfindlich auf Berührung reagieren (Trigger-Punkte). Wenn die Untersuchungen normale Bandscheibenvorfälle und Gelenkabnutzungen zeigen, wirst du die Praxis mit der Diagnose TMS verlassen, was eine großartige Prognose ist. Zum Arztbesuch gehört ebenfalls die Beurteilung deiner mentalen Verfassung, deiner Beziehungen, Familiengeschichte, Persönlichkeit usw. Diejenigen, die keinen TMS-Therapeuten aufsuchen können, müssen sich auf ihre eigene Intuition verlassen, auf Informationen aus dem Internet, auf Bücher und wachsende Selbsterkenntnis. Manchmal heilen Menschen langsamer als erwartet, weil sie nicht sicher sind, ob sie eine psychosomatische Reaktion erleben – die Quelle ihrer Schmerzen bleibt ein quälender, nagender Zweifel.

Die zweitmeistgestellte Frage an mich lautet: „Habe ich TMS, SteveO?" Das war auch die Hauptfrage, die ich mir selbst stellte. Ich bin kein Arzt – ich spiele nur einen im Fernsehen. Ich kann – und werde – keine Diagnose stellen, aber ich kann auf das Offensichtliche hinweisen. Wenn dir kein TMS-Arzt zur Verfügung steht, lass dich allgemein körperlich untersuchen, um alle Krankheiten auszuschließen, die sofortiger medizinischer Intervention bedürfen. Dann fange an, dir Fragen zu stellen. Du kannst dein Leben auf einer Ebene jenseits des direkt Offensichtlichen betrachten und zu einer vernünftigen Schlussfolgerung kommen, basierend auf den Informationen in Dr.

Sarnos Büchern und auf dem, was du in diesem Buch an Informationen findest, und indem du jeden Winkel deines ganz privaten Hauses durchkämmst.

Die „Habe ich TMS?"-Checkliste

- Hast du seit Jahren immer wieder Schmerzen, die kommen und gehen, die weder besser noch schlimmer werden? Treten deine Schmerzen immer nur zu bestimmten Zeiten / in bestimmten Situationen auf? Werden sie zu bestimmten Zeitpunkten am Tag, in der Woche oder im Jahr schlimmer und danach für eine Weile besser? Schmerzen im Rücken, im Knie, in der Hüfte oder im Nacken können nicht ewig andauern, es sei denn, das Nervensystem ist daran beteiligt, denn der Körper heilt sich selbst – irgendwann.

- Hast du Röntgenbilder, Computertomografien und MRT-Aufnahmen erstellen lassen, auf denen bloß Bandscheibenvorfälle und der normale alterungsbedingte Verschleiß der Gelenke und des Körpers zu sehen sind?

- Bist du perfektionistisch? Ziel- oder leistungsorientiert? Ängstlich und ruhelos? Reizbar oder launisch? Zwanghaft?

- Bist du ruhig, reserviert und zugleich aufbrausend – unehrlich überfreundlich und gleichzeitig wenig geduldig? Oder bist du kein sozialer Mensch und das Leben und andere Menschen überreizen dich schnell? Bist du ruhig und sanft – lächelst, selbst wenn du wütend bist und Schmerzen hast? Schleichst du dich davon, wenn dich jemand kritisiert hat, und frisst es in dich rein? Setzen dir Kleinigkeiten zu? Hast du wenig Geduld mit anderen Menschen, oder lässt du sie auf dir herumtrampeln?

- Hast du vor kurzem eine große Veränderung durchlebt, von der du dich gerade zu erholen beginnst? Steht etwas Großes an oder ist gerade vorbei? Hast du kürzlich ein Ziel oder eine neue Ebene im Leben erreicht?

- Machst du Sachen wiederholt und hartnäckig, um sie zu verbessern? Obsessives Verhalten erhöht die Wahrscheinlichkeit für TMS dramatisch. Schrubbst du zwanghaft dein Badezimmer, dein Haus, mähst ständig deinen Garten oder räumst dein Haus um? Oder verfolgst du andere Formen wiederholter Handlungen (beispielsweise Hunderte Golfbälle abschlagen)?

- Hast du das Bedürfnis, immer Erfolg haben, immer gewinnen zu müssen? Treibst du dich selbst hart an? Ärgerst / sorgst du dich wegen Kleinigkeiten?

- Weißt du, wann genug genug ist?

- Vermeidest du um jeden Preis Konflikte?

- Kannst du deine Emotionen spüren?

- Spürst du nichts als Verzweiflung?

- Leidest du unter einer oder mehreren Abkürzungskrankheiten wie RSI (Repetitive Strain Injury), CRPS (Complex Regional Pain Syndrome / Komplexes Regionales Schmerzsyndrom), TOS (Thoracic Outlet Syndrome / Schultergürtelkompressionssyndrom), RLS (Restless Legs Syndrome / Syndrom der ruhelosen Beine), CMD (Craniomandibuläre Dysfunktion), BMS (Burning Mouth Syndrome / Mundbrennen), GERD (Gastroesophageal Reflux Disease / Refluxösophagitis), BES (Binge-Eating-Störung), RDS (Reizdarmsyndrom,), CFS (Chronic Fatigue Syndrome / Chronisches Erschöpfungssyndrom), CU (Colitis ulcerosa), CT (Connective Tissue Disease / Kollagenosen/ Bindegewebserkrankungen), IC (Interstitielle Cystitis / Syndrom der schmerzenden Blase) oder unter Hautproblemen, Migräne, häufigem Harndrang oder Urethritis (Harnröhrenentzündung)? Oder an einer oder mehreren Beschwerden aus Anhang A am Ende dieses Buchs?

- Ist dein erster Gedanke: „Ich weiß nicht, ob mein Rücken, meine Füße, Hände oder Knie das mitmachen?", oder: „Auf dem harten Stuhl kann ich nicht sitzen!" Dann, werte(r) Leser(in), hast du TMS. Dein Gehirn ködert dich mit einer Ablenkung, damit du irgendwo nicht bleiben oder hingehen musst.

- Trinkst du übermäßig viel Alkohol, oder nimmst du viele Medikamente, um dich emotional zu betäuben?

- Fängst du häufiger ohne ersichtlichen Grund an zu weinen? Fährst du Leute wegen unbedeutender Dinge an?

- Willst du in jeder Situation die Kontrolle haben?

- Machst du dir über alles exzessiv Sorgen?

- Meidest du Menschen, wann immer es geht? Aber wer tut das nicht? Die Welt wäre wunderbar, ohne all diese Menschen. Was ich meine, ist das obsessive Meiden aller Menschen. Wie ein Einsiedler.

- Hasst du deine Arbeit? Langweilt dich deine Arbeit? Machst du dir Sorgen über Geld?

- Bist du in deiner Lebensmitte und bedrückt wegen deines Aussehens, Alterns und deiner Sterblichkeit? Verschlimmern sich deine Schmerzen vor athletischen Wettkämpfen oder vor jeglicher Art von Szenario, bei dem man dich beobachtet oder bewertet?

- Schwitzt du heftig oder gar nicht? Hast du manchmal Schwierigkeiten, tief zu atmen, weil es in der Brust oder Lunge unangenehm ist? Kaust du nachts mit den Zähnen? Hast du unerklärliche Ausschläge?

- Litt einer deiner Eltern unter Schmerzen oder spannungsbedingten Symptomen? War die Denkweise deiner Eltern ausgeprägt negativ? Ihr Alkoholkonsum ausufernd? Waren sie drogenabhängig? Unverbindlich? Kritisch? Abwesend? Dir gegenüber gleichgültig? Stritten sie ständig? Waren sie häufig krank? Hat einer von ihnen Selbstmord begangen? Wurdest du adoptiert oder fühltest du dich verlassen? Haben sich deine Eltern getrennt oder sind sie gestorben, als du noch sehr jung warst? War ein Elternteil gewalttätig?

- Hat es eine eingreifende Veränderung in einer Beziehung gegeben oder hast du beruflich eine neue Richtung eingeschlagen? Kriselt es in deiner Ehe? Lässt du dich gerade scheiden, oder hast du dich vor kurzem scheiden lassen? Ist eine geliebte Person aus deinem nahen Umfeld krank? Studierst du? Gab es kürzlich einen Todesfall in der Familie? Hast du deine Arbeit gewechselt oder verloren? Bist du in Rente gegangen, umgezogen, wurde dein Zuhause zerstört? Hat irgendeine Veränderung stattgefunden, die du mit deinen Sinnen wahrgenommen, aber **intellektuell** abgetan hast, nach dem Motto: So ist das Leben nun einmal? … weil du innerlich nichts gespürt hast? Nun, du solltest diese Dinge spüren; wenn nicht, musst du dein Haus noch genauer unter die Lupe nehmen.

- Du kannst sicher sein, dass du TMS hast, wenn deine **Symptome wandern** – es ist DAS typische Merkmal für TMS, so wie im zehnten Kapitel beschrieben.

- Wenn eine der obigen Möglichkeiten auf dich zutrifft, besteht eine gute Chance, dass du TMS hast. Wenn die meisten auf dich zutreffen, kannst du ziemlich sicher sein, dass es TMS ist. Wenn deine Symptome von einer Stelle zur anderen hüpfen, vom Knie zum Rücken, vom Nacken zum Bauch, von Müdigkeit zu Schmerzen oder zurück zum Rücken etc. – dann hast du TMS. Das Wandern der Symptome ist, wie Dr. Sarno sagte, das „Markenzeichen" von TMS.

Wenn du „weißt", dass du TMS hast, ist der Kampf zumindest teilweise gewonnen. Es ist allerdings ein Unterschied, ob du nur denkst, dass deine Symptome psychosomatisch sind, oder ob du wirklich davon überzeugt bist – sprich, es hängst davon ab, wie fest du daran glaubst und wie umfassend du es verstehst. Es bedarf einer **Erkenntnis**.

Die Gründe verstehen:

Wissen sammeln

14

Was du wissen musst, um gesund zu werden

Jeder große Fortschritt im Wissen über Natur erforderte ein resolutes Zurückweisen von Autorität.

— Thomas Henry Huxley, (1825—1895)
„On the Advisableness of Improving Natural Knowledge"

Du musst dich zunächst **von einem Arzt körperlich untersuchen lassen**. Schließe aus, dass sofortiger medizinischer Handlungsbedarf besteht. Wenn die Untersuchung und Aufnahmen bloß Bandscheibenprotrusionen (Bandscheibenvorwölbungen), -extrusionen (Bandscheibenvorfälle) oder -degenerationen (Abnutzungserscheinungen) ergeben – oder eine spinale Stenose (eine Verengung des Wirbelkanals), Arthrose, abgenutzte Kniegelenke oder irgendeine beliebige andere normale körperliche Veränderung, dann bist du gesund genug, um mit der Heilung deiner TMS-Spannungsschmerzen zu beginnen. Die Veränderungen, die auf den medizinischen Aufnahmen zu sehen sind, mögen schwer verdaulich sein, aber wie das alte Sprichwort sagt: „Mit einer Prise Skepsis verdaut es sich gleich besser."

Du musst alles vergessen, was du bisher über Rückenschmerzen, Gelenkschmerzen, Hand- und Fußschmerzen zu wissen glaubtest, weil es **vollkommen falsch** ist. Schmerzen kommen nicht davon, dass du beim Schlafen falsch liegst, dass du falsch sitzt, sie kommen nicht von deinem Gewicht oder davon, wie du dich bewegst oder stehst. Die Medizinindustrie im Allgemeinen hält den Blick starr auf den Körper gerichtet, was Heilung angeht, und blickt damit hundertachtzig Grad in die falsche Richtung. Das momentane Denkmuster verlängert und verbreitet Schmerzen ironischerweise, indem es Symptome vorübergehend lindert.

Du musst verstehen, dass du voll und ganz an den TMS-Prozess glauben musst. Du musst dem Konzept vorbehaltlos offen gegenüberstehen, du musst daran glauben und es akzeptieren – andernfalls funktioniert es bei dir nicht. Es ist keine passive Methode wie das Schlucken einer Pille oder das Verwenden einer anderen Art von Medikament. Eine medizinische Methode ist das Anwenden eines physischen therapeutischen Mittels. Wenn du ganz gesund werden willst, gilt: **alles oder nichts**.

Du musst verstehen, dass **du die Sache unterdrückt hast, die deine Schmerzen verursacht. Du weißt nicht, was es ist.** Wenn du also keine Wut spürst – obwohl es angebracht wäre –, ist das ein Beweis für die Existenz von TMS. Wenn du Wut auf jemanden oder auf etwas spürst, ist das nicht die Wut, die deine Schmerzen verursacht. Die Wut, die du **nicht spürst**, verursacht deine chronischen Schmerzen oder anderen Symptome. Zu viel Rationalisieren hat dich an den Punkt gebracht, an dem du deinen emotionalen Zustand nicht mehr spüren kannst. Emotion ist die Antithese zum bloßen Erklären vom Verstand her. Zwinge die Wut, durch einen reflektierten Blick nach innen an die Oberfläche zu treten, um die Verknüpfung zwischen den Schmerzen und der Wut wiederherzustellen. Ein paar Schmerzgeplagte haben zu mir gesagt: „Ich bin nicht wütend, Steve, ich habe nur Schmerzen." Ich versuchte, ihnen zu erklären, dass die Tatsache, dass sie Schmerzen haben, zeigt, dass sie in der Tat sehr wütend sind, und dass die Absicht ihrer Schmerzen gerade darin besteht, ihnen mitzuteilen, dass sie etwas unterdrückt haben, was sie eigentlich dringend ausdrücken wollen – aber nicht können. Ein paar von ihnen beteuerten daraufhin erneut: „Ich bin nicht wütend, Steve." Also versuche ich noch einmal, es ihnen zu erklären.

Ein typisches Gespräch mit einem TMS-Leidenden:

Ich: Deine Schmerzen offenbaren dir, dass du unterbewusst innerlich wütend bist.

Jemand: Aber ich bin nicht wütend, Steve.

Ich: Ich weiß, dass du deine Wut nicht spürst, aber die Tatsache, dass du Schmerzen hast, zeigt, dass du deine Wut unterdrückt und in deinen Körper abgeschoben hast.

Jemand: Aber ich bin nicht wütend, Steve.

Ich: Ich verstehe schon, dass du deine Wut nicht spürst, aber genau deswegen sind deine Symptome ja da: Um dir etwas mitzuteilen, das du sonst nicht mitbekommen würdest, nämlich, dass du stinkwütend bist, es aber unterdrückt hast – es auf bewusster Ebene ignorierst.

Jemand: Aber ich bin nicht wütend, Steve.

Ich: Ich verstehe, dass du keine Wut spürst, aber die Schmerzen sind da, weil du die Wut NICHT spürst, damit sie nicht ausbricht.

Jemand: Aber ich bin nicht wütend, Steve.

Ich: Ich weiß, dass du die Wut nicht spürst, denn würdest du spüren, dass du wütend bist, hättest du dein Symptom nicht.

Jemand: Aber ich bin nicht wütend, Steve.

Ich: Ob Clint Eastwood wohl jemals in Rente geht …?

… und der Teufelskreis dreht sich weiter … weil manche Schmerzleidende das Konzept einfach nicht verstehen … noch nicht … *und noch eine Runde.* Das Vorhandensein chronischer oder zyklisch auftretender Schmerzen oder von Schmerzäquivalenten wie die, die in Anhang A aufgeführt werden, offenbart deine latente Wut durch deinen Körper. Die Wut, die du nicht spürst, offenbart sich körperlich in Form von Schmerzen, Colitis ulcerosa, Sinusitis (Nasennebenhöhlenentzündung), Sodbrennen, Asthma oder RSI etc.; darum spürst du keine Wut; darum sind die Symptome da, um dir etwas mitzuteilen, das du nicht spüren kannst – du musst dir bewusst machen, dass es verschüttete emotionale Beweise gibt. „Ich weiß, ich weiß ... ich verstehe schon, Steve ..., aber ich bin nicht wütend ..." Aaaaah! Das vehemente Leugnen, das Beharren darauf, dass alles in bester Ordnung sei, wenn es ganz offensichtlich nicht so ist, zeigt das Über-Ich in Bestform und ist emotional ungesund. Terry Irwin, die Witwe von Steve Irwin, der die Dokumentarfilmserie *The Crocodile Hunter* moderierte und beim Angriff eines Stachelrochens ums Leben kam, traf die liebevolle und intelligente Entscheidung, ihre gemeinsame Tochter Bindi zu einem Psychologen zu bringen, weil Bindi nach dem Tod ihres Papas „so fröhlich" wirkte, wie Terry erzählte – Bindis Wut war so gewaltig, dass ihr Über-Ich ihr nicht gestatten konnte, sie angemessen auszudrücken. Ihr emotionaler Schmerz erschien ihr zu groß, um ihn auszudrücken – daher schaltete sie ihre Emotionen ab. Das ist gefährlich.

Du musst lernen mitzubekommen, **wann du anfängst zu „TMS-en"**. Was bedeutet TMS-en? Auch wenn Dr. Sarno TMS ursprünglich als Schmerzsyndrom definiert hat, habe ich es hier zu einem **Prozess** erweitert, der alles einschließt, was du bewusst oder unbewusst tust, um deinen emotionalen Zustand nicht spüren zu müssen. Beim TMS-en enthüllt das Unbewusste Nachrichten durch den Körper (sich selbst). TMS-en ist das Auftreten von Myoneuralgie oder Spannungsschmerzen. **TMS-en als Prozess ist die kontinuierliche Suche nach Lösungen durch den Körper zu Ablenkungszwecken** – die Konzentration auf den Körper oder auf irgendetwas anderes –, um unerwünschte emotionale Überlastung zu vermeiden. Ironischerweise macht der **Prozess** der kontinuierlichen Suche im Körper den Zweck der Suche zunichte. Zum TMS-en (Seite 191/192) gehören folgende Handlungen oder Zustände – **Vermeidungsstrategien**, um mit den Ängsten des Lebens klarzukommen.

Ich wusste, dass ich angespannt war, weil ich nachts mit den Zähnen knirschte.
– Bernabe

Zum TMS-en gehört:

- Das Bedürfnis, zu fantasieren oder (extrem) zu übertreiben
- Die Überzeugung, dass du eine Operation brauchst, um chronische Schmerzen zu heilen
- Das Bedürfnis nach Schönheitsoperationen – Dysmorphophobie (eine verzerrte Wahrnehmung des eigenen Körpers), nie das Gefühl zu haben, gut genug auszusehen
- Der Wunsch nach chiropraktischen oder osteopathischen Manipulationen
- Der Drang nach Überstimulation, Drogen / Alkohol / Rauchen / Sex
- Das Leugnen, dass Emotionen Schmerzen und Krankheit hervorrufen
- Der Wunsch nach fortlaufender Physiotherapie
- Das Bedürfnis nach komfortablen Vorrichtungen – weiche Betten / Schuheinlagen / Rückenkorsetts / bequeme Stühle

- Das Bedürfnis, andere zu kritisieren (be- / verurteilen) – deinen Schatten auf andere zu projizieren
- Die Liebe zu Geld oder der Drang, Geld zu horten
- Das Bedürfnis nach immer weiteren Informationen
- Die Suche nach Anerkennung, indem man sich selbst verurteilt – das Opfer spielen
- Die Sucht nach Gewinnspielen
- Ständiges Klagen über Schmerzen
- Schmerzen, die von einer Stelle zur nächsten wandern
- Prokrastination (Aufschieben) – die Unfähigkeit, eine Entscheidung zu fällen
- Arbeitssucht
- Chronische Schmerzen, chronische Infektionen, chronische Krankheiten oder jegliches der TMS-Äquivalente, die in Anhang A aufgeführt werden; und allgemeiner:
  - Überanalysieren
  - Chronisches Erschöpfungssyndrom – CFS
  - Essstörungen – Magersucht, Bulimie oder Binge-Eating
  - Zwangsneurosen / repetitives Verhalten
  - Konstante Angst / innere Unruhe mit begleitender Depression
  - Phobien – irrationale Ängste
  - Promiskuität

Du musst verstehen, dass du **dir keinen Nerv einklemmen kannst**, ohne innerhalb von Minuten, wenn nicht Sekunden, gelähmt zu sein. Dies mag der größte Blödsinn sein, der heutzutage in der Medizin verbreitet wird. Und es ist ebenso blödsinnig, Patienten wegen beispielsweise verhältnismäßig normaler Cholesterinwerte Angst einzujagen.

Du musst verstehen, dass deine **Bandscheibe nicht „verrutschen" kann** und dass du dir **nicht den „Rücken verrenken" kannst,** weil die Wirbelsäule intelligent gestaltet ist.

Du musst verstehen, dass es nicht möglich ist, durch irgendeine Art der Dekompressionstherapie oder mithilfe irgendeines Geräts **den Wirbelzwischenraum zu weiten,** um Nervenbahnen freizulegen. Mittels einer Operation können diese Bahnen zwar geöffnet werden, doch werden die Schmerzen dadurch nicht verschwinden, zudem ist es vollkommen überflüssig, weil es die Theorie gibt, dass das Foramen als Bestandteil der natürlichen Heilkräfte des Körpers verkalkt, damit sich die Öffnung nicht verändert oder noch weiter schließt. Hüte dich davor, auf Werbungen, Modeerscheinungen und neue Wundermittel hereinzufallen, die Menschen ermöglichen, aus deinem L€id G€winn zu schlagen. Oft braucht Heilung Zeit, und dazu gehört, sich mit Dingen auseinanderzusetzen, sie ans Licht zu bringen, auszudrücken und zu verstehen. Sie kann nicht durch eine Maschine herbeigeführt werden, ganz egal wie sagenhaft

€rfolgsv€rsprechend diese angeblich ist. **Du musst verstehen, dass du den Schmerzen erlauben musst da zu sein**. Schrecke nicht vor ihnen zurück, wenn du dich hinsetzt oder bückst, während du dich in irgendeiner Position befindest oder eine Bewegung ausführst. Hebe nicht nur auf bestimmte Weise und sitze, liege oder schlafe nicht nur in bestimmten Positionen … Lebe dein Leben einfach so, wie es dir beliebt. Es werden keine Nerven eingeklemmt, ganz egal, wie sehr es sich auch so anfühlen mag (und das kann es durchaus). Die Schmerzen zuzulassen verringert die Angst, die man dir fälschlicherweise eingeimpft hat, du würdest deinem Körper weiteren Schaden zufügen. Die Angst, du würdest dich am Rücken oder am Knie verletzen, bloß, weil sie wehtun, ist irrational, ebenso wie die Befürchtung, du könntest dich durch körperliche Bewegung noch weiter verletzen. Dr. Sarno bezeichnete dieses Phänomen als „Bewegungsphobie" – die Angst, zu heben, sich zu bewegen oder zu drehen. Die Bewegungsphobie stellt eine effektivere Ablenkung dar als die Schmerzen selbst. Wenn du wieder aktiv wirst, betrachte den Schmerz als schemenhafte Erinnerung an einen Schmerz, der früher einmal da war. Wie behauptest du dich ihm gegenüber? Du lässt Schmerz ohne Angst geschehen. Ich fragte unsere Tierärztin einmal, warum unser Welpe nicht jaulte und nicht einmal blinzelte, als sie ihm eine Impfung in sein felliges Hinterteil verpasste. Er saß bloß dort und blickte uns aus treuen Hundeaugen an. Sie erzählte mir, dass Welpen die Impfung häufig gar nicht spüren, weil sie die Spritze nicht erwarten.

Shaolin-Mönche steigern im Laufe ihrer Ausbildung ihre Schmerztoleranz anhand einer Vielzahl extremer Maßnahmen; sie liegen beispielsweise auf Nagelbetten herum, während andere Mönche schwere Gewichte auf ihnen platzieren (vermutlich besitzen sie weder Fernseher noch Wii-Konsolen, um sich anderweitig zu amüsieren). Sie können unvorstellbaren Schmerz ertragen, weil sie **Entspannung** praktizieren, bevor sie ihre Schmerztoleranz testen. Entspannung hebt die Reizschwelle für Schmerzen an, weil sie die Körper-Psyche-Einheit beruhigt, Schmerzen unwichtiger werden lässt. **Bekämpfe den Schmerz, indem du ihn zulässt.**

Wogegen du deinen Widerstand richtest, dem schaffst du Bestand.   – C. G. Jung

Wenn du dich bewegst, betrachte deinen Körper als ganzes System, nicht als ein kaputtes Teil, das als Schmerzstelle wahrgenommen wird. Spüre, wie sich dein Körper als Gesamtheit bewegt, und lasse nicht zu, dass sich deine Psyche auf die schmerzhafte Stelle konzentriert. Und denke, während du dich bewegst, nicht an die schmerzende Stelle, sonst „fütterst du die Bestie", wie ich es nenne. Oft definieren sich die Menschen über ihre Schmerzen, also definiere dich neu, indem du dich als die Summe vieler Teile ansiehst, nicht bloß als einzelne kaputte Es-Einheit. Erlange den Sieg – dir zum Trotz.

Du musst verstehen, dass deine Schmerzen von leichtem Sauerstoffmangel herrühren – das Resultat einer verminderten Durchblutung aufgrund stummer Wut.

Du musst ausgesprochen unreif nachdenken, wenn du die psychologischen Gründe hinter deinen Schmerzen aufdecken willst. Nicht immer ist es nötig herauszufinden, welches emotionale Ereignis genau für den Konflikt verantwortlich war, der jetzt an die Oberfläche drängt. Versuche, beim introspektiven Heilungsansatz, möglichst unreif zu denken – so wie das Es-Kind es tun würde. Das innere Kind wird niemals reifen, deshalb ist es wichtig, so zu denken, wie das kleine Mädchen oder der kleine Junge es tun würde. Auf der Suche nach den möglichen Ursachen denken Menschen beispielsweise an den Tod ihres Vaters oder ihrer Mutter, an ihren Chef oder an ihre Arbeit. Das können durchaus Gründe für akute Anfälle sein (Phase-1), aber es kann auch etwas ganz Simples sein, zum Beispiel, dass einen jemand nicht gegrüßt hat oder dass man bei Wind und Wetter weit entfernt parken musste. Ich las einmal von einem Mann, der wegen eines tropfenden Wasserhahns starke Rückenschmerzen bekam. Das sind Beispiele für **Wutüberlagerung**. Sprich: Das Wasserhahntropfen ist nicht die Ursache, sondern der Tropfen, der das Fass zum Überlaufen bringt. Es triggert ein tiefer liegendes Leid, lässt das Trauma anschwellen, das niemals aus seinem System entladen wurde. Das nervenaufreibende Tropfen aktiviert das sympathische Nervensystem, das übertrieben auf den Trigger reagiert. Denke einfacher – betrachte dich mit dem Blick eines hilflosen Kindes. Überlege – was stört mich gerade?

Du musst verstehen, dass deine Schmerzen oder Symptome bloß eine **Ablenkung** sind und zugleich eine **Botschaft**. Der Ablenkung wird zu viel Aufmerksamkeit gewidmet, während die Botschaft nicht ausreichend beachtet wird. Du bist aus dem Gleichgewicht, und der Schmerz übermittelt dir diese Nachricht.

Du musst verstehen, dass es für Spannungsschmerzen äußerst typisch ist, dass sie **bilateral** (beidseitig) auftreten. Häufig verlagern sich die Schmerzen von einer Seite des Rückens auf die andere – von einer Seite des Nackens zur anderen. Oder sie wandern vom Rücken zum Knöchel, einmal durch den ganzen Körper, führen die Person an der Nase herum, lassen sie glauben, sie hätte sich plötzlich an einem anderen Körperteil verletzt. TMS ist stets auf der Jagd. Mir wurde erzählt, mein Rücken wäre „höchst instabil", weil die Schmerzen von meiner linken zur rechten Seite wanderten und jahrzehntelang dazwischen hin- und hersprangen. Doch das entsprach zu keinem Zeitpunkt der Wahrheit. Schmerzleidende, die sich unnötigerweise an einer Schulter operieren lassen, stellen danach häufig fest, dass sich die Schmerzen in die andere Schulter verlagern. Eine Operation an einem Knie zwingt die Psyche oft dazu, ihre Aufmerksamkeit auf das andere Knie zu richten. Von einem Ellenbogen zum anderen, von einem Handgelenk zum anderen, von einem Fuß zum nächsten.

Es ist typisch für die Schmerzen, sich von einer Seite zur anderen zu bewegen oder von oben nach unten – sehr häufig wandern sie vom Rücken zum Nacken. Oft nehmen die Leute irrigerweise an, ihn täte jetzt die andere Seite weh, weil sie sie zu sehr belasten, um die andere Seite zu schonen. Das ist ein Trugschluss, der tief in unserem kollektiven Bewusstsein verankert ist. Die Schmerzen bewegen sich aus taktischen Gründen, NICHT aufgrund zusätzlicher Belastung.

Dr. Sopher berichtet in seinem Buch von einem Patienten: „Jack war ein ehemaliger Athlet, mittlerweile um die vierzig, der unter Schmerzen in der linken Hüfte litt. Sein

Orthopäde sagte ihm, er würde von einem neuen Hüftgelenk profitieren, da auf seiner Röntgenaufnahme ‚erhebliche' degenerative Veränderungen zu erkennen seien. Nach dem Arztbesuch verschlimmerten sich die Schmerzen in seiner linken Hüfte, was er mir gegenüber bei seiner jährlichen Kontrolluntersuchung erwähnte. Als er mir erzählte, seine rechte Hüfte täte ihm nicht weh, fragte ich ihn, ob er mir den Gefallen tun würde, beide Hüften röntgen zu lassen. Auf dem Röntgenbild waren bei beiden Hüftgelenken die gleichen ‚degenerativen' Veränderungen zu erkennen, obwohl ihm die rechte Hüfte gar nicht weh tat! Ich riet ihm, die Operation auf Eis zu legen, wieder körperlich aktiv zu werden und seinen Hüften keine allzu große Beachtung zu schenken. Er befolgte meinen Rat, und seine Beschwerden verschwanden, erfolgreich nahm er seine sportlichen Aktivitäten wieder auf."[167]

Du musst verstehen, dass aus **alten Legenden neue Ammenmärchen werden – und umgekehrt**. Leute erzählen mir immer wieder, ihr Arzt hätte ihnen gesagt, dass ihre Schmerzen von ihren niedrigen Eisenwerten oder niedrigen Schilddrüsenwerten kämen, oder dass sie Omas Hausmittelchen gegen Rheuma bräuchten … und nachdem sie diese Neuigkeiten erfahren haben, wurden diese Leute mit einem Schlag gesund. Proteine und Enzyme sind in stressigen Zeiten häufig vermindert. Das Problem besteht in dem Missverständnis über Ursache und Wirkung, was die Heilung betrifft. Es war weder das richtige Heilmittel noch die wahre Ursache. Das Vertrauen der Patienten in den Arzt hat ihre Reaktion auf die Schmerzen durchbrochen. Die Blinden können die Blinden führen, allerdings nur in noch tiefere Dunkelheit hinein. Es ist ein gesundheitsmedizinisches und finanzielles Desaster.

Du musst dir **klar machen, dass dein erster Gedanke immer deinen Schmerzen gilt**, wie stark dein Drang ist, darüber nachzudenken. Das Symptom wird zu einem kognitiven Zwangsreflex. Wie oft pro Minute denkst du an deinen Körper? Achte darauf, wie deine Psyche die Aufmerksamkeit auf den Körper richtet, wenn dir etwas abverlangt wird, das du nicht tun willst: an einem Ort zu sitzen, an dem du nicht sitzen willst – irgendwohin zu gehen, wo du nicht hingehen willst. Die Intensität deiner Schmerzen wird in dem Maß ansteigen wie dein Bedürfnis nach Schmerzen – um dich abzulenken. Befreie dich vom täglichen Grübeln über und der Furcht vor Schmerzen, indem du deine Sinne mit allem anfüllst, nur nicht mit Gedanken über Schmerzen. Das ist ein ganz wichtiger Tipp. Jedes Mal, wenn du an die Schmerzen zu denken beginnst – schon im allerersten Moment –, zwinge dich, über die möglichen Gründe dafür nachzudenken; gestatte deiner Aufmerksamkeit niemals, sich an deinem Körper festzukrallen. Der Fokus muss vom Schmerz weg auf das gerichtet werden, was er dir mitteilen will, du musst dem obsessiven Fixieren auf die Schmerzen einen Riegel vorschieben. Wenn die Schmerzen zuschlagen, kannst du an ein bestimmtes Bild denken, zum Beispiel an ein niedliches Baby, an ein Tier oder an einen wirklich witzigen Witz, an etwas Angenehmes. Durch das Verwenden von Bildern, wie das lächelnde Gesicht eines Babys, wird die Absicht der Schmerzen übertönt; es bringt sie aber vielleicht nicht zum Verschwinden, falls du tiefergehende Antworten benötigst (oder wenn du lächelnde Babys nicht ausstehen kannst). Ich persönlich habe ziemlich viel Musik gehört; Babys lächeln nicht auf Kommando – sondern nur, wenn ihnen danach ist. Pures Es eben – da ist nix zu machen.

Du musst Dr. Sarnos Bücher **lesen und nochmals lesen**, und dann musst du sie so lange lesen, bis du schließlich eine Verbindung zu dir spürst, bis es fast an Obsession grenzt. Viele Leute haben mir erzählt, dass sie Dr. Sarno glauben, dass seine Bücher sie aber „ein wenig ratlos zurückließen, wie es nun weitergehen sollte". Ich selbst hatte dieses Gefühl zwar nicht, andere aber schon. Die Antworten sind da, auch wenn du nicht alle Nuancen seiner Aussage auf Anhieb erfasst. Führe dir vor Augen, dass andere Leute ihre Schmerzen losgeworden sind. Lies dir täglich Dr. Sarnos zwölf Gedankenstützen* durch oder selbst laut vor. Und dann hör auf mit dem Lesen, beende die ewige Suche nach dem nächsten heiligen Gral. Auf lange Sicht ist es für die Heilung kontraproduktiv, wenn man zu obsessiv vorgeht, weil Obsession Ablenkung bedeutet. Weniger ist letzten Endes mehr. Die Suche nach immer weiteren Details ist auch nichts anderes als TMS, weil dadurch die für die Heilung notwendige Arbeit aufgeschoben wird.

Du musst dir **ansehen, was momentan in deinem Leben vor sich geht** – was in letzter Zeit passiert ist. In Bezug auf emotionale Katharsis schreibt James Pennebaker, Ph.D., in *Opening Up: The Healing Power of Confiding in Others* (*Anm. d. Übers.*: auf Deutsch unter dem Titel *Sag, was dich bedrückt / Die befreiende Kraft des Redens* bei Econ Tb. erschienen), dass man sich besser auf gegenwärtige Probleme konzentrieren soll, anstatt den Blick auf die traumatischsten Ereignisse seines Lebens zu richten.[168] Nicht immer besteht das Ziel der Heilung darin, DAS eine Problem ins Bewusstsein zu holen, um es zu entladen; wichtiger ist, zu verstehen, WARUM jemand es aus seinem Bewusstsein verbannt hat – warum es der Person nötig erschien, das Ereignis zu verdrängen – nicht zwingendermaßen welches Ereignis es war. Das trifft zu, wenn die Schmerzen (sehr) unangenehm sind, wenn dich die Schmerzen allerdings vollkommen lahmlegen, mag es an der Zeit sein, dir einen guten Therapeuten zu suchen oder einen spirituellen Berater, um mit der Metamorphose des inneren Wachstums zu beginnen. Richte den Blick dabei noch nicht auf die entfernte Vergangenheit, relevant ist die aktuellste Veränderung. Überlege … überlege … überlege. Stelle eine Verbindung zwischen den einzelnen Punkten her. Aber! … Sobald du genug Punkte miteinander verbunden hast, um dein eigenes Bild zu erkennen, musst du deinem grübelnden Geist Einhalt gebieten und zulassen, dass dein spontan handelnder Verstand übernimmt. Ununterbrochenes Nachdenken verhindert die vollständige Heilung, denn es hindert einen daran, wahrzunehmen, was im gegenwärtigen Moment „ist". Nachdenken erschwert deine Heilung auf lange Sicht, denn deine Probleme sind überhaupt erst durch Nachdenken entstanden. Es gibt keine

---

* Dr. Sarnos zwölf tägliche Gedankenstützen (daily reminders) sind in seinem Buch *Befreit von Rückenschmerzen: Die Körper-Seele-Verbindung realisieren* (Goldmann-Verlag, 2006) zu finden.

intellektuelle Antwort auf die Frage, wie man heilt, denn durch Denken befreit man sich nicht aus einer Grube.

Du musst dir vor Augen führen, dass der sogenannte körperliche Vorfall, der deine TMS-Schmerzen ausgelöst hat, vielmehr **ein Trigger** war. Du hast etwas gehoben oder dich gedreht, und plötzlich wurde die Blutzufuhr unterbrochen. Der Vorfall bot die perfekte Gelegenheit für eine Ablenkung von einem Konflikt, der das Fass zum Überlaufen zu bringen drohte.

Du musst verstehen, dass du jedes Mal, wenn du etwas unternimmst, um deine **Schmerzen zu lindern**, wenn du beispielsweise Dehnübungen oder Sit-ups machst, wenn du über deine Schmerzen redest etc., damit **den Schmerzzustand in die Länge ziehst**. Führe jedes Sportprogramm um seiner selbst willen durch, niemals zur Schmerzreduktion.

Du musst verstehen, dass **unter der Oberfläche, vor deiner Wahrnehmung verborgen, ununterbrochen leise Untertöne spielen** – rund um die Uhr. Diese unbewusste Aktivität offenbart sich in Form von Symbolen und Bildern, die in deiner Körper-Psyche-Einheit gespeichert sind. Sie verbleiben für immer im Körper, bis sie auf ein gesundes Maß entladen werden. Obwohl du deine Kinder, deinen Ehepartner, deine Arbeit oder dein Hobby liebst, machen dich diese Dinge höchstwahrscheinlich gleichzeitig auf gewisser Ebene wütend. Tatsächlich stellen viele Leute, die unter TMS-Symptomen und Depressionen leiden, ihr eigenes Leben und ihre Träume häufig hinten an, damit andere um sie herum weiterhin im Zentrum der Aufmerksamkeit stehen können, ermöglichen anderen Familienmitgliedern damit weiterzukommen. Dein Gehirn trügt dich vielleicht, aber dein Körper kann es nicht.

Du musst anfangen, dich **körperlich zu verausgaben** – anstatt mental. Innere Unruhe / Angst entsteht durch Verdrängung, die als Energie im Körper verbleibt, eine Überdosis negativer Energie. Verbrenne die Energie deiner Anspannung, indem du in Bewegung bleibst. Menschen sind von Natur aus nicht dafür geschaffen, den ganzen Tag über nur am Schreibtisch zu sitzen und sich im Job aufzureiben. Nimm die Zügel in die Hand und tu etwas, das du liebst!

Du musst **deinen Körper von dir abspalten**. Wenn du dich bewegst, gehst oder sitzt, betrachte deinen Körper, als gehörte er gar nicht zu dir – sieh ihn als äußeren Gegenstand und deine Seele als die schmerzfreie Einheit, die du BIST. Als ich wieder anfing, körperlich aktiv zu werden, betrachtete ich meinen Körper als esoterischen **Prozess** – und mein wahres Selbst als Geist, der sich schmerzfrei in meinem Körper umherbewegt (diese Trennung brachte meine Heilung schneller voran). Als meine Fußflächen so weh taten, dass ich kaum noch gehen konnte, begann ich mir vorzustellen, dass meine Füße nicht mit mir verbunden wären, sondern einer anderen Person gehörten – kein Teil von mir waren –, erweiterte mich selbst über das greifbare Fleisch und die Knochen hinaus. Du bist mehr als deine Schmerzen, mehr als dein Körper. Wenn du irgendwo hingehst oder läufst … **nimm deinen Körper einfach mit**. Das ist eine große Erkenntnis, wenn du das Konzept implizit verstehst. Der Körper dient uns nur für die Dauer unseres Lebens, um unser Bewusstsein zu erweitern. Erledige deine Arbeit, habe Spaß, lebe, und benutze deinen Körper wie ein Werkzeug, als Mittel zum Zweck, nicht als Zweck selbst.

Du musst dir klarmachen, dass Operationen, Kortisonspritzen und entzündungshemmende Medikamente **langfristig nicht wirken**, weil du das eigentliche Problem damit nicht angehst. Wenn sie dir helfen, hat du das dem Placeboeffekt zu verdanken.

Du musst dir bewusst machen, **wie kurz nach dem Ende deiner Beziehung** die körperlichen Symptome eingesetzt haben – wie kurz nachdem jemand weggezogen oder gestorben ist, wie kurz nachdem du deine Arbeit **ad acta gelegt** hast, nachdem die Kinder zum Studium weggezogen sind, nachdem sich dein sozialer Status und dein soziales Umfeld verändert haben. Deine Unterwelt brodelt vor Unzufriedenheit, dein Sinn im Leben wird von diesen Veränderungen schwer erschüttert. Du fühlst dich gefangen, als Opfer, frustriert. Die Schmerzen, Magen-Darm-Beschwerden oder Hautprobleme tragen noch zusätzlich zu deiner Frustration und inneren Unruhe / Angst bei.

Du musst verstehen, **wie viel Visualisieren bewirkt,** und dir die Techniken des geführten Bilderlebens aneignen – dabei stellst du dir vor, wie du dich in deiner Körper-Psyche-Einheit gesund, glücklich und schmerzfrei bewegst, mit einer perfekten Wirbelsäule, perfekten Zellen etc. Ich stellte mir bildlich vor, meine Wirbelsäule sei wie neu, vollkommen unbenutzt, eine Wirbelsäule wie aus dem Lehrbuch. Wenn du dir bildlich vorstellst, gesund zu sein, sickert diese Vorstellung von Gesundheit ganz allmählich in den unbewussten Prozess ein. Ich stellte mir vor, wie mein unterer Rücken reichlich durchblutet wurde, als strömten blutrote Niagarafälle hindurch. Außerdem benutzte ich „Hörbilder", indem ich die Augen schloss und „hörte", wie das Blut wie ein enormer Wasserfall zwischen die Wirbel L4 und L5 rauschte. Das autonome Nervensystem wird durch diese (Hör-)Bilder tatsächlich dazu angeregt, mehr Blut in die schlecht durchblutete Stelle fließen zu lassen. Der Körper reagiert auf Befehle des Gehirns, und die autonomen Funktionen reagieren indirekt auf Überzeugungen und Bilder. Außerdem half es mir ungemein, mir meine Rückenschmerzen als Migräne vorzustellen. Es verlieh mir ein Gefühl der Kontrolle über meine Schmerzen, weil in Bezug auf Migräne ein „allgemeiner Konsens" besteht, dass es sich um einen emotionalen Prozess handelt. Irgendwie half mir der gedankliche Austausch meiner Rückenschmerzen gegen „Migräne im Rücken", meine Schmerzen auf logisch akzeptablere Weise verschwinden zu lassen. Implizit verstand ich Migräne besser, weil keine Bandscheiben im Spiel waren – keine beweglichen Teile, die Schaden nehmen könnten. Migräne ist das Paradebeispiel für Spannungsschmerzen.

Du musst verstehen, dass du bei Schmerzen im unteren Rücken deine ganze Aufmerksamkeit gezielt auf den oberen Rücken richten musst, wenn du **dich bewegst, bückst oder läufst.** Wenn dir das linke Knie wehtut, zwinge dich beim Laufen, deine Aufmerksamkeit auf das andere Knie zu richten; das Gleiche gilt für deine Schultern, Füße etc. Denke, während du dich bewegst, an eine andere Stelle in deinem Körper, die sich richtig guuuuut anfühlt, und zwar jedes Mal, wenn du dich bewegst. Lenke deine Aufmerksamkeit mit der Präzision eines Lasers auf eine andere Stelle, damit du den Fokus deiner Psyche auf deine derzeitige Schmerzstelle durchbrichst. **Wundere dich nicht,** wenn die Schmerzen sich an die Stelle bewegen, die sich gut anfühlt – bei mir war das der Fall. Es ist eine kognitive Verschiebung und eine Form von Verhaltenstherapie. Manche Verhaltenswissenschaftler vertreten die (unbewiesene) These, dass ein Gedanke, der über siebzehn Sekunden lang gehalten wird, Gedanken der gleichen Art anzieht, weil der erste Gedanke einen Synergieeffekt besitzt (so wie beim Gesetz der Anziehung). Ich weiß, dass ich meine bewusste Aufmerksamkeit mindestens siebzehn Sekunden lang auf die „Gutfühl-Stelle" in meinem mittleren Rücken gerichtet hatte, als meine Schmerzen dorthin übersprangen. Je länger du deine Aufmerksamkeit von den Schmerzen weg und auf die schmerzfreie Stelle richten kannst, desto stärker die Vibration; die Vorstellung von Schmerzfreiheit wird zu körperlicher Realität – und der alte Fokus verblasst. Es dauert eine Weile, bis es dauerhaft wird, aber schon bald wird offensichtlich, dass der kognitive **Prozess** umgelenkt wird und dass das Zurückschwenken länger dauert. Pawlow wäre froh wie der Mops im Bohnenstroh.

Du musst lernen, für das, was du bereits hast, **dankbarer zu sein,** und aufhören, dich nach unbefriedigten Wünschen zu sehnen. Dankbarkeit ist die höchste Ebene an Frieden und Glück – sie erzeugt die höchsten Frequenzen, weil sie sowohl Liebe als auch Freude hervorruft. Nimm dir abends Zeit, um für den Tag dankbar zu sein. Wenn du magst, erstelle schriftlich eine Liste, aber noch wichtiger ist es, echte Dankbarkeit zu spüren, anstatt die Dinge aufzuschreiben, für die du glaubst, dankbar sein zu müssen. Wenn es dir schwerfällt, dankbar zu sein, dann **ist das Teil des Problems.** Aber daran kannst du arbeiten. Lade ein paar Freunde zu dir ein und plaudere mit ihnen über die guten alten Zeiten. Die Gegenwart muss für eine Weile der Vergangenheit weichen. Besuche deine Verwandten, finde bei ihnen Halt und plaudere mit ihnen über das Leben. Über dein Leben und über ihres. Dankbarkeit heißt nicht, das hochzuwürgen, was deiner Meinung nach andere von dir hören wollen, sondern es ist ein Gefühl, dass dich tief in dir drin erfüllt. Was gibt es in deinem Leben, ohne das du nicht leben könntest? Das sind die Sachen, für die du dankbar sein kannst. Es gibt so viele gute Dinge, die jeden Tag anreichern. Was bewegt dich? Wenn dir gar nichts in den Sinn kommt, dann hat dich dein Selbstmitleid blind dafür gemacht.* Lerne erneut, wie du Spaß haben kannst, denn wenn das Lachen verklingt, wird es durch Schmerzen ersetzt. Geh mit Freunden aus und lache richtig, mit dem Bauch (oder geh bauchtanzen) und werde wieder zum Kind – **verliere ein wenig die Kontrolle.** Ein leichtes Herz ist hohe Kunst. Wenn deine Schmerzen zurückkehren, bist du wieder von deiner Verantwortung überwältigt worden.

---

* Wenn dir nichts einfällt, wofür du dankbar sein kannst, sieh dir dieses YouTube-Video an und lerne wieder, was es heißt, dankbar zu sein: Eine neunundzwanzigjährige taube Frau hört zum ersten Mal ihre Stimme. https://www.youtube.com/watch?v=LsOo3jzkhYA

Die Fähigkeit zu lachen und loszulassen – so wie ein Kind es ganz natürlich tut –, geht im mittleren Alter leicht verloren. Schließlich wird beides durch emotionale Isolation ersetzt, gefolgt von Unglücklichsein. Mit dem Verlust der Unschuld entsteht ein Konflikt, denn in jedem Erwachsenen steckt noch ein Kind. Lerne erneut, enthusiastisch zu sein (von griech. „en Theos", von Gott erfüllt). Gegen Ende meiner Heilung wusste ich, dass ich mein Leben nicht genoss. Aber Spaß zu haben, bedeutet loszulassen, was schwer ist, wenn ein Perfektionist am Kontrollpult sitzt. Begeistere dich also wieder für Dinge und entdecke überall um dich herum einen Grund, zu lachen, albern zu sein. In unserer Psyche sind sowohl Freude als auch Wut beheimatet – beide bedingen sich gegenseitig. Sie brauchen und ergänzen einander – sie sind Facetten derselben Person ... *und das Yin jagt das Yang ... und dieses wird zu jenem ...*

Du musst verstehen, wie wichtig es ist, dich **durch Tagebuchschreiben** oder **andere Mittel auszudrücken**, dich nach innen zu wenden und eine mentale Liste mit möglichen Gründen für deine Schmerzen zu erstellen, anstatt nach körperlichen Ursachen zu suchen.* Auch sollte nicht unerwähnt bleiben, dass es vielen Menschen geholfen hat, über tiefliegende emotionale Erfahrungen zu sprechen oder zu schreiben, zudem haben Studien der Ohio State University und der Southern Methodist University† bewiesen, dass eine effektive Vorgehensweise für das Auflösen traumatischer Erlebnisse darin besteht, sich **mögliche Ursachen für die Wut** vor Augen zu führen und **darüber zu reden oder zu schreiben!** Dass es sich um eine Liste mit *möglichen* Ursachen handelt, liegt daran, dass dir der Grund für deine Schmerzen unbekannt ist. Der amerikanische Psychotherapeut Ira Progoff, ein Schüler C. G. Jungs, gilt weithin als Begründer des therapeutischen Tagebuchschreibens. Progoff bewies, dass Tagebuchschreiben Traumata auflöst, und dass das Auflösen gleichbedeutend mit Heilung ist. Die Studien der Ohio State und Southern Methodist University offenbaren zudem, dass Menschen, die sich ihre traumatischen Erlebnisse „von der Seele schrieben", insgesamt gesünder waren, eine höhere Produktion an T-Lymphozyten (oder T-Zellen, eine Gruppe von weißen Blutzellen, die der Immunabwehr dienen) besaßen, weniger Fehlzeiten und seltenere Krankenhausbesuche aufwiesen. Wenn wir nur für uns privat schreiben, enthüllen wir unsere tiefsten Gedankenprozesse, und „unsere Gedankenvorgänge können heilen".[169]

Du musst verstehen, dass **in deinem tiefsten Innern verborgene Wut brodelt**, die so unberechenbar ist, dass dein Über-Ich sie durch äußerlich ruhiges und kontrolliertes Auftreten in Schach hält. Du hältst deine Wut unter Kontrolle, indem du dich selbst

---

* Vergiss nicht, psychologisch zu denken, wie im ersten Kapitel erwähnt, aber begib dich auch nicht auf die obsessive Suche nach möglichen Ursachen. Gleichgewicht ist hier die Königsdisziplin. Lass deine Sorgen Sorgen sein.

† JW Pennebaker, JK Kiecolt-Glaser und R. Glaser, „Disclosure of Traumas and Immune Function: Health Implications for Psychotherapy", *Journal of Consulting and Clinical Psychology*, Band 56, April 1988, Seite 239–245. Und: JW Pennebaker, „Writing About Emotional Experiences As A Therapeutic Process", *Psychological Science*, Band 8, Ausgabe 3, Seite 162–166. „Über emotionale Erfahrungen zu sprechen und zu schreiben ist beides wirksamer als über oberflächliche Themen zu schreiben." [S. 163]

bestrafst – mittels Schmerzen oder einer Vielzahl anderer unheilvoller körperlicher Symptome. Wütend zu sein ist uns Menschen angeboren – der entscheidende Unterschied liegt darin, wie du deine Wut ausdrückst.

> *Hier ist der Symptomimperativ am Werk. Nachdem er gelernt hatte, seine Wut im Zaum zu halten, bekam er Rückenschmerzen.*
> — John E. Sarno, M.D., *The Divided Mind*[170]

Du musst dir klarmachen, dass **Schmerzen nicht unbedingt etwas Schlechtes sind** – du stehst auf der Schwelle zum Wachstum durch Veränderung, wehrst dich aber gegen die notwendigen Veränderungen. Ein Teil von dir möchte dich so sehen, wie du wirklich bist, während sich der andere Teil von dir mit aller Macht an deiner Persona festklammert, die du so mühsam für die äußeren Beobachter konstruiert hast. Die Gelegenheit klopft in Form von Schmerzen an die Tür deines Bewusstseins, und du brauchst bloß in dich hineinzublicken, um zu sehen, welche Gelegenheit sich dir bietet.

Du musst verstehen: **Je stärker die Schmerzen werden, desto verzweifelter sind sie**. Häufig legen sie an Intensität zu, wenn du sie ignorierst oder dich dagegen auflehnst – sie kämpfen dagegen an, dass du gegen sie ankämpfst. An dieser Stelle schmeißen viele Menschen das Handtuch und geben die TMS-Heilung auf, weil sie glauben, sich noch mehr zu schaden. Ich begann, die zunehmenden Schmerzen als gutes Zeichen zu werten, das mir mitteilte, dass ich auf dem besten Weg war, den Kampf zu gewinnen; denn jedes Mal, wenn meine Schmerzen stärker wurden, erreichte ich eine neue Heilungsebene – kam einem schmerzfreien Leben einen entscheidenden Schritt näher. Um es noch einmal zu wiederholen: Es geht darum, die Art zu ändern, auf die das Gehirn die Schmerzen interpretiert. Wenn die Schmerzen stärker werden, denk dir: Ahhh, morgen wird es besser sein – mein Gehirn ist verzweifelt, weil es bemerkt, dass es an Einfluss verliert, dass es ihm schwerer fällt, vorzugeben etwas zu sein, was ich nicht wirklich bin. Du wirst nicht jeden Tag auf die gleiche Weise heilen. Es wird Höhen und Tiefen geben, die von vielen miteinander verwobenen Faktoren abhängen. Ernährung, Bewegung, Stress, Energie, die dir Beziehungen abverlangen, Delta-Schlaf, Motivation und Kritik sind nur einige von vielen Einflüssen, die den Zustand der Körper-Psyche-Einheit an jedem beliebigen Tag bestimmen. Das Leben ist ein dynamischer Prozess, und es gilt immer, wachsam zu sein.

Du musst begreifen, dass es wichtig ist, **körperliche Aktivität immer zu belohnen** – mit etwas Angenehmen, um eine Neuinterpretation von Bewegung anzuregen. Die Tatsache, dass du dich bewegen kannst, ist an sich schon ein Segen, selbst wenn die Bewegung schmerzhaft ist. Belohne dich also jedes Mal, wenn du dich körperlich betätigst, mit etwas, das deine Sinne als angenehm empfinden. Sorge dafür, dass dein inneres Kind glücklich ist. Die Psyche erinnert sich an die Belohnung, und wenn deine Rückenschmerzen, Kopfschmerzen oder Bauchschmerzen später einsetzen, denkt deine Psyche an die Belohnung zurück; irgendwann wirst du in der Lage sein, deine

Schmerzen einfach auszuschalten, indem du dir die Belohnung nur vorstellst. **Neukonditionierung!**

Du musst verstehen, dass **du eine obsessive Persönlichkeit besitzt** und **pathologisch nett bist** – auf deine Kosten. Dieser perfektionistische Zwang führt dazu, dass du ständig unbewusst wütend bist – den ganzen Tag über, jeden Tag. Nach außen hin lächelt deine Persona, während du innerlich stocksauer bist. Umgekehrt kann es auch sein, was allerdings deutlich seltener vorkommt, dass du das genaue Gegenteil davon bist – ein Unruhestifter, überarrogant und egozentrisch mit einem derart geringen Selbstwertgefühl, dass du mit niemandem zurechtkommst ... **und dieses ist nichts anderes als jenes ...**

Du musst verstehen, dass du weniger **negativ und skeptisch** sein musst. Vermutlich bist du in einem negativen Umfeld aufgewachsen, aber diese Norm der Negativität kann durch bloßes Verstehen in Positivität umgewandelt werden. Die Dinge gehen nicht immer nur schief, und es ist nicht immer alles gegen dich gerichtet. Doch Schmerzleidende erleben alles so, als würde es in die Binsen gehen, weil die Ereignisse durch ein negatives Prisma betrachtet werden, das bereits im frühen Leben konstruiert wurde. Die Welt der Schmerzen ist eine entstellte Welt, verzerrt durch jahrelanges geringes Selbstwertgefühl und hohe selbstauferlegte Anforderungen.

Du musst Anapanasati lernen. Darunter versteht man **Gegenwärtigkeit beim Ein- und Ausatmen.** Anapana („ein und aus") – Sati (für „atmen"). Bewusstes Atmen reguliert das autonome Nervensystem, das wiederum den Körper besänftigt und zur Ruhe bringt, die Anspannung senkt, die Alpha-Aktivität und Gegenwärtigkeit stärkt.

Du musst verstehen, dass **deine Schmerzen zu einer Angewohnheit geworden sind.** Sie sind eine Sucht, die nur schwer zu durchbrechen ist. Das limbische System (das Randgebiet zwischen Großhirn und Hirnstamm) ist der Sitz der Emotionen in deinem Gehirn. Zufälligerweise zielen Schmerzen und Süchte spezifisch auf dein limbisches System ab – sie besitzen die gleichen Mechanismen, Motivationen und Trigger. Der wichtigste psychologische Faktor, um eine Sucht aufrechtzuerhalten, ist der Prozess des Leugnens. Deine Schmerzen sind dein Heroin, dein Alkohol, dein Kokain, deine Nahrung. Das Bedürfnis danach wird zu einem Teil von dir, obwohl du es dir bewusst nicht wünschst. Schmerzen sind häufig eine Selbstbestrafung für das schmähliche Verlangen, Spaß haben zu wollen, aus Gründen, die nur unser Schatten kennt. Wenn du chronische Schmerzen hast, bist du unwillentlich schmerzsüchtig.

Du musst verstehen, dass bereits **in deiner Kindheit** die Bühne frei gemacht wurde für die Wut, die deine Schmerzen verursacht – aufgrund der Angst und Wut, **zurückgewiesen** oder **verlassen** worden zu sein. Zu den häufigsten frühen Ursachen zählen Geburtstraumata, die Abwesenheit der Eltern oder die Befürchtung, die Eltern könnten einen verlassen, sowie teilnahmslose Pflegepersonen; was dazu führt, dass du alles dafür tust, gemocht zu werden – damit alle miteinander auskommen und wieder zusammenfinden.

Du musst verstehen, dass **deine Körper-Psyche-Einheit** aufgrund einer obsessiven / phobischen Persönlichkeit auf die Schmerzen **überreagiert**. Das autonome Nervensystem des obsessiven Phobikers reagiert übertrieben auf Schmerzen, Pollen, gewisse Nahrungsmittel oder andere Stimuli und ruft ein deutlich schlimmeres Symptom hervor, als eigentlich nötig wäre. Die Ohio State University hatte in ihrer Footballmannschaft einmal einen phänomenalen Runningback, der in seiner gesamten Karriere als Footballspieler wegen diverser Verletzungen selten eine ganze Saison zu Ende brachte, und es war kein Zufall, dass er eine phobische Persönlichkeit besaß. Ein überängstlicher Mensch verschlimmert seine Schmerzen unwillentlich, indem er größere Furcht als nötig hat. Dieser Runningback verließ das Spielfeld häufig, nachdem er mit einem Gegner zusammengeprallt war. Jim Tressel, ehemaliger Football Coach an der Ohio State University, kommentierte einmal, wie sein Runningback-Star sich im Laufe der Saison verbessert hatte: „Ich habe den Eindruck, dass er deutliche Fortschritte gemacht hat, im Vergleich dazu, wo er ungefähr Mitte der Saison noch stand; er weiß jetzt, wie er die Angst ein wenig abschütteln kann, und versteht, dass er sich nicht weiter verletzen wird." Coach Tressel wusste, wie der Hase lief. Er war einer der besten College-Football-Coaches der Geschichte, weil er „es drauf hatte". Phobie = Überreaktion auf Symptome.

Du musst verstehen, dass du dazu **konditioniert worden bist, Schmerzen zu erwarten**, also bekommst du welche.

Du musst verstehen, dass du **nicht so harte Urteile fällen darfst**, wenn du mit dir selbst ins Gericht gehst.

Du musst verstehen, dass die **Schmerzen oft symbolisch** für die Arbeit sind, die du verrichtest, oder für eine Beschäftigung, die du verabscheust. Die Stelle, an der der Körper als **verwundet** angesehen wird, ist der Schauplatz des Konflikts.

Du musst verstehen, dass **du die schmerzende Körperstelle anspannst**, unbewusst, genau in diesem Moment, in dem du das hier liest – ohne dass du es merkst. Während du dich bemüht hast, es allen und jedem recht zu machen, hast du das Gefühl für dich selbst verloren.

Du musst verstehen, dass **du eine Pause von deiner Routine brauchst** (unerfülltes Leben). Selbst wenn du das Gefühl hast, dass es nicht nötig ist – die Schmerzen teilen dir indirekt mit, dass es sehr wohl so ist.

Du musst verstehen, dass **häufig ein saisonaler Effekt die Schmerzen und anderen Symptome begleitet**. Während die Jahreszeiten wechseln, treten konditionierte Erinnerungen wieder zutage – und rufen die gleichen Reaktionen hervor.

Du musst verstehen, dass **du das Bedürfnis hast zu weinen**, doch dein forderndes Über-Ich lässt das nicht zu. Daher dienen die Schmerzen, die Erkältung, die Grippe, der Husten oder die Nasen-Nebenhöhlenentzündung als Ersatz für das, was du nicht tun kannst – nicht tun willst – oder wovon du nicht weißt, wie du es anstellen sollst.

Du musst verstehen, dass **du vermutlich in einem Strudel gefangen bist** und nicht weißt, wie du dich daraus befreien kannst. Du bist nicht in der Lage, eine wichtige

Entscheidung zu treffen, die getroffen werden muss – weil dich die Unentschlossenheit des Konflikts lähmt. Dieses Unvermögen, zu handeln oder dich auszudrücken, macht dich rasend wütend, und die Schmerzen existieren, um dir ein Gefühl von Kontrolle über die Orientierungslosigkeit zu verleihen.

Du musst verstehen, dass **du andere Menschen** in deinem Leben brauchst; du kannst nicht allein leben. Das Leben ist Beziehung. Wir brauchen andere, um uns selbst zu akzeptieren, weil wir alle mit dem Bewusstsein verbunden sind. Egal, ob es sich um Beziehungen aus der Vergangenheit oder der Gegenwart handelt, sie müssen Heilung erfahren, entweder durch Kommunikation oder durch Loslassen.

Du musst wissen, dass **es durchaus möglich ist, dich zu verletzen**. Doch die Verletzung sollte innerhalb weniger Tage oder maximal eines Monats heilen. Wenn deine Schmerzen im Rücken oder irgendwo anders im Körper chronisch sind (sprich: mehrere Monate andauern) oder wenn sie wie aus dem Nichts aufgetaucht sind, ist ein emotionaler Auslöser wahrscheinlicher.

Du musst außerdem verstehen, dass die Tatsache, dass du dich vor Jahren einmal am Rücken, am Nacken oder am Knie verletzt hast, nicht bedeutet, dass die alte Verletzung der Grund für deine derzeitigen Schmerzen ist. Die Verletzung ist längst verheilt. Wenn es jetzt an derselben Stelle wehtut, dann liegt das an der Konditionierung. Rücken- und Gelenkverletzungen dauern nicht ein Leben lang an, Erinnerungen können das durchaus.

Du musst dich von Gruppen, Organisationen, Büchern und Menschen fernhalten, die sich über Symptome unterhalten! Über Symptome zu sprechen, verstärkt die Bilder im Kopf, wodurch sich diese tief in dein Unterbewusstsein eingraben. Sprich über das Leben, und du beraubst dein Symptom seines Zwecks.

Du musst verstehen, dass **die Psyche und der Körper eins sind**. Es besteht kein Unterschied zwischen seelischem und körperlichem Leid.

Du musst verstehen, dass **Heilung kein präziser Prozess ist** und keinen logischen Gesetzen folgt.* Finde dein eigenes Licht in der Welt und sei selbst die Veränderung, die du sehen möchtest. Du hast aus deinen eigenen unbewussten Gründen Symptome, und nur du kannst sie beheben. Wenn du nicht heilst – wenn der Erfolg ausbleibt –, wechsle das Unterrichtsfach; nicht immer gilt es, noch mehr zu lernen.

Du musst eventuell **an deiner körperlichen Fitness arbeiten**. Der Körper verlangt nach Bewegung, und Bewegung bedeutet Kräftigung. Eine gute körperliche Verfassung kann der emotionalen zuträglich sein. Häufig gehen beide Hand in Hand; doch auch Spitzensportler bekommen TMS und müssen Dr. Sarno konsultieren – ein persönlicher Konflikt kann sich also auf vielfältige Weise manifestieren.

Du musst vielleicht sogar **mit deinem Gehirn reden – werde wütend auf dein Gehirn!** Ich habe von dieser Heilungstechnik gehört und gelesen. Dr. Sarno schreibt, es mag zwar „albern" klingen, aber es hat bei vielen seiner Patienten gewirkt. Es muss

---

* Sprich: Es gibt keine Patentlösung, keinen exakten, logischen oder präzisen Weg für die Heilung.

tatsächlich etwas dran sein, denn viele ehemalige TMS-Betroffene haben berichtet, dass es Schmerzen auf der Stelle lindern kann, sein Gehirn anzuschreien, weil es einen auf diese Weise an der Nase herumführt. Bei mir war es so, dass ich zwar wütend auf meine Schmerzen wurde, diese Technik aber nur dazu führte, dass sich meine Schmerzen weiter in die Länge zogen. Erst als ich beschloss, mir weniger Druck zu machen, gaben meine Schmerzen klein bei. Wer ohnehin schon starke Schuldgefühle hat, sollte sein Gehirn vermutlich nicht noch zusätzlich lautstark zurechtweisen. Und diejenigen, die überstrapaziert sind und den Eindruck haben, bereits alles gegeben zu haben, brauchen vermutlich eher Streicheleinheiten. Aber ganz gleich, für welche Methode du dich entscheidest, irgendwann fängst du an, mit dir selbst zu sprechen.

Du musst eine tägliche **Aufgabe finden,** die für geistige Klarheit und Entspannung sorgt und die du für den Rest deines Lebens beibehältst. Das kann etwas sein wie Nähen oder Häkeln, Tischtennis oder Joggen, Singen etc.; wichtig ist, dass dir die Tätigkeit in Fleisch und Blut übergeht und kein Nachdenken mehr erfordert, weil der Prozess mechanisch abläuft. Ich spiele Gitarre, stemme Gewichte, laufe und schlage Golfbälle ab, um mich geistig zu entspannen. Das ist **aktive Meditation,** weil sie unterschiedlichen Bewusstseinsebenen ermöglicht, an die Oberfläche zu treten, während man gleichzeitig achtsam den gegenwärtigen Moment wahrnimmt. Wenn du die Tätigkeit vollkommen verinnerlicht hast, ermöglicht sie dem bewussten Teil der Psyche, den Würgegriff um den Körper zu lockern, während sich die Psyche im Alpha-Zustand eines erweiterten Bewusstseins befindet – der Sichtweise, die über das Bewusstsein von Ich und Selbst hinausgeht. Das bedeutet, wir nehmen unsere Umgebung zwar war, lassen uns davon aber nicht aus der Ruhe bringen; schließlich treten unbewusste Bilder und Symbole an die Oberfläche, die uns Antworten geben, und tägliche Probleme verschwinden häufig oder lösen sich von selbst. Die tägliche Handlung sollte um ihrer selbst willen verrichtet werden, sonst ist sie kontraproduktiv. Es sollte also nicht darum gehen, durch den Prozess irgendetwas zu erzielen, sondern bloß darum, das Ritual an sich durchzuführen, andernfalls ist das Ich immer noch beteiligt und schirmt dich vom vollen Bewusstsein ab.

Du musst **die Gegenwart achtsam wahrnehmen.** Alle bisher genannten Ratschläge helfen erwiesenermaßen, die Symptome von Schmerz und Krankheit zu lindern. Aber der einzige dauerhafte Weg, der aus dem Leid herausführt, besteht darin, für das Jetzt empfänglich zu werden. Gegenwärtigkeit erweitert das Bewusstsein, weil sie den Gedankenstrom durchbricht, der ein Gefühl des Abgetrenntseins hervorruft, gefährliche Gedanken heraufbeschwört und uns emotional an etwas festklammern lässt. Dauerhafte Heilung entsteht nur durch bewusstes Wahrnehmen, nicht, indem man „Dinge tut". Auch wenn „Dinge tun" vorübergehend für Erleichterung sorgen kann, weil die Aufmerksamkeit auf etwas anderes gerichtet wird, ist dauerhafte Heilung gleichbedeutend mit einer Bewusstwerdung, die man nur durch Gegenwärtigkeit erreicht, indem man seine Aufmerksamkeit auf den jetzigen Zeitpunkt richtet, ohne darauf zu reagieren. Gegenwärtig zu sein bedeutet, die Vergangenheit loszulassen, indem man verzeiht (nicht mehr darüber nachdenkt und sich deshalb emotional nicht mehr daran festklammert), und indem man das trügerische Gedankengebäude der Zukunft loslässt, wodurch Stress aufgelöst wird: Stress bedeutet „nicht gegenwärtig". Gegenwärtigkeit hebt das Verlangen nach schnellen Antworten auf, überwindet die Angst durch fundamentale Liebe, stärkt unser Mitgefühl dank eines tieferen Verständnisses von der Verbundenheit aller Dinge, allen Seins. Gegenwärtigkeit bedeutet, die Person, die man gerade vorgibt zu sein, sterben zu lassen und authentisch zu werden. Anspannung bedeutet „falsch", Entspannung bedeutet „echt". Um gegenwärtig zu sein, muss man aufhören, immer alles verstehen zu wollen, unbeschwert mit dem Nicht-Wissen im Einklang zu sein und zu erkennen, dass du bereits die Person bist, die du sein sollst, dass du bereits geheilt bist. Bei Gegenwärtigkeit geht es – so wie bei der Heilung – nicht darum, ein Ziel oder ein bestimmtes Niveau zu erreichen, sondern es bedeutet, dass man sein Leben so annimmt, wie es jetzt ist. Der weise Lehrmeister Ramana Maharshi sagte: „Meditiere nicht, sei, denke nicht, dass du bist, sei, denke nicht daüber nach zu sein, du bist." Es geht nicht darum, gut zu sein, sondern das Gute zu erkennen, das dir bereits innewohnt, weil es augenblicklich und gleichzeitig dazu führt, dass du den Hass in deinem Herzen auf dich selbst auf andere Menschen projizierst, ohne dies zu erkennen, da du mit deinem Verstand identifiziert bist (nicht gegenwärtig). Gegenwärtigkeit bedeutet Akzeptanz und vollkommene Hingabe, denn dein Körper kehrt hierher zurück, sehnt sich nicht länger fort.

> *„Ich wurde von starker Angst ergriffen, und mein Körper begann zu zittern. Ich hörte die Worte: „Wehre dich nicht!", als kämen sie aus dem Inneren meiner Brust. Ich spürte, wie ich in eine Leere hineingesaugt wurde [...] Plötzlich war die Angst verschwunden, und ich ließ mich in diese Leere hineinfallen."*
> — Eckhart Tolle, *The Power of Now, A Guide to Spiritual Enlightenment*[171]

Du musst verstehen, bloß, weil du nicht glaubst, dass **versteckte Wut Schmerzen verursacht**, bedeutet das nicht, dass es nicht stimmt. **Wiederholte Beobachtungen** haben gezeigt, dass es wahr ist. Da das Leugnen der Wahrheit für das Entstehen der Schmerzen verantwortlich ist, verwundert es nicht, dass du TMS als Ursache für deine Schmerzen immer noch leugnest.

Schraube deine Erwartungen herunter – lass locker, lass los. Du hast nicht genug Spaß im Leben, was sich im obsessiven Fokus auf deinen Körper äußert. Die TMS-Schmerzen zeigen, dass die Anforderungen, die dein Leben an dich stellt, größer sind als das Glück, das es dir bringt. Zwanghaftes Streben, Workaholismus, Drogen und Alkohol bedeuten nicht, „Spaß zu haben". Es sind Betäubungsmittel für emotionalen Schmerz, der aus vorheriger Trennung herrührt – oder von einem Mangel an Verbindung. Das Vorhandensein körperlicher Schmerzen offenbart, dass Freude und Anerkennung Mangelware sind, und dass dein Leben verlangsamt oder beschleunigt werden sollte – leg einen Zahn zu oder drossele das Tempo, um wieder ins Gleichgewicht zu kommen.

15
Konditionierung:
The First Cut Is the Deepest

Der Prozess der Konditionierung, oder Programmierung, scheint ausschlaggebend dafür zu sein, wann jemand, der TMS hat, Schmerzen bekommt. So berichten Menschen mit Kreuzschmerzen häufig, dass diese unweigerlich durch Sitzen hervorgerufen würden. Sitzen ist eine derart harmlose Aktivität, dass man sich nur wundern kann, wie dadurch Schmerzen entstehen sollen [...] Das Gehirn stellt die Verbindung zwischen dem Sitzen und dem Einsetzen der Schmerzen her, und fortan ist die Person programmiert, beim Sitzen Schmerzen zu erwarten [...] Sie hat gelernt, Aktivität mit Schmerzen zu assoziieren; sie erwartet Schmerzen, also bekommt sie welche. Das ist Konditionierung.
— John E. Sarno, M.D., *Healing Back Pain*[172]

Was meine eigene Heilung anging, so traf Dr. Sarnos obiges Zitat den Nagel auf den Kopf. Jedes Mal, wenn ich mich hinsetzte, wurde die Durchblutung gedrosselt, und die Rückenschmerzen schlugen zu. Folgendes war passiert: Als ich einmal unter hoher Anspannung stand und mich hinsetzte, durchfuhr mich dabei ein stechender Schmerz. In jenem Moment wurde ich augenblicklich dazu konditioniert, Schmerzen zu erwarten, sobald ich mich hinsetzte, also bekam ich jedes Mal beim Hinsetzen Schmerzen. Wenn man einmal begriffen hat, dass Sitzen niemals Schmerzen verursachen kann, beginnt die konditionierte Reaktion des Gehirns, ihre Strategie rückgängig zu machen, bis die Taktik nicht länger als Ablenkung funktioniert.

Mir fiel nach und nach auf, dass ich jedes Mal, wenn ich mich auf bestimmte Weise bewegte oder auf gewisse Weise saß oder stand, die schmerzende Körperstelle anspannte – meinen Rücken so verkrampfte, als wollte ich die Stelle vor weiteren Schmerzen schützen, unbewusst in Abwehrhaltung ging. Auch wenn dort einmal Schmerzen aufgetreten sind, ist der fortwährende „Schutz" des Gehirns vor Schmerzen durch Anspannen der Körperstelle unnötig und eine bloße Angewohnheit. Durch weiteres Anspannen wird die Durchblutung der betroffenen Stelle noch weiter vermindert, wodurch anhaltende Schmerzen entstehen. Um zu heilen, muss eine Neukonditionierung stattfinden – die alte Konditionierung muss rückgängig gemacht werden.

Emotionale und seelische Schmerzen – in Wahrheit unser gesamtes emotionales Lernen – wird in unseren Körpern gespeichert, in unseren weitverzweigten, miteinander verknüpften neuronalen Netzwerken. Das ist der Grund, warum Angst, Unruhe oder Wut mit körperlichen Reaktionen einhergehen wie Muskelspannung, Übelkeit, Kurzatmigkeit, pochenden Kopfschmerzen und Rückenschmerzen [...] Solange wir uns nicht aufrichtig

mit unseren tieferen Wahrheiten auseinandersetzen und uns hindurcharbeiten, werden unsere Körper uns an das erinnern, was wir „vergessen" haben.
— Tian Dayton, Ph.D., *The Neurobiology of Emotions: How Therapy Can Repattern Our Limbic System*[173]

Ein gängiges Beispiel für diesen Prozess der Konditionierung ist die Reaktion auf gewisse Medikamente. Die Schmerzleidende nimmt eine Tablette in dem Glauben, dass sie wirkt. Aber hat sie vielleicht nur zufällig einen besseren Tag? Oder vielleicht hat sie sich auch hingelegt und ausgeruht, nachdem sie die Tablette eingenommen hatte, oder ihr Arzt hat ihre Erwartungen daran in die Höhe geschraubt, und ihre Schmerzen lassen aufgrund ihrer tiefen Überzeugung nach, oder weil es schlicht ein günstiger Zeitpunkt war. Jetzt glaubt sie, dass dieses bestimmte Medikament ihre Schmerzen zum Verschwinden bringt. Wenn sie es das nächste Mal nimmt, tritt die Wirkung schnell ein, weil der Konditionierungsprozess durch einen Trigger in ihrem neuronalen Netzwerk gespeichert wurde – ihrem persönlichen Highway der Informationen, der beim ersten Mal asphaltiert wurde, als die Information ihn passierte. Die Schmerzleidende wurde konditioniert zu glauben, dass ihr Lieblingsmedikament beim ersten Mal funktioniert hat, also tut es das weiterhin, jedes Mal. Sie schwört auf diese Tabletten, empfiehlt sie all ihren Freunden weiter. Hätte es mit dem Medikament beim ersten Mal nicht funktioniert, würde sie nicht daran glauben und hätte es nicht wieder eingenommen. Das ist typisch. Ich habe diese Konditionierung bei ritueller Einnahme von Mitteln wie Chondroitin, Glucosamin und Cox-2-Hemmern erlebt.

Ich wurde konditioniert, stechende Schmerzen zu verspüren, sobald ich mein Bein streckte und einen Zeh anhob. Nachdem ich meinen Fuß zum ersten Mal angehoben und dabei Schmerzen gespürt hatte, bekam ich dabei unweigerlich jedes Mal Schmerzen. Konditionierung geschieht unmittelbar, und dein Gedächtnis macht dich durch diesen Prozess kontinuierlich zum Opfer. Die gleichen sensorischen Erfahrungen generieren die gleichen Ergebnisse, immer wieder, bis neue Erfahrungen die alten ersetzen, bis die konditionierte Reaktion **umgemodelt** wurde – eine erfahrungsbezogene Rundumerneuerung.

Ich steuere meine Erinnerungen; ich lasse mich nicht von meinen Erinnerungen steuern.
— Ayurveda, Vedanta-sutra des Philosophen Shankaracharya, *Science of Life*

Deepak Chopra, M.D., fasste den oben zitierten Aphorismus in andere Worte: „Ich nutze meine Erinnerungen, aber ich lasse mich nicht von meinen Erinnerungen benutzen." Wir brauchen Erinnerungen, um im Alltag zu funktionieren, um uns daran zu erinnern, wer wir sind, wohin wir gehen müssen, was wir zu tun haben. Doch alte Erinnerungsmuster können auch hinderlich für uns sein. Es gibt Arten, uns unsere Erinnerungen zunutze zu machen, und es gibt Arten, von unseren Erinnerungen benutzt zu werden *... und das Yin jagt das Yang ... und dieses wird zu jenem ...*

Eine bestimmte Position einzunehmen, um sich besser zu fühlen, führt zu einer konditionierten Reaktion; die Person wird so abhängig davon wie von einer Droge. Über zwanzig Jahre lang ließen meine Schmerzen jedes Mal nach, wenn ich ein Kissen unter mein rechtes Bein schob. Nachdem es ein erstes Mal meine Schmerzen gelindert hatte, funktionierte es immer. Rückblickend erkenne ich, wie unsinnig das alles war. Ich war konditioniert zu glauben, dass eine Veränderung von 2,934 Grad im Winkel meines Beins half, meine Hüften oder Bandscheiben korrekt auszurichten und die Schmerzen zu lindern. Der Gedanke ist vollkommen blödsinnig, aber das Gehirn giert nach Suggestionen, und meine Ärzte hatten mir immer wieder geraten, mir ein Kissen zwischen oder unter die Beine zu legen, um mich besser zu fühlen. Sie hatten recht; es half mir, allerdings nur, weil ich glaubte, dass es half.

Um wieder gesund zu werden, ist es von äußerster Wichtigkeit, dieses Konzept zu verstehen. Du bückst dich, um dir die Schuhe zuzuschnüren, und ein Schmerz durchzuckt deinen Rücken; schon bist du konditioniert. Es ist wie bei einer neuen Runde Fangenspielen – ab jetzt bist du der Gejagte. Es passiert augenblicklich. Ich habe es als „Daumenabdruck der Schmerzen" im Gehirn bezeichnet. Phantomschmerzen sind ein gängiges Phänomen unter Menschen, denen Gliedmaßen amputiert wurden. Das Gehirn erinnert sich an die Schmerzen; schließlich hat es den Schmerz aufgrund der Signale, die es beim ersten Mal erhalten hat, als Schutzreaktion kreiert – und damit die Erinnerung erschaffen. Und aufgrund deiner Erinnerung erwartest du die Schmerzen künftig, und die Erwartung führt zu Chronizität. Dr. Sarno verdeutlichte am Beispiel einer seiner Patientinnen, wie unsinnig es ist, Schmerzen zu erwarten. „Eine Frau, die sich problemlos vornüberbeugen und mit den Handflächen den Boden berühren konnte, erzählte mir, sie hätte jedes Mal Schmerzen, wenn sie sich die Schuhe anzog."[174]

Ein paar Leute haben mir erzählt, dass sie Rückenschmerzen bekamen, wenn sie den Kopf vorbeugten. Auch ich erlebte diese Reaktion. Durch TMS-Heilung verschwindet auch das (die Schmerzen, nicht der Kopf), weil es sich um eine konditionierte Reaktion handelt.

Konditionierte Reaktionen könnten vielfältige Formen annehmen, und ihre Anzahl ist unbegrenzt. Sie ähneln Triggern. Bei einem Trigger handelt es sich meistens eher um ein Ereignis, um einen Ort oder um eine Substanz, die dem Einsetzen der Symptome vorausgeht; es ist ein Auslöser, der ein Symptom oder eine Reihe von Symptomen in Gang setzt. Die konditionierte Reaktion kann als **automatische Erinnerung** des Gehirns angesehen werden, die von einem Trigger ausgelöst wird.

Robert Scaer, M.D., beschreibt in seinem Buch *The Trauma Spectrum: Hidden Wounds and Human Resiliency* eine konditionierte Reaktion, die Robert Tinker, Ph.D., während einer EMDR-Sitzung mit einer Frau erlebte, die körperlich misshandelt worden war.[175] Als sich die Frau sich wieder bewusst an ein traumatisches Erlebnis mit ihrem gewalttätigen Mann erinnerte, begann sie zu weinen, und mit einem Mal erschien auf ihrer linken Wange ein Handabdruck, die vier Finger seiner Hand, dort, wo er sie damals geschlagen hatte – eine körperlich gespeicherte Reaktion. Ihr **autonomes Nervensystem reproduzierte** das Trauma, als die Erinnerung wieder in ihr Bewusstsein vordrang – und bildete die Auswirkung, den Handabdruck, originalgetreu nach. Das ist Konditionierung.

Ailsa

Ich machte Bekanntschaft mit einer hübschen jungen Frau namens Ailsa, die eine Zusammenfassung ihrer faszinierenden Geschichte geschrieben hatte; aufgrund ihrer Schmerzen hatte sie im Rollstuhl gesessen, wurde aber wieder vollkommen gesund. Ihre Heilung setzte allmählich ein, nachdem sie Dr. Sarnos Buch *The Mindbody Prescription* gelesen hatte. Bevor sie im Rollstuhl saß, als sie noch laufen konnte, war sie zu der Überzeugung konditioniert worden, sie besäße nur ein Paar Schuhe (Sandalen), in denen ihr die Füße nicht wehtaten. Sobald sie irgendein anderes Paar Schuhe anzog, beispielsweise ihre sündhaft teuren Lieblingsstiefel, schmerzten ihre Füße schrecklich. In ihrem Bericht schreibt sie: „Heute kommt mir das verrückt vor, aber ich glaubte damals, ich hätte nur ein Paar Schuhe, das meinen Füßen keinen Schaden zufügte. Natürlich hatte ich sie drei Jahre lang ununterbrochen getragen, und sie fielen fast auseinander, weswegen ich allmählich in Panik geriet, weil ich keinen Ersatz für sie fand […] Als ich *The Mindbody Prescription* nochmals las, kam mir plötzlich der Gedanke, dass es sich hierbei um eine Assoziation handeln könnte. Ich holte meine Stiefel hervor. Ich zog sie an. Zu meiner Bestürzung bemerkte ich, dass mein Herz vor Angst raste und meine Füße entsetzlich wehtaten." Also begann Ailsa, sich Ziele zu setzen und sich jedes Mal zu belohnen, wenn sie ihre Stiefel ein wenig länger trug – um ihre Angst zu mindern. Sie handelte ihrem neuen Wissen zufolge und begann, ihr Gehirn aufzuklären, es von irreführenden Warnhinweisen zu befreien. Heute trägt sie die Schuhe, die sie will – und läuft so lange sie will. Dank des Wissens, dass sie sich keinen Schaden zufügen konnte, wurde sie gesund. Sie fing sogar wieder an, Klavier zu spielen, was sie aufgrund ihrer Fußschmerzen ebenfalls aufgegeben hatte. Um mit ihren Worten zu sprechen: „Seitdem habe ich ohne Probleme Klavier gespielt, und zwar alles, was ich wollte. Ich habe in den letzten Monaten sogar zwei eineinhalbstündige Konzerte gegeben (und dabei natürlich meine Stiefel getragen)."

Ailsas Heilerfolg ist eine wunderschöne Geschichte darüber, wie der menschliche Wille dank wachsender Erkenntnis Hindernisse überwinden kann. Und zu der Freude über ihre Genesung kommt hinzu, dass ihre Allergien und ihr Asthma, unter denen sie vierzig Jahre gelitten hatte, gleichzeitig verschwanden. Das ist bei der Heilung von Spannungsschmerzen nichts Unübliches, da Allergien konditionierte Überreaktionen sind, die von Pollen und anderen äußeren Stimuli getriggert werden. So verschwinden bei Menschen, die unter Anspannungssymdromen gelitten haben, zusammen mit den Schmerzen häufig auch ihre Lebensmittelallergien, wenn sich die Konditionierung wieder umkehrt. Angst muss überwunden werden, um jegliche konditionierte Reaktion zu durchbrechen.

Wir selbst begrenzen unsere Ausdauer, Stärke und Fähigkeiten, indem wir ein zerbrechliches Glashaus darum errichten. Wenn das Glashaus durch Wissen und Entschlossenheit zu Fall gebracht worden ist, ist die Welt unbegrenzt. Warum brechen Olympia-Athleten die Weltrekorde vom Vorjahr immer nur knapp? Warum machen sie die vorigen Rekorde nicht richtig zunichte? Warum geht jede neue Generation an den Start und bricht die vorherigen Rekorde? Die Antwort ist eindeutig; **Menschen brauchen Maßstäbe.** Sie wollen wissen, wie weit sie gehen sollen. Sobald sie wissen, wie weit sie gehen sollen, gehen sie genau bis dorthin und nicht weiter, weil es mehr wertvolle Lebensenergie kostet, die zu investieren sie nicht bereit sind. Leben ist Beziehung, aber Energie ist Leben.

Patienten sind üblicherweise konditioniert, bei körperlicher Aktivität Schmerzen zu erwarten; daher sollten sie die bestehenden programmierten Muster erst dann herausfordern, wenn sie ausreichend Zutrauen in die Diagnose entfaltet haben [...] Seine Angst zu überwinden und normale körperliche Aktivität wieder aufzunehmen, ist vermutlich der wichtigste Teil des therapeutischen Prozesses.

— John E. Sarno, M.D., *Healing Back Pain*[176]

Die dynamische Körper-Psyche-Einheit

In meinem eigenen Heilungsprozess betrachtete ich die Körper-Psyche-Einheit nicht als Instanz, sondern vielmehr als einen Prozess. Ich verstand das Konzept, wie andauernde Gedankenmuster zu andauernden psychosomatischen Manifestationen führten. In *Body, Mind & Soul* berichtet Dr. Chopra, dass sich der Körper rund einmal im Jahr mittels Zellaustausch selbst erneuert, da Zellen kontinuierlich absterben und durch neue ersetzt werden. Daher ist unser Körper ungefähr jedes Jahr ein neuer. Dr. Chopra wird häufig gefragt: „Warum habe ich dann immer noch Arthrose und verstopfte Arterien?" Es ist offenkundig, dass konditionierte Muster, zyklische Schmerzen und andere psychosomatische Symptome das Resultat des gleichen kreisförmigen Uroboros-Informationsmusters sind, oder, wie Dr. Chopra es in seinem Buch *Body, Mind, & Soul* formuliert hat: „Durch Konditionierung erschaffen wir die gleichen Informations- und Energieimpulse [...] dabei handelt es sich nicht bloß um die gleichen Gedanken und Gefühle, Emotionen und Vorstellungen, sondern auch um die gleichen Verhaltensweisen, die gleichen Ernährungsgewohnheiten, die gleiche Wahrnehmung der Welt durch unsere Sinne. Und als Ergebnis davon erzeugen wir natürlich die gleiche Art Informationen und Energie, aus denen die gleichen biochemischen Begebenheiten resultieren, die gleichen körperlichen Begebenheiten, die gleichen Verhaltensmuster und letztlich die gleichen Krankheitsfolgen."

Dieser Prozess ist identisch mit chronischen und wiederkehrenden Schmerzen, deren Chronizität durch die Erzeugung ähnlicher Mengen an Informationen und Energie bedingt wird. Wahrnehmung und Realität verändern sich ebenfalls, weil die Wahrnehmung der Realität die Realität verändert. Jedes Mal, wenn du etwas betrachtest, veränderst du es. Das Problem ist, dass die Menschen ihr Leben nie mit neuem Blick betrachten, daher verändern sie sich nie – wodurch das gleiche Symptom entsteht. Die Operationen, Injektionen, Medikamente und Therapien ermöglichen ihnen, ihren gleichen konditionierten Pfad weiter zu beschreiten. Wie also verändert man seine Wahrnehmung von Grund auf? Das passiert nur durch tiefere Einsicht – indem Assoziationen gekappt werden. Nichts kann wachsen, bevor nicht etwas anderes verdorrt ist und neue Erde aufgebrochen wurde. Ich rate den Leuten, mit links zu schreiben, morgens das Bett auf der anderen Seite zu verlassen, einen anderen Weg zur Arbeit zu fahren etc. Durchbrich die täglichen Muster – ändere dein Leben!

Wenn es draußen kalt, regnerisch und klamm war, taten mir früher der Rücken und die Gelenke weh. Doch das Wetter war nur ein Trigger, der durch meine falsche Überzeugung eine konditionierte Reaktion auslöste. Ein Körperteil, das ohnehin schon angespannt ist, kann sich bei unangenehmen Wetterverhältnissen weiter verspannen. Die Gesellschaft ist gemeinschaftlich übereingekommen, dass nasskaltes Wetter Beschwerden verschlimmern kann, also tut es das häufig. Heute bringt mich nichts so sehr auf die Palme wie die Diskussion über weiche und harte Matratzen. Schmerzstärken haben nichts mit der Flexibilität einer Matratze zu tun. Ich habe sie alle ausprobiert. Heute kann ich auf einem Nagelbett schlafen, ohne Schmerzen zu bekommen. Ich wurde konditioniert zu glauben, dass mir eine harte Matratze helfen würde, weil man mir bereits früh im Leben erzählt hatte, dass sie es täte. Jeder Mensch kann auf jeder Art von Unterlage schlafen, ohne irgendwelche Schmerzen zu bekommen, sofern er nicht unter Anspannung steht. Relevant ist nur, wie fest man an etwas glaubt, nicht wie fest eine Matratze ist. Doch die meisten Menschen gelangen nicht zu dieser Erkenntnis, weil sie die Schmerzen fürchten und einem falschen Mem aufgesessen sind. Dieses spezielle Mem sollte sich zur ewigen Ruhe betten.

> Lass dich nicht von Menschen verunsichern, die dir erzählen, dass du auf bestimmte Art stehen, heben oder sitzen solltest. Mir wurde gesagt, dass mein Iliopsoas-Muskel auf einer Seite zu kurz wäre, wodurch meine Schmerzen verursacht würden. Das sind irrige – heimtückische – Aussagen, die bloß dazu führen, dass sich die Schmerzen weiter ausbreiten und länger andauern.

Typische Muster

Ein typisches Beispiel war ein Patient, der durch obsessive harte Arbeit ein sehr erfolgreiches Unternehmen erschaffen hatte und zum Patriarchen und Gönner seiner großen Familie geworden war. Er genoss seine Rolle, doch spürte er auch eine starke Verantwortung auf sich lasten. Während seines gesamten Lebens als Erwachsener litt er unter Kreuzschmerzen, die sich jeglichen Behandlungsversuchen widersetzten. Als er zu mir in die Sprechstunde kam, waren die Muster bereits tief verwurzelt und Teil seines Alltags. Er verstand das Konzept spannungsinduzierter Schmerzen, war jedoch nicht in der Lage, seine lebenslangen Muster zu durchbrechen.

— John E. Sarno, M.D., *Mind Over Back Pain*[177]

Ich bin der lebende Beweis dafür, dass lebenslange Muster durchbrochen und durch neue Informations- und Energieimpulse ersetzt werden können – wenn der tiefe Wunsch dazu besteht. Sei guten Mutes. Der Mann, der in der oben zitierten Passage erwähnt wird, war nicht bereit, sich zu ändern. Seine Weigerung, etwas zu verändern, war seine eigene Wahl, aufgrund seiner persönlichen Motivationen und seines unbewussten Bedürfnisses nach Schmerzen. Veränderung ist oft beängstigender als Schmerzen. Seine Familienmuster aufzubrechen hätte bedeutet, seine Komfortzone zu verlassen und unbekannte Wege zu beschreiten. Muster sind versteckte Konditionierung. Mein typisches Langzeitmuster bestand darin, dass auf Phasen, in denen ich ein angestrebtes Ziel erreicht hatte, Schmerzen folgten, ODER sie wurden durch eine neue Herausforderung getriggert. Jedes Mal, wenn ich ein hart erkämpftes Ziel erreicht oder mich eine Ebene emporgekämpft hatte, ganz egal, was ich tat, tauchten Schmerzen auf, damit ich mich von den Anforderungen erholen konnte, die ich zuvor an mich selbst gestellt hatte.

Im Sommer des Jahres 2006 traf ich einen Mann, der immer nur im Dreierpack nieste. Entweder nieste er drei Mal oder sechs Mal oder neun Mal hintereinander, aber nie in einer anderen Kombination. Es war faszinierend, das zu beobachten. Das Gehirn liebt vertraute Pfade. Etablierte Nervenbahnen sind die geschmeidigsten, schnellsten Straßen auf dem Highway der Synapsen – und sie etablieren sich blitzartig.

Das Knacksen, das man rund um den Globus hört

Sie berichtete, es habe angefangen, als sie sich vorbeugte und spürte, „wie etwas knackte". Das ist eine typische Beschreibung für das Einsetzen [der Schmerzen] und suggeriert ausnahmslos allen Patienten, mit ihrem Rücken wäre etwas Entsetzliches passiert, auch wenn wir rückblickend wissen, dass das nicht der Fall ist.

— John E. Sarno, M.D., *Mind Over Back Pain*[178]

Hin und wieder höre ich etwas in meinem Rücken schnalzen oder knacken, aber ich denke mir nichts mehr dabei. Das Geräusch entsteht schlicht durch Bewegung der Bänder oder durch Gelenkflüssigkeit, die sich ausdehnt und um die Gliedmaßen, Bänder oder Knochen herumknackst. Wen kümmert's? Das Schnalzen verrät mir, dass ich ein wenig unter Stress stehe und dass meine Anspannung vermutlich erhöht ist, das ist alles.

Er tritt auf die Base des Baseballfelds, holt mit dem Schläger aus, hört ein lautes „Knacks" – und stürzt zu Boden. Er wird ins Krankenhaus eingeliefert, wo die MRT-Aufnahmen einen oder mehrere Bandscheibenvorfälle offenbaren. Der Bandscheibenvorfall kann in der Nähe der schmerzenden Stelle liegen, aber das wird dem behandelnden Arzt egal sein. Der Doktor (von lat. „docere", lehren) wird ihn belehren, Schuld an den Schmerzen seien diese Bandscheiben. Dabei war der Bandscheibenvorfall höchstwahrscheinlich schon vorher da, nur gab es bislang einfach keinen Grund, Aufnahmen davon zu erstellen. Der Arzt wird ihm zu einer Operation raten, ihm Medikamente verordnen oder ihm Physiotherapie verschreiben, wodurch der Baseballspieler erst zu glauben konditioniert wird, sein Rücken wäre irgendwie beschädigt – und seine Wirbelsäule empfindlich. Was ihm nicht klar ist: Er wäre auch ohne Operation gesund geworden. Doch er befolgt den Rat seines Arztes, weil er eine Auszeit von seinem spannungsgeladenen Umfeld braucht – was der eigentliche Grund für die getriggerte Reaktion ist. In der Folge schreibt er seine Genesung irrtümlicherweise der Operation zu.

Direkt verwandt mit dem „Knacks- oder Schnalz-Phänomen" und eine konditionierte Reaktion ist die chiropraktische Behandlung. Wenn die Person das plötzliche Knacken hört / spürt, und der Chiropraktiker daraufhin verkündet: „So, ich hab's erwischt!", denkt das Gehirn: „Er hat's erwischt", und entspannt vorübergehend die Stelle, die es sonst unbewusst anspannt – aus Erleichterung und durch seinen Glauben an die Behandlung. Doch er hat es ganz und gar nicht erwischt. Abgesehen von einem Geräusch, das der Chiropraktiker oder Osteopath als positives Signal gewertet hat, ist nichts passiert. Die Erleichterung währt jedoch selten lang, weil der Grund für die Anspannung immer noch existiert. Und wenn ein Rücken umgekehrt ein Geräusch macht, während kein Arzt da ist, um es zu hören, verursacht es Schmerzen? Du musst dir klarmachen, dass durch die Behandlung in deiner Wirbelsäule weder etwas eingerastet noch zurückgesprungen ist.

Du kannst nicht ohne einen Trigger konditioniert werden, ohne etwas, das das Gehirn in die Vergangenheit zurückbefördert; dazu dient der Trigger (von niederländisch trekken, ziehen). Es kann gewisse Zeit dauern, bis der Suggestionsprozess vollständig einsickert, aber Konditionierung geschieht augenblicklich. Der Trigger setzt den konditionierten Prozess in Gang, daher bedingen beide einander.

Schmerzkliniken

Es gibt drei Sorten von Lügen: Lügen, verdammte Lügen und Statistiken
— Leonard Henry Courtney

Zeig mir jemanden, der unter chronischen Schmerzen leidet, dem eine Schmerzklinik geholfen hat, und ich zeige dir jemanden, der unter dem direkten Einfluss eines Placebos steht. Die Schmerzen zu behandeln, ist auf lange Sicht keine Option, um zu heilen. Allerdings mag es manchmal notwendig sein, jemanden, der unter starken Schmerzen leidet, mit Hilfe von Schmerzmitteln, entzündungshemmenden Medikamenten, mehr Bewegung oder durch das Säen von Zuversicht wieder ins Gleichgewicht zu bringen.

Meine Frau verbrachte als Querschnittsgelähmte viele Stunden in einer örtlichen Schmerzklinik. Mich überrascht immer wieder, wie wenigen Leuten klar ist, dass Menschen, die durch Verletzungen des Rückenmarks querschnittsgelähmt sind, unter chronischen Schmerzen leiden. Die Lähmung ist nur eines ihrer zahlreichen Probleme, die in erster Linie von ihrer Bewegungsunfähigkeit herrühren. Häufig verursacht die Verletzung des Rückenmarks Schmerzen, allerdings nicht aufgrund der Lähmung selbst, weil diese Nerven abgestorben sind und keine Schmerzsignale mehr aussenden. Die

Schmerzen strahlen von den „Rändern" der Verletzung aus, wo gesundes Nervengewebe versucht, mit dem vernarbten Nervengewebe zu kommunizieren, was zu unbewusster Wut auf die Verletzung führt. Der Körper begehrt gegen sein vergebliches Bemühen auf, wieder ganz zu werden – durch den Verlust der Kommunikation zwischen Psyche und Körper entsteht unbewusster Zorn.

Susans behandelnder Arzt in der Schmerzklinik, den wir zum damaligen Zeitpunkt aufsuchten, hatte beschlossen, ihr eine epidurale Kortison-Injektion zu verabreichen, um ihre Schmerzen zu lindern. Ich erkundigte mich, wie hoch seine Erfolgsquote sei, und er antwortete wie aus der Pistole geschossen: „76,4 Prozent". Komma vier Prozent? Die Injektionen linderten Susans Schmerzen nicht einmal ansatzweise. Die nächsten paar Mal, die ich mit Susan in der Schmerzklinik war und im Warteraum verbrachte, was pro Injektion rund fünf bis sechs Stunden in Anspruch nahm, begann ich, die anderen Patienten zu fragen, ob ihnen die Kortisoninjektionen halfen – sie alle antworteten: „nein". Keinem einzigen der Patienten, mit denen ich sprach, hatte die Behandlung Schmerzlinderung verschafft. Nachdem sie gehört hatte, wie ich die anderen Patienten befragt hatte, raunte mir eine Krankenschwester, die in der Schmerzklinik arbeitete, zu: „Die helfen niemandem." Ich schätze, die Statistiken, die derart hohe Erfolgsquoten anpreisen, wurden zuvor mit Steroiden aufgepumpt.

Eine andere Frau, die einmal in einer Schmerzklinik gearbeitet hatte, erzählte mir: „Es ist offensichtlich, dass sie niemandem helfen – und die Ärzte wissen, dass sie nicht helfen." Sie behandeln die Symptome und nicht die Ursache. Es gibt keine Erfolgsquote von sechsundsiebzig Prozent. Es ist eine Lüge, eine verdammte Lüge, eine Statistik. Der neueste Schrei zur angeblichen Linderung von Rückenschmerzen sind große Maschinen, die die Wirbelsäulenzwischenräume auseinanderziehen, um mehr Platz für die Nerven zu schaffen. Momentan werden sie mit Erfolgsquoten von weit über achtzig Prozent beworben. In Wahrheit sind sie vollkommen nutzlos, weil die Schmerzen nicht durch verengte Wirbellöcher bedingt sind – und selbst wenn sie es wären, wären die Geräte nicht imstande, irgendetwas daran zu ändern.

> *Die Idee dahinter ist, die Löcher zu vergrößern, damit die Nerven nicht „eingeklemmt" werden. Doch wie zuvor bereits erwähnt, ist die Vorstellung, dass Nerven eingeklemmt werden, in der Regel ein Hirngespinst, und wieder einmal wird viel Lärm um nichts gemacht.*
>
> — John E. Sarno, M.D., *Healing Back Pain*[179]

Schmerzzentren schießen in den USA derzeit wie Pilze aus dem Boden. Es ist schwer zu sagen, wie viele derzeit in Betrieb sind, weil viele Chiropraktiker, Ärzte und Masseure sich einfach als Schmerzklinik betiteln. Ich fragte die Betreiber einer Internetplattform, die Informationen zum Thema Schmerzen bereithält, wie viele Schmerzkliniken es derzeit in den USA gebe, und sie schrieben zurück, aktuell seien es rund viertausend. Um mit Dr. Sarno zu sprechen: „Schmerzen sind, waren und werden immer ein Symptom sein. Wenn sie stark und chronisch werden, dann ist das, was sie verursacht, stark und bisher unerkannt geblieben. In Bezug auf diese Schmerzsyndrome ist Chronizität ein Anzeichen für eine falsche Diagnose."[180]

Das Beste, was eine Schmerzklinik leisten kann, ist, ihren Patienten Schmerzmittel zu verabreichen, um durchdringende Schmerzen zumindest etwas abzumildern, während der Körper beginnt, sich wieder ins Gleichgewicht zu bringen und zu heilen. Die Gefahr liegt in der Sucht nach der Vermeidung jeglichen verborgenen Konflikts und dem Verlangen, sich mithilfe von Schmerzmitteln besser zu fühlen.

> *Die Schmerzkliniken sind Teil des Problems. Sie lassen den Glauben an die eigene Hinfälligkeit fortbestehen. Die meisten Patienten, die zu mir kommen und die bereits in Schmerzkliniken waren, sind für immer verloren. Sie wurden so vollständig zu dem Glauben konditioniert, dass bei ihnen ein körperliches / strukturelles Problem vorliegt, dass sie nicht mehr in der Lage sind, sich geistig zu öffnen.*
> — Marc Sopher, M.D., persönliche Korrespondenz

Die Schlagwörter lauten hier: „Sie lassen den Glauben an die eigene Hinfälligkeit fortbestehen", und: „für immer verloren".

16
T-Nervenbündel, Typ-T tut weh

Das Schlüsselwort für das Erzeugen von Anspannung lautet Persönlichkeit.
— John E. Sarno, M.D., *Mind Over Back Pain*[181]

Bei jedem von uns manifestieren sich emotionale Prozesse körperlich. Emotionen erzeugen Energie, verändern das biologische, physiologische, neurologische und chemische Gleichgewicht. Der Gesundheitszustand ist zum großen Teil Folge eines Mangels an Ausdruck dieser Energie – wofür das Ich verantwortlich ist. Emotionen wie Wut und Angst oder Schuld verändern die Physiologie, weil sie auf den Konflikt zwischen Es und Über-Ich reagieren – auf das Unterdrücken von Impulsen, von Instinkten und Emotionen. Andere Emotionen wie Liebe, Freude und Glück besitzen durch ihre Auswirkung auf die Physiologie wiederum enorme Heilkräfte. Auf der unten aufgeführten Skala wird graphisch dargestellt, in welchem Bereich sich die emotionale Gesundheit der Typ-T-Persönlichkeit bewegt. Beachte, dass es auf dieser Skala keine Null gibt, da alle Menschen von Natur aus Energie erzeugen, wenn sie sich in einem Konflikt befinden.

Skala emotionaler Gesundheit

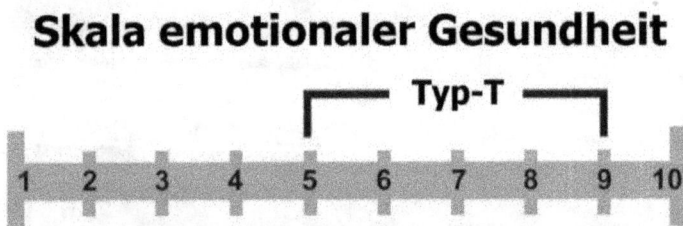

Typ-T

1   2   3   4   5   6   7   8   9   10

Eine 1 auf dieser Skala zeigt an, dass die Person ihre Gefühle im Allgemeinen nicht unterdrückt. Sie hat ein paar Sorgen und daher ein paar körperliche Probleme, aber sie befindet sich insgesamt im Gleichgewicht, sie verzeiht schnell oder drückt aus, was sie belastet – lässt es los –, und ihre körperlichen Beschwerden verschwinden schnell wieder. Eine 10 ist das entgegengesetzte Extrem. Sie ist stark mit sich im Widerstreit. Sie läuft Gefahr, viele emotionale und körperliche Probleme zu erleiden, so stark eingeschränkt zu werden, dass sie außerstande ist, in Gegenwart anderer Menschen ohne Medikamente und psychologische Beratung zu funktionieren. Sie läuft Gefahr, eine ernsthafte Neurose, Psychose * oder Schizophrenie zu entwickeln, eine

---

* Neurose bedeutet schlicht, unter Stress ein paar emotionale Probleme zu haben, während sich das Selbst wieder ausbalanciert. Zu diesen Problemen gehören Phobien, Perfektionismus, Wut, ein geringes

posttraumatische Belastungsstörung zu erleiden oder eine Bandbreite potenziell tödlich verlaufender Krankheiten, weil sie toxische Emotionen weder erkennen noch bereinigen kann. Sie weiß nicht, wie sie Kritik, die sich gegen sie richtet, loslassen soll. Sie besitzt ein extrem forderndes / kontrollierendes Über-Ich, was verbliebener Trennungsangst aus der Kindheit geschuldet ist. Diese 10-Punktler bedürfen tiefgreifender psychologischer Beratung, besitzen eine genetische oder umweltbedingte Veranlagung für erhöhte Sensibilität. Ich würde sie immer noch als „TMS-ler" bezeichnen, doch sie liegen jenseits des Spektrums dieses Buchs – sie benötigen umfassende professionelle Hilfe.

An dieser Stelle möchte ich die Region auf der Skala der emotionalen Gesundheit eingrenzen, innerhalb derer sich die Typ-T-Persönlichkeit bewegt. Typ-T liegt irgendwo zwischen fünf und neun. Die 9-er befinden sich am obersten Ende eines typischen Ts – häufig wurden sie missbraucht, sexuell belästigt, verlassen oder haben ein frühes Trennungstrauma durchlebt. Sie sehnen sich stark nach der Anerkennung anderer und haben **Probleme bei der Heilung** – sie haben unbewusst einen größeren Widerstand gegenüber Veränderungen. Doch sie können heilen, wenn sie wollen, und sie können das Verlangen nach modernen medizinischen Techniken ablegen, indem sie ihren Selbsterhaltungstrieb entdecken, anstatt zuzulassen, dass ihr selbstzerstörerischer Instinkt die Oberhand gewinnt. Die 5-er auf der Skala haben weniger „Probleme", erleben aufgrund ihrer unbewussten Wut aber dennoch unangenehme Symptome.

Die 5-er bis 9-er sind Menschen, die hohe moralische Ansprüche an sich selbst stellen, hyper-verantwortungsbewusst, Sorgenkrieger, empathisch, leistungsorientiert (auch wenn viele das leugnen würden), und sie vermeiden Konflikte. Sie haben Angst, Fehler zu machen. Sie besitzen ein geringes Selbstwertgefühl und stehen innerlich unter Hochspannung. Sie kommen in der Gesellschaft verhältnismäßig gut zurecht, zumindest meistens. Sie haben, in unterschiedlichen Abstufungen, Probleme durch unterdrückte Wut – unbewusst machen sie sich Schmerzen oder eine Vielzahl anderer Symptome zunutze, um Situationen zu kontrollieren, die sie wütend machen. Sie sind die Perfektionisten unter den Perfektionisten. Sie dehnen und drücken obsessiv an ihren schmerzenden Gliedmaßen und Gelenken herum und hoffen, dass sie ihre Schmerzen durch ständiges Sorgenmachen plötzlich zum Verschwinden bringen.

Selbstwertgefühl etc. – sie bewegen sich alle noch im Rahmen akzeptabler Gesellschaftsnormen. Psychose bedeutet den Kontaktverlust zur Realität und liegt außerhalb jeglicher akzeptabler mentaler Gesundheitszustände. Dr. Karl Menninger vermerkte, dass sich psychotische Patienten „grundsätzlich einer ausgesprochen robusten Gesundheit erfreuen" – doch sobald die Psychose nachzulassen begann, kehrten die gesundheitlichen Probleme zurück. [Dr. Arnold Hutschnecker, *The Will To Live*, S. 3] Menschen vom Typ-T stehen also mit beiden Beinen zu fest auf dem Boden, sie sind psychisch zu gesund. Das neurotische Bedürfnis „normal" zu erscheinen, ist genau das, was so viele Gesundheitsprobleme entstehen lässt.

Perfektionismus: Das Kind sensorischer Verarbeitungsstörung

Niemand ist perfekt. Und doch messen sich viele Menschen – sich und andere – an unmöglich hohen Standards. Das Ergebnis: Schuldgefühle, Wut, Depressionen und Enttäuschung.

— Harold S. Kushner, Ph.D., *How Good Do We Have to Be?*
A New Understanding of Guilt and Forgiveness

Perfektionismus entsteht während der Kindheit, gemeinsam mit den ersten Schichten unserer Persona. Er kann eine Folge des Bedürfnisses nach elterlicher Anerkennung oder Akzeptanz sein, die das Kind nie erfahren hat. Es glaubt, wenn es ihm gelingt, perfekt zu sein, wird seine Angst verschwinden – Zurückweisung unmöglich gemacht. Doch echte Verbundenheit erfordert keine Perfektion, und Perfektionismus garantiert wiederum keine Verbindung. Vielleicht wurde die Person früher einmal von ihren Eltern gelobt, als sie etwas gut gemacht hatte, und das wird zu ihrem lebenslangen Modus Operandi – niemals zu versagen. Kinder wollen nichts mehr, als dass ihre Eltern glücklich sind, dass sie aufhören, sich zu streiten, dass sie zusammenbleiben, dass alles perfekt ist, und sie wollen sich sicher fühlen. Für immer glücklich sein, bis ans Ende ihrer Tage.

Eltern oder Pflegepersonen bedeuten dem Kind alles. Und Kinder brauchen Grenzen, um zu wissen, dass sie ihren Eltern wichtig sind und von ihnen geliebt werden. Doch die Angst davor, einen Fehler zu machen, weil man sich vor der Bestrafung der Eltern fürchtet, ist ebenso problematisch wie Eltern, die sich gar nicht kümmern. Egal, welches Szenario zutrifft, das Kind braucht auf jeden Fall Sicherheit.

Kinder spüren selbst einen geringen Grad an Spannung im Elternhaus und wenden sich häufig nach innen, suchen Zuflucht in Perfektionismus, Fantasien oder TMS, um sich schlimmere seelische Qualen zu ersparen. Die Tochter des ehemaligen Schauspielers Michael Landon, Leslie, erkrankte an Bulimie, nachdem Michael einmal abfällig bemerkt hatte, sie wäre fett geworden. Das geschah, kurz nachdem Michael sie und ihre Familie verlassen und eine neue Familie gegründet hatte. Leslie schob sich die Schuld zu und begann sich mit bulimischen Episoden selbst zu bestrafen, in der Hoffnung, es könnte ihre Mutter und ihren Vater irgendwie wieder zusammenbringen, wenn sie an Gewicht verlöre. Doch ein Kind, das sich seinen Eltern zuliebe anpasst, verwandelt sich in etwas, das es nicht wirklich ist, und somit entsteht sein eigener Konflikt – was zu obsessivem Verhalten und Selbstbestrafungen führt. Essstörungen, Drogen, Depressionen, zwanghaftes Putzen oder Trainieren etc., das bis zum Exzess betrieben wird, sind seine Methoden, um mit Wutangst umzugehen. Es sind Mechanismen, um unsere größte Angst zu vermeiden: Zurückweisung.

Perfektionismus ist das vorherrschende Verhaltensmerkmal bei Körper-Psyche-Syndromen. Es ist eine Form von Neurose. Es bedeutet, nicht zu wissen, wann man bei seinem eigenen Verhalten Grenzen setzen muss. Wie viel ist genug? Wann soll ich loslassen? Ist es zu wenig oder zu viel? Wird man mich akzeptieren oder zurückweisen? Bin ich gut oder gut genug? Ich weiß es nicht – also beschreite ich meinen obsessiven

Weg weiter, um es richtig zu machen, um den Schmerz der nächsten Zurückweisung zu vermeiden. Es ist ein wildgemischter Cocktail aus geringem Selbstwertgefühl und erhöhtem Narzissmus (mit einem Spritzer Zitrone).

Ich? Ich bin nicht perfektionistisch! Oder müsste es richtig heißen: Ich bin kein Perfektionist? Oder: Ich leide nicht an Perfektionismus? Oder vielleicht ...

Ab und an hat jemand Spannungsschmerzen, obwohl er nicht perfektionistisch zu sein scheint. Selbst Freunde oder Verwandte der betreffenden Person erzählen mir, sie wirke nicht perfektionistisch oder pedantisch. Doch Menschen können sich sogar selbst hinters Licht führen. Leugnen ist ein fundamentaler Aspekt bei lang andauerndem TMS. Wir werden wütend auf jemanden, wir lächeln. Das ist Leugnen. Jemand hat uns kritisiert, wir sind verletzt, wir lächeln. Auch das ist Leugnen. Wir werden so verletzt, dass wir uns innerlich abspalten, abgeklärt werden und manchmal zwanghafte und repetitive Verhaltensmuster entwickeln, während unsere Wut einen Kampf mit unserer Tugend ausficht. Selbst Leugnen ist eine Vermeidungsstrategie – eine Kontrollmethode. Diese Menschen besitzen perfektionistische Tendenzen, haben sie nur noch nie an sich beobachtet; vielleicht fehlt ihnen schlicht die nötige Selbstwahrnehmung. Ein Perfektionist zu sein, bedeutet nicht, in jeder Hinsicht und bei allem, was man tut, perfektionistisch zu sein. Es bedeutet, bei den Dingen, die einem wichtig sind – zu wichtigen Zeitpunkten –, perfektionistisch zu sein. Je wichtiger einem die Dinge sind, desto mehr Kontrolle möchte man darüber haben und desto stärkere Schmerzen oder mehr Schmerzäquivalente bekommt man als Quittung dafür, diese Kontrolle aufrecht zu erhalten.

Wie kann ich bloß so viel Pech haben?!

Ich muss eine schwierige Rede für die Schule vorbereiten, und zack! verrutscht in meinem unteren Rücken eine Bandscheibe; ich muss eine Schulabschlussparty planen, und mein Knöchel schwillt an. Und du wirst es nicht glauben, aber ich muss zu einem langweiligen Elternsprechtag, und meine Nasennebenhöhlenentzündung kehrt zurück! Und als hätte ich nicht so schon genug am Hals, muss ich jetzt auch noch einen Arzttermin vereinbaren. Ich habe so viel zu tun, so viel zu kontrollieren – ich kann das alles nicht noch zusätzlich brauchen! In meinem tiefsten Innern möchte ich nicht die ganze Zeit freundlich sein MÜSSEN. Das ist der tiefere Sinn hinter dem Sprichwort *Trau keinem, der nicht trinkt*, weil jeder einen Schatten in sich trägt; ist dieser Schatten nicht klar zu erkennen, dann ist er düsterer als das Undenkbare. Der Verlauf der Geschichte hat bewiesen: Wer kein sichtbares Laster oder keine weinerliche Persönlichkeit besitzt – wer von außen betrachtet perfekt wirkt –, hat einen umso dunkleren Schatten, weil jeder die Gelüste eines unentwickelten Selbst besitzt, den Drang nach Vergnügen, den das Über-Ich ersticken muss, um andere zufriedenzustellen und zu schützen.

In unserem tiefsten Inneren wissen wir bereits, dass wir grenzenlose Macht besitzen, eine Macht, die weit über uns hinausgeht, und aufgrund unserer weltlichen Moralvorstellungen fürchten wir dieses Wissen. Die Angst vor unserer eigenen Macht wird so zu einer Grenze, denn wir wissen bereits, dass wir zu unserem wahren Selbst werden, wenn wir uns erst einmal über unsere Bedürfnisse und Sehnsüchte hinausgewagt haben und keiner sterblichen Ablenkungen mehr bedürfen, mit denen wir uns selbst unter Kontrolle halten. Unseren Schatten zu offenbaren bedeutet, so mächtig zu werden, dass wir das fürchten, wozu wir letztlich werden könnten, weil wir es gemäß bestehender Gesellschaftsnormen am meisten verachten. Unser Leid entsteht durch den Konflikt, einerseits unseren Schatten sichtbar werden lassen und andererseits unsere endlose Macht einzuschränken zu wollen. Aufgrund unserer Angst leiden wir weiterhin unter TMS, sind innerlich unruhig, obsessiv, neurotisch und zum Scheitern verurteilt. Wir wissen, dass mehr in uns steckt als das, was wir sind; wir haben so große Angst vor dem, wozu wir werden könnten, dass wir uns manchmal selbst bestrafen und versagen – aus Angst, wir könnten die Kontrolle über uns verlieren. Sieh dir nur einmal an, wie aggressiv sich Leute bei Diskussionen im Internet gegenseitig angehen, welchen Hass sie dort versprühen – durch die klitzekleine Macht, die ihnen die Anonymität verleiht. Wir ahnen, wozu wir werden könnten, wenn man uns mehr Macht – oder sogar uneingeschränkte Macht – gäbe, und wir fürchten uns davor.

Körperliches Leid dient also als Strafe für das Undenkbare. Unsere dunklere Seite (Thanatos) faszinieren und verführen Gedanken an Selbstmord, Vergewaltigung, Mord und Folter – Dinge, die für unser bewusstes Wesen so unvorstellbar entsetzlich sind, dass sie im Dunklen eingesperrt werden müssen, im Hochsicherheitstrakt unseres Körpers, damit sie sich niemals zu einem bewussten Gedanken formen können. Schmerzen und Krankheit treten wieder einmal als Retter in der Not auf; wir fügen uns selbst Wunden für etwas zu, das nicht unseren bewussten Moralvorstellungen entspricht. Das kranke Vergnügen, jemandem den Tod zu wünschen und anderen Schaden zuzufügen, beginnt an die Oberfläche zu treten, wenn uns die moralische Verantwortung überwältigt.

> *Unglücklicherweise gibt es keinen Zweifel an der Tatsache, dass der Mensch im ganzen genommen weniger gut ist, als er sich einbildet oder zu sein wünscht. Jedermann ist gefolgt von einem Schatten, und je weniger dieser im bewussten Leben des Individuums verkörpert ist, umso schwärzer und dichter ist er.*
>
> — C. G. Jung, *Psychologie und Religion*[182]

Was Jung damit sagen will: Wenn du nach außen hin eine super weiße Weste trägst – ausgeglichen wirkst –, sei wachsam, welcher Schmutz sich unter der Oberfläche verbirgt! Wenn du es schaffst, einen Moment innezuhalten und dir selbst zuzuhören, wie du andere Menschen kritisierst, bewertest, verspottest, wie du an ihrem Aussehen, ihren Charakterzügen und ihrem Leben herummäkelst, wird dir klar werden, dass DU es bist, der das Problem hat. Als Nächstes musst du verstehen, warum du diese Sachen tun und sagen musst – bis du in dir selbst einen sehr dichten schwarzen Schatten wahrnimmst.

Ein Beispiel für die Manifestation des Schattens ist die wohlhabende und berühmte Schauspielerin Winona Rider, die bei Saks Fifth Avenue in Beverly Hills beim Klauen von Waren im Wert von fünftausend US-Dollar erwischt wurde. Sie hätte die Sachen problemlos kaufen können, doch sie musste ein tieferes Bedürfnis befriedigen, das bislang unerkannt geblieben war. Schatten manifestieren sich oft im denkbar ungünstigsten Moment, in Situationen, die für das Ich ohnehin schon problematisch sind. Doch helfen diese Ausbrüche, ein Gleichgewicht zwischen dem Bewussten und Unbewussten und zwischen dem Ich und dem Schatten wiederherzustellen. Eine **Schattenmanifestation** kann als emotionale Reinigung betrachtet werden – sobald der Ausbruch erst einmal vorbei ist, fühlst du dich um Längen besser, weil das, was du in dir angestaut hattest, giftig für deine Seele war. Schattenmanifestationen offenbaren die unterdrückten oder düsteren Sehnsüchte der wahren Person, die Schwachstelle im Harnisch der Persona, die plötzlich ins Bewusstsein vordringt – ein Vorgang, der einen winzigen Teil dessen offenbart, wonach man sich wirklich sehnt. Menschen, die nicht verstehen, dass Elliot Spitzer, der ehemalige Gouverneur von New York, es geradezu darauf angelegt hatte, mit einem Callgirl-Ring in Verbindung zu werden, verstehen weder Schatten noch Schattenarbeit. Tiger Woods dient als weiterer Beweis dafür, dass Jung mit seiner These recht hatte; je weniger der Schatten im bewussten Leben eines Menschen verkörpert ist, desto dichter ist er. Tigers blitzblanke Persona hatte einen noch schwärzeren Schatten erschaffen, weil er in seinem täglichen Leben nicht zutage trat.

Wir alle besitzen einen Schatten. Das ist für das Verständnis von TMS aus zwei Gründen bedeutsam: Erstens ist die Person nicht so „perfekt" oder „gut", wie sie zu sein glaubt, und zweitens ist es normalerweise wichtiger zu verstehen, WARUM sie etwas unterdrückt, als zu wissen, was sie unterdrückt. Wir müssen unterdrücken – aber die relevante Frage ist, warum wir gewisse Dinge unterdrücken. Wenn du das beantworten kannst, verstehst du die Person.

> *Manchmal ist die Ursache für die Anspannung nicht ersichtlich. Ich erinnere mich an eine junge verheiratete Frau, die sehr überrascht auf die TMS-Diagnose reagierte. Sie leugnete, angespannt oder nervös zu sein, und sagte, sie sei nicht sonderlich gewissenhaft oder zwanghaft. Die Freundin, die sie begleitete, bestätigte dies und sagte, man kenne sie als sehr fröhliche, unbeschwerte Person. Erst nach langer Diskussion gab sie zu, dass ihre Strategie, mit Problemen zurechtzukommen, darin bestand, dass sie sie verdrängte. Sie ließ einfach nicht zu, dass irgendetwas sie verärgerte.*
>
> — John E. Sarno, M.D., *Mind Over Back Pain*[183]

Die Schlüsselwörter hier lauten: „Erst nach langer Diskussion". Das Über-Ich kann ausgesprochen kontrollierend sein.

Schon mehrere Leute haben mir gegenüber beteuert, sie seien niemand, der sich viele Sorgen mache. Doch nach einem tiefgehenden Gespräch mit ihnen wurde klar, dass sie sich so große Sorgen machten, dass sie auf ihr falsches Selbstbild hereingefallen sind. Sie neigen dazu, Dinge aufzuschieben und abends als Erste einzuschlafen. Schlafen ist ihre Art von Bewältigungsstrategie; während Typ-T die ganze Nacht lang Schäfchen zählt, verstecken sie sich hinter Schafen ... *und das Yin jagt das Yang ... und dieses wird zu jenem ...*

Ich führte einmal ein Gespräch mit meinem Nachbarn und Rückenschmerzgeplagten par excellence, der zunächst abstritt, perfektionistisch zu sein. Doch nach einigen Minuten bekannte er, dass es ihn auf die Palme bringt, wenn er ein Blatt in den Garten fliegen sieht, nachdem er dort Blätter zusammengeharkt hat. Manchmal ist es schwierig zu definieren, wer ein Perfektionist ist, denn um Zurückweisung zu vermeiden, gehen manche Menschen ihren Problemen einfach aus dem Weg und tun so, als gäbe es sie gar nicht.

Intellektualisieren bedeutet, alles vom Verstand her zu betrachten und sich von Emotionen loszusagen. 9-er bis 5-er begegnen ihren Gefühlen häufig bloß intellektuell; dadurch distanzieren sie sich so sehr von ihren Emotionen, dass sie deren Ausmaß schließlich nicht mehr wahrnehmen, außer mittels körperlicher Symptome – der Intellekt ersetzt den Instinkt, Leere das Glücklichsein – sie sind im Intellekt verloren, weder glücklich noch traurig, bloß emotional verstopft. Der Körper zahlt die (Klimaanlagen-)Rechnung für ihr cooles Auftreten. Ihre Schmerzen oder Krankheit überbringen die Botschaft. Anstatt den Überbringer der schlechten Botschaft zu töten, lade ihn zu einem ganz privaten Gespräch ein.

Typ-T ist gut genug – manchmal bis zum bitteren Ende

Alle TMS-Betroffenen sind Typ-T-Persönlichkeiten – aber nicht alle Typ-Ts haben TMS.

TMS-ler besitzen eine Vielzahl von Qualitäten, von denen einige normalerweise gesund und bewundernswert sind, bei einem TMS-Betroffenen aber ein schädliches Ausmaß annehmen können.

- Ein TMS-ler kann überaus ehrlich sein, selbst wenn er sich damit selbst schadet.
- Ein TMS-ler ist ausgesprochen gewissenhaft, bis zur Selbstaufgabe.
- Eine TMS-lerin ist äußerst loyal, selbst wenn es zu ihren Lasten geht.
- Ein TMS-ler ist nie glücklich, bis zum bitteren Ende.
- Eine TMS-lerin vermeidet Konfrontationen, bis sie selbst am Boden liegt.
- Ein TMS-ler treibt sich an, bis er sich selbst zu Grunde gerichtet hat.
- Eine TMS-lerin fühlt sich immer als Außenseiterin.

- Der TMS-ler ist im Herzen Einzelgänger, obwohl er gern in Gesellschaft ist – trotzdem zieht er es vor, allein zu sein.*

- Der T-yrannosaurus ist oft sehr verschlossen, höchstwahrscheinlich aufgrund eines geringen Selbstwertgefühls und des Bestrebens, Überstimulation zu vermeiden. In uns allen haust eine gigantische Bestie. Wer das nicht zugeben will oder es nicht erkennen kann, erleidet häufig körperliche Beschwerden, weil die Energie für den Kampf verschlungen wird, die innere Bestie zu verbergen, den „perfekten" Schein zu wahren.

Schlüsselcharakteristiken der T-Persönlichkeit

Die Typ-T-Persönlichkeit kann als **„absorbierende Persönlichkeit" mit Chamäleoncharakter** angesehen werden. Häufig übernimmt sie die Probleme, Emotionen und Träume anderer, um mit ihnen auszukommen, mitzuziehen, dazuzugehören. Sie will sich nicht beirren lassen. Sie ist tatsächlich zu verbindlich, aus Angst, alles aufs Spiel zu setzen. Sie will die Situation mittels Logik kontrollieren, und während andere um sie herum frei heraus sagen und tun, was sie wollen, hält der TMS-ler brav die Stellung. Eine absorbierende Persönlichkeit überlebt, indem sie jegliche Persona annimmt, um dazuzugehören, so wie ein Chamäleon mit seiner Umgebung verschmilzt. Das Problem besteht darin, dass der Versuch, eine emotionale Homöostase aufrechtzuerhalten, mit körperlichem Ungleichgewicht bezahlt wird.

Auf einer Party wird sich Frau oder Herr T amüsieren, aber immer mit einem Auge zur Tür schielen. Sie brauchen und möchten andere Menschen um sich haben, benötigen aber ein Mindestmaß an persönlichem Freiraum. Sich wohldosiert und im eigenen Tempo unters Volk zu mischen, ist ihre Art, um die Absorptionsrate externer Stimuli zu kontrollieren.

Der TMS-ler kann auch **übermäßig sozial** sein, bis hin zur Unterwürfigkeit, weil das verzweifelte Bedürfnis, akzeptiert zu werden, über seine wahren Sehnsüchte siegt – sein repressives Über-Ich unterdrückt sie. Er passt sich so sehr an, dass er die Emotionen anderer als Ersatz für seine eigenen spürt. Die Chronizität seiner Symptome offenbart seinen inneren Aufruhr, denn das Empfinden, dass es wichtiger ist, sich der Meinung der anderen unterzuordnen, führt zu einem niedrigen Selbstwertgefühl.

TMS-Betroffene können hochgradig **empathisch** sein – sie besitzen sehr feine Antennen für ihre Umgebung und die Gefühle ihrer Mitmenschen, zu jedem Zeitpunkt. So merkwürdig es auch klingen mag, häufig beginnen Menschen, die Leute

---

* Ein Einzelgänger zu sein oder sich danach zu sehnen, sich zurückzuziehen, bedeutet nicht automatisch, dass die Person nicht ausgeglichen oder ihr Verhalten ungesund ist. Manche Menschen ziehen es nur vor, ihre sensible Natur zu schützen (und zu genießen), oder einfach mit ihren Gedanken allein und unterstimuliert zu sein. Sie begrüßen die Gelegenheit, allein zu sein, um ihre Kreativiät zu entfalten und größere Achtsamkeit zu entwickeln. Es kann ein normales und gesundes Verhalten sein, aber es kann auch Ausdruck eines tieferen Bedürfnisses sein.

zu verachten, von denen sie abhängig sind, weil Abhängigkeit bedrohlich für das Ich ist. Unserem Ich gefällt es nicht, andere Menschen zu brauchen, daher besteht unsere erste Reaktion oft darin, wütend auf diejenigen zu werden, die sich um uns kümmern, weil wir spüren, welche Anforderungen wir an sie stellen. Daher bittet der Typ-T selten jemanden um Hilfe, schließlich ist er in der Regel auch schon zu sehr damit beschäftigt, anderen zu helfen.

Der TMS-ler verspürt den inneren Drang, Dinge zu erreichen, und ist nicht in der Lage, sich zu entspannen. Entspannung ist Frau und Herrn T ein Rätsel – ich bedaure den Narren, der nicht in der Lage ist, sich psychisch und körperlich zu entspannen. Typ-T mag sich zwar auf die Couch setzen und fernsehen, doch es erscheint ihm als vergeudete Zeit. Chronische Schuldgefühle und ständig neue Ziele im Kopf (der innere Tyrann: „Du solltest doch noch …") halten ihn von morgens bis spätabends auf Trab. Sobald ein Ziel erreicht ist, verspürt er ein Gefühl der Leere, weil er immer meint, noch mehr tun zu können. Wenn seine Ziele ihn überwältigen, kann es sein, dass er vollständig blockiert, nicht mehr imstande ist, auch nur das kleinste Ziel zu erreichen. Es ist möglich, dass er immer kurz vor Erreichen eines Ziels alles hinschmeißt und auf ein anderes Ziel umschwenkt. Ein erfolgreicher Abschluss wäre für ihn gleichbedeutend mit Tod, weil dann unerwünschte Zeit zum Innehalten zur Verfügung stünde. Seine Vermeidungsstrategie besteht in ständiger Geschäftigkeit.

Der Perfektionist und Typ-T ThoMaS Jefferson führte die Konstruktionsarbeiten an seinem Herrenhaus Monticello während seines sehr bewegten Lebens niemals zu Ende; sobald sich ein Projekt der Vollendung näherte, begann er bereits am nächsten zu arbeiten – über vierzig Jahre lang. Monticello war symbolisch für seine Persönlichkeit und für seine Unfähigkeit, jemals zufrieden zu sein; außerstande, sich zu entspannen oder zu akzeptieren, dass etwas vollendet ist. Dahinter steckt die Phobie vor Fertigstellung, denn wenn das Werk vollbracht ist, muss man sich schließlich mit den zugrundeliegenden Antriebskräften auseinandersetzen. (Dr. Sarno sprach bezüglich dieses Persönlichkeitstyps vom „Ultra-Perfektionisten", der bereits vor Erreichen eines Ziels auf ein neues zustrebt.) Zufriedenheit kommt für einen TMS-ler Versagen gleich, weil er denkt, dass „Zeit zu schnell vergeudet wird". Jefferson bedauerte, während seiner frühen Studienzeit am William & Mary College Zeit verschwendet zu haben, und schwor sich, dass es nie wieder dazu kommen werde. Aufgrund seiner Schuldgefühle, früher einmal Spaß im Leben gehabt zu haben, wurde er schließlich zu einem „Zeitgeizkragen". Wie Dr. Sarno schrieb, bekommen Menschen TMS, „weil sie zu gut mit dem Leben zurechtkommen". Diejenigen, die gesund geworden sind, nehmen sich Kleinigkeiten und Kritik nicht mehr so zu Herzen. Es mag ihnen zwar nicht egal sein, aber es macht ihnen „nicht besonders viel aus". Ist der Anker erst einmal gelichtet, kann das Schiff ungehindert segeln. Doch der Anker kann so tief im Gewässer des Unbewussten verborgen sein, dass man ihn nicht zu lichten wagt, aus Angst, sich vorwärts zu bewegen.

Nur sehr selten findet man jemanden, der unter chronischen Schmerzen leidet und nicht das Gefühl hat, im Leben irgendwie entrechtet worden zu sein. Zudem ist es extrem schwierig, jemanden zu lieben, der das Gefühl hat, diese Liebe nicht verdient zu haben, daher kann es schwierig sein, einen Typ-T zu lieben – was dazu führt, dass sie häufig allein sind oder sich einsam fühlen.

Meistens haben sie das Gefühl, sie hätten etwas nicht verdient – sie glauben, dass sie für ihr Glück später bezahlen müssen, daher meiden sie Freude häufig. Generalleutnant Thomas Jonathan Jackson war ein Vorzeigekind für TMS, denn er war der festen Überzeugung, dass am Glück stets ein Preisschild prangte. In einem Brief an seine Frau ermahnte er sie, ihr Baby nicht „zu sehr" zu lieben, weil er befürchtete, es könnte sonst etwas Schlimmes passieren – als Ausgleich für die große Mutterliebe. Jackson litt an einer Vielzahl von TMS-Beschwerden, hielt eisern an falschen Überzeugungen fest, befürchtete, dass sich sein Glück rächen könnte und dass zum Ausgleich eine Tragödie geschehen würde.* Diese Denkweise ist unter den Damen und Herren T weit verbreitet. Sie erwarten, dass ihnen das Glück wieder weggenommen wird, daher entscheiden sie sich für Furcht, wo eigentlich innerer Frieden herrschen könnte. Sie sehen immer schon das böse Ende nahen, anstatt sich im gegenwärtigen Licht des Glücks zu sonnen, sind überzeugt, dass auf das derzeitige Hoch unweigerlich der tiefe Fall folgen wird.

Viele T-Persönlichkeiten haben mir erzählt, dass ihre Eltern sehr streng oder gleichgültig waren, auch wenn sie sich insgesamt gut um sie gekümmert hätten. Häufig war ein oder beide Elternteile nicht liebevoll oder drückte Liebe nicht warmherzig und durch körperlichen Kontakt aus. Die Eltern waren eher stoisch, phlegmatisch oder zurückhaltend; sie legten mehr Wert darauf, zu beschützen, Disziplin und Regeln zu vermitteln und dem Geleit anderer zu folgen, anstatt zu liebevoller Freundlichkeit und Mitgefühl zu neigen. Ein Mann, der unter starken Rückenschmerzen und anderen TMS-Äquivalenten litt, bis er auf Dr. Sarno stieß, erzählte mir, eine Freundin seiner Mutter habe zu ihm gesagt: „Deine Mutter war eine gute Frau, schade nur, dass sie keine Kinder mochte." An dieser Stelle sollte wiederholt werden, dass unter allen Bedürfnissen, die ein Kind haben kann, ein Mangel an Berührung am schmerzhaftesten ist und die emotionale Entwicklung am stärksten hemmt. Das Gefühl der Sicherheit, das menschliche Berührung vermittelt, übertrumpft das Bedürfnis nach Worten und Taten, was am Beispiel von psychogener Zwergwüchsigkeit aufgrund eines Mangels an emotionaler Zuwendung oder von Wolfskindern deutlich wird.

Die Eltern der TMS-Betroffenen hatten ausnahmslos selbst mindestens einen Elternteil, der unter Symptomen litt. Die Eltern ihrer Eltern besaßen ein geringes

---

* General Thomas „Stonewall" Jackson war ein Hypochonder – oft ritt er in die Schlacht und hielt dabei einen Arm über seinen Kopf gereckt, weil er glaubte, dadurch würde das Blut in seinem Körper gleichmäßiger fließen.

Selbstwertgefühl, waren vermutlich ausgesprochen kritische Menschen, die negativ dachten und sich ständig Sorgen machten. Außerdem waren ihre Großeltern ängstlich, perfektionistisch und hatten die liebende Wärme, nach der auch sie sich sehnten, nie zu spüren bekommen. Und so dreht sich der Kreis weiter, bis jemand die für die Heilung notwendige Arbeit verrichtet – das Selbstwertgefühl wieder aufbaut; dann wird der Teufelskreis durchbrochen, und ein neuer Zyklus beginnt – auf einer höheren Bewusstseinsebene.

TMS-ler verspüren das tiefe Bedürfnis, dass man sich um sie kümmert und dass die Dinge perfekt laufen. Ironischerweise läuft es aufgrund ihrer verantwortungsbewussten Veranlagung stattdessen häufig darauf hinaus, dass sie sich um andere kümmern. Das innere Kind geht daraufhin auf die Barrikaden – der stürmische Konflikt lässt Es im Regen stehen.

Typ-T nimmt alles persönlich, vertuscht diese Tatsache aber, tut so, als hätte es ihn nicht verletzt, erzeugt enorme Energie, die nicht abgebaut wird, und bringt damit sein autonomes Nervensystem aus dem Gleichgewicht.

Der größte Energieräuber ist letztlich die falsche Persona und erzeugt entsprechend die größte Wut – und die chronischsten Symptome. Das Verbergen unserer wahren Identität macht uns stinkwütend, weil es mehr von dem fordert, was wir nicht sind, und weniger von dem zeigt, was wir wirklich sind. Wenn die Person anerkennt, dass sie Bedürfnisse hat, fühlt sie sich der Außenwelt gegenüber verletzlich, daher vergräbt sie ihre Bedürfnisse in ihrem Körper – wo sie zu einem späteren Zeitpunkt wieder ausgehoben werden, wenn sich die Gelegenheit dazu bietet.

Was das Modell-T antreibt

Narzissmus, moralische Unanfechtbarkeit (ein durch und durch guter Mensch sein) sowie Perfektionismus sind die primären Charakterzüge, die die T-Persona antreiben.

Narzissmus – ist die Liebe zu sich selbst; jeder besitzt narzisstische Züge. Geht Narzissmus jedoch mit einem verkümmerten Selbstwertgefühl einher, entsteht ein Konflikt. Schädlicher Narzissmus ist die Unfähigkeit, den Schmerz anderer zu spüren, und wird häufig bei Menschen beobachtet, die sich nie um Geld sorgen mussten – mit dem goldenen Löffel im Mund geboren wurden.

Moralische Unanfechtbarkeit beschreibt das unerreichbare Bestreben, immer „das Richtige zu tun", ausnahmslos.

Perfektionismus – ist das Bedürfnis, in den Augen anderer niemals zu versagen – es benötigt Energie, die der Persona zur Verfügung gestellt werden muss, und bringt unerwünschte Verantwortung mit sich.

Der Introvertierte

Die überwiegende Mehrheit der TMS-Betroffenen ist vom introvertierten Typ. Man könnte natürlich auf den ehemaligen TMS-Leidenden Entertainer Howard Stern hinweisen und einwenden, dass dieser Persönlichkeitstyp auf ihn nicht zutrifft. Doch bei genauerem Hinsehen zeigt sich, dass es durchaus passt. Das Wort „Persönlichkeit" stammt von „Persona" ab und bedeutet soviel wie „Maske", nicht nur in Bezug auf das, was wir der Welt von uns zeigen wollen, sondern auch auf das, was wir vor ihr verbergen möchten. Howard versteckte sich hinter einer Maske obsessiver Extrovertiertheit, aber ich glaube nicht, dass er seinem Publikum sein wahres Selbst offenbarte. Das beweist die Tatsache, dass er unter ausgeprägtem TMS litt. Ein kurzer Blick auf seinen autobiographischen Film *Private Parts* dient als weiterer Beweis für den Mann hinter der Maske. Als Howard auf Dr. Sarno stieß, war er unvoreingenommen genug, um sich so zu sehen, wie er wirklich ist. Er entblößte sich vor der Welt und wurde gesund.

Somit verbirgt sich Introversion (eine nach innen gerichtete Haltung) häufig hinter einer Maske der Extrovertiertheit. Der verstorbene Schauspieler Robin Williams ist ein tragisches Beispiel hierfür. Innere Konflikte sollen im Verborgenen schlummern, was manchmal durch extrovertiertes Verhalten erreicht wird; es ist ein Weg, seine Angst nach außen zu kehren – ein TMS-Äquivalent. Introvertierte Menschen halten sich von Veranstaltungen fern, ziehen keinen persönlichen Gewinn aus großen Zusammenkünften. Ein introvertierter Mensch genießt in erster Linie seine eigene Gesellschaft. Seine Welt ist ein sicherer Hafen, ein sorgsam gehegter und umzäunter Garten, für die Öffentlichkeit unzugänglich und vor neugierigen Blicken geschützt. Menschenmengen, die Überzeugungen der Mehrheit, die Meinung der Öffentlichkeit und allgemeine Begeisterung wirken wenig anziehend auf ihn, sondern führen eher dazu, dass er sich noch weiter in sein Schneckenhaus verkriecht.[184] Der typische TMS-ler meidet misstönende Situationen. Der Super-TMS-ler versteckt seine Angst hinter einer Maske der Extrovertiertheit und wird selbst zum Lärm … *und das Yin jagt das Yang … und dieses wird zu jenem …*

Typ-T kann ein störrischer Esel sein

Marc Sopher, M.D., ist der Ansicht, dass diejenigen, die schneller gesund werden, besser in der Lage sind, alte Muster und Überzeugungen über Bord zu werfen und durch neue zu ersetzen. Bei ihnen „macht es schneller klick", und sie sind imstande, ihre Psyche rascher umzuprogrammieren als andere. Wenn die Heilung lange Zeit nicht voranschreitet, kann es auf die Angst hindeuten, seine Maske abzusetzen und zu enthüllen, was / wer sich dahinter verbirgt. Diese innere Sturheit wird häufig von Tinnitus begleitet. Nachdem ich angefangen hatte, mich mit Menschen zu unterhalten, die unter Spannungsschmerzen litten, stellte ich zu meiner Verblüffung fest, wie häufig schleppende Heilung und Tinnitus Hand in Hand gingen. Nachdem ich über mehrere Jahre hinweg mit vielen Leuten gesprochen hatte, die unter Tinnitus litten, stieß ich auf ein Buch mit dem Titel *You Can Heal Your Life (Anm. d. Übers.: Das Buch ist auf Deutsch unter dem Titel Heile dein Leben im mvg-Verlag erschienen, derzeit aber vergriffen)* von Louise L. Hay, in der sie eine Liste mit Krankheiten und möglichen Ursachen aufführt, die sie ihrem Buch *Heal Your Body* (dt. Titel: *Heile deinen Körper,* Lüchow Mediengruppe) entnommen hat. Auf dieser Liste ist unter dem Stichwort „Tinnitus" zu lesen: „Die Weigerung zuzuhören. Nicht auf die innere Stimme hören. Sturheit." Louise Hay scheint den Leuten zuzuhören, mit denen sie arbeitet. Die TMS-ler, die am langsamsten heilen, wehren sich stur, neue Glaubensmuster anzunehmen, wehren sich extrem dagegen, die Art zu ändern, auf die sie sich selbst betrachteten – sie akzeptieren TMS nur teilweise –, klammern sich an Medikamenten und anderen Ausreden für ihre fortdauernden Symptome fest. Unnachgiebig halten sie an ihren Vorstellungen fest, was mit ihnen nicht stimmt – an ihren eigenen Konzepten von Heilung und Perfektion. Doch Unvollkommenheit ist das Einzige, was uns tieferes Bewusstsein ermöglicht. Jung schrieb: „[Es gibt] kein Licht […] ohne Schatten und keine seelische Ganzheit ohne Unvollkommenheit. Das Leben bedarf zu seiner Vollendung nicht der *Vollkommenheit*, sondern der *Vollständigkeit*."[185]

Die perfekte Trennung / Abspaltung

Solange die innerlich abgekapselte Person eine gewisse Distanz beibehalten kann, fühlt sie sich vergleichsweise sicher.

— Karen Horney, M.D.[186]

Häufig haben Menschen mit einer T-Persönlichkeit, die zu Perfektionismus neigen, gemein, dass ihnen als kleines Kind beigebracht wurde, es wäre etwas Schlechtes, seine Wut offen zu zeigen; man erzählte ihnen, es gehöre sich nicht. Um ein artiges Kind zu sein, entwickelten sie eine Methode, um die Wut in ihrem Körper zu verstecken – damit wurde das Fundament für ihre Persona geschaffen. Doch wer weiß, dass er sich selbst belügt, läuft Gefahr, sich innerlich abzukapseln – wodurch sich auch die Wut abkapselt und verhindert wird, dass sie ausgedrückt wird. Ein berühmtes Beispiel dafür ist die verstorbene Prinzessin Diana, Fürstin von Wales. Historiker und Biographen beschrieben sie als Amerikanerin, die versuchte, für England zu leben. Als ihr wahres Selbst mit ihrer Persona zu ringen begann, trat die Traurigkeit hinter ihrer schönen Maske deutlicher hervor. Zu wachsen bedeutet, die Maske abzulegen, die man früher getragen hat, um andere zufriedenzustellen. Das ständige Bemühen, es anderen rechtzumachen, anderen zu gefallen, führt dazu, dass sich der TMS-Leidende allein fühlt.

Sei artig, und du wirst einsam sein.

— Mark Twain, *Dem Äquator nach*

17

Gut sein um jeden Preis – Minderwertigkeitskomplexitis

Ein Mensch, der nicht wirklich weiß, wer er ist, vergeudet in der Regel einen Großteil seiner Lebensenergie mit dem Kampf, das zu sein, was er meint, sein zu müssen. Das traurige Ergebnis ist, dass er sich dadurch erst recht von seinem wahren Selbst entfernt. Je mehr er sich zu jemandem oder zu etwas macht, das ihm nicht entspricht, desto unzufriedener wird er in seinem tiefsten Innern. Diese Unzufriedenheit treibt ihn wiederum zu noch größeren Bemühungen an, entfernt ihn noch weiter von dem, was ihm letzten Endes Erfüllung verschaffen würde: ehrlich zu zeigen, wer er wirklich ist. In diesem Teufelskreis stecken so viele von uns fest. Tatsächlich wird dich dieses Verhalten niemals befreien; du versklavst dich nur, weil du dich von den Reaktionen anderer abhängig machst, von ihrem Verhalten. Zu glauben, dass ein anderer Mensch oder dessen Verhalten für dein eigenes Glück erforderlich ist, für deine Zufriedenheit im Hier und Jetzt, für deine Akzeptanz der Welt, führt dazu, dass du dich hilflos fühlst – und es tatsächlich bist.

— Emmett Miller, M.D., *I Am*

Dr. Miller war ein Pionier auf dem Gebiet der Mind-Body-Medizin und ist es bis zum heutigen Tag. Bereits zu Beginn seiner medizinischen Laufbahn begriff er, dass er Menschen am besten helfen konnte, gesund zu werden, indem er sich über die technische Medizin hinauswagte und in die Herzen und Psyche seiner Patienten hineinblickte. Ich war fasziniert, als ich seine oben zitierten Worte zum ersten Mal las, weil sie dieses Buch im Wesentlichen zusammenfassen. Das Konzept wurzelt in Jungs Arbeit über die menschliche Psyche, in seinem Äquivalenzprinzip und der humanistischen Psychologie: Wenn wir nicht wir selbst sind, fließt mehr Energie in unseren Schatten, es bleibt nicht genug übrig, um unser Potenzial zu entfalten – die innere Unruhe wächst, Hilflosigkeit setzt sich fest.

Abhängigkei-T

Zu glauben, dass es irgendwie von Vorteil sein kann, für andere Menschen zu leben, wurde als geringes Selbstwertgefühl eingeordnet. Manche T-Persönlichkeiten neigen dazu, sich von anderen ausnutzen zu lassen, weil sie ihre Wut nicht kontrollieren und nicht Nein sagen können. Sie weiß instinktiv, dass sie Ja sagen muss, um ihre Verachtung und ihren Zorn zu verbergen. Menschen vom Typ-T sind normalerweise hochgradig abhängig, was sie rasend wütend macht, weil unabhängige Menschen sie ausnutzen, um ihre Zeit und Energie zu sparen.

Paradoxerweise gibt es auch die rebellischen Typ-T-Persönlichkeiten, die sich strikt weigern, sich Regeln Zeit- oder Terminplänen unterzuordnen. Sie versuchen alles, um unabhängig zu bleiben, weil sie vermeiden wollen, dass jemand sie um Hilfe bittet. Diese Menschen tun sich sozial schwer – sie wissen nicht, wie sie mit anderen umgehen sollen. Sie weisen alles zurück, worum man sie bittet oder was man ihnen sagt. Sie laufen vor dem Leben davon, lassen sich nie verbindlich auf etwas ein, helfen nie, fragen sich immer, was sich wohl hinter Tür Nummer 2 verbirgt – häufig vertuschen sie hohe Empfindsamkeit und Ungeduld mithilfe von Drogen, Alkohol und Zigaretten.

Der klassische TMS-ler ist weder antisozial noch ist sein Verhalten pathologisch. TMS ist jedoch ein enger Verwandter der Zwangsneurose (mütterlicherseits). Menschen mit einer antisozialen (oder dissozialen) Persönlichkeitsstörung neigen dazu, anderen die Schuld für ihr eigenes Verhalten in die Schuhe zu schieben – auszukeilen –, ihren Frust und ihre Wut an anderen auszulassen. Der klassische TMS-Betroffene sucht im Gegensatz dazu die Schuld bei sich selbst und unternimmt die entsprechenden Maßnahmen, um sich eine Lektion zu erteilen, indem er sich schuldig fühlt, wo es nicht angebracht ist.

Emotionale Gesundheit basiert auf der Stabilität persönlicher Beziehungen. Zu wissen, wann man sich in einer Beziehung durchsetzen sollte, wann man Grenzen setzen muss, wann man nachgeben und wann man sich ändern sollte – zu wissen, wann gut gut genug ist, ist von zentraler Bedeutung, um zu verstehen, dass es nicht das Wichtigste im Leben ist, von allen geliebt zu werden. Du trägst nicht zum Wert dieser Welt bei, wenn du dir keine Feinde machst. Typ-T wartet in der Regel darauf, dass jemand anders ihm sagt, wie viel genug ist – oder gut genug. Der Nicht-T-Typ sagt: „So – das ist gut genug", und legt die Arbeit nieder, die er verrichtet hat. Typ-T sagt: „Wo willst du hin? Das Pferd rührt sich noch, schlag weiter auf es ein!" Es gibt doch immer noch mehr zu tun.

Ach bittebitte habt mich doch gern!

Der nachgiebige Typ neigt dazu, seine Seelenverwandtschaft zu Menschen um sich herum und die Interessen, die er mit ihnen teilt, überzubewerten [...] Er wird empfänglich für die Bedürfnisse anderer [...] Er wird gefügig, überfürsorglich – innerhalb der ihm möglichen Grenzen –, übertrieben verständnisvoll, übertrieben dankbar und großzügig. Er verschleiert vor sich selbst die Tatsache, dass ihm andere Menschen im Grunde seines Herzens relativ egal sind und er sie für scheinheilig und selbstsüchtig hält.
— Karen Horney, M.D., *Our Inner Conflicts*[187]

In der Seinfeld-Folge „Die Masseuse" regt sich George Costanza darüber auf, dass Jerrys Freundin ihn nicht leiden kann.

George: Sie kann mich nicht leiden?

Jerry: Sieh mal, es ist ja nicht so, dass du besonders viel Zeit mit ihr verbringen wirst.

George: Also mag sie mich nicht?

Jerry: Nein.

George: Hat sie das gesagt?

Jerry: Ja.

George: Sie hat dir gesagt, dass sie mich nicht mag?

Jerry: Ja.

George: Was hat sie denn genau gesagt? ...

Jerry: [Fällt ihm ins Wort] Ich kann ihn nicht leiden.

George: Ah-ja. Und warum kann sie mich nicht leiden?

Jerry: Es mag halt nicht jeder jeden!

(Aber wie kann das sein, wo George sich doch bis zur Selbstaufgabe bemüht, ein guter Mensch zu sein?!)

Karen: Was macht das schon? Wen kümmert es, ob sie dich leiden kann oder nicht? Muss dich denn jeder Mensch mögen?

George: Ja! Ja! Jeder muss mich mögen. Ich muss gemocht werden!!

> *Wie ich bereits gesagt habe, sind Menschen, die zu TMS neigen, in der Regel sehr fleißig, außerordentlich verantwortungsbewusst, gewissenhaft, ehrgeizig und erfolgreich, wodurch der Druck auf das bedrängte wahre Selbst beständig wächst.*
> — John E. Sarno, M.D., *Healing Back Pain*[188]

Ich habe TMS die **Lächelkrankheit** genannt, weil das Bemühen, das zu besänftigen, was nicht zu besänftigen ist, zur Folge hat, das ohnehin schon bedrängte wahre Selbst noch weiter zu verärgern. Sich unerschütterlich hinter einer verhassten Persona zu verstecken, führt zu Ungleichgewicht – oder TMS.

> *Er versucht automatisch, die Erwartungen anderer zu erfüllen [...] häufig in derartigem Ausmaß, dass er seine eigenen Gefühle aus dem Blick verliert. Er wird „selbt-los", aufopferungsvoll, anspruchslos – abgesehen von seinem grenzenlosen Verlangen nach Liebe.*
> — Karen Horney, M.D., *Our Inner Conflicts*[189]

Zu nett sein zu wollen – allem und jedem gegenüber –, ist eine Selbstverleugnung, die dem Schatten verstärkt Energie zuführt. Zu leugnen, dass man sexuell belästigt, missbraucht oder verlassen wurde, und zu leugnen, dass man Hass auf denjenigen verspürt, der einem diese Dinge angetan hat, verleiht dem Schattenkomplex große Macht. Zu leugnen, dass man seine Arbeit, seinen Ehepartner oder sein Leben hasst, führt dazu, dass der Schatten wächst. Das Leugnen ist ein **Komplex** oder ein Gebilde angestauter Gedanken und Gefühle. Jedes Mal, wenn du dir oder anderen gegenüber behauptest, dass dein Leben genau so läuft, wie du es dir vorgestellt hast, während du tief in dir weißt, dass dem nicht so ist, fließt Energie in den Schatten – und manifestiert sich entweder mental, in Form von Albträumen oder Schizophrenie, oder körperlich, in Form von TMS oder gravierenderen Krankheiten. Menschen, die unter starken Schmerzen leiden, erzählen mir häufig, ihr Leben wäre großartig! Doch sobald man ein wenig an der Oberfläche kratzt, beginnen Tränen zu fließen, gefolgt von herzzerreißendem Schluchzen, während ihr Schatten im Licht der Wahrheit zerfällt. Sie beginnen zu heilen, dank der Wissenstherapie.

Sich der Wahrhei-T zu stellen, kann brennen wie Weihwasser.

Ich kenne einen Mann, dessen Frau ihn und ihr gemeinsames Kind verließ, um mit einem neuen Partner zusammenzusein. Der Mann war arbeitslos und bemühte sich nach Kräften, sein Kind allein großzuziehen. Er nahm verschiedene Anti-Depressiva. Als ich bemerkte, er könne nicht glücklich sein, antwortete er schroff: „Mein Leben ist bestens. Es läuft genau wie geplant." Kurz darauf lag er im OP und ließ sich Bandscheibenmaterial aus seinem Rücken entfernen, um den Schmerzen und Taubheitsanfällen Einhalt zu gebieten. Die Operation brachte natürlich nicht den erwünschten Erfolg.

In *The Mindbody Prescription* erzählt Dr. Sarno die Geschichte von Helen, die „vor Schmerzen gelähmt" ans Bett gefesselt war, während ihr Schatten von ihr Besitz zu ergreifen begann. Im Alter von siebenundvierzig Jahren hatte sie sich wieder daran erinnert, dass sie von ihrem Vater sexuell missbraucht worden war, und trat einer Selbsthilfegruppe für Inzest-Opfer bei, um ihre Wunden zu heilen. Als sie sich der Gruppe anschloss, begannen ihre Symptome schlimmer zu werden (der TMS-Exorzismus). Sie verstand nicht, warum es ihr schlechter ging, doch ihr Mann wies sie einsichtig darauf hin: „Es geht hier um Wut, die du vierzig Jahre lang unterdrückt hast." Seine Worte lösten plötzlich eine emotionale Katharsis bei ihr aus (der Mitgefühl-Trigger), sie weinte so sehr wie nie zuvor in ihrem Leben, vergoss „vollkommen unkontrollierte Tränen", wie sie sagt. Sie begann, Worte auszustoßen, wie: „Lass mich sterben", „mir ist schlecht", „ich habe solche Angst", „bitte beschütze mich". Im Licht der Wahrheit begann ihr Schatten zu verblassen. Sie beschrieb, wie ihr Schmerz wie durch eine Pipeline von ihrem unteren Rücken heraufströmte und durch ihre Augen aus ihr hinausfloss. Zunächst wurden die Schmerzen schlimmer – so wie es häufig der Fall ist –, um gewisse Emotionen davon abzuhalten, ins Bewusstsein vorzudringen. Doch schließlich befreite die Wahrheit sie, weil ihr Schmerz keinem Zweck mehr diente, denn er hatte nur existiert, um das Leugnen aufrechtzuerhalten, ihre Wut zu unterdrücken.

> *Während ich weinte, war ich wieder ein Kind und erkannte die Gefühle wieder, die ich mein ganzes Leben lang gespürt und die ich für verrückt oder im besten Fall seltsam gehalten hatte. Vielleicht habe ich mich, als ich noch jung war, von meinem Körper abgetrennt und mir nicht mehr erlaubt, etwas zu fühlen. Doch die Gefühle waren da, sie brachen über mich herein und strömten aus mir hinaus […] Ich wusste – wusste mit vollkommener Gewissheit –, dass das, was ich in dem Moment spürte, das war, was ich*

damals als Kind gespürt hatte,* als mich niemand beschützen konnte oder wollte [...] die Scham, das Entsetzen.

— Helen, *The Mindbody Prescription*[190]

Ungeschminkte Ehrlichkeit sich selbst gegenüber ist für die Genesung von essenzieller Bedeutung. Doch die Persona klammert sich mit aller Macht an der Überzeugung fest, dass „alles in Ordnung ist", und dass sie „nach außen hin perfekt erscheinen muss". Das bedeutet nicht, dass sich TMS-ler für perfekt halten; im Gegenteil: Sie fühlen sich nie gut genug.

Wir sind sowohl Licht als auch Schatten

Diejenigen, die einen wahrhaft freien Geist besitzen, sind die glücklichsten und gesündesten Menschen. Sie verstehen, dass sie widerstreitende Kräfte in sich tragen und dass sie nicht perfekt sind. Normalerweise bemerken wir unseren Schatten nicht, weil wir nicht nach etwas suchen, das wir nicht finden wollen, und es ist schwierig, etwas zu finden, das so tief im Verborgenen schlummert.

Der geistig freie Mensch versteht, dass in ihm Gegensätze existieren, von schwarz bis weiß, von Liebe zur Angst, von Anima zu Animos. Ein Adam kommt selten allein. Wir werden daher durch das definiert, was wir wissen, durch unser Licht des Bewusstseins (von lat. „conscientia": Mitwissen, bei Sinnen sein, denken), doch sogar noch mehr durch das, was wir nicht wissen, durch unser unbewusstes Dunkel.

In der ABC *20 / 20*-Sendung „Dr. Sarno's Cure" erzählte ein Rechtsanwalt, dessen MRT-Aufnahmen sieben Bandscheibenvorfälle zeigten, dass seine Rückenschmerzen sein Leben dominierten. John Stossel sagte zu ihm: „Mir fällt auf, dass Sie lächeln, obwohl Sie Schmerzen haben." Der Anwalt antwortete: „Jeder, der mich kennt, sagt, dass ich immer lächele. Selbst wenn ich Schmerzen habe, lächele ich." Das wahre Selbst weiß, dass konfliktbeladene Gefühle in ihm existieren, doch das Ich steht zwischen dem Licht des wahren Selbst und der Wand der Persona, die einen Schatten wirft. Wenn aufgesetzte Fröhlichkeit vorherrscht, muss es ein angemessenes Gegengewicht geben – und dieses Gegengewicht ist **Zorn**. Die entgegengesetzte psychische Kraft zu vorgetäuschter Fröhlich- und Freundlichkeit ist blinde Wut, die zufälligerweise die Wurzel aller TMS-Schmerzen und höchstwahrscheinlich aller Krankheiten ist. Leben ist also ein beständiger Tanz auf dem Drahtseil um das Gleichgewicht zwischen Verstand und Gefühl – Verdrängung und Ausdruck.

Dr. Sarno berichtete von einer Mutter, die die Wutanfälle ihres kleinen Sohns unterband, indem sie ihm kaltes Wasser ins Gesicht goss. Doch was die Mutter nicht wusste: Sie konditionierte ihr Kind damit augenblicklich dazu, seine Wut grundsätzlich zu unterdrücken. Das kann ein Leben chronischen Leids zufolge haben, falls das Kind nie wieder lernt, wie es seine Wut ausdrücken kann – und sie stattdessen automatisch in den Körper abschiebt.

---

* Das entspricht dem **Two-Trauma-Mechanismus** nach McKenzie, der später dargelegt wird.

Ich habe keine Verbindung zwischen einer Typ-T-Persönlichkeit und politischen oder religiösen Ideologien entdeckt. Alle Arten von Menschen teilen ungeachtet ihrer Religions- oder Volkszugehörigkeit dasselbe Leben. Doch diejenigen, die sich stärker einem Extrem eines ideologischen Spektrums zuneigten, heilten am langsamsten oder gar nicht. Die Menschen, die offener dafür waren, beide Seiten eines Problems zu betrachten, machten in der Regel stetige Fortschritte. Diejenigen, die unnachgiebig auf ihren eigenen Positionen beharrten – und alle anderen im Unrecht wähnten –, litten am meisten.*

---

* Mir fiel auf, dass eine überdurchschnittlich hohe Anzahl TMS-Betroffener Agnostiker oder Atheisten waren. Doch die meisten von ihnen wurden durch TMS-Heilung ebenfalls wieder gesund.

18

T und A – Die wichtigsten Persönlichkeitstypen und Gesundheit

Mit einer einzigen Vorlesung kurierte Dr. Sarno meine seit zwanzig Jahren bestehenden Rückenschmerzen. Es ist mir dermaßen peinlich, dass ich selbst kaum glauben kann, dass ich Ihnen davon erzähle. Offenbar hatte ich kein Problem mit meinem Rücken, sondern mit meiner Persönlichkeit. — John Stossel, „Dr. Sarno's Cure"

Die Persönlichkeiten vom Typ-A und Typ-B wurden im Jahr 1960 von den Kardiologen Meyer Friedman und Ray Rosenman aus San Francisco eingeführt. Der Typ-T ist sozusagen eine Kombination aus den A- und B-Persönlichkeiten.

Der Persönlichkeitstyp-A ist:

Kämpferisch – angriffslustiger äußerer Selbstausdruck

Ungeduldig – Zeit ist sein Feind; für Geduld hat er keine Geduld

Ungestüm – konstant aufgewühlt und unruhig

Ehrgeizig – aggressive Selbstbehauptung, arrogant

Feindselig – kehrt sein inneres Selbst auf Kosten anderer nach außen

Der Typ-B ist:

Bedacht – nachdenklicher, kreativer und einfallsreicher

Umgänglich – geduldig, sogar unter Anspannung

Weniger ehrgeizig – lässt das Leben auf sich zukommen

Entgegenkommend – freundlich und großzügig

Kooperativ – arbeitet gut im Team

Entspannt – sorglos

Gelassen – Stress kann ihn nicht erschüttern

Dres. Friedman und Rosenman machten sich in der Medizin einen Namen, da sie eine deutliche Verbindung zwischen dem **Persönlichkeitstyp-A** und der Anfälligkeit für Herzkrankheiten erkannten. Eine ihrer Sekretärinnen hatte bereits zuvor scharfsinnig bemerkt, dass „die Patienten mit Herzkrankheiten nur sehr selten zu spät zu einem Termin erschienen und lieber auf den Stühlen mit Sitzpolster saßen, anstatt auf den weichen Sesseln oder Sofas. Diese Stühle mussten auch häufiger neu bezogen werden, weil der vordere Teil schnell abgewetzt war. Die Patienten schauten häufig auf die Uhr und wurden ungeduldig, wenn sie warten mussten, hockten für gewöhnlich auf dem Rand der Stühle im Warteraum und neigten dazu, aufzuspringen, sobald sie in den Untersuchungsraum gerufen wurden."[191]

Dr. Rosenman wies zudem darauf hin, dass die Patienten vom Typ-A „ungewöhnlich besorgt um ihre Zeit waren".[192] Sie verspürten den Drang, so viele Aufgaben wie nur möglich innerhalb kürzester Zeit zu erledigen (Workaholics).

Aristoteles bemerkte einmal, dass das Herz das Zentrum all unserer Emotionen sei. Tatsächlich werden Emotionen im Herzen gespürt, nicht im Gehirn. Es ist leicht verständlich, warum der Typ-A so starken Herzschmerz erleidet, dass dieser das wertvolle Pumpsystem stört. Die wuterfüllte A-Persönlichkeit sieht Zeit als Feind an und zahlt für ihre verzerrte Wahrnehmung einen höheren Preis an der Pumpe.

Der folgende Ausschnitt stammt aus dem Terminkalender eines Mannes mit ausgeprägter Typ-A-Persönlichkeit. Man fand den Kalender auf dem Schreibtisch des Mannes, nachdem er am Tag des Eintrags zum Zug gehetzt war und einen Herzinfarkt mit tödlichen Folgen erlitten hatte.

Sinngemäße Reproduktion eines Originaldokuments des American Stress Institute

In letzter Zeit hat sich ein dritter Typ herauskristallisiert, der anfällig für TMS ist; man kann ihn als eine Mischung aus Typ-A und Typ-B ansehen, den **Typ-T** bezeichnet wird. Typ-T ist anfällig für chronische Schmerzen, Erschöpfung, gastrointestinale Beschwerden, Hautprobleme und alles, was sonst noch gerade en vogue sein mag (siehe Anhang A).

> **Typ-T zeichnet sich durch folgende Eigenschaften aus:**
>
> Narzisstisch – liebt das Leben und sich selbst
> Internalisiert – automatische Verdrängung aller Dinge, die nicht perfekt laufen
> Kontrolliert – benutzt Kontrolle, erschafft Konflikte, aus denen Kreativität
>   erwachsen kann.
> Lässiges äußeres Auftreten – verbirgt seine wahren Gefühle vor sich selbst
>   und seinen Mitmenschen; lächelt durch die Schmerzen hindurch.

Typ-T internalisiert Wut ebenso wie Typ-A. Doch Typ-T wurde beigebracht, brav zu sein und dass es etwas Schlechtes ist, sich zu beklagen und Wut zu zeigen. Er hat nie gelernt, seine Wut angemessen auszudrücken; er leidet an lebensbedrohlicher Gefälligkeitskrankheit. Menschen vom Typ-T tun Gutes und stammen häufig aus Elternhäusern, die eine strikte Lebensweise befolgen: religiöse Doktrin mit den damit einhergehenden Androhungen ewigwährender Bestrafung und einem Mangel an Zuwendung.

Sowohl Typ-A als auch Typ-T-Persönlichkeiten leiden unter Wut-Überlastung. Doch während Typ-A extrovertiert ist, sich öffentlich kundtut, wendet sich Typ-T nach innen, um Selbstausdruck zu vermeiden. Typ-A prescht gewaltsam voran, Typ-T weicht höflich zurück. In *Healing Back Pain* schreibt Dr. Sarno, dass viele T-Persönlichkeiten sich selbst als Typ-A bezeichnen, doch es ist offensichtlich, dass Menschen vom Typ-A feindseliger sind, während die T-Persönlichkeit das Bedürfnis verspürt, sanft, „zuvorkommend und hilfsbereit" zu sein[193]

Wie bei allem im Leben existieren auch hier keine klaren Trennlinien. Es gibt Typ-A-Persönlichkeiten mit chronischen Rückenschmerzen, die ins Typ-T-Gebiet ausschwenken, und Typ-T-Persönlichkeiten, die unter Herzproblemen leiden. Diese Grenzgänger habe ich als **Spezial-Ts** charakterisiert. Die Spezial-Ts sind arrogant, herrisch, zickig und egozentrisch. Sie kritisieren andere, provozieren absichtlich einen Gegenschlag, um ganz sicherzugehen, dass sie gehört werden – ihr Bedürfnis nach Aufmerksamkeit ist beispiellos. Ihr Ich dominiert das Leben aller anderen. Sie sind absichtliche Aufrührer. Sie sind keine eindeutigen T-Typen, sondern nähern sich mehr den A-löchern an. Sowohl Menschen vom Typ-T als auch vom Typ-A sind ehrgeizig. Ehrgeiz ist vermutlich ihre Art, sich anderen gegenüber zu beweisen, gehört zu werden *... und das Yin jagt das Yang ... und dieses ist bereits jenes ...*

Typ-A besitzt eine außergewöhnlich hohe Anfälligkeit für Herzkrankheiten; Typ-T hat eine höhere Schmerzrate, dafür eine niedrigere Anfälligkeit für

Herzkrankheiten.[194] Vielleicht liegt es am Grad der Wut, die man angestaut hat, weil es gesünder ist, sich die Dinge vom Herzen zu reden? Aber wenn das so wäre, müsste Typ-A das gesündeste Herz von allen haben. Und das ist nicht der Fall. Man kann nur mutmaßen, wie stark die Wut ist, die im Verborgenen schlummert, im Vergleich zu der, die man sieht. Ich glaube, der Unterschied in unserer Symptomatik wird dadurch bedingt, **wo** wir unsere Wut speichern. Darüberhinaus reagiert jeder von uns unterschiedlich auf die Symptomsuggestionen der Menschen in unserem Umfeld (Memetik oder soziale Ansteckung). Vertieftes Bewusstsein kann die körperliche Veranlagung verändern, indem es den Zellen sagt, was sie tun sollen, denn diese verhalten sich eher wie programmierbare Computerchips statt wie vorherbestimmte Gebilde.* Wir können viel an unserem körperlichen Schicksal ändern. Das ist eine Tatsache, die zum einen durch die TMS-Heilung bewiesen wurde und zum anderen durch die positiven Ergebnisse, die mittels geführten Bilderlebens und Entspannungstechniken erzielt wurden.

Weiterhin interessant ist der Unterschied im Atemrhythmus der Menschen, denn unser Atemrhythmus ist ein emotionaler Ausdruck. In einem Interview, das Dr. Rosenman dem American Institute of Stress gab, beschrieb er den Typ-A als jemanden mit einem „unregelmäßigen Atemrhythmus"[195]; er hole zu viel Luft und neige dazu, sie in der Mitte oder am Ende von Sprechpausen wieder auszustoßen, in Form von Seufzern. Ich habe diese Art von „A-Atmung" schon gesehen – es sieht aus wie ein Kugelfisch außerhalb des Wassers. Das steht in direktem Kontrast zu Typ T, der grundsätzlich den Atem anhält – seine Atmung ist wie erstarrt. T-Persönlichkeiten atmen in der Regel nur flach, holen zu wenig Luft und unterdrücken zusammen mit ihrem Atem Emotionen.

> Wie Dr. Sarno gezeigt hat, musst du nicht deine Persönlichkeit ändern, um gesund zu werden. Normalerweise reicht es aus, den TMS-Prozess zu verstehen und voll und ganz daran zu glauben, um zu heilen – allerdings nicht immer. Manchmal musst du dein Leben sehr genau unter die Lupe nehmen und bestimmte Erinnerungen entladen, um wieder gesund zu werden.

Tyrannei der „Solls"

Dies ist häufig der Ursprung der Anspannung: der Kampf, der im unbewussten Teil der Psyche zwischen „du solltest" und „es ist mir vollkommen egal" ausgefochten wird [...] Einer der fatalsten Aspekte von TMS ist, dass sich der Prozess selbst zu erzeugen scheint.
— John E. Sarno, M.D., *Mind Over Back Pain*[196]

Ich sollte diese Person anrufen, ich hätte mehr Zeit mit jener Person verbringen sollen, ich hätte dieser Person meine Meinung geigen sollen, ich sollte mehr Sport

---

* „Einfach ausgedrückt: Es gibt kein Krebsgen; Krankheit wird nicht vererbt. Die Zellen werden deshalb zu Krebszellen, weil sie das Kommando dazu erhalten haben. Angst ist häufig die Instanz, die ein solches Kommando auslöst." [Cathy Sherman, *The Mind-Body Connection: Fear Manifests in Many Diseases*]

treiben, ich hätte studieren sollen, ich hätte früher mit dem Essen aufhören sollen, ich hätte sie besuchen sollen, ich sollte wirklich aufhören, mir ständig Sorgen zu machen, ich sollte aufhören zu denken, dass ich aufhören sollte, mir ständig Sorgen zu machen, ich sollte mir keine Gedanken darüber machen, ich sollte aufhören darüber nachzudenken, mit dem Sorgenmachen aufzuhören, oder vielleicht besser nicht? Pssst … in meinem tiefsten Innern ist mir alles vollkommen egal – aber ich weiß, dass es das eigentlich nicht sein darf.

Die deutsch-amerikanische Psychoanalytikerin Karen Horney war der Ansicht, dass diese „inneren Solls" die Person davon abhalten, sich selbst zu entfalten. Sie bezeichnete das simultane Verhalten, „perfekt erscheinen zu wollen und sich selbst zu verachten", als „Tyrannei des Sollens", was im Extremfall zu neurotischem Verhalten führt.[197] Der Konflikt der inneren Solls verstärkt die Angst – und die Symptome.

Der introvertierte Gefühlstyp

Der Persönlichkeitstyp, der dem Typ-T am nächsten kommt, ist der introvertierte Gefühlstyp. Der TMS-ler kann jedem „Typ" angehören, aber die meisten Symptomgeplagten sind introvertierte Gefühlstypen – Idealisten. Zu ihren Eigenschaften zählen im Allgemeinen:

- Stark angetriebene Perfektionisten mit extrem hohen Standards
- Haben Schwierigkeiten, sich zu entspannen.
- Neigen dazu, Konflikte zu vermeiden.
- Nehmen ihre eigenen Bedürfnisse häufig gar nicht wahr.
- Zurückhaltend, was das Ausdrücken von Emotionen betrifft.
- Andere Menschen sind ihnen wirklich wichtig, sie sind gute Zuhörer.
- Ausgezeichnete Problemlöser
- Sind loyale Freunde und haben echtes Mitgefühl.
- Ihr Hauptziel im Leben besteht darin, die Welt zu einem besseren Ort zu machen.

Diese Menschen sind idealistisch, aufopferungsvoll und leicht unterkühlt oder reserviert. Sie sind Familienmenschen und häuslich, können sich aber nicht gut entspannen. Man findet sie im Arbeitsumfeld der Psychologie, Architektur und Religion, aber niemals in der Wirtschaft. — C. George Boeree, Ph.D.[198]

Wie zuvor bereits erwähnt, klagen Menschen, die unter starken Symptomen leiden, häufig darüber, dass sie ihr eigenes Leben und ihre Träume anderen zuliebe aufgeschoben haben – stillschweigend und wie selbstverständlich. Die Menschen, um die sie sich kümmern, haben einfach „erwartet", dass sie es tun – ohne anzuerkennen, welche Opfer man für sie bringt.

Die Suche nach dem heiligen Detail

Unser Leben verzettelt sich in Details [...] Das Gebot lautet: Einfachheit, Einfachheit, Einfachheit.

— Henry David Thoreau, Transzendentalist,
Where I Lived and What I Lived For (1817—1862)

Der klassische TMS-ler besitzt einen beispiellosen Wissensdurst. Er ist ein Informationsjunkie. Am glücklichsten wäre er, wenn er sich eine Internetverbindung direkt in die Halsschlagader implantieren lassen und alles googeln könnte. Es ist ein klassischer Überlebensreflex.

ThoMaS Jefferson dient wieder einmal als Paradebeispiel für die perfektionistische Persönlichkeit. Sowohl sein Streben nach Details als auch seine selbstauferlegten psychosomatischen Krankheiten sind in der Geschichte dokumentiert. Er erhielt ein perfektes Image aufrecht, das alle bewundern durften – Historiker beschreiben ihn als Mann mit kerzengeradem Gang, die Arme sorgfältig vor der Brust gefaltet. Er zeigte keine Gefühlsregung, und wenn er sprach, dann so sanft, dass man ihn kaum verstand. Er war ein hochsensibler Rotschopf mit einem Sprachfehler, der zu seiner Befangenheit beigetragen haben mag. Nach dem Tod seiner Frau verbrannte er alle Briefe, die sie sich geschrieben hatten, hinterließ der Geschichte nichts, was seine private Seite offenbart hätte. Zeitweise lagen auf seinem Schreibtisch und auf dem Fußboden zwanzig aufgeschlagene Bücher gleichzeitig herum, ständig verspürte er den Drang, noch mehr zu wissen, noch mehr zu verstehen, und doch blieb er weiterhin zurückgezogen und verschlossen. Jefferson war der Gründervater des modernen Perfektionismus und litt unter einer Vielzahl psychosomatischer Beschwerden, da er seinen persönlichen Schmerz hinter einem „Monticello" aus Intellekt und Leistung verbarg. Er war stoisch, erfolgsorientiert und ein absoluter Überflieger. Und auch wenn er nur eine Nation mitbegründet hat – diese eine ist ihm recht gut gelungen.

Thomas Jefferson war ein Schattenmann [...] Sein Charakter glich jenen großen Flüssen, bei denen wir nicht bis auf den Grund blicken können und die geräuschlos dahinfließen.
— Präsident John Adams, *Old Family Letters*, Brief an Alexander Biddle

Zu lernen, nicht nach **allen** Antworten zu suchen, ist einer der vielen Schlüssel zur Heilung. Über-Intellektualisierung ist eine Unabhängigkeitserklärung von Emotionen.

Daher ist die ewige Suche nach dem heiligen Detail, nach dem, was über das benötigte Wissen hinausgeht, selbst TMS – und verhindert tiefergehendes Verständnis.

Viele Menschen versuchen, Wissen anzuhäufen, und eines Tages begreifen sie vielleicht, dass das Wissen, über das sie verfügen, sie am Verstehen hindert [...] Wenn du nicht bereit bist, dein Wissen über etwas loszulassen, kannst du dein Wissen darüber nicht vertiefen.
— Thich Nhat Hanh, *Going Home, Jesus and Buddha as Brothers*[199]

19

Trennung und Wut im Alter von 26 Monaten

Das Leben eines Kindes ist wie ein leeres Blatt Papier, auf dem jeder einen Abdruck hinterlässt.

— Chinesisches Sprichwort

Wo also haben innere Unruhe, Angst, Depressionen, Neurosen, Wut und Perfektionsimus ihren Ursprung? Die tiefsten Muster der Konditionierung entstehen bereits sehr früh im Leben. Die umfassenden Studien des Psychiaters Clancy McKenzie ergaben: „Frühe Trennung und frühes Trauma – wenn das Kleinkind am hilflosesten ist – machen die Bühne frei für enorme Wut im späteren Leben." Er fährt fort: „Neunundneunzig Prozent der Traumata, die ich identifiziert habe, besaßen einen gemeinsamen Nenner: Das Kind erlebte eine körperliche oder emotionale Trennung von der Mutter." Trennung (Zurückweisung) kann in jedem Alter einschneidende Auswirkungen haben, aber je früher das Entwicklungsstadium, in dem sich das Gehirn zum Zeitpunkt der Trennung befindet, desto stärker die Wut, die aufgrund der Hilflosigkeit entsteht. Gemäß Dr. McKenzies Forschungen liegt das Spitzenalter für das Entstehen starker Selbstverurteilung und Depressionen bei sechsundzwanzig Monaten.

Die deutschstämmige Psychoanalytikerin Karen Horney verliebte sich mit neun Jahren in ihren Bruder, der sie aber zurückwies. „Dies führte zu einem ersten depressiven Anfall – ein Problem, das sie für den Rest ihres Lebens nicht loswerden würde."[200] Karen fühlte sich aufgrund der Zurückweisung ihres Bruders unattraktiv; gepaart mit anderen persönlichen Problemen gab ihr dies den Anstoß, Medizin zu studieren und sich später auf Psychoanalyse zu spezialisieren – ihr Hauptfokus bildete dabei das Studium von Neurosen. Karen kämpfte selbst ein Leben lang mit Depressionen; andererseits hatte die Wut über die Zurückweisung ihres Bruders ihre beachtliche berufliche Karriere in Gang gebracht.

Diejenigen, die glauben, sie seien nie verlassen worden, müssen genauer hinsehen. Sie wurden geboren, also wurden sie verlassen. Allgemeiner gesagt: McKenzie zufolge kann ein Kind Verlassenwerden auf viele verschiedene Arten interpretieren, doch führt es immer zu Trennungsangst und Schuldgefühlen. Er schreibt: „Daher ist das menschliche Kleinkind ausgesprochen sensibel und das, was es als Gefahr der Trennung von der Mutter wahrnimmt, jagt ihm entsetzliche Angst ein oder überfordert es. Dazu zählen nicht nur ganz offensichtliche Trennungen wie der Tod der Mutter, sondern auch subtilere, wie der Umzug der Familie in ein neues Haus, die Geburt oder Erkrankung eines Geschwisterteils, das für gewisse Zeit die volle Aufmerksamkeit der Mutter beansprucht. Und wenn es fünf ältere Geschwister gibt, sind die Chancen dafür fünf Mal so hoch. Es gibt buchstäblich Tausende Ereignisse, die dazu führen können, dass ein Kleinkind ein Trennungstrauma erlebt und sich bedroht fühlt – aufgrund physischer ODER emotionaler Trennung.‟

> *Das liebeshungrige Kind, welches die Zärtlichkeit seiner Eltern ungern mit seinen Geschwistern teilt, bemerkt, dass diese ihm voll wieder zuströmt, wenn die Eltern durch seine Erkrankung in Sorge versetzt werden. Es kennt jetzt ein Mittel, die Liebe der Eltern hervorzulocken, und wird sich dessen bedienen, sobald ihm das psychische Material zu Gebote steht, um Kranksein zu produzieren.*
>
> — Sigmund Freud, *Bruchstück einer Hysterie-Analyse*[201]

Dr. McKenzie* führte eine intensive Studie unter neuntausend Patienten durch, die an einer Form von Schizophrenie, einer posttraumatischen Belastungsstörung oder einem Trennungstrauma litten. Die Studie offenbarte, dass Verlassenwerden zu gleichwelchem Zeitpunkt im Leben die Person psychisch zur ersten traumatischen Trennung zurückkatapultierte – UND: Je früher das erste Trauma stattgefunden hat, desto mehr Panik und Wut werden erzeugt, wenn man erneut verlassen wird. Ein „normaler‟ Mensch kann eine traumatische Rückblende zu einem frühen Trennungstrauma erleben, das beispielsweise im Alter von zwölf bis zwanzig Jahren geschehen ist; beim Patienten mit einer ausgeprägteren Störung findet jedoch eine Rückblende zur Erinnerung des Verlassenwerdens bis zurück ins Säuglings- / Kleinkindalter statt.

McKenzie bewies in seiner umfassenden Studie, dass bei einer solchen Rückblende dieselben Gehirnregionen reaktiviert, dieselben Gehirnzellen wieder in Gang gesetzt werden; sie sind alle noch mit dem Rest des Körpers fest verdrahtet, als steckten sie in der Vergangenheit fest.

Einfacher ausgedrückt – wenn man sich im späteren Leben verlassen fühlt, kehrt das Gehirn zu dem früheren Stadium der Gehirnentwicklung zurück, zu dem das erste Verlassenwerden erlebt wurde. Ein Beispiel: Eine Frau wird von ihrem Mann verlassen oder ihr Mann stirbt – ihre Gehirnaktivität verlagert sich in die Region ihres Gehirns, die sich zum Zeitpunkt der ersten Trennung während ihrer frühen Kindheit entwickelt hat, entfernt sich von den Gehirnstrukturen, die sich später entwickelt haben. Wie weit ihr Gehirn zurückkehrt, hängt davon ab, wann sie das erste Trauma erlebt hat und wie gravierend die Auswirkungen waren, wie jung und hilflos sie zum Zeitpunkt des ersten Traumas war. Sie verwandelt sich erneut in das hilflose kleine Mädchen von früher, kehrt zum damaligen Entwicklungsstadium zurück, es werden die gleichen Neurotransmitter freigesetzt etc. Das ist der Two-Trauma-Mechanismus nach

---

* „The powerful mehanism of ontogeny recapitulating phylogeny‟

McKenzie. Jeder von uns besitzt ein inneres Kind, das niemals reifen wird und das aufgrund früher Trennungsangst einen ungelösten Konflikt in sich trägt. Doch wie Dr. McKenzie aufgezeigt hat: Je früher das Trennungstrauma auftritt, desto mehr bereitet es den Weg für enormen Zorn im späteren Leben.

Warum ist dies wichtig für das Verständnis von TMS-Symptomen? Mir fiel auf, dass diejenigen, die stärker unter TMS litten, früh von ihrer Mutter getrennt worden waren – manche wurden von der Angst vor einer weiteren Trennung so überwältigt, dass sie sich in Fötusposition zusammenrollten und nicht mehr in der Lage waren, sich zu bewegen oder zu sprechen. Sie waren in einen früheren, präverbalen Zustand der Gehirnentwicklung zurückversetzt worden. So gut wie jeder chronische Schmerzleidende, mit dem ich gesprochen habe, gab zu, bereits früh im Leben Angst vor Trennung oder Zurückweisung erfahren zu haben. Es besteht also eine Art Restpanik bei TMS-lern, die aus der frühen Kindheit stammt – kindliche Trennungsangst, die chronische innere Unruhe erzeugt – beispielsweise bedingt durch die Abwesenheit der Mutter, weil sie die Aufmerksamkeit auf die jüngeren Geschwister richtet, oder durch eine endlose Zahl anderer Gründe.

Wenn du unter TMS leidest, wäre es klug, dir selbst ein paar Fragen zu stellen: Hattest du entsetzliche Angst davor, verlassen zu werden? Wie groß ist der Altersabstand zwischen dir und deinen Geschwistern? Wo waren deine Eltern, als du zwischen einem und drei oder sogar fünf Jahren alt warst, und was geschah zu jenem Zeitpunkt in deiner Familie? Wie viele Geschwister hast du? Wenn du vier Geschwister hast, ist das Potenzial für Depressionen vier Mal so hoch, da die Aufmerksamkeit der Mutter immer weiter aufgeteilt wird. Wenn du ein Einzelkind warst und die gesamte Aufmerksamkeit deiner Eltern über dir ausgeschüttet wurde – wenn du ständig im Mittelpunkt der Aufmerksamkeit standest –, packte dich sofort die Angst, wenn es einmal nicht so war.

20

Neurose: Affektive Bedürfnisse außer Rand und Band

Jede charakterliche Inkompatibilität kann eine Dissoziation bewirken; eine zu starke Spaltung zwischen der Denk- und der Fühlfunktion zum Beispiel ist schon eine leichte Neurose. Wenn man bezüglich einer bestimmten Sache nicht ganz eins mit sich selbst ist, nähert man sich einer neurotischen Situation.

— C. G. Jung, *Über Grundlagen der analytischen Psychologie,*
Die Tavistock Lectures von 1935[202]

Die Psychiaterin Karen Horney war der Ansicht, dass nicht immer Missbrauch oder Vernachlässigung dafür verantwortlich sind, dass ein Kind im späteren Leben neurotische Verhaltensweisen entwickelt, sondern nannte als weitere Ursachen Gleichgültigkeit oder verbale Kritik vonseiten der Eltern. Sie unterteilte die Verhaltensweisen, die ein Kind entwickeln kann, wenn es sich durch Gleichgültigkeit, gefühllose oder gedankenlose Bemerkungen zurückgewiesen fühlt, in drei Kategorien: **Unterwerfung**, **Feindseligkeit** (Aggressionen gegenüber anderen Menschen) und **Rückzug** (Isolation von anderen Menschen). Den Mangel an Zuwendung empfindet das Kind als Gleichgültigkeit.

- **Unterwerfung:** Dies ist die unter TMS-lern verbreitetere Form. Durch Unterwerfung wird versucht, echte Verbundenheit zu anderen Menschen herzustellen, aufgrund des überwältigenden Bedürfnisses, von ihnen akzeptiert zu werden. Dazu zählen „das neurotische Bedürfnis nach Zuwendung und Anerkennung, das unterschiedslose Bedürfnis, anderen zu gefallen und von ihnen gemocht zu werden […] Das neurotische Bedürfnis nach einem Partner, nach jemandem, der das eigene Leben in Besitz nimmt. Darin eingeschlossen ist die Vorstellung, dass Liebe alle Probleme lösen wird […] Das neurotische Bedürfnis, das eigene Leben durch eigene Grenzen zu beschränken, keine Forderungen zu stellen, mit wenig zufrieden und unauffällig zu sein."[203]

- **Feindseligkeit:** Gelegentlich habe ich bei Schmerzleidenden Aggressionen anderen Menschen gegenüber bemerkt, so wie es passiert, wenn Kinder auf elterliche Gleichgültigkeit mit Ärger oder grundlegender Feindseligkeit reagieren.[204] Das ist jedoch eher selten, weil diese Menschen Rebellen sind, wohingegen die meisten Menschen vom Typ-T selbstzerstörerisch und unterwürfig sind.*

- **Rückzug:** Wenn das Kind die Aufmerksamkeit der Eltern nicht mittels Unterwürfigkeit oder Feindseligkeit erlangen kann, oder wenn es Streit, Gleichgültigkeit oder Missbrauch vermeiden will, versucht es, durch Erfolge eigenständig oder unabhängig zu werden, mit der Intention, sich unangreifbar zu machen. Ein Ziel nach dem anderen wird angestrebt, um Gefühle für andere Menschen – ODER – das Bedürfnis nach anderen zu leugnen. Die Person wendet sich nach innen und erhält später vielleicht die Fehldiagnose ADHS (Aufmerksamkeitsdefizitstörung / Hyperaktivitätssyndrom), dabei handelt es sich schlicht um den Angstbewältigungsmechanismus, den sie gewählt hat, um vor der enormen Anspannung und ihren überwältigenden Bedürfnissen zu fliehen.

- Hier hat die echte Verbundenheit ihren Ursprung: Sie entstammt dem grundlegenden Bedürfnis, den Schmerz früherer Trennung entweder durch **Unterwerfung** zu lindern (perfekt zu sein, indem man sich anpasst), durch **Rebellion** (zuwiderlaufen, um Aufmerksamkeit zu erlangen) oder durch **Autonomie** (perfekt und unangreifbar werden durch das eifrige Bestreben, unabhängig zu sein).

Neurose ist schlicht ein außer Kontrolle geratenes Bedürfnis nach Zuneigung, weil jeder auf irgendeine Weise Zuneigung braucht. Wie stark eine Neurose ausgeprägt ist, hängt vom Grad des Bedürfnisses nach Zuneigung und Anerkennung ab. „Wir alle suchen nach Stärke, doch eine neurotische Person sucht geradezu verzweifelt danach." [205] Der wahre Neurotiker besitzt ein stärkeres Bedürfnis nach Macht, Kontrolle, Ausbeutung anderer, Bewunderung, Errungenschaften, Unabhängigkeit, Perfektionismus und Unangreifbarkeit. Der Typ-T kann gemäß dieser Definition grenzwertig neurotisch sein, wenn das Bedürfnis nach Kontrolle eine zu wichtige Rolle einnimmt. Nur zur Erinnerung: Horney war der Überzeugung, dass die meisten dieser Verhaltensmuster durch Gleichgültigkeit der Eltern verursacht werden.

Dr. McKenzie schrieb mir, er habe einmal erlebt, wie ein Mann den Kopf in eine Toilettenschüssel steckte, weil er versuchte, in den Mutterleib zurückzukehren und eine Wiedergeburt zu erleben – ein tragisches Bedürfnis nach Zuneigung. Am anderen Ende des Neurose-Spektrums liegt beispielsweise die typische Teenager-Gewohnheit, zu viele Füllwörter in einem Satz zu verwenden. „Neurotisch" ist eine ausgesprochen subjektive Kategorisierung.

---

* Der Kinofilm *Good Will Hunting* ist das perfekte Beispiel für Wut, die aus früher Trennung / Zurückweisung entstanden ist, und fällt in Horneys Bewältigungsstrategie der **Feindseligkeit / Aggression**. Als ein mitfühlender Zuhörer die Bühne betritt, erfolgt eine emotionale Katharsis.

Intellekt versus Gefühl

Wenn man denkt, muss man das Fühlen und die Gefühlswerte beiseitelassen, weil diese das Denken am empfindlichsten stören. Auf der anderen Seite schalten Menschen, die vom Fühlen her leben, gern das Denken aus, und sie tun recht daran, denn diese zwei Funktionen schließen sich gegenseitig aus.
— C. G. Jung, *Über Grundlagen der analytischen Psychologie,*
Die Tavistock Lectures 1935, S. 25

Denken und Fühlen sind polare Gegensätze. Denken ist unpersönlich, analytisch und logisch, und das Gegenstück dazu – Fühlen – basiert auf Empathie, Werten und Harmonie. Logik versus Empathie. Wenn du die Beerdigungen von Menschen besuchst, die dir sehr am Herzen lagen, und wenn du allen unbewussten emotionalen Schmerz hinunterschluckst und es intellektuell abtust, indem du sagst: „Ach, so ist eben das Leben, wir sterben alle einmal", dann ordnest du deine Gefühle deinen Gedanken unter. Sie denkt, anstatt Schmerz zu spüren – intellektualisiert, anstatt Gefühle anzuerkennen. Sie entscheidet sich so, weil ihre Gefühle sie überwältigen – bei ihr eine **minderwertige Funktion** (inferiore Funktion) darstellen. Eine minderwertige Funktion bildet den diametralen Gegensatz zur Hauptfunktion einer Person. Wenn sie vorwiegend eine „Denkerin" ist, wird ihre minderwertige Funktion, wie Jung anmerkte, **immer** ihre Gefühlsfunktion sein, weil beide Funktionen von Natur aus gegenläufig sind. Solange Denken die Hauptfunktion bildet, liegt das Fühlen tief im Unbewussten verborgen, weit außerhalb des Bewusstseins. Jung stützte dieses Konzept auf das wissenschaftliche Äquivalenzprinzip, basierend auf der Annahme, dass alle Energie erhalten bleibt, indem die an einer Stelle aufgewandte Energie in gleichem Maß an anderer Stelle auftritt. Die gesamte Persönlichkeit eines Menschen hängt davon ab, welche der Funktionen die Oberhand hat. Mit jedem Trauma, mit jedem Lebensstressor, mit jedem Gefühl der Hilflosigkeit, bei dem die Person ihren emotionalen Schmerz der Vernunft unterordnen muss, verpasst sie die Chance, ihre Wut angemessen zu entladen, weil ihr ihre Gefühle unangebracht erscheinen. Sie sucht daraufhin nach Informationen, um zu „denken", anstatt zu fühlen. Auf diese Art meidet sie ihre Emotionen, die sie fürchtet, weil sie sie nicht kontrollieren kann.

Der Denktyp kann seine Gefühle nicht kontrollieren und ist daher vollkommen von ihnen besessen. Es ist nicht etwa so, dass er keine Gefühle hätte, sondern er besitzt keine bewusste Kontrolle darüber, sie sind urtümlich und unentwickelt und werden daher erbittert gemieden. Wie werden sie gemieden? Mittels Intellekt – indem mehr Energie und Aufmerksamkeit in die Funktion der Entscheidungsfindung fließen, mit der er sich am wohlsten fühlt.

Eine Reihe von Leuten haben mir schon gesagt, ihr Denken sei ebenso differenziert wie das Fühlen; das konnte ich aber nicht glauben, denn es ist nicht möglich, die beiden gegensätzlichen Funktionen vollkommen ausgebildet gleichzeitig zur Verfügung zu haben.
— C. G. Jung, *Über Grundlagen der analytischen Psychologie,*
Die Tavistock Lectures 1935[206]

TMS-ler betrachten alles von einem intellektuellen Standpunkt aus, sind große Meister im Unterdrücken von Gefühlen. Indem sie sich ausschließlich um Angelegenheiten auf bewusster Ebene kümmern, berauben sie sich der Möglichkeit, das Leben zu spüren; sie sind zu sehr damit beschäftigt, durch die Gegend zu rennen und wie ein Roboter alles rational zu betrachten, um weiteren Schmerz zu vermeiden. Wenn du das Leben nicht mithilfe deiner Intuition oder deiner Gefühle in dich aufnimmst, sondern ausschließlich durch bewusstes Denken lebst, kannst du nicht mehr verletzt werden, und wie der Autor John Lee schrieb: „Die Flucht ins Intellektuelle ist unsere erste bewusste Flucht vor der Wut."[207]

Fühlen bringt dich der Wahrheit darüber, wer du bist, näher als Denken.
— Eckhart Tolle, *The Power of Now: A Guide to Spiritual Enlightenment*[208]

Der Denktyp hat Angst davor, von seinen Gefühlen übermannt zu werden, weil sein Fühlen archaischen Charakters ist und er sich in der Lage eines archaischen Menschen befindet: Er ist das hilflose Opfer seiner Emotionen. Dies ist auch der Grund dafür, dass der Primitive so außerordentlich höflich ist: Er ist sorgfältig darauf bedacht, die Gefühle seiner Mitmenschen nicht zu verletzen, denn das könnte gefährlich werden. […] Im Denken sind sie unangreifbar. Darin sind sie stark und unabhängig; aber über ihr Gefühl können sie beeinflusst, überwältigt, betrogen und ausgenützt werden, und sie wissen das sehr gut. Man sollte daher nie einen Intellektuellen in sein Gefühl hineinzwingen wollen. Er unterdrückt es mit eiserner Faust, weil er weiß, wie gefährlich es ist.
— C. G. Jung, *Über Grundlagen der analytischen Psychologie,*
Die Tavistock Lectures 1935[209]

Zählt es als neurotisches Verhalten, ein guter Mensch sein zu wollen?

Zeigen Sie mir einen geistig gesunden Menschen, und ich werde ihn für Sie heilen.
— C. G. Jung

Jung verstand Neurose als einen psychischen Zustand der Selbstregulation – als Versuch der „Selbstheilung", um das Gleichgewicht wiederherzustellen. Er wusste zudem, dass er bei jedem beliebigen Patienten ein Problem entdecken konnte, wenn ihm nur genug Zeit mit ihm zur Verfügung stünde, das seine Persona erforderte. Bei der Antwort auf die Frage, inwieweit der Wunsch, ein guter Mensch sein zu wollen, und eine Neurose zusammenhängen, ist ausschlaggebend, bis zu welchem Grad du dir selbst gegenüber nicht ehrlich bist, was du an der Intensität deines TMS ablesen kannst – es spiegelt wieder, wie groß der Konflikt in dir ist, nach außen hin normal erscheinen zu wollen. Doch wie Jean Houston, Ph.D. schrieb: „Ein normaler Mensch ist jemand, den du nicht besonders gut kennst."

Noch nicht aus dem Schneider –
Ist Perfektionismus neurotisches Verhalten?

Neurotisches Verhalten kann auch auf andere Art interpretiert werden. Würde jemand Tiger Woods für einen neurotischen Menschen halten? Vermutlich nicht, aber sein Leben bestand aus konstantem Training – um die Nummer Eins in der Geschichte des Golfsports zu werden. Millionen von Golfbällen abzuschlagen und zehntausende Stunden auf dem Grün mit Chippen und Putten zuzubringen, um der Allerbeste zu werden, fällt gemäß vieler Definitionen von Neurose durchaus in die Kategorie „neurotisch".

Doch wenn eine Hausfrau ihren Küchenfußboden hundert Mal am Tag schrubbt, wie es beispielsweise bei einer Zwangsstörung vorkommt, würde man sie als neurotisch ansehen. Die Menschen sehen keinen Erfolg, keine nennenswerten Rekorde in den Handlungen der Hausfrau. Die Diagnose einer Neurose kann also ausgesprochen subjektiv sein. Gilt das gesetzte Ziel gesellschaftlich betrachtet als rational? Unter einer Zwangsstörung versteht man das Bedürfnis, wiederholt gewisse Handlungen oder Rituale zu vollführen, um Angstgefühle zu lindern. Eine Zwangsstörung ist eine **Bewältigungsstrategie** – wiederholtes Verhalten wird als Vermeidungsmechanismus eingesetzt. Menschen, die für TMS anfällig sind, wibbeln beim Sitzen häufig mit den Beinen, überprüfen mehrmals, ob Türen oder Fenster geschlossen sind, oder machen wiederholt sauber, um den Moment irgendwie zu bewältigen. Mein Bruder erzählte mir einmal von einem Mann, den er in New York gesehen hatte: Der Mann war rückwärtsgegangen und hatte rückwärts gesprochen, als mein Bruder an ihm vorbeigegangen war. Ist das neurotisches Verhalten? Sei du der Richter.

Was hat das alles mit Schmerzen und Krankheit zu tun? Erste Traumata setzen das Leben in Gang; sie beginnen vor oder bei der Geburt, Angst und Motivation entstehen simultan. Nachfolgende Traumata oder einschneidende Veränderungen katapultieren uns zu früheren Trennungen zurück. Doch das ursprüngliche Trauma schafft die Voraussetzungen dafür, wie wir im späteren Leben mit emotionalen Problemen umgehen – abhängig davon, in welcher Phase unserer Gehirnentwicklung es geschah. Mit jeder neuen Angst vor Zurückweisung oder Trennung kommt der Intellekt daher, als eine Art Bewältigungsstrategie, die uns davor bewahren soll, uns mit überwältigenden Emotionen auseinandersetzen zu müssen, weil wir nicht besonders gut darin sind, Gefühle auszudrücken – daher nutzen wir „Fakten", um zu kommunizieren, meiden das, was wir am meisten fürchten – dass unsere Emotionen ausbrechen und unserer Persona die Maske herunterreißen könnten.

Little Miss Perfect

In der ersten Folge der Spezialsendung *The Big Break III – Ladies Only!*, die in den USA auf dem Golf Channel ausgestrahlt wurde, bezeichnete eine Wettbewerbsteilnehmerin eine andere als „Miss Perfect". Miss Perfects wahrer Name lautete Danielle Amiee. Danielle legte riesengroßen Wert auf ihre Haare, ihre Kleider, ihr Make-up und jeden Aspekt ihres Aussehens und Auftretens. Die anderen Frauen fragten sich, ob ihnen noch Zeit bleiben würde, selbst einen kurzen Blick in den Spiegel zu werfen, wenn „Little Miss Perfect das einzige Badezimmer bereits okkupiert hatte", wie eine der Frauen sagte. Danielle war mit dem Fluch der Schönheit belegt worden und machte sich zwanghaft Sorgen um ihr Aussehen.

Die glückliche Gewinnerin des Big-Break-Wettbewerbs für Amateurspielerinnen würde sich einen lebenslangen Traum erfüllen können: Sie würde bei einem Turnier einige Runden an der Seite der LPGA-Golfprofis spielen dürfen. Danielle spielte nicht perfekt, doch sie gewann den Big Break und erhielt somit die Chance, beim Damenturnier mitzuspielen. Spulen wir schnell vor zum 26. Mai 2005, zum Corning Classic Turnier, nachdem Danielle den Wettbewerb gewonnen hatte und jetzt unter stressigen Bedingungen in der Big League mit den weiblichen Golfprofis spielen sollte. Folgende Meldung stammt von der Webseite golf.about.com:

> Die „Big Break III"-Gewinnerin Danielle Amiee sagte ihre zweite Runde bei der LPGA-Tour ab und berief sich auf Rückenprobleme beim LPGA Corning Classic am Donnerstag.[210]

> „Ich versuche, mich ein bisschen zu lockern, meine Muskeln sind etwas verspannt", sagte sie, als sie am Mittwochnachmittag auf dem Übungsplatz stand. Bedauerlicherweise gelang es der neunundzwanzigjährigen Kalifornierin nicht, das Problem rechtzeitig vor ihrer Abschlagzeit um 13.40 Uhr zu beheben. Sie brach das Turnier ab und kehrte nach Newport Beach in Kalifornien zurück, um ihren Arzt aufzusuchen.[211]

Bedauerlicherweise wird Danielle nie die Wahrheit über ihre Rückenschmerzen erfahren, sofern ihr Arzt nicht zufällig vom gleichen Kaliber ist wie Dres. J. Sarno, M. Sopher, E. Miller, A. Weil, D. Schechter, P. Gwozdz, P. Zafirides, D. Colbert, N. Brosh, J. Whiting oder A. Leonard-Segal. Danielle war durch den Druck, den sie sich machte, erfolgreich zu sein, überstimuliert worden. Die Schmerzen setzten ein, um ihre Angst zu verbergen und um eine Situation zu meiden, in der man sie hätte kritisieren können – und sie lenkten die Aufmerksamkeit ihrer Psyche von der inneren Panik ab, die ihr Über-Ich weiterhin verbergen wollte.

Kritisieren bedeutet, seinen Schatten auf andere zu projizieren.

> Der Stein, den die Bauleute verworfen haben, er ist zum Eckstein geworden.
>
> — Matthäus 21:42

Menschen, die unter Spannungsschmerzen leiden, reagieren schlecht auf Kritik – sie gehen gar nicht darauf ein. Sie werden schnell wütend, brauchen aber lange, um ihren Ärger angemessen auszudrücken, wenn sie es überhaupt tun. Sie können ihre Wut nicht richtigGe spüren oder ausdrücken, weil sie von Kindheit an konditionierte Unterdrückerholics sind. Das führt dazu, dass sie letzten Endes frustriert sind und Symptome erleiden. Ihre Schmerzen können umgewandelt – und gelindert – werden, wenn die Betroffenen verstehen, dass Menschen, die sie verurteilen und bewerten, weil sie glauben, den Schmerzleidenden überlegen zu sein, bloß ihre eigenen Fehler auf sie projizieren, weil ihr Ich von ihrem Schatten bedroht wird.

Anstatt uns also mit unseren negativen Eigenschaften anzufreunden und sie anzunehmen, stoßen wir sie aus und projizieren sie auf andere, erkennen sie in allen anderen, nur nicht in uns selbst.

— Ken Wilber, Ph.D. *Meeting the Shadow,*
The Hidden Power of the Dark Side of Human Nature [212]

Diese Projektion ist aufgrund der Beziehung zwischen dem Ich und dem Schatten notwendig. Der Schatten ist das **Alter Ego.** Um diese dunklere Seite versteckt zu halten, muss die Person ihre Ängste und Fehler ausstoßen. Einer der Leitsätze der Anonymen Alkoholiker lautet: „Nur verletzte Menschen verletzen Menschen." Alles, was jemand an negativen Dingen über eine andere Person sagt oder auf sie projiziert, trifft auf ihn ebenso zu. **Wer andere kritisiert, sucht einen Sündenbock.** C. G. Jung glaubte, dass der Schatten häufig anhand dieser Projektionen erkannt werden kann. Wenn du jemanden als Angsthasen, als Dummkopf oder Faulpelz bezeichnest, offenbarst du deinen Schatten – deine Angst, genau diese Fehler bei dir selbst zu entdecken. Du kannst etwas nicht bei jemand anderem erkennen, wenn du nicht weißt, was es ist, und du kannst es nur dann verstehen, wenn du diese Eigenschaft ebenfalls besitzt. Mit Kritik um sich zu werfen, ermöglicht dem Kritiker, den Schatten „dort draußen" zu belassen; würde er ihn nicht auf andere projizieren, müsste sein Ich anerkennen, dass die Fehler der anderen auch seine eigenen sind. Kritik, die das Ich schmerzt, entfacht häufig eine treibende Kraft, eine Motivationsenergie, die die Berufslaufbahn und Lebensentscheidungen der Menschen beeinflusst oder bestimmt, so wie es bei Karen Horney der Fall war. Manche Menschen treibt es zum Handeln an – andere zur Untätigkeit.

Eine Kritik oder ein Wort des Lobs können einen beschleunigenden Effekt besitzen, der die Person in die eine oder in die andere Richtung antreibt. Wer durch Kritik zutiefst verletzt wird, ist nicht der Einzige, der Unterstützung braucht – die Person, die ständigen Zuspruch erhält, kann diejenige sein, um die man sich wirklich Sorgen machen muss. Lob kann extrem schädlich sein – so wie es schädlich sein kann, wenn ein Einzelkind alle Aufmerksamkeit bekommt, weil es zu Abhängigkeit führt und das Selbstwertgefühl mindert.

> Menschen, die dich kritisieren, tun dies, weil sie eifersüchtig auf dein mutiges Bestreben sind, etwas zu versuchen, und wütend auf ihre Angst, es selbst zu versuchen. Sie projizieren ihr geringes Selbstwertgefühl auf dich. Ist also alles, was wir gegen andere richten, eine Projektion unserer eigenen Fehler? Der Philosoph Ken Wilber, Ph.D., vertritt die These, dass es davon abhängt, ob das, was wir an anderen wahrnehmen, uns bloß interessiert und informiert, oder ob die „Person oder Sache" eine emotionale Reaktion in uns hervorruft. Wenn es einer neutralen Beobachtung gleicht, ist es vermutlich keine Projektion – wenn es eine Reaktion in uns auslöst, projizieren wir wahrscheinlich unsere eigenen Fehler auf die andere Person.

21

Hochsensible Personen – HSP

[D]ie unbewusste Sensibilität eines hysterischen Patienten ist zu bestimmten Zeitpunkten
um das Fünfzigfache ausgeprägter als die eines normalen Menschen.
— Alfred Binet, *Alterations of Personality*[213]

Der Typ-T, der unter chronischen Symptomen leidet, ist eine extrem empfindsame, sensible Person. Was viele für eine Kleinigkeit halten würden, setzt einer hochsensiblen Person (HSP) zu. Ein hochsensibler Mensch nimmt Kritik persönlicher und zieht sich stärker in sich selbst zurück, um Konfrontation zu vermeiden. Ich habe Menschen kennengelernt, die versuchten, alle Menschen zu meiden, weil sie ein einziges Mal von einer Person kritisiert worden waren. Es hatte sie so tief getroffen, dass sie sich von allen sozialen Beziehungen lossagten. Und wenn ein Sozialleben nicht vollkommen vermieden werden konnte, wendeten sie sich häufig Betäubungsmitteln zu – Antidepressiva oder mehreren Gläsern angetrunkenen Muts –, um sich imstande zu fühlen, anderen Menschen gegenüberzutreten. Sie sind hochsensibel und erzeugen mehr Anspannung, wodurch sich ihre Muskeln stärker verkrampfen.

Vielen Menschen ist nicht klar, dass sie hochsensibel sind, weil sie nur ihre eigene Erfahrung kennen und keine Vergleichsmöglichkeiten haben. Eine Frau, die unter chronischen Schmerzen litt, beteuerte mir gegenüber, sie sei nicht sensibel, doch sie bog beim Autofahren grundsätzlich nie links ab, weil sie nicht wollte, dass andere Leute ihretwegen warten mussten. Ein Mann, den Symptome plagten, berichtete einmal, er „meide jede Situation die möglicherweise zu einem Konflikt führen könnte". Auch er leugnete mir gegenüber, sensibel zu sein. In Wahrheit fürchtete er sich vor seinem Temperament, weil er es nicht kontrollieren konnte – und mied daher die Situation. Extreme Empfindsamkeit kann Menschen paradoxerweise unsensibel erscheinen lassen – unterkühlt, distanziert und manchmal auch arrogant –, aufgrund einer aggressiven öffentlichen Persona. Der Entertainer Howard Stern ist wieder einmal ein gutes Beispiel hierfür. Howard gibt selbst zu, obsessiv zu sein und unter starkem TMS gelitten zu haben. Nur wenige Menschen würden Howard als introvertiert bezeichnen, aber das ist der Zweck einer Persona: das tiefere Selbst zu verbergen. Welche Erfüllung kann eine hochsensible Person im Leben erfahren? Wobei fühlt sie sich produktiv? In *The Highly Sensitive Person* schreibt Elaine N. Aron, Ph.D., dass Topthema in ihren Seminaren sei, den richtigen **Beruf** für die HSP zu finden. Das ergibt absolut Sinn, denn sehr viele chronische Schmerzleidende sind entweder arbeitslos oder arbeiten in Teilzeit, hassen ihre Arbeit, mussten sie kürzlich niederlegen oder befinden sich im Ruhestand. Sie wissen nicht, in welche Richtung sie sich fortbewegen sollen – liegen im Karriere-Koma, fühlen sich unproduktiv und leer.

Aron erläutert, dass HSP „sich bei langen Schichten, unter Stress und in einem überstimulierenden Arbeitsumfeld nicht entfalten können". Ihre Probleme, eine befriedigende Aufgabe zu finden, rühren daher, dass sie „ihre Rolle, ihre Art und den potenziellen Beitrag, den sie selbst leisten könnten, nicht wertschätzen". Diese Menschen sind häufig talentierte Künstler oder Schriftsteller, Lehrer, Berater, Therapeuten – Menschen mit großen intuitiven Talenten, die in profanen und energieraubenden Umgebungen feststecken. Sie erfahren nur dann Zufriedenheit, wenn sie einen Beruf finden, der voll und ganz zu ihnen passt – sie sind nur wirklich glücklich, wenn sie von ihrer ersten Lebenshälfte „befreit" werden und auf ihre wahre Stimme hören. Aron fährt fort: „Da wir so danach streben, es anderen recht zu machen, sind wir nicht leicht zu befreien. Wir sind zu sehr auf die Bedürfnisse anderer bedacht."[214] [...] Häufig verhilft ihnen ihre Intuition zu einer klareren Vision davon, was getan werden muss. Daher entscheiden sich viele HSP für Serviceberufe."[215] Als ich diese Zeile in Arons Buch las, musste ich an eine Geschichte denken, die ich im Oktober 2003 in der Zeitschrift *Guideposts* gelesen hatte. Der Artikel hieß „Wieder in Form", und auf dem Cover der Zeitschrift prangte der Titel: „Wie Rückenprobleme zu einem Karriereumschwung führten."

Das Vorwort zu dem Artikel in *Guideposts* lautet wie folgt: „Manchmal ist die beste Behandlung für Körper und Geist eine Veränderung, ein Umschwung – in der Einstellung, im Lebensstil. Lernen Sie den jungen Mann kennen, der wegen entsetzlicher Rückenschmerzen seine Arbeit verlor und seine Berufung fand, indem er seine Schmerzen bezwang."

Es war eine Geschichte aus dem wahren Leben und handelte von einem dreiundzwanzigjährigen Mann aus Oklahoma namens Marcellous Hurte (ja, sein Name klingt im Englischen wie „hurt" = wehtun, schmerzen). Marcellous war in einem alltäglichen und unbefriedigenden Job gefangen, bei dem er Autogetriebe reparierte. Im zarten Alter von dreiundzwanzig Jahren wurde er körperlich vollkommen außer Gefecht gesetzt und verlor seine Arbeit, als sich seine Schmerzen vom Rücken in den linken Arm ausbreiteten. Ein Rückenkorsett führte bloß zur Verschlimmerung seiner Schmerzen (natürlich tat es das). Und natürlich erteilte ihm sein Arzt den fatalsten aller Ratschläge: „Sie dürfen keinerlei körperlicher Aktivität nachgehen. Und absolut gar nichts heben." Von dem Zeitpunkt des falschen Ratschlags des Arztes verschlechterte sich Marcellous' Zustand von einer eingeschränkten Funktionsfähigkeit bis zum körperlichen Totalausfall.

Es ist kein Zufall, dass Rick Warren, Autor von *The Purpose Driven Life*, zeitweise fast eine Million Bücher pro Monat verkaufte. Menschen brauchen eine Richtung, eine Aufgabe im Leben, sonst wandeln sie ziellos umher und bestrafen sich mit Depressionen oder Schmerzen. Das Thema Lebensaufgabe ist vermutlich das wichtigste in Bezug auf das Verständnis von Phase-4-TMS und darauf, ein gesundes

Leben zu leben. Wenn du glaubst, dein Lebensziel bestünde darin, so viel Geld wie nur irgend möglich zu verdienen, dann begreifst du weder, wie groß ein Kamel noch wie winzig ein Nadelöhr ist. Die besten Dinge im Leben sind keine materiellen Güter, sondern Beziehungen.

Die Seele braucht Bedeutung ebenso sehr wie der Körper Nahrung.
— Richard Rohr, Franziskanerpater, *Quest for the Grail*

Schmerzen sind eine Botschaft. Diese Botschaft ließ Marcellous wissen, dass er unglücklich war. Er begann, über sein Leben nachzudenken, und beschloss, noch einmal von vorn anzufangen, in kleinen, aber stetigen Schritten. Er sann nach – erweiterte sein spirituelles Bewusstsein. Und er befolgte das, was Dr. Sarno als die vielleicht wichtigste Sache überhaupt bezeichnet: Er wurde deutlich aktiver. Rund ein Jahr später geschah es, so berichtet Marcellous in *Guideposts*: „Eines Sonntagmorgens erwachte ich mit einem ganz seltsamen Gefühl – mir tat gar nichts weh! Die Schmerzen in meinem Rücken waren verschwunden. Das Gleiche galt für mein rechtes Bein und meine linke Hand." Heute arbeitet Marcellous als Fitnesstrainer und hilft anderen Menschen, ihr Leben wieder in Form zu bringen.

Ich hätte mir keinen besseren Job erträumen können. Ihr solltet mal hören, wie ich meine Kunden motiviere [...] Ich sage zu ihnen, dass es nicht um die Schmerzen geht, sondern darum, den Körper wieder aufzubauen. Die Gesundheit wieder aufzubauen. Das eigene Leben wieder aufzubauen. Du schaffst es! Das weiß ich. Auf gewisse Weise waren meine Rückenschmerzen das Beste, was mir je passiert ist.
— Marcellous Hurte, *Guideposts*, Oktober 2003[216]

Wie du auf deine Sensibilität reagierst, ist ausschlaggebend dafür, wie du in deiner Karriere vorankommst. Die Berufsgolferin Michelle Wie, die bereits in jungen Jahren außergewöhnlich erfolgreich war, äußerte sich einmal dazu, wie wichtig Kritik ist, die man an sie heranträgt: „Würde ich die ganze Zeit bloß gelobt werden, würde ich mich bloß zurücklehnen und entspannen." Selbst in jungen Jahren wusste Michelle bereits, dass man aus konstantem Lob nichts lernt. Wie zuvor bereits erwähnt, kann konstantes Lob für die Gesundheit eines Kindes abträglich sein. Es wird dadurch abhängig von den Meinungen anderer, um sich gut zu fühlen. Michelle wiederum verwandelte die negative Energie ihrer Kritiker in positive Handlungen.

Michelle Wie mag eine hochsensible Person sein; das weiß nur sie, weil ihre öffentliche Persona alles ist, was wir von ihr zu sehen bekommen. Und jedermanns Geduld stößt irgendwann an ihre Grenzen; später sagte Michelle, sie hoffe, ihren Kritikern sei klar, dass sie mit ihrer Kritik ein menschliches Wesen treffen. Während die meisten Menschen empfindlich auf Kritik reagieren, wissen die wirklich Großen, wie sie sich Kritik zunutze machen und wann sie sie loslassen müssen. Die beste Golferin der Geschichte ist die Schwedin Annika Sorenstam. Annika war zu Beginn ihrer Golfkarriere so schüchtern und hochsensibel, dass sie am Ende eines Turniers absichtlich schlechte Abschläge machte, um zu verlieren – damit sie keine Siegerrede halten musste. Doch Annika hatte ihre Berufung gefunden, ihre wahre Liebe galt dem Golfsport, und derzeit ist sie die erfolgreichste Spielerin in der Geschichte der LPGA. Frank Nobilo, Reporter beim Golf Channel und ehemaliger Turnierspieler, sagte im August 2008, dass Annika „ihre Angst in Motivation umwandelte [...], indem sie sich die Angst zunutze mache, die sie als Kind vor dem eigenen Erfolg gehabt hatte." Das war eine tiefgreifende Einsicht von Nobilo. Annika nutzte ihren Schatten (Angst), um zu wachsen – um ihr inneres Gold zu entdecken, zu erstrahlen.

Hochsensible Menschen erzählen mir oft, dass sie befürchten, von einer gewissen Krankheit zu hören, weil sie „Angst haben, diese dann selbst zu bekommen". Krankheiten können in der Tat durch die Angst vor eben diesen Krankheiten verursacht werden, die Anziehung wird zum Gesetz. Doch Angst kann auch als Vehikel für Erfolg genutzt werden, wie einige der ganz Großen bewiesen haben.

> *Ich bin hier, um euch zu sagen, dass die Angst vor dem Versagen der Motor ist, der mich mein ganzes Leben lang angetrieben hat [...] Menschen sind immer wieder überrascht, wie unsicher ich war [...] Ich war weder der Sportlichste noch der Schnellste in der NFL [National Football League], aber auf dem Weg in die Endzone konnte mich keiner mehr aufhalten. Niemand konnte mich einholen, weil ich aus Angst rannte – aus der altbekannten Angst zu versagen.*
> — Jerry Rice, der großartigste Footballspieler auf der Position des Wide Receivers bei seiner Antrittsrede in der Pro Football Hall of Fame am 7.8.2010

Wie deine HSP-Züge deine Gesundheit beeinflussen:

- Du bist empfänglicher für körperliche Signale und Symptome.
- Wenn du kein Leben führst, das deinem Charakter entspricht, wirst du mehr psychosomatische / stressbedingte Krankheiten erleiden.
- Du reagierst sensibler auf Medikamente.
- Du bist schmerzempfindlicher.
- Medizinische Umgebungen, Prozeduren, Untersuchungen und Behandlungen führen bei dir zu stärkerer Aufregung, meistens sogar zu übermäßiger Nervosität.
- In Krankenhäusern kann deine ausgeprägte Intuition die schemenhafte Präsenz von Leid und Tod, die conditio humana nicht ignorieren.
- Angesichts aller oben erwähnten Punkte und der Tatsache, dass die meisten Menschen im medizinischen Berufsumfeld keine HSP sind, gestaltet sich dein Verhältnis zu ihnen häufig schwierig.

— Elaine Aron, Ph.D., *The Highly Sensitive Person*[217]

Ein bedeutender Faktor in Bezug auf chronische Schmerzen ist das Gefühl, nicht produktiv zu sein, und wenn die wahren Talente einer Person nicht mit ihrem Beruf oder ihrer Lebensaufgabe übereinstimmen, leidet sie – und die Gesellschaft verliert einen Menschen, der einen wertvollen Beitrag leisten könnte.

22

CFS: Chronic Fatigue Syndrome / Chronisches Erschöpfungssyndrom

Ein langer und gefährlicher Weg liegt zwischen mir und meinem Ziel – wie soll ich ihn allein bereisen? Wie soll ich diesen Nebel des Halb-Verstehens durchbrechen, der meinen Orientierungssinn verwirrt?
> — Dr. Hans Selye, *From Dream to Discovery: On Being a Scientist*

Stress: von lat. „stringere", straff anziehen, in Spannung versetzen

Der gebürtige Ungar Hans Selye war Endokrinologe und gilt weithin als Vater der Stressforschung. Er hat den Stress zwar nicht erfunden, aber von ihm stammt der Begriff „Stress", er widmete sein Leben der Erforschung von Stress und dokumentierte seine Erkenntnisse.

Dr. Selye verstand Stress als unspezifische Reaktion der Körper-Psyche-Einheit auf die Anforderungen, die an sie gestellt werden. Aus meinen Gesprächen mit Menschen, die unter dem chronischen Erschöpfungssyndrom (CFS) leiden, ist deutlich geworden, dass ihre chronische Erschöpfung wahrhaftig eine Reaktion auf die Anforderungen ist, die an sie gestellt werden – von ihnen selbst. Selyes Forschung ist relevant für das Verständnis der Vorgänge während Stressphasen, die chronische Erschöpfungsattacken auslösen – TMS auf Anabolika. *CFS ist ein TMS-Äquivalent; beide besitzen denselben emotionalen Vermeidungsmechanismus.* CFS = TMS + beständigere Verdrängung (Anpassung).

Dr. Selye entwickelte das „allgemeine Adaptationssyndrom", bei dem er die Anpassung des Organismus' auf die Stresssituation in drei Stadien unterteilte: Die erste Stressphase bezeichnete er als **Alarmreaktion.** Alarm ist das anfängliche Wahrnehmen des stressigen Ereignisses, das den Flucht-oder-Kampf-Mechanismus in Gang setzt. Das Wahrnehmen von Gefahr ist das wichtigste Merkmal dieser Phase; es macht den Körper bereit für Kampf oder Flucht – und die entsprechenden Hormone werden freigesetzt. Vergessen wir nicht: Ein Ereignis, das wir nur als solches wahrnehmen, besitzt denselben Effekt auf die Körper-Psyche-Einheit wie ein Ereignis, das tatsächlich stattfindet; die Körper-Psyche-Einheit unterscheidet nicht zwischen echt und imaginär, es werden sogar die gleichen Neurotransmitter ausgeschüttet.

Das zweite Stadium nannte Selye die **Anpassungs-** bzw. **Widerstandsphase.** Wenn es weder zu Kampf noch zu Flucht kommt, sondern zum Erstarren, und die Situation **chronisch** andauert, läuft die Körper-Psyche-Einheit Gefahr, sowohl physiologische als auch psychologische Konsequenzen zu erfahren, weil sie sich nach Kräften um Homöostase bemüht. Diese Konsequenzen sind TMS-Äquivalente – Dr. Selye bezeichnete sie als „Adaptationskrankheiten". Zu den körperlichen Symptomen zählen Magen-Darm-Beschwerden, Kopfschmerzen, Bluthochdruck, Rückenschmerzen, Muskelschmerzen etc. Zu den psychologischen Folgen, die aus der Stressanpassung entstehen, gehören Verbitterung, Depressionen und Wut. Das Ironische dabei ist, dass häufig gar kein Grund für die Anpassung besteht, weil es sich um eine fehlerhafte Wahrnehmung von Gefahr handelt.

Selyes drittes Stress-Stadium ist die **Erschöpfungsphase.** Wenn die Person den nie enden wollenden selbstauferlegten Druck verspürt, gut zu sein, Gutes zu tun oder einen guten Eindruck zu machen, bekommt sie schließlich die Langzeitfolge der Erschöpfung zu spüren. Diese Langzeitfolge ist andauernde Müdigkeit, sprich: chronische Erschöpfung.

Ich war fasziniert zu entdecken, dass bei den meisten Menschen die Erschöpfung in dem Maße zunahm, in dem ihre Schmerzen nachließen, und dass ihre Schmerzen stärker wurden, wenn ihre Erschöpfung nachließ (der Symptomimperativ). Ihre Wahrnehmung und gedankliche Vorwegnahme der zukünftigen Ereignisse ließen sie häufig in einem Zustand der Erschöpfung erstarren; gefangen zwischen Kampf und Flucht. Diese Menschen befanden sich in einem Hyper-TMS-Zustand – spürten die Auswirkungen einer extremen Energieüberlastung (Wut), bedingt durch ein allzu dominantes Über-Ich. Der ständige Zuwachs unausgedrückter Energie musste vom Über-Ich in Schach gehalten werden – wodurch noch mehr Energie angefordert wurde. Es ist, als würde man versuchen, einen aufblasbaren Ball unter Wasser zu drücken und ihn auf Dauer dort zu halten – Energie benötigt mehr Energie, um unnützerweise etwas zu unterdrücken (kleiner Tipp: Dieses „Etwas" ist die Wut). Der Energieüberschuss versetzt den Körper in einen Zustand der körperlich-psychischen Beinahelähmung. Wichtig: Abgesehen von den offensichtlichen Stressoren wie Kritik, Arbeit oder Gesundheit gilt auch sozialer Status als Stressor. Natürlich spielen auch finanzielle Sorgen eine große Rolle bei Erschöpfung und Schmerzen.

Ähnlich wie ein Sicherheitsschalter bei zu starker Stromspannung herausspringt, springt bei uns Menschen die Sicherung raus, um das ganze System zu schützen, wenn es dem Übermaß an Wut-Energie nicht mehr standhalten / den Ball unter Wasser halten kann. Der Kreis, der unterbrochen wird, ist der Hypothalamus, und zwar nicht, weil zu wenig Energie vorhanden wäre, sondern aufgrund einer Energieüberlastung, wegen TMS. Das chronische Erschöpfungssyndrom ist ein weiterer Beschwerdekomplex, bei dem TMS die gängigen Thesen auf den Kopf stellt. Die Reaktion des Hypothalamus wird nicht durch einen Mangel an Energie ausgelöst – das Gegenteil ist der Fall: Sie entsteht durch das Unterdrücken der Energie, durch das Ungleichgewicht. Es gibt noch andere wichtige Faktoren, die für den Prozess der chronischen Erschöpfung ausschlaggebend sind, wie Ernährung und unregelmäßiger Delta-Schlaf, da der Hypothalamus den Schlaf-Wach-Rhythmus steuert – sie alle sind mit dem Verdrängen von Emotionen verknüpft. CFS *ist* TMS – das Leugnen des eigenen Schattens.

CFS ist ein klassischer Überlebensmechanismus des Erstarrens und sollte genau wie TMS behandelt werden. Wenn die Person ihre Arbeit nicht aufgeben kann, wenn sie ihre Rechnungen nicht mehr bezahlen kann, wenn sie sich nicht mit ihrem Ehe- / Lebenspartner auseinandersetzen kann, wenn sie ihren Kollegen, Klassenkameraden oder Nachbarn nicht entkommen kann – wenn es für sie keinen Ausweg aus ihrer momentanen Situation gibt –, verfällt sie irgendwann in einen Zustand des Erstarrens oder der Erschöpfung. Jedes Mal, wenn ihr ein ähnliches Szenario begegnet, in dem sie sich hilflos fühlt, verfällt sie in den Schlafmodus, so wie ein Computer in den Ruhezustand – entzieht sich der Situation. Unbewusst beginnt sie sogar dann zu erstarren, wenn sie eigentlich kämpfen oder fliehen könnte, weil es zu ihrer Art geworden ist, mit Problemen umzugehen – es steht in ihrem Gedächtnis festgeschrieben.

Der Spielfilm *Zeit des Erwachens* veranschaulicht dies. Er basiert auf wahren Begebenheiten, die der britische Arzt Oliver Sacks in den 1960er Jahren erlebte. Der Arzt Malcolm Sayer, gespielt von Robin Williams, entdeckt, dass seine seit Jahren im Koma befindlichen Patienten körperlich erstarrt sind, weil ihre Körper-Psyche-Einheit sich so rasend schnell bewegt hatte, dass sie zu menschlichen Statuen geworden sind und an Encephalitis lethargica leiden (auch bekannt als „Europäische Schlafkrankheit" – nicht die Form, die von der Tsetsefliege übertragen wird). Malcom Sayer erweckt die Patienten mittels Gaben von Levodopa oder L-Dopa aus ihrem apathischen Zustand. Das Medikament reduziert ihre mentale Aktivität und regt die Patienten dadurch an, aus ihrem erstarrten Zustand zu erwachen. Mit dieser Anekdote wird ein ähnlicher Prozess veranschaulicht, nicht der CFS-Prozess selbst.

CFS ist insofern ein Syndrom, als es sich auf vielfache Weise äußert. Studien aus jüngerer Zeit offenbaren, dass auch das Herz bei chronischer Erschöpfung eine Rolle spielt, zweifellos aufgrund einer Regulationsstörung der Signalübertragung zwischen dem Gehirn und dem Herzen, da das autonome Nervensystem versucht, sich den Stressoren anzupassen – z. B. einem bedrohten persönlichen Freiraum, einem überentwickelten Verantwortungsempfinden, Geldsorgen und natürlich Beziehungsproblemen. Ein beruhigender Wirkstoff würde jemandem, der unter chronischer Erschöpfung leidet, daher höchstwahrscheinlich mehr Energie verleihen, indem die eingehenden sensorischen Impulse verlangsamt und die Stimmung verbessert werden. Mehrere Leute, die früher unter CFS gelitten haben, erzählten mir, dass Beruhigungsmittel ihren Energiepegel in der Tat ankurbelten.

Ich kenne Menschen mit diesem speziellen Syndrom, die ihre Symptome erfolgreich lindern und verringern konnten, indem sie sich bewusst machten, dass Stress und emotionale Überlastung die eigentlichen Auslöser waren. Elaine konnte die Häufigkeit und Dauer ihrer Müdigkeitsattacken verringern, indem sie ihr Wissen über Dr. Sarnos TMS-Heilung anwandte. Ihre Körper-Psyche-Einheit begehrt noch gelegentlich auf, wenn sie ihr CFS herausfordert, aber insgesamt geht es ihr deutlich besser. Elaines Schmerzen verschwinden, sobald der „Erschöpfungsnebel" einsetzt. Je ausgeprägter ihre Müdigkeit, desto geringer ihre Schmerzen und umgekehrt (der gute alte Symptomimperativ – eine Liste mit typischen Symptomen ist in Anhang A zu finden), weil sich ihre Körper-Psyche-Einheit schwertut, zwei Ablenkungen gleichzeitig aufrechtzuerhalten. Andere haben mir berichtet, dass ihre TMS-Schmerzen während ihrer CFS-Episoden ähnlich blieben. Chronic Fatigue ist also verwirrend und komplex und schlicht ein Syndrom. Die gute Nachricht ist: Menschen beginnen zu verstehen, dass CFS eine emotionale Ursache hat und dass die Symptome durch ein Ungleichgewicht in der Körper-Psyche-Einheit entstehen; damit ist der Kampf bereits halb gewonnen.

> *Ich bin der festen Überzeugung, dass es sich bei dem chronischen Erschöpfungssyndrom um eine psychosomatische Erkrankung handelt, und diese Überzeugung wird durch meine erfolgreiche Behandlung einer großen Zahl an Betroffenen untermauert. Ein weiteres Indiz für die Richtigkeit dieser Annahme ist, dass viele Menschen, die an CFS gelitten haben, wieder gesund wurden, indem sie nichts weiter taten, als eines meiner Bücher zu lesen.*
> — John E. Sarno, M.D., *The Divided Mind*[218]

Es ist sowohl eindeutig als auch bewiesen, dass Erschöpfung und Schmerzen demselben Zweck dienen. Wenn wir uns überfordert fühlen oder wütend sind, weil wir einer Situation nicht entkommen können, fügen wir uns Symptome zu – Erschöpfung ist eines aus einer unendlichen Bandbreite an Symptomen. CFS ist daher zweifellos eine Ablenkungsstrategie der Psyche von überwältigender Anspannung, Angst und unterdrückten Sehnsüchten (das Aufschieben augenblicklicher Befriedigung). Freud bezeichnete chronische Erschöpfung häufig als „Neurasthenie", ein Begriff, den der amerikanische Neurologe GM Beard im ausgehenden neunzehnten Jahrhundert prägte. Heute wird Neurasthenie auch als „vegetative Dystonie", „autonome Dysregulation" oder „Stress-Syndrom" bezeichnet – oder als TMS. Auch wenn die Begriffe CFS und Fibromyalgie häufig synonym benutzt werden, ist Fibromyalgie CFS mit mehreren Schmerzstellen. Sie alle sind Teil des Körper-Psyche-Syndroms.

Das US Center for Disease Control and Prevention (CDC) ließ kürzlich verlauten, das chronische Erschöpfungssyndrom sei nicht psychologisch bedingt, sondern „eine Krankheit". Diese Bekanntmachung kann nur negative Konsequenzen haben, da die neue Klassifizierung als „Krankheit" buchstäblich die Tür vor jeglichem neuen Verständnis verschließt, wie CFS Einhalt zu gebieten ist. **CFS ist ein Symptom – KEINE Krankheit.** Die Meldung des CDC wird die Betroffenen dahingehend beeinflussen, die psychologische Komponente außer Acht zu lassen, die dem chronischen Erschöpfungssyndrom zugrunde liegt – die Wahrheit darf nun „offiziell" ignoriert werden – so wie bei Bandscheibenvorfällen.

Jetzt, da sie das chronische Erschöpfungssyndrom als „offizielle Krankheit" ansehen, werden Wissenschaftler versuchen, es biologisch zu analysieren, so wie sie es mit Magengeschwüren weiterhin tun. Und sie werden bei ihrer Forschung alle möglichen faszinierenden Dinge entdecken: Zellveränderungen, Herzbeteiligung, Hirnentzündung, niedrige Cortisolwerte, Kaliummangel, Nebennierenfehlfunktion – alles, außer der Ursache. Die neue Klassifizierung durch das CDC wird die Heilung vermutlich um Jahrzehnte zurückwerfen, da das Syndrom jetzt vom psychologischen in den körperlichen Bereich gewandert ist, weil viele Menschen die Verantwortung für sich selbst lieber von sich weisen (ein kulturelles Mem). Am besten wäre es, derartige Syndrome als Beschwerdekomplex zu bezeichnen, statt als Krankheit. Das Wort Krankheit ist zudem eine sich selbst erfüllende Prophezeiung. Denn darin schwingt die Vorstellung von Hilflosigkeit mit – von etwas, das nicht aus eigener Kraft überwunden werden kann, sondern Hilfe von außen erfordert.

Das Erschöpfungssyndrom ist psychologischen Ursprungs, auch wenn es alles andere als eingebildet ist. Es ist echt. Der Prozess beginnt in der Psyche und durchdringt den Körper. Ich kann gut nachvollziehen, dass viele CFS-Leidende frustriert sind, weil manche Leute glauben, ihre Erschöpfung sei eingebildet oder vorgetäuscht. CFS dient, ebenso wie TMS, einem bestimmten Zweck – sich vom Stress zurückzuziehen, anzupassen (wie Selye es formulierte), die Batterien wieder aufzuladen, zu entkommen und sich zu sammeln, um sich dem Leben danach wieder gewachsen zu fühlen. Dieser Prozess findet naturgemäß außerhalb unseres Bewusstseins statt. Die Frage ist: Warum reagiert die Körper-Psyche-Einheit über? Die Antwort lautet schlicht: Weil man sich überlastet fühlt, also ist man es. Detaillierte Antworten bezüglich dieses Phänomens sind in der gedanklichen / emotionalen Wahrnehmung zu suchen, und natürlich in den sensorisch-genetischen und konditionierten Schwergewichten – sprich: den Dingen, die wir in Bezug auf Verhalten „falsch" erlernt haben oder auf die wir aufgrund unserer genetischen Veranlagung „übermäßig" sensibel reagieren.

Je mehr Energie wir dafür aufwenden, diese Energien zu unterdrücken, desto ausgebrannter werden wir, körperlich und psychisch [...] Erschöpfung und Müdigkeit sind meistens eine Folge der starken Instinkte, die verleugnet werden [...] Sie bemerkte, dass sie ihre Wut so vollständig verleugnet hatte, dass sie keine Wut empfand, wenn sie sich schrecklich über ihren Mann ärgerte, sondern stattdessen das überwältigende Bedürfnis verspürte, sich schlafen zu legen. Als sie erfuhr, dass ihre Erschöpfung als Ersatz für natürliche Aggression diente, begab sie sich auf die Suche nach der Wut, die unter der bleiernen Müdigkeit im Verborgenen schlummerte. Sobald sie ihre wütende Stimme wahrgenommen und deren Ansinnen verstanden hatte, verschwand ihre Schläfrigkeit.
— Hal Stone, Ph.D., und Sidra Winkleman, Ph.D.,
Meeting the Shadow, The Hidden Power of the Dark Side of Human Nature[219]

23

Angst, Depression und Metanoia

Mein Vater verstarb im Alter von einhundertzwei Jahren. Wenn ich ihn fragte, was ihn
am Leben hielt, antwortete er jedes Mal: „Ich mache mir niemals Sorgen."
— Jerry Stiller, *Married To Laughter*

Wo Schmerzen und Erschöpfung auftreten, sind innere Unruhe, Angst und häufig Depressionen vorhanden. Die Schmerzen offenbaren dem Betroffenen die Existenz dieser Gefühle und deren Intensität. Freud hielt Angst für ein Anzeichen drohender Wut – das Resultat einer unterdrückten Emotion. Unabhängig von diesem Mechanismus würden die meisten Menschen, hätten sie die Wahl, Schmerzen Angst vorziehen; daher fügen sie sich unbewusst Schmerzen zu, um weiter durchzuhalten.

Depressionen folgen auf eine traumatische Trennung oder auf das Gefühl, isoliert zu sein. Depressionen treten – wie Rückenschmerzen – zudem extrem häufig während der „Krise des mittleren Lebensalters" auf, wie Jung sie nannte. In der mittleren Lebensphase verlagert die Person ihre Aufmerksamkeit von der äußeren Welt, auf die sie während der ersten Lebenshälfte (Jung bezeichnete diese als „natürliche Phase") gerichtet ist, auf ihre Innenwelt, investiert mehr Energie darin, diese zu verstehen, es beginnt die „kulturelle Phase". Während dieses Übergangs in der Lebensmitte setzt normalerweise der Individuationsprozess ein.*

Zwischen diesen beiden Stadien kann es zu einer Krise kommen, wenn sich die Person isoliert und verloren fühlt und so verwirrt ist, dass sie sich ganz nach Innen wendet – jedes Mittel des Selbstausdrucks verloren hat. Wenn ihr psychologische Beratung zur Verfügung steht, ein mitfühlendes Familienmitglied, das zuhören kann, und eine Möglichkeit, ihre Isolation kundzutun, steht der Depression kein Raum zur Verfügung, um sich festzusetzen und weiter auszubreiten. Doch die meisten Menschen, die sich stark isoliert fühlen, haben den Eindruck, sich an niemanden wenden zu können, oder ihr Ich will sich nicht eingestehen, dass sie Bedürfnisse haben, daher wird die Anpassung chronisch und die Isolation schlimmer. Das Bedürfnis, sich auszudrücken, sich anderen Menschen mitzuteilen, geht in der Düsternis verloren. Doch das kann sich ändern, durch ein neues Selbstwertverständnis. So irrational es auch erscheinen mag, dient eine Depression einem evolutionären Zweck: Sie soll

---

* Jung benutzte den Begriff **Individuation** für den Prozess während der kulturellen Phase, bei dem das Individuum sein Ich überwindet, indem die Schichten seiner Persona nach und nach abgelöst werden, um sein wahres „Selbst" zu entdecken.

aggressives Verhalten unterdrücken. Eine Depression ist ein Überlebensmechanismus, der einsetzt, wenn sich die Person nicht den Weg aus ihrem Leben freikämpfen oder ihm entfliehen kann – wodurch sich ihr Selbstwertgefühl in Nichts auflöst. Die Folge des Unterdrückens von expressivem Verhalten sind Depressionen und Angstgefühle.

Innere Unruhe und Angst

Angst sollte niemals als angeborene Schwäche angesehen werden, sondern als Stärke, die außer Kontrolle geraten ist. Es bedarf enormer Kraft, seine Wut nie auszuleben; diese Energie zu packen, sie nach innen zu richten und zu unterdrücken, wo sie sich in Angst verwandelt – damit niemand sonst zu Schaden kommt. Angst setzt die Person daraufhin außer Gefecht; sie kann nicht länger funktionieren, aufgrund ihres unerschütterlichen Bestrebens, ein bestimmtes Bild von sich aufrechtzuerhalten. Es kostet sogar noch mehr Kraft, diesen Prozess aufzudecken und ihn umzukehren.

Um das Jahr 1994 überkam den Entertainer Donny Osmond ein Gefühl der inneren Unruhe, das er in seinem Leben als Künstler bis dahin nicht gekannt hatte. Der Würgegriff des Über-Ichs kann einen Menschen im Laufe der Zeit zu ersticken drohen – in Form von sozialer Angst oder sogar Panik. Donny bekannte: „Ich versuchte immer, perfekt zu sein. Ich war vor Sozialphobie wie gelähmt." In einem Interview gab er zu, so in dem Anspruch gefangen zu sein, perfekt sein zu müssen, und in der Angst, dass andere Menschen ihn ständig beurteilten, dass er sich im Geschäft nicht einmal mehr entscheiden konnte, welches Hemd er kaufen sollte; wie erstarrt stand er dort, während ihn das negative Geplapper seines Gehirns im eisernen Griff hielt. Die Angst hatte zum Totalstillstand geführt und ihn an den Rand einer Paranoia getrieben – er war bewegungs- und handlungsunfähig. Also begann Donny mit der Therapeutin Jerilyn Ross zu arbeiten, die ihn lehrte, sich seiner Angst zu stellen und sie in etwas Greifbares zu verwandeln, ihr ein Gesicht zu verleihen, einen Namen oder eine Farbe, und niemals vor ihr davonzulaufen. Donny litt unter einer „sozialen Phobie", einer sehr starken sozialen Angst, die durch das Bedürfnis, immer perfekt sein zu wollen, ausgelöst wird. Dank einer kognitiven Verhaltenstherapie geht es ihm mittlerweile bedeutend besser, da er gelernt hat, dass er Fehler machen wird und dass es in Ordnung ist, das zu tun. Letzten Endes müssen wir anfangen, unser Ich zu überwinden und uns über die Befürchtung erheben, was außenstehende Beobachter von uns denken.

Seit ich in diesem Business angefangen hatte, wusste ich, dass mich irgendjemand aus dem Publikum ununterbrochen beobachtete [...] Also musste ich perfekt sein.
— Donny Osmond, CBS News, *48 Hours*, 10. August 2000

Mit der Zeit werden Menschen durch außenstehende Beobachter zermürbt. Der Schauspieler Laurence Olivier entwickelte nach vierzig Jahren Schauspielkarriere während einer Bühnenaufführung von Othello mit einem Mal Lampenfieber. Die berühmte Schauspielerin Jean Arthur entwickelte ebenfalls in späteren Jahren ihrer Karriere Lampenfieber. Menschen können nur bis zu einem gewissen Maß und über einen gewissen Zeitraum Energie in ihre Persona stecken, bevor sie beginnen, psychisch zusammenzubrechen.

Zunächst kommt die Angst, dann die Schmerzen. Wenn die Schmerzen niemals einsetzen, hat die Angst die Blankovollmacht, um sich zu greifen. Die körperlichen Symptome dienen also dazu, die Angst unter Kontrolle zu halten, indem sie ihr eine Arrestzelle zur Verfügung stellen. Wenn die Angst eine gewisse Reizschwelle überschreitet, haben Menschen häufig das Gefühl, verrückt zu werden, den Verstand zu verlieren. Obwohl dies ein gängiges Gefühl ist, trifft es nie zu. Wer den Verstand verliert, wird es niemals bemerken. Sei also unbesorgt.

Angst bedeutet, **dem Licht vorauszueilen** – nicht darauf zu vertrauen, dass sich das Licht in Echtzeit herauskristallisiert, sondern zu versuchen, jegliche zukünftige Katastrophe abzuwenden, indem man sich bereits im Vorfeld sorgt und wappnet, im Überlebensmodus feststeckt. Durch Planen mag sich eine Katastrophe verhindern lassen; Planen beinhaltet aber Vorausahnung und lässt damit leicht Sorgen entstehen – was zu Anspannung der Muskeln führt. Sich Sorgen über seine Gesundheit zu machen, ruiniert die Gesundheit, weil der Fokus auf dem Gesundheitszustand liegt. Wenn wir nur für heute leben, verschwinden unsere Sorgen einfach.

Depression

Selbstmord ist keine Wahl; es kommt dazu, wenn der Schmerz die persönlichen Ressourcen übersteigt, den Schmerz zu ertragen.

— Metanoia.org

Angst und Depressionen sind zwei Komponenten derselben Person, wobei Angst die hellere Seite der Wut bildet und Depression die dunklere. Depression bedeutet die **Abwesenheit von Licht, das Gegenteil von Lebensfreude.** Die Person sieht nur das Schlechte – und gibt schließlich auch ihre zaghaften Versuche auf, überhaupt noch Licht zu sehen. Ihr Licht ist durch Angst erloschen – sie fällt der Dunkelheit zum Opfer. Wenn die Dunkelheit lange genug tiefschwarz ist, setzt irrationales Denken ein – das Ich beginnt das Über-Ich zu verachten.

Die Todesangst der Melancholie lässt nur die eine Erklärung zu, dass das Ich sich aufgibt, weil es sich vom Über-Ich gehasst und verfolgt anstatt geliebt fühlt. [...] Es ist übrigens immer noch dieselbe Situation, die dem ersten großen Angstzustand der Geburt und der infantilen Sehnsucht-Angst zugrunde lag, die der Trennung von der schützenden Mutter.
— Sigmund Freud, *Das Ich und das Es*[220]

Selbstmord ist das zutiefst verzweifelte Bedürfnis, gehört zu werden – der kreative Instinkt ergibt sich vollauf dem destruktiven. Wenn die Person nicht weiß, wie oder wem gegenüber sie sich ausdrücken soll, äußert sie ihre Traurigkeit durch ihre Handlungen. Selbstmord ist der finale Ausdruck des zum Schweigen verdammten Selbst, um all ihren Schmerz zu beenden, so hofft sie. Doch wir wissen, dass sie mithilfe der TMS-Heilung gesund und deutlich glücklicher werden kann. Die Anzeichen einer Depression sind für Außenstehende für gewöhnlich klar erkennbar, doch der deprimierte Mensch tappt oft im Dunkeln. Du kannst wieder Hoffnung und Liebe fühlen, wenn du den Mut hast, weiter durchzuhalten – bloß ein kleines bisschen länger. Du bist nicht allein. Du wirst den TMS-Weg wie so viele andere auch beschreiten und als viel glücklicherer Mensch am anderen Ende ankommen. Überall dort draußen gibt es ehemalige TMS-Leidensgenossen, die du im Internet finden kannst und die dir helfen werden.

Tiefe Depression ist nicht immer rational. Tatsächlich ist die Depressionsrate bei Menschen, die alles zu haben scheinen, sehr hoch, weil das Lebensziel verblasst, wenn die Motivation erlischt. Sie stellen fest, dass Geld und materielle Dinge sie nicht glücklich machen – sind sie erst einmal in deren Besitz gelangt, geraten sie nicht mehr darüber in Verzückung. Menschen mit Depressionen brauchen ein Ziel, ein Gefühl der Verbundenheit, damit das Licht zumindest wieder zu flackern beginnt – sie brauchen eine Motivation. Wenn du dieses Buch liest, weil ein geliebter Mensch deprimiert ist oder unter chronischen Schmerzen leidet, dann werde jetzt aktiv und hilf ihm. Wenn du diesen Menschen liebst, ergreif die Initiative und höre ihm zu, bevor es zu spät ist. Und solltest du selbst dich mit dem Gedanken tragen, diese Welt zu verlassen, STOP! TMS-Wissen verleiht Hoffnung auf eine hellere Zukunft. Die Schmerzen werden verschwinden – wenn du glaubst.

Das deprimierte Huhn oder das ängstliche Ei?

Meiner Erfahrung nach geht Angst einer Depression immer voraus. Wenn die überflüssige Vorwegnahme zukünftiger Ereignisse chronisch wird, kann sie keinen fortlaufenden Anpassungsprozess aufrechterhalten. Der Kampf flaut schließlich ab, und immer mehr negative Vorausahnungen führen dazu, dass sich der Fokus auf das Negative verlagert, und letztlich lässt die Person jegliche Hoffnung fahren. Während die Dunkelheit einsetzt, werden ihre Schmerzen stärker, um **das Undenkbare** davon abzuhalten, aus dem Unbewussten aufzusteigen. Das Problem wird dadurch verschlimmert, dass Perfektionisten ohnehin meist leicht deprimiert sind, weil das Leben nie perfekt ist.

Ich sah ein Interview mit Mel Gibson und Diane Sawyer, bei dem Mel über seine Probleme, Sorgen und Selbstzweifel sprach und wie er damit gerungen hatte, ob er sein Leben fortsetzen oder ihm durch Selbstmord ein Ende bereiten sollte, was er als „Höhepunkt spiritueller Insolvenz" bezeichnete. Um mit seinen Worten zu sprechen: „Immer wenn ich von Selbstmord höre, will ich bloß sterben, ich will weinen […] denn es wartet noch etwas Besseres auf sie, wenn sie nur ein bisschen länger durchhalten."

Mut ist Angst, die eine Minute länger ausgehalten wird.
— General George Patton (1885—1945)

Während ich dieses Buch schrieb, lernte ich zwei Leute kennen, die mir anvertrauten, dass sie ihren Selbstmord bereits geplant hatten, aber „den Abzug nicht drücken" konnten. Auch sie hielten eine Minute länger durch, und es hat sich tausendfach ausgezahlt, weil beide heute ein viel glücklicheres Leben führen. Auch dein Schmerz wird aufhören.

> Depressionen und Angst treten ZUERST auf, dann setzen die Schmerzen ein. Es funktioniert nicht andersherum. Häufig sagen Leute zu mir: „Wenn die Schmerzen bloß aufhören würden, wäre ich nicht deprimiert." Nein!! Der TMS-Prozess verläuft diametral entgegengesetzt. Es geht dir nicht erst besser, und DANN nimmst du wieder aktiv am Leben teil. Bei allem geht es um Mut und um Hoffnung. Du musst dich zurück ins Leben stürzen, wieder in den Sattel steigen, und die Schmerzen werden nach und nach der Produktivität weichen – der schwierigste Teil dabei ist, dich erneut auf den Rücken des Pferdes zu schwingen.

Metanoia

Metanoia: Innere Umkehr, Änderung der eigenen Lebensauffassung, Gewinnung einer neuen Weltsicht. Von der Webseite metanoia.org:

Stell dir vor, du stehst in einem Kreis von Leuten. Im Mittelpunkt des Kreises befindet sich eine Lichtquelle. Doch anstatt dich dem Mittelpunkt und dem Licht zuzuwenden, stehst du mit dem Rücken zum Licht, wendest dich davon ab.

Wenn du auf diese Weise dort stehst, vom Licht abgewandt, kannst du bloß deinen eigenen Schatten sehen. Das Licht siehst du nicht. Du kannst nur in deinen eigenen Schatten hineinblicken. Du kannst die anderen, die mit dir im Kreis stehen, nicht sehen. Von deinem Blickpunkt aus bist du abgeschnitten und stehst allein im Dunkeln.

Jetzt stell dir vor, wie du dich umdrehst, dem Licht zuwendest, das im Mittelpunkt des Kreises erstrahlt. Wenn du dich dem Licht zuwendest, fällt dein Schatten hinter dich. Und wenn du dem Licht zugewandt bist, kannst du auch die anderen Menschen sehen, die mit dir dort stehen. Du siehst, dass das Licht auf jeden fällt und dass sein Strahlen euch alle miteinander verbindet. Entschließe dich, dich umzuwenden, vom Schatten weg, zum Licht hin – das bedeutet Metanoia.

metanoia.org

Das ist der Grund dafür, dass Freunde, Psychotherapie und Selbsthilfegruppen oft eine große Hilfe sind. Sie ermöglichen Menschen zu sehen, dass andere an ihrer Seite sind, mit ihnen verbunden – langsam verblasst die Depression und Licht kehrt in den Körper zurück.

Szenarienanalyse – Was wenn?

Den größten Kummer fügen wir uns selbst zu.

— Sophokles, *Ödipus Rex*

Das Alter eines Baums wird anhand der Anzahl der Ringe in seinem Stamm (Jahresringe) bestimmt, so wie die Persönlichkeit eines Menschen anhand der Anzahl der Zweige an seinem **Entscheidungsbaum** beurteilt werden kann. Die Zweige wachsen, während sich die Person zwischen verschiedenen Handlungsweisen entscheidet. Entscheidungsbäume kommen bei einem Prozess namens „Szenarienanalyse" zum Einsatz, auch bekannt als „Was-wäre-wenn-Denken". Was-wäre-wenn-Denken ist der Fluch des Spannungsleidenden. Formal „dient der Prozess des Entscheidungsbaums als Werkzeug für Kampf oder Flucht. Szenarienanalyse beschreibt den Prozess des Analysierens möglicher zukünftiger Ereignisse, indem verschiedene mögliche Ergebnisse (Szenarien) in Betracht gezogen werden [...] was eine umfassendere Beurteilung der Szenarien und ihrer Auswirkungen ermöglicht."[221] Meditationsexperten bezeichnen Was-wäre-wenn-Denken häufig als **negatives Denken**. Es ist wie ein störendes Hintergrundgeräusch, wie das Knarzen der Äste eines Baums, während jede mögliche negative Auswirkung ein ums andere Mal im Geist durchgespielt und überprüft wird, wodurch sich die Zweige weiter verästeln und die Anspannung steigt. Es ist die Antithese zu **Gegenwärtigkeit**.

Das Konzept:
Ein Entscheidungsbaum – der Verstand trifft eine Entscheidung.

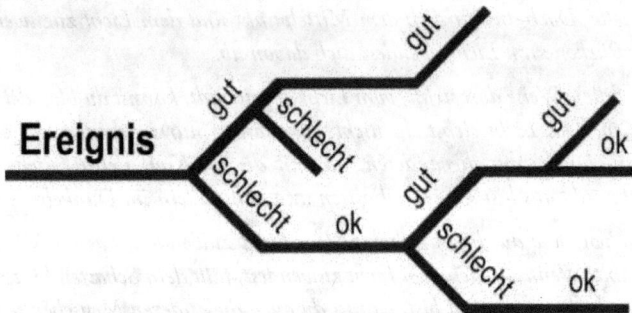

Gelassener Mensch:
Hat ein paar Zweifel und lässt sie schnell wieder los.

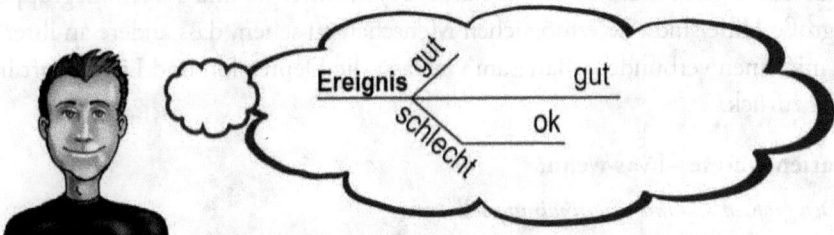

Besorgter Mensch:
Hat ein paar Zweifel mehr, kommt aber im Alltag zurecht.

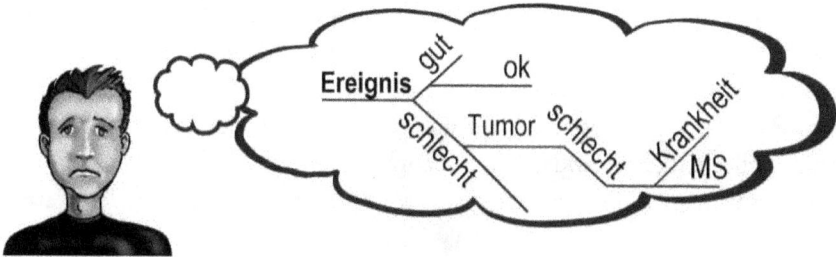

Sorgenkrieger:
Kann keinen einzigen Zweifel loslassen – lähmt dadurch seine
Entscheidungsfähigkeit, steckt beim Anstreben seiner Lebensziele fest.
Er wird selbst zu seinem schlimmsten Fluch.

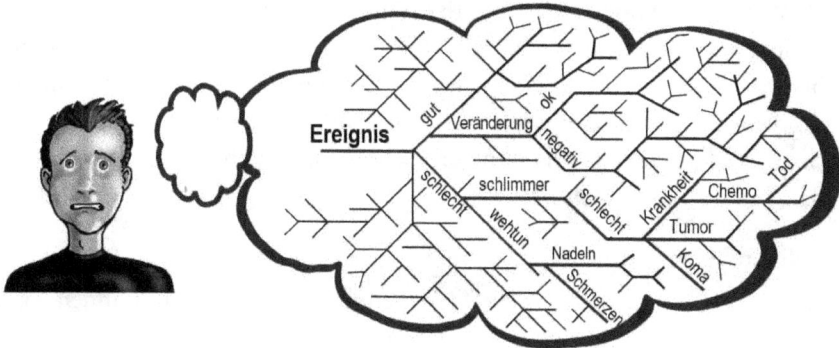

Das Weiterverästeln der Zweige bedeutet, zu TMS-en – durch
Negativdenken, Vermeiden von Gefühlen, indem die Person anhaltend von
ihrer emotionalen Basis abgelenkt wird.

Du kannst diese „Was-wäre-wenn-Äste" davon abhalten, sich weiter zu verzweigen,
indem du vom „Was-wäre-wenn-Modus in den **UND-WENN-SCHON!!!**-Modus
wechselst.

Um den Baum zurückzuschneiden, brauchst du Mut und Glauben.

Heute ist das Morgen, um das du dir früher einmal Sorgen gemacht hast, und
trotzdem kam Heute sowieso. Ereignisse in deinem Leben verursachen keinen Stress.
Die emotionale Verbindung zu dem Ereignis ruft Stress hervor – deine Reaktion auf
das Ereignis. Sorgenkrieger benutzen Was-wäre-wenn-Denken als Waffe, um mögliche
negative Folgen abzuwenden. Doch es hat noch niemand ein zukünftiges Ereignis
verbessert, indem er sich darüber Sorgen gemacht hat.

Wer von euch kann mit all seiner Sorge sein Leben auch nur um eine kleine Zeitspanne
verlängern?

— Jesus von Nazareth, *Matthäus* 6:27

Ockhams Rasiermesser entschärft den Prozess der Besorgnis. Das nach Wilhelm von Ockham benannte Prinzip besagt, dass eine Person nicht mehr Theorien aufstellen sollte, als unbedingt benötigt werden, um etwas zu erklären. Die metaphorische Bezeichnung als „Rasiermesser" ergibt sich daraus, dass die einfachste und passendste Erklärung alle anderen Erklärungen „abrasiert". Gelegentlich wird es auch als „Parsimonie-Prinzip", „Sparsamkeitsprinzip" oder „KISS-Prinzip" („keep it simple, stupid") bezeichnet

Ich rate Leuten immer, sich während der Heilung nicht so verrückt zu machen, denn wenn durch Zweifel und Gedankenexperimente, durch noch mehr Zweifel und weitere Gedankenexperimente zu großes Chaos in den Gedankenprozessen herrscht, schwillt der Angstbaum auf so unermessliche Größe an, dass gar nichts mehr bewerkstelligt wird. Tu es einfach! Durch weiteres Aufschieben sorgst du dich bis in einen Zustand der Lähmung hinein. Hier träumst du davon, dort zu sein – und dort davon, hier zu sein. Sorgenkrieger verheddern sich bis zur Handlungsunfähigkeit in den Sorgenzweigen – und ein Problem ist nur dann ein Problem, wenn man es als Problem wahrnimmt. Wenn man das Leben überanalysiert, wird es komplexer, vertrackter und bürdet dem ohnehin schon überfrachteten Selbst zusätzliche Anforderungen auf. Setz dich selbst nicht so unter Druck!

Ich, beide und sie

Manchmal geben Leuten ihren TMS-Schmerzen Namen, um ihnen eine Art Identität zu verleihen und um ihr Syndrom zu kontrollieren.* Als ich schließlich verstanden hatte, wie die Schmerzen entstehen, fing ich an, meine Schmerzen „Hank" zu nennen. Auf die Idee hatte mich der Spielfilm *Ich, beide und sie* mit Jim Carrey gebracht. Ich bin relativ sicher, nicht unter „fortgeschrittenem Doppelgängerwahn und narzisstischer Wut" gelitten zu haben, aber für mich personifizierte Hank, wie mich das Leben meinem Eindruck zufolge behandelt hatte. Ein sehr guter Bekannter nannte seine Schmerzen, sein narzisstisches Kind „Nancy". Und eine Frau, mit der ich mich unterhielt, die anonym bleiben wollte, nannte ihre Rückenschmerzen „Mom". Später verstand ich, dass dies ein weiterer Grund sein könnte, warum sich meine Schmerzen so in die Länge zogen. Durch die Personifizierung wird ihnen Leben eingehaucht, und sie gewinnen an Bedeutung. Das Konzept der Heilung besteht darin, Schmerzen bedeutungslos und nicht greifbar werden zu lassen. Verleih deinen Schmerzen niemals Namen.

---

* Das ist nicht dasselbe wie eine Phobie, bei der ein Gefühl von Identifikation wichtig ist. Bei Schmerzen ist es wichtiger, ihnen niemals eine Form zu verleihen, sie nutzlos – harmlos – werden zu lassen.

Finanzielle Schmerzen

Mir ist egal, ob ich das ganze Geld verliere. Schlimm wäre, meine ganzen Besitztümer zu verlieren.

— Marie Kimble Johnson, *Reichtum ist keine Schande*, 1979

Viele Menschen haben körperliche Schmerzen, wenn sie sich am Rande einer finanziellen Krise befinden. Unser Instinkt sagt uns, dass Geld uns schützen und unsere Stellung sichern wird. Die drohende Gefahr, Geld zu verlieren, stellte eine Bedrohung für unser Überleben und unser Selbstbild dar. Nicht die Finanzlage selbst lässt die Wut entstehen, die den Schmerz hervorruft, sondern das Gefühl, dass unsere Sicherheit, unser Überleben oder unser Status bedroht sind. Dieses Phänomen wird derzeit als **Schuldenstress** bezeichnet. Eine Umfrage (AP-AOL Health Poll) aus dem Jahr 2008 unter 1002 Erwachsenen offenbarte, dass die Herzinfarktrate bei Personen mit einer hohen Schuldenrate doppelt so hoch war wie bei denjenigen mit einer niedrigen Schuldenrate. Zudem litten sie fünfmal so häufig unter starken Depressionen, über siebenmal so oft unter starken Angstzuständen, dreimal so häufig unter Migräneattacken (oder anderen Formen von Kopfschmerzen), über dreimal so oft unter Verdauungsbeschwerden, und „mehr als die Hälfte, 51 Prozent, hatten Muskelverspannungen, darunter auch Schmerzen im unteren Rücken. Dem standen 31 Prozent mit geringerem Schuldenstress gegenüber."[222]

Eindringlinge in die Distanzzone

Wenn das Gefühl der Bedrängnis zunimmt [...] verstärken sich die Wechselwirkungen, wodurch immer größerer Stress entsteht.

— Edward Twitchell Hall, *The Hidden Dimension*[223]

Es ist einfacher, den sensorischen Effekt zu spüren, den andere auf dich haben, wenn sie in deine persönliche Distanzzone eindringen und sich dein Rücken, Nacken, Darm oder Brustkorb verkrampfen. TMS-Symptome erreichen einen Höchststand, wenn jemand in unsere persönliche Distanzzone vordringt – und werden umso schlimmer, wenn Phobien mit im Spiel sind. Deine Sprache verändert sich, je nachdem, ob du mit deinen Freunden, dem Pfarrer oder einem Mitglied des anderen Geschlechts sprichst. Im Internet wird mit den hasserfülltesten, zornigsten Kommentaren nur so um sich geworfen, weil der Schatten dort vollkommene Anonymität genießt. Die boshaften Bemerkungen gegenüber Menschen, die im Internet etwas verfassen, und verbalen Attacken gegenüber Menschen, von denen Artikel handeln, die auf deren persönliche Umstände oder Eigenschaften abzielen, ist der Schatten, der hervorbricht – aufgrund einer grenzenlosen „Distanz" zwischen dem Kritiker und der betreffenden Person. Menschen werden entsetzlich hart, wenn sie glauben, anonym zu sein, und ihre dunklen Seiten offenbaren sich entsprechend. Sobald dieses enorme Territorium jedoch schrumpft und andere ihren physischen Körpern näherkommen, verändern sie ihren Gedankenprozess, indem sie vorgeben, liebenswürdig und respektvoll zu sein, und der Körper reagiert entsprechend, verspannt sich aufgrund des falschen Spiels (sie wollen nicht liebenswürdig sein müssen – es kostet sie mehr Energie). Eine gewisse Distanz zu wahren, verleiht ihnen das befreiende Gefühl, sie selbst sein zu können, doch sobald sie wahrnehmen, dass ihre Distanzzone verletzt wurde, verkrampfen sie aus Abwehr Nacken, Rücken, Schultern, Knie und Herzen. Viele Menschen berichten mir, dass sie Schmerzen in der Brust, Migräne und Gelenkschmerzen bekommen, wenn sie sich zum Abendessen verabreden und sich unters Volk mischen.

Bei dem Distanzraum-Eindringling, der TMS verursacht, handelt es sich aller Wahrscheinlichkeit um ein Familienmitglied, einen Kollegen, Vorgesetzten oder Kunden, aber es kann auch eine Arbeit oder ein Projekt sein. Wenn Menschen unsere **Intimsphäre**, unseren **persönlichen oder sozialen Distanzraum** verletzen, beginnen die Sinne vor Stimulation zu flattern, weil das sympathische Nervensystem wild vor eingehenden Informationen um sich schießt, und die erhöhte Hirnwellenaktivität behindert die Achtsamkeit. Für einen sehr empfindsamen Menschen ist sozialer oder persönlicher Distanzraum ein wertvolles Territorium. Ein häufig geäußertes Problem ist, in der Öffentlichkeit zu stehen und zunehmend unter Schmerzen oder Schwindel zu leiden, weil die Sinne aufgrund sozialer Angst in der Öffentlichkeit gesteigert sind – außenstehende Beobachter rauben Energie (als Aufsichtsperson ist das Über-Ich stets wachsam).

Große Propheten zogen sich grundsätzlich von der Außenwelt zurück, um sich von dem Energiesog anderer Menschen zu befreien. So konnten sie tieferen Zugang zu ihrer Menschlichkeit finden – um aufzuspüren, was ihnen jenseits des wachsamen Blicks ihres Ichs Halt verleiht. Wenn deine persönliche Distanzzone schrumpft, beansprucht dein Über-Ich mehr Energie, die Sinne werden überlastet, die Atmung wird flacher, Wut schwillt an, und die Anspannung wächst – ein klassischer Überlebensmechanismus.

> Wie Tao Te Ching es ausdrückte: Schlammiges Wasser, das man eine Weile stehen lässt, wird klar; der Schlamm setzt sich am Boden ab, und wir können in einer klaren Umgebung leben. Doch wir sind so bedrängt durch die Flut aus Ablenkung, Anforderungen und Verpflichtungen, von denen viele selbst auferlegt sind, dass keine Zeit bleibt, um uns selbst kennenzulernen [...] Was man schließlich loslässt, ist das Ich, das lärmende Ich mit seinen Forderungen.
>
> — Huston Smith, im Dokumentarfilm Portrait of a Radical[224]

Lost in Space – Verschollen zwischen fremden Welten

Unsere persönliche Distanzzone ermöglicht den schlammigen Gewässern, klar zu werden – Wutangst zu reduzieren. Menschen, die aus freiem Willen gegenseitig ihre Bedürfnisse befriedigen, benötigen dafür wenig Energie, weil auf falsche Fassaden verzichtet wird. Das sympathische Nervensystem kommt zur Ruhe, wenn wir uns sicher und geborgen fühlen und unser wahres Gesicht zeigen dürfen – wir sind entspannter, besitzen mehr Zutrauen, sind achtsamer und gesünder.

Wut und Frustration sind fast immer beziehungsbedingt. Wenn Schmerzen auftauchen, richte den Blick zuerst auf deinen Ehepartner, auf deine Eltern oder Kinder. Der Blutdruck geht in die Höhe, das Cholesterin steigt, Schmerzen in der Brust werden stärker; durch das Gefühl, seine Distanzzone dauerhaft eingebüßt zu haben, schwellen die Symptome an. Wenn sich jemand aufgrund seiner Umstände gefangen fühlt, offenbart sein Körper den Preis, den er für seine stillschweigende Anpassung zahlt. Ein Freund von mir, der mitten in der Scheidung steckte, hatte einen systolischen Blutdruck von einhundertneunzig. Nur drei Tage nach seiner Scheidung fiel er um sechzig Punkte auf einhundertdreißig. Weitere Gründe für Bluthochdruck sind die Wut über das Altern, Lebenskrisen, Ernährung und genetische Veranlagung.

Eine Beziehung ist dann gut, wenn jede der beteiligten Personen mehr zu dem wird, was sie wirklich ist.

— Deborah L. Schuster, Job Search Coach

24
Drogen und Medikamente

Das Bedürfnis, Medikamente zu nehmen, ist vermutlich der bedeutendste Punkt, in dem sich Mensch und Tier voneinander unterscheiden.
— Sir William Osler, M.D., (1849—1919)

Stimmungsverändernde Drogen betäuben Emotionen. Schmerzmittel / Alkohol / Antidepressiva verschleiern die unbefriedigten Bedürfnisse, die der Notwendigkeit für das Einnehmen des Mittels zugrunde liegen. Antidepressiva können als Heftpflaster angesehen werden, die dem emotionalen Bluten Einhalt gebieten. Doch wie Dr. Sarno beobachtet hat, führt das Beseitigen von Symptomen durch künstliche Hilfsmittel (Medikamente, Operationen etc.) häufig dazu, dass TMS irgendwo anders auftritt, anhaltende Schmerzen, Angst oder Depressionen auslöst. Jegliche Form von Medikamenten, Drogen und medizinischen Eingriffen zwingen TMS lediglich, in anderer Gestalt aufzutreten; sie beseitigen das Problem nicht.

Wer zwischen Rauchen, Trinken, Schmerzmitteln und Antidepressiva hin- und herwechselt, tauscht nur eine Sucht gegen eine andere aus. Es gibt keinen Nettogewinn. Das Fehlen eines Lebensziels – eine spirituelle Sehnsucht –, liegt der Sucht nach Betäubungsmitteln zugrunde und offenbart sich für gewöhnlich in Form von Schmerzen oder Angststörungen. Greif nicht zu Drogen, um deine TMS-Schmerzen loszuwerden. Auf lange Sicht führt es dazu, dass der Schmerz andauert.

Medikamente und Drogen sind für die Körper-Psyche-Einheit **allesamt Gift**. Es gibt immer einen zukünftigen Preis, der gezahlt werden muss, um sich jetzt besser zu fühlen, da scheinbare Erleichterung lediglich geborgt ist und Zinsen anfallen. Wenn Verzweiflung deine Fähigkeit einschränkt, mit den Problemen des Lebens zurechtzukommen, können Medikamente vorübergehend vonnöten sein, aber sie sind nie eine Dauerlösung. Medikamente regeln das Problem nicht, sie verlagern es bloß. Das Problem bleibt bestehen, und der Betroffene braucht mehr Medikamente (so wie bei Rückenoperationen), um sich nicht mit seinen starken Emotionen auseinandersetzen zu müssen. Der Nettoerlös ist, wieder einmal, gleich null.

Eine der obersten Pflichten des Arztes besteht darin, die Massen zu lehren, keine Medikamente zu nehmen.
— Sir William Osler, M.D., *Aphorisms from his Bedside Teachings* (1849—1919)

Amerika ist zu einer Nation von Hypochondern geworden. Wenn du konstant Sodbrennen hast, stehst du unter Stress. Du leidest nicht an Refluxösophagitis. Suche nach dem Grund für das Symptom und beseitige ihn, anstatt ihn zu vertuschen. Wenn du unter Migräneattacken leidest, überlege dir, was der Grund dafür sein könnte; mache dir nicht zur Gewohnheit, zu Medikamenten zu greifen, sobald du ein Symptom hast. Schon bald brauchst du ein weiteres Präparat, um die Nebenwirkungen des anderen aufzufangen, und so führt eine Abhängigkeit zur nächsten.

Das ist genau das, was die **Pharma-Maschinerie** will. Das Buch *Selling Sickness: How the World's Biggest Pharmaceutical Companies Are Turning Us All into Patients* von Ray Moynihan und Alan Cassels liefert eine gute Beschreibung dieser Branche. Viele der Ärzte, die für das Festlegen gesundheitlicher Standardverfahren verantwortlich sind, sitzen im Vorstand führender Pharmaunternehmen.

> *Acht von den neun Experten, die die aktuellsten Cholesterin-Richtlinien verfasst haben, fungierten zudem als bezahlte Redner, Berater oder Forscher der weltgrößten Pharmaunternehmen – Pfizer, Merck, Bristol-Myers-Squibb, Novartis, Bayer, Abbott, AstraZeneca und GlaxoSmithKline.*
>
> — Ray Moynihan und Alan Cassels, *Selling Sickness*[225]

Moynihan und Cassels enthüllen, dass die Richtlinien für Cholesterin bloß ein Beispiel sind und dass ungefähr neunzig Prozent der Ärzte, die die Richtlinien für andere Ärzte festlegen, eine persönliche, professionelle und / oder finanzielle Verstrickung mit der Pharmaindustrie haben. Es stellt sich die Frage, warum sie so darauf bedacht sind, die Grenzwerte für Cholesterin so häufig zu senken. Wenn sie Menschen davon überzeugen können, dass sie ihren Cholesterinwert um weitere zwanzig Punkte senken müssen, beispielsweise auf einhundertachtzig oder einhundertsechzig, wie viele weitere Millionen Menschen können sie in den Angststrudel mit hineinziehen? Wie viel mehr Profit wird dadurch erzielt? Moynihan und Cassels erinnern die Leser an das Interview des Fortune Magazine mit Henry Gadsen, dem ehemaligen Geschäftsführer von Merck, in dem dieser seine Frustration bekundete, dass seine Firma ausschließlich Medikamente an kranke Menschen verkaufe, und dass sein „Traum" sei, auch Medikamente an gesunde Menschen zu verkaufen; dann könnten sie „an alle verkaufen."[226]

Nachdem du das hier gelesen ist, glaube aber bitte nicht, dass du deine Medikation schlagartig absetzen kannst, denn der Grund für dein Verlangen danach mag immer noch vorhanden sein.

Mehmet Oz, M.D., Leiter des chirurgischen Fachbereichs der Columbia University und Professor für Herzchirurgie, schrieb, manche ältere Menschen, bei denen eine starke Blockade der Koronararterie vorliegt, hätten keine Herzprobleme, während jüngere Menschen, bei denen die arterielle Blockade ebenso stark ausgeprägt ist, unter Schmerzen im Brustkorb leiden. In seinem Buch *Healing from the Heart* schreibt Oz, der Grund dafür, dass Menschen unterschiedlich auf das gleiche Szenario reagieren, sei unbekannt,* und dass „alles davon abhängt, wie geschmeidig die Gefäßwände des

---

* Die Mehrheit körperlicher Symptome, deren Ursache als „unbekannt" angeben wird, ist TMS.

Patienten sind – wie anfällig für Verkrampfungen." Zudem stellt Dr. Oz die wichtige Verbindung her, dass es sich bei Herzattacken häufiger um Spannungsschmerzen handelt; so verkündete er bei einer Konferenz über die Verbindung zwischen dem Körper und der Psyche im Jahr 2000, seiner Beobachtung zufolge „könnten viele Herzanfälle auf ein stressiges Lebensereignis zurückgeführt werden, das rund vier bis sieben Tage zuvor stattgefunden hat." Das ist der Sturm nach dem Stress oder TMS-Spannungsschmerzen der Phase 4 … abseits vom Schlachtfeld.

Der Jäger wird zum Gejagten, Gesundheitsmythen auf den Kopf stellen

> *Mein Leben ist in den Händen jedes Schufts, der mich verärgert und veralbert.*
> — John Hunter, Chirurg und Anatom,
> bekennender Typ-A, Vater der modernen Chirurgie

Wie Hunter wusste, bevor sein Leben ein plötzliches Ende fand (ein Herzinfarkt während eines Streits mit Mitte sechzig), ist unser Ich für viele unserer Gebrechen verantwortlich, und wie Dr. Oz weiß, ist Cholesterin nicht die Hauptursache für Herzinfarkte. Wut, Frustration und Groll sind die Übeltäter, ebenso wie die Prädisposition dafür, wo jemand im Körper seine Wut anstaut.

Paul Rosch, M.D., Professor für Medizin und Psychiatrie am New York Medical College und Vorsitzender des American Institute of Stress, sagte bei einer Konferenz zum Thema Cholesterin: „Jedem, der Cholesterin in Frage stellt, wird in der Regel der Geldhahn zugedreht […] Stress hat schädlichere Auswirkungen auf das Herz als Cholesterin." [227] Auf derselben Konferenz präsentierte der dänische Arzt Dr. Uffe Ravnskov Berichte, aus denen hervorging, wie wirkungslos ein Absenken des Cholesterinspiegels war, um das Herzinfarktrisiko zu verringern. Er sagte: „Die Quote von kardiovaskulär bedingten Todesfällen sank bei Männern geringfügig, bei Frauen überhaupt nicht." [228] Ravnskov glaubt, dass das Problem in den 1950er Jahren mit der Framingham Herzstudie begann, die fälschlicherweise einen Zusammenhang zwischen erhöhtem Cholesterin und Herzinfarkten herstellte – Cholesterin war dabei nur ein Faktor unter über zweihundertvierzig weiteren Risikofaktoren, die einen Herzinfarkt voraussagen können. Man hätte jeden der über zweihundertvierzig Indikatoren wählen können, die zu Herzproblemen führen, doch man stürzte sich auf das Cholesterin – und dort ist die enorme Angst vor Herz- und Gefäßkrankheiten bis heute verankert. Hier besteht eine Parallele zur nicht vorhandenen Beziehung zwischen Bandscheibenvorfällen und Rückenschmerzen.

Verborgene Wut veranlasst das autonome Nervensystem, (lebens-)wichtige Blutgefäße zu verengen, wenn sich die Person überfordert fühlt. In diesem Fall ist die Botschaft keine Warnung mehr – sondern ein Angriff. Wenn der Cholesterinwert hoch ist, wird das Problem bloß verschlimmert, es wird nicht dadurch verursacht. Wenn das Cholesterin erhöht ist, braucht es nicht so viel Wut, um dem Herzen Schaden zuzufügen. Daher ist es wichtig, diese Werte im Blick zu behalten – bis zu einem gewissen Punkt. Bei über der Hälfte aller Menschen, die an einem Herzinfarkt sterben, liegt keiner der Hauptindikatoren für eine Herzkrankheit vor – wie erhöhtes Cholesterin oder Bluthochdruck. Wie Deepak Chopra, M.D., erklärte, ist das Anzeichen Nummer Eins für einen Herzinfarkt Unzufriedenheit im Job, und der häufigste Tag und Zeitpunkt für einen Herzanfall ist Montagmorgen um 9 Uhr: der neue Tag des neuen Konflikts.

Von Rosenmans und Friedmans früheren Versuchen, den Metabolismus des Cholesterins und seine Verbindung zu Herzkrankheiten zu verstehen, verlagerten sie den Fokus bald auf die Persönlichkeitsmerkmale ihrer Patienten, nachdem sie angefangen hatten, sich mit ihnen zu unterhalten – ähnlich wie Dr. Sarno mit seinen Patienten, die unter Rückenschmerzen litten. Die Patienten selbst hatten nur selten den Eindruck, dass das Cholesterin der Grund für ihre Herzinfarkte gewesen war, stattdessen „setzten sie Stress im Job ganz oben"[229] auf die Liste. Rosenmans und Friedmans Studien erhärteten zudem ihren Verdacht, dass keine Verbindung zwischen dem Cholesterinspiegel, hohem Blutdruck und einem Herzinfarkt besteht.

Es wurde zunehmend deutlich, dass diese Risikofaktoren eher Indikatoren waren, die eventuell einen Herzinfarkt voraussagen konnten, ihn aber nicht verursachten.

— Ray H. Rosenman[230]

Herzinfarkte, erhöhte Cholesterinwerte und hoher Blutdruck sind das Ergebnis von unbewusster Wut, Stress und Ernährungsgewohnheiten. Ein Herzinfarkt ist die Reaktion der Körper-Psyche-Einheit auf übermäßigen Stress und Zorn. Wenn dir die Mittel fehlen (das Verständnis oder der Willen), zu heilen, dann wirst du zu Medikamenten greifen müssen.

Ich erfuhr nie auch nur das geringste bisschen Schmerzlinderung durch jegliche Art von entzündungshemmenden Medikamente wie Cox-2-Hemmer – Vioxx, Celebrex und Bextra –, oder durch andere NSRA (nicht steroidale Antirheumatika) und ähnliche Medikamente. Am 30.9.2004 wurde Vioxx in den USA klugerweise vom Markt genommen; der angedachte Nachfolger, Prexige, wurde in vielen anderen Ländern vom Markt genommen und bis heute von der FDA (der amerikanischen Behörde für Lebens- und Arzneimittel) aufgrund potenzieller gravierender Nebenwirkungen nicht zugelassen. Cox-2-Hemmer werden als **Super-Aspirin** angepriesen, und ihre Auswirkungen sind häufig tödlicher als die Krankheiten, für die sie verschrieben werden. Das trifft auf viele moderne Supermedikamente zu – sie werden gefährlicher, als mit *Bonanza*-Patriarch Ben Cartwright verheiratet zu sein. Bextra wurde als mögliche Ursache für das Stevens-Johnson-Syndrom (eine Hauterkrankung bedingt durch chemische Substanzen, vorwiegend Medikamente) genannt. Zum Zeitpunkt des Verfassens dieses Buchs ist die Anwendung besagter Supermedikamente ein Tanz auf Messers Schneide, da sie erwiesenermaßen Schaden anrichten und selten etwas Positives bewirken. Während meiner Recherchen stieß ich auf einen Mann, der beteuerte, dass Celebrex ihm immer half. Er sagte: „Steve, mir hilft es wirklich." Ich entgegnete, ich glaube ihm, dass es ihm helfe, aber nicht aus den Gründen, die er annehme. Das Medikament wirkte nur, weil er glaubte, dass es das tat, also half es ihm (wirklich?). Placebos können mächtige Heilkräfte besitzen.

Der Generalschlüssel ist tiefer Glauben – ganz gleich woran.

Kehren wir zu der Frage zurück, die Dr. Georg Groddeck zu Beginn des zwanzigsten Jahrhunderts aufwarf – warum ein Medikament bei einer Person wirkt, bei einer anderen aber nicht, obwohl die Symptome, Krankheiten oder Prognosen die gleichen sind. Es kann gut daran liegen, dass einer der Betroffenen großes Vertrauen in das Medikament setzte oder zufällig einen guten Tag hatte, als er es einnahm, oder dass ihm irgendeine andere unbewusste Macht zuhilfe kam. Wenn es einmal wirkt, wirkt es in der Regel wiederholt, weil die Konditionierung unmittelbar einsetzt.

Dass die Tiefe des Glaubens eines der Schlüsselelemente bildet, bestätigte eine Studie der University of Michigan.[231] Es hängt insbesondere davon ab, ob sich das Symptom bessert, wenn das Medikament zum ersten Mal angewendet (oder die Operation durchgeführt) wird – oder nicht. Das erste Mal ist immer das einschneidendste Erlebnis, weil es eine neue Erfahrung schafft – und die tiefste Narbe hinterlässt.

Man könnte argumentieren, dass die entzündungshemmenden Medikamente TMS-Schmerzen nicht lindern, weil TMS-Schmerzen nicht mit einer Schwellung einhergehen. Doch das trifft nicht immer zu. Ich selbst hatte durch Anspannung Schwellungen, Dr. Sopher erzählte mir, auch er hätte es erlebt und viele andere auch. Auch bei TMS können Schwellungen auftreten; wenn es darum geht, das Symptom abzumildern, mögen Medikamente eine kurzfristige Lösung sein – und manchmal notwendig.

Hämorrhoiden sind ein entzündlicher Prozess, der meistens stressbedingt ist. Anspannung kann auf vielfache Weise Schwellungen hervorrufen. Viele Male verließ ich ein stressiges Meeting mit vor Anspannung angeschwollenem Zahnfleisch. Auch wenn das Zahnfleisch und Hämorrhoiden am gegenüberliegenden Ende des Körpers liegen (je nachdem, wo sich dein Kopf befindet), bleibt das Konzept doch dasselbe. Es gibt einen Grund für das Symptom, und das Medikament schafft den Grund nicht aus der Welt. Lediglich die einschläfernde Wirkung starker Schmerzmittel half mir während starker Schmerzperioden, doch ihre Wirkung verflog mit der Zeit, da sich meine Körper-Psyche-Einheit an ihren biochemischen Effekt gewöhnt hatte. Dann musste der Preis gezahlt werden, wie es bei Erleichterung auf Pump immer der Fall ist, denn das Absetzen der Schmerzmittel wurde ebenso schmerzhaft wie die Schmerzen selbst.

Menschen leiden nicht ohne Grund unter Schmerzen und Depressionen. Warum wirft sich jemand lieber eine Pille ein, als sich auf die Suche nach der Ursache für sein Problem zu machen? John Lee kennt die Antwort darauf: „Chemische Abhängigkeit setzt die Psyche außer Gefecht." Um uns mit unserer Wut auseinanderzusetzen und sie aufzulösen, brauchen wir „beide Komponenten unserer Körper-Psyche-Einheit".[232] Die Wut verbleibt im Körper, und das Medikament fixiert sie dort. Häufig dauern die Schmerzen an, solange die Schmerzmedikation eingenommen wird, da die Medikation eine **Schmerzreaktion durch Assoziation** aufrechterhält. Es gibt viele Menschen, die sich mehrfach operieren ließen und irgendwann beschlossen, nach der Operation keine Schmerzmittel mehr einzunehmen, woraufhin ihre Schmerzen abrupt verschwanden. Das Medikament hatte sie an ihre Schmerzen festgekettet – war ein Trigger für ihre Schmerzen gewesen. Das Absetzen der Schmerzmittel kann dazu führen, dass die Schmerzen aufhören, weil sie dem Medikament nicht ermöglichen, die Schmerzassoziation auszulösen.

Stimmungsaufheller gesucht –
Kann mich bitte irgendwer oder irgendwas glücklich machen?

Was bewirken stimmungsverändernde Medikamente physiologisch im Gehirn? Ihre Gesamtwirkung wird durch einen höheren Zufluss von **Neurotransmittern** erzielt. Einige Medikamente können sich mit den Nervenzellen synchronisieren und besitzen einen verstärkenden Effekt, indem sie große Mengen an Neurotransmittern freisetzen. Andere Medikamente wie SSRI (Selektive Serotonin-Wiederaufnahmehemmer) können das System damit regelrecht überschwemmen. Wieder andere Medikamente produzieren Gefühle des Wohlbefindens und ermöglichen dem limbischen System, den Neurotransmitter Dopamin freizusetzen, um das Wohlbehagen noch weiter zu steigern (aaahh, das Es liebt Vergnügen). Medikamente können also entweder gewisse Transmitter ausschwemmen oder die Wiederaufnahme von Neurotransmittern verhindern, wodurch ihre Wirkung verstärkt wird. Wir fühlen uns am besten, wenn in unserem Gehirn eine große Bandbreite an Neurotransmittern verfügbar ist, daher können Medikamente bewirken, dass wir uns gut fühlen, ohne dass wir eine tatsächliche positive Erfahrung im Leben machen. *Der einfache Ausweg.* Und – wie der ehemalige Footballcoach der Ohio State University Woody Hayes zu sagen pflegte: „Alles, was einem in den Schoß fällt, ist keinen Pfifferling wert."

Sidney Wolfe, M.D., Vorsitzender der amerikanischen Verbraucher-schutzorganisation Public Citizen, sagt: „Viele Probleme werden nur noch mit Medikamenten behandelt, beispielsweise Schlafstörungen. Es gibt eine Menge Gründe dafür, dass Menschen nicht schlafen können, und sie sollten sich mit diesen Gründen auseinandersetzen, anstatt einfach zur Schlaftablette zu greifen." Menschen verlassen sich stark auf diese neuen Supermedikamente für die gleichen alten Probleme, obwohl die Antwort eigentlich häufig „gar keine Medikamente" lautet. Antidepressiva verhindern zudem, das Wissen über TMS wirklich in sich aufzunehmen, und sollten abgesetzt werden, sobald es möglich ist. Doch die Pharmaindustrie drängt die Menschen dazu zu glauben, sie bräuchten weiterhin medikamentöse Behandlung, um sich gut zu fühlen – also besteht weiterhin eine Nachfrage.

We are the people that can find, whatever you may need
If you got the money, honey, we got your disease.
— Guns N' Roses, „Welcome to the Jungle", *Appetite for Destruction*

Alternativ ausgedrückt ...

Ein Artikel aus dem Jahr 2006 von Lindsey Tanner AP (Associated Press) über die jährlich 20-Milliarden-Dollar-schwere alternative Medizinindustrie zitiert eine Studie über die Wirksamkeit von Glucosamin und Chondroitin, die von den National Institutes of Health (nationalen Gesundheitsinstituten) finanziert wurde. Eine Abhandlung mit dem Titel „Despite Tests, Many Consumers Swear by Remedies" enthüllt, dass Glucosamin und Chondroitin „bei leichter Arthrose keine bessere schmerzlindernde Wirkung erzielten als Zuckerpillen".[233] Aktuelle Studien bestätigen, dass Echinacea, Johanniskraut, Sägepalme und pulverisierte Haifischknorpel gegenüber Placebos keinen Vorteil erzielen.

Ein Patient, der unter Arthrose litt und glaubte, dass ihm Glucosamin und Chondroitin halfen, wurde zitiert: „Ich lege mich mit jedem an, der sagt, dass das Zeug nix taugt." Der Mitverfasser der Studie, Stephen Straus, M.D., ehemaliger Vorsitzender des National Institutes of Health National Center of Complementary and Alternative Medicine (seine Visitenkarte muss biblische Ausmaße haben), hatte zuvor bereits untersucht, welche Veränderungen in der Gehirnfunktion von Patienten stattfinden, die Placebos einnehmen. Straus erläutert: „Ihre Hoffnung, dass es ihnen besser gehen wird, setzt die körpereigenen Mechanismen zur Schmerzlinderung in Gang." Ihr Glaube erzeugt und entzündet die Selbstheilung, da jeder Mensch bereits über die für die Heilung notwendigen Mechanismen verfügt.

But Oz did give nothing to the Tin Man, That he didn't, didn't already have.
— „Tin Man", America

Schmerzleidende haben mir anvertraut, dass sie sich bereits besser fühlen, sobald ihnen der Arzt ihr Rezept ausgestellt hat. Und viele Leute haben mir erzählt, dass sie sich besser fühlen, bloß, weil sie wissen, dass sie das Medikament im Haus haben. Martin Rossman, M.D., Mitbegründer der Academy for Guided Imagery, schreibt. „[…] häufig begannen sich die Menschen bereits besser zu fühlen, sobald ich ihr Rezept ausstellte!"[234] Emmett Miller, M.D., sagte weiterhin, dass die Hand, die dir das Medikament überreicht, oft größere Wirkung besitzt als das Medikament selbst. Medikamente sind für manche Menschen emotionale Sicherheitsnetze. Sie haben keine Angst mehr vor dem tiefen Fall, sobald sie die Medikamente bekommen haben, weil sie ihnen das Zutrauen verleihen, einen weiteren Tag durchstehen zu können. Allein im Besitz des Medikaments zu sein, kann bereits dazu führen, dass man sich um Längen besser fühlt, weil es zuversichtlich stimmt.

Heilung beginnt mit Glauben, und der Glaube wird verstärkt, wenn die Person bei der Einnahme des Medikaments zufällig einen guten Tag hat, oder wenn derjenige, der es verschreibt, es dem Patienten mit warmen Worten ans Herz legt. Der Patient assoziiert das Medikament dadurch mit dem neuen Gefühl des Wohlbefindens – was zu sofortiger Konditionierung führt. Schließlich genügte es nicht, dass Pawlow einfach nur mit der Glocke klingelte, damit die Hunde angerannt kamen. Zuerst musste er sie füttern.

Letztlich ist der einzige Grund für das Einnehmen von Medikamenten und Drogen, ob legal oder illegal, schulmedizinisch oder alternativ, sich besser zu fühlen, die Leere der Isolation auszufüllen. Doch dabei sollte dir immer klar sein, dass nicht das Medikament dazu geführt hat, dass du dich besser fühlst, sondern dein ursprünglicher Glaube daran. Du hast es selbst bewirkt! Du brauchtest bloß einen zusätzlichen Anstoß, und das Medikament war das Startkabel, dass vom Hersteller bis zu deinem Gehirn reichte.

> Vollkommenes Vertrauen oder eine „positive Erwartungshaltung" [235] gegenüber der Substanz oder dem Verfahren ist die treibende Kraft für die Heilung. Was man eigentlich sagen sollte, wenn man das Sprechzimmer des Arztes betritt: „Ich brauche etwas, das meine Symptome lindert, bis ich diese emotional schwierige Phase überstanden habe, die ich gerade durchmache." Medikamente lindern Symptome, keine Ursachen. Ein paar Leute haben zu mir gesagt: „Ich will gar nicht wissen, was mein Problem ist, Steve, ich will bloß die Medikamente." God Bless America (die amerikanische Nationalhymne denke man sich bitte dazu).

Yin und Yang

Wenn dies ist, ist das.
Von dem Aufkommen von diesem kommt das Aufkommen von jenem.
Wenn dies nicht ist, ist das nicht.
Von der Beendigung von diesem kommt die Beendingung von jenem.

— Bodhi Sutta: Erwachen

Dies ist ein guter Zeitpunkt, um das Mysterium zu enthüllen, was „und das Yin jagt das Yang" bedeutet (weil ich nicht wusste, wo ich es sonst im Buch unterbringen sollte). Es bedeutet schlicht, dass eine Sache, die man bis zu ihrem Extrem verfolgt, erneut zu dieser Sache wird, weil das Leben in sich geschlossen ist, um das Gleichgewicht aufrechtzuerhalten. Jede Lebenserfahrung und jegliche Kreativität entstehen aus dem Aufeinanderprallen gegensätzlicher Kräfte – aus der energetischen Kollision polarer Gegensätze. Es ist gesund zu lachen, und es ist gesund zu weinen, die hellsten Sterne werden schließlich zu Schwarzen Löchern, der gute Mensch wird ohne Verantwortlichkeit zum bösen Menschen.* Kortison entfernt Hautrötungen, aber wenn es zu lange angewandt wird, führt es zu Hautrötungen. Die Krankheitskeim-

---

* „Macht verdirbt den Charakter, vollkommene Macht verdirbt vollkommen – mächtige Männer sind fast immer schlechte Männer." [John Emerich Edward Dalberg Acton (Lord Acton), Brief an den Bischof Mandell Creighton, 1887]

Phobikerin desinfiziert sich die Hände, um Keime zu vermeiden, doch zu viel Reinlichkeit zerstört Antikörper und öffnet Infektionen Tür und Tor. Es hilft, sich bei Kopfschmerzen hinzulegen, aber wenn du dich zu lange hinlegst, bekommst du Kopfschmerzen. Der Wunsch nach vollständiger Kontrolle führt zum totalen Kontrollverlust. Je größer die Liebe, die du spürst, desto größer der Verlustschmerz. Wenn du deinem Kind hilfst, lernt es; wenn du alles für es tust, lernt es nie etwas … alles wird zu sich selbst – jeder Gegensatz zu seinem eigenen Gegensatz.

25

Passus sub TMS – Gelitten unter TMS

Menschen, die sich einer höheren Ebene der Aufgeklärtheit und Erleuchtung zu nähern scheinen, erleben Düsternis auf dramatischere Weise und häufig auf tragischere Weise als Menschen, die in der sicheren Mitte leben, Menschen, die auf bequeme Art freundlich sind. In der griechischen Tragödie bezeichnete man dies als tragischen Helden [...] es bedeutet, dass jede großartige Person grundsätzlich eine tragische Seite besitzt, eine tragische Geschichte, eine geheime Wunde, die zu einem Loch in ihrer Seele wurde [...] wenn die wirklich großartigen Menschen, die ich kennengelernt habe, mir (spät am Abend) ihre Geschichte erzählen, gibt es immer eine riesige Wunde, einen großen Fehler oder eine dunkle Seite, über die sie noch nie mit jemandem gesprochen haben [...] und ich kann nicht umhin zu denken, dass der Kampfschauplatz, auf dem ihr Leben stattfindet, mit dafür verantwortlich ist, dass sie zu solch großartigen Menschen geworden sind.

— Richard Rohr, Franziskanerpater, *Quest for the Grail*

Es gibt einen Aphorismus, der besagt: *Erfahrung ist das, was wir machen, wenn die Dinge nicht so laufen wie geplant.* Wenn die Dinge nicht so laufen, wie wir es uns vorgestellt hatten, stellt sich tieferes Verständnis ein und die Transformation beginnt. Will Rogers sagte: „Gutes Urteilsvermögen wird aus Erfahrung gewonnen, und viele Erfahrungen gewinnen wir aus schlechtem Urteilsvermögen." Ob ein großer Fehler oder eine traumatische Erfahrung zugrunde liegt, tieferes Verständnis erwächst häufig aus Leid, weil sich das Ich im Licht des Bewusstseins auflöst. Wissen kann an jedem beliebigen Zeitschriftenstand erkauft werden, aber wahres Verständnis kann man sich nicht kaufen. Täler lassen die Berge so hoch erscheinen; Mitgefühl entsteht aus Leid; der Tod macht das Leben so wertvoll.

Ganz schön dunkel im Bauch dieses Wals ... Hat mal jemand Feuer?

Man wünscht sich das Leben einfach, sicher und glatt, und darum sind Probleme tabu. Man will Sicherheiten und keine Zweifel, man will Resultate und keine Experimente, ohne dabei zu sehen, dass nur durch Zweifel Sicherheiten und nur durch Experimente Resultate entstehen können.

— C. G. Jung, *Die Dynamik des Unbewussten*[236]

Der Lauf der Geschichte zeigt, dass Menschen, die selbst niemals am Boden gelegen haben, zu bösartigem Narzissmus neigen. Der einzige Weg zu spirituellem Wachstum liegt darin, das Leben auf vielen Ebenen zu erleben – je dramatischer es in beide Richtungen ausschwenkt, desto tiefer das Verständnis. Wie kann es hohe Schwingungsenergie geben, wenn es keine niedrige Schwingungsenergie gibt? Wo liegt der Bezugspunkt? Erleuchtung ist nur deshalb Erleuchtung, weil zuerst Dunkelheit existiert – beide bedingen die Existenz des jeweils anderen. Selbst die wunderschöne Blume gedeiht im Schmutz.

Der Schauspieler Michael J. Fox versteht dieses Konzept gut. Vor über einem Jahrzehnt erkrankte Michael an Parkinson (Morbus Parkinson), einer progressiven und degenerativen neurologischen Erkrankung. An dieser Diagnose wären viele Menschen vollkommen verzweifelt. Doch dank seines aufgeschlossenen Geistes und Herzens und mithilfe der Unterstützung seiner Familie und eines Jung'schen Analysten fand Michael dort Licht, wo sich normalerweise Isolation und Verzweiflung breitmachen.

Wenn du jetzt in diesem Moment herbeigelaufen kämst und verkünden würdest, dass du einen Handel mit Gott, Allah, Buddha, Jesus, Krishna, Bill Gates oder wem auch immer abgeschlossen hast, damit die zehn Jahre seit meiner Diagnose magisch ungeschehen gemacht und gegen zehn Jahre als die Person eingetauscht werden könnten, die ich zuvor war, würde ich dir, ohne eine Sekunde zu zögern, sagen, du solltest dich aus dem Staub machen [...] zu diesem Leben würde ich nicht mehr zurückkehren wollen – zu einer überbehüteten eingeengten Existenz, angetrieben von Angst und erträglich gemacht durch Abschotten, Isolation und Genusssucht. Es war ein Leben in einer Seifenblase [...]
— Michael J. Fox, *Lucky Man*[237]

Michael begreift, dass ihm seine Krankheit Erleuchtung beschert hat. Unbewusst scheint er sich selbst zu bestrafen, um das Vergnügen, so viel gehabt zu haben, auszugleichen, angetrieben von tieferen Problemen aus seiner Vergangenheit. Michael ist eine seltene Spezies – er sieht Licht, wo viele nur Dunkelheit wahrnehmen würden. Er stellt die Verbindung zu anderen Menschen wieder her, indem er sich aus seiner persönlichen Seifenblase zurück in den Boxring des Lebens hinauswagt, erfüllt sein Leben mit Sinn und teilt seine Erfahrung mit Parkinson, um anderen Betroffenen zu helfen.

TMS-Schmerzen können ein Segen sein, weil sie den Katalysator für eine notwendige Veränderung bilden. Leid enthüllt zudem das tiefe Bedürfnis nach spiritueller Harmonie, indem es der Person offenbart, dass sie nicht glücklich ist – sich nicht auf ihrem eigenen Weg befindet, aus der Balance geraten ist. Sorgen, zu starkes Bemühen und Klagen sind keine geeigneten Strategien, um Probleme zu lösen. Inneres Wachstum entsteht nicht, indem Probleme gelöst werden, sondern indem man sich über sie erhebt. Leiden ist nicht das Ziel im Leben; es ist ein integraler Bestandteil des Lebens, der eine Möglichkeit für Kreativität und Wachstum bietet, da er eine notwendige Veränderung anregt. Wenn wir uns nicht ändern, wachsen wir nicht – wir stecken in unserem Leid fest – und steuern auf weiteres Leid zu.

Wenn du den gleichen Weg weiterbeschreitest wie bisher, gelangst du genau dorthin, wo du bereits bist.
— Chinesisches Sprichwort

Allem Leid liegt ein Zweck zugrunde –
auch wenn er dir vielleicht unbekannt ist

O. Carl Simonton, seine Frau Stephanie Simonton und sein Kollege James Creighton baten ihre Krebspatienten, für ihr Buch *Getting Well Again* aufzuzählen, welche Vorteile es ihnen verschafft hat, an Krebs erkrankt zu sein. Die fünf genannten Vorteile zusammengefasst:

1. Die Erlaubnis zu bekommen, sich nicht mit einem belastenden Problem oder einer schwierigen Situation auseinandersetzen zu müssen.

2. Aufmerksamkeit zu bekommen, Fürsorge und Zuspruch von den Menschen um sich herum.

3. Eine Gelegenheit zu bekommen, seine psychologischen Kraftreserven wieder aufzuladen, um ein Problem zu bewältigen oder um eine neue Perspektive zu gewinnen.

4. Einen Impuls für persönliches Wachstum oder das Ablegen unerwünschter Gewohnheiten zu erhalten.

5. Die hohen Ansprüche der anderen nicht erfüllen zu müssen.

— L. Creighton, O. Simonton und S. Simonton-Matthews,
Getting Well Again[238]

Wenn jemand verstehen möchte, warum er unter chronischen Schmerzen leidet, könnte er *Getting Well Again* lesen und das Wort „Krebs" durch „Schmerzen" ersetzen. Der Zustand, in dem sich die Körper-Psyche-Einheit befindet, ist das Ergebnis eben jener Informationen, die in den Körperzellen ein Schattendasein führen. Unbewusst senden wir Befehle an unseren Körper aus, was er tun soll und wann er es tun soll, um anderen Menschen zu entkommen oder um uns wieder mit ihnen zu verbinden.

Eine Zelle ist wie ein Computerchip. Auf einem Chip sind Informationen gespeichert, ebenso wie in einer Zelle [...] Bruce Lipton spottet über die Hypothese, das „Krebs in der Familie liegt". Er versichert, dass es keine Krebsgen gibt. Zellen werden karzinös, wenn sie dazu aufgefordert werden.

— Anna Spencer, Ph.D., „Cell Consciousness — Proves Mind Over Matter"[239]

TMS bleibt ein Mentor, so wie das Leben ein strenger Lehrer sein kann, der erst Klausuren schreiben lässt und dann den Unterricht hält. C. G. Jung schrieb, dass es ohne Schmerz keine Bewusstwerdung gibt[240], und durch Leiden steigt das Unbewusste zum Bewusstsein auf. Wir lernen oder wachsen durch Leid, vermutlich, weil wir in der Evolution noch nicht so weit fortgeschritten sind, dass wir die Fähigkeit besitzen, zu wachsen, ohne zu leiden.

Martin Rossman, M.D., beschreibt, welche Vorteile ihm sein eigenes Leiden während des Medizinstudiums brachte. Als er eines Tages nach der Visite mit anderen Ärzten aus der Pädiatrieabteilung im Konferenzraum zusammensaß, begann der Oberarzt der Pädiatrie mit einem Mal, „herzzerreißend zu schluchzen", wie Rossman es beschrieb. Er schlug die Hände vors Gesicht, und es brach aus ihm heraus: „Ich halte das nicht mehr aus [...] ich kann kein einziges Kind mehr sterben sehen."[241] Am nächsten Tag legte der Oberarzt seine Arbeit nieder. Einen Tag später erkrankte Dr. Rossman; er litt unter Übelkeit, Fieber und starkem Schwächegefühl. Wie ich zuvor schon geschrieben habe, teilen wir Kummer und Schmerzen – häufig werden sie durch den Kummer und Schmerz anderer ausgelöst (getriggert). Rossmans Laborergebnisse offenbarten anormale Leberenzymwerte und eine vergrößerte Leber mit Anzeichen von Erschöpfung. Seine Leberenzyme blieben über mehrere Monate erhöht – „ich erhielt mein erstes normales Laborresultat an dem Wochenende, an dem mein Turnus in der Pädiatrieabteilung endete"[242,] berichtete er. Rossman weiß, dass es oft schwierig ist, die Vorteile des Leidens zu erkennen, während man noch mitten drinsteckt. Er schreibt: „Wenn ich zurückblicke, hege ich keinen Zweifel, dass diese Krankheit einem wichtigen Zweck in mir erfüllte.[243] [...] Ich erkenne, dass sie mich von einer Verantwortung entband, die ich nicht haben wollte, und mir die Zeit verschaffte, mir eingehend Gedanken darüber zu machen, ob ich meine medizinische Laufbahn fortsetzen wollte oder nicht."[244]

Das Höllenfeuer, das manche Menschen durchqueren, kann ihre Seifenblasen zum Zerplatzen bringen und rettet ihnen häufig das Leben, wenn sie innehalten, nachsinnen – und ihr Leben schließlich wieder aufbauen.

Das Gesetz der Anziehung besagt, dass wir das zurückbekommen, was wir fühlen. Alle Etiketten der Welt bedeuten gar nichts; das Einzige, was zählt, sind unsere Schwingungen. Wenn wir nicht da sind, wo wir wirklich sein wollen, bringen wir etwas über uns, das uns zu unserem Ziel bringt, allerdings nicht auf die Weise, wie wir es geplant hatten. Wie für Krebs gilt auch hier: Schmerz ist nicht der Feind – wir sind imstande, ihn zu erzeugen, wenn wir ihn brauchen. Krankheit ist das Feedback auf unsere tiefsten unerfüllten Bedürfnisse.

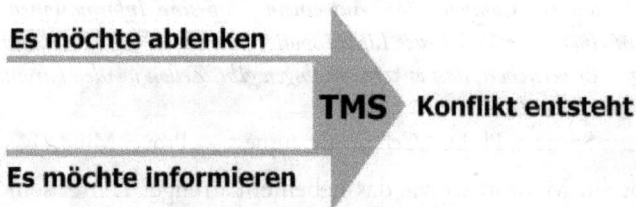

Es möchte ablenken

TMS   **Konflikt entsteht**

Es möchte informieren

Wir leiden, wenn wir uns isoliert fühlen, unbeachtet, allein – von anderen abgeschnitten. Leiden drängt uns in Richtung Wachstum, bis wir eine gewisse Stufe der Achtsamkeit erreichen und dann mit einem Mal auf den uns vorherbestimmten Weg gezogen werden – der zu unserem wahren Selbst führt, zur Wahrheit. Es ist ein wesentlicher Bestandteil des menschlichen Daseins. Buddhas Vier Edle Wahrheiten befassen sich mit dem Leiden, mit dessen Bedeutung im Leben und mit den Wegen, die aus dem Leid hinausführen.

Der achtbare Mönch Thich Nhat Hanh beschreibt die Erste Edle Wahrheit wie folgt: „Die Erste Edle Wahrheit ist die Wahrheit vom Leiden, und nur wer zuvor Leid gesehen hat, vermag den Weg zu erkennen."[245] Die Vierte Edle Wahrheit handelt von dem Weg, der aus dem Leid hinausführt. Niemand kann verstehen, wie er dem Leiden entkommt, bis er begreift, wie er dort hineingeraten ist. Das Leiden ist der Kokon; der aus dem Leid heraus geborene Schmetterling das Glück, der Transformationsprozess das Leben.

> *Wenn wir nicht mit dem Schmerz in Kontakt kommen, wissen wir nicht, was wahres Glück bedeutet.*
>
> — Thich Nhat Hanh, *Anger: Wisdom for Cooling the Flames*[246]

Leiden öffnet die Tür zu verschiedenen Bewusstseinsebenen. Der menschliche Zustand des Leidens ist ein wesentlicher Bestandteil des Lebens, wie Siddhārtha Gautama Buddha durch Erleuchtung erfuhr und Jesus Christus in Seiner Passion versinnbildlichte. Ohne Leid gibt es kein Mitgefühl für das Leiden anderer, weil du, wie Parzival, nicht weißt, welche Fragen du stellen musst, um andere von ihrem Leid zu befreien. Wunden bergen Erfahrungspotenzial und können Menschen wieder miteinander verbinden.

> *Es scheint, dass uns nur die Welt der Düsternis, des Versagens und der Enttäuschung die wirklich wichtigen Dinge lehrt: Geduld, Loslassen, Hingabe und Mitgefühl. In einer lichtdurchfluteten Welt lernst du diese Dinge nicht. Du musst weder den Schmerz der anderen noch deinen eigenen Schmerz spüren, und wenn ein Verwundeter dein Leben betritt, wirst du keine Geduld mit ihm haben, weil du glaubst, alles wäre Licht.*
>
> — Richard Rohr, Franziskanerpater, *Quest for the Grail*

Wenn wir geboren werden, kennen wir die Wahrheit – sie existiert in jedem von uns. Die Wahrheit befindet sich auch außerhalb von uns, in unbekannten Dimensionen. Nur der Körper steht ihr im Weg. Der Körper bildet eine Mauer aus Angst und Zweifeln, trennt beide Hälften der Wahrheit voneinander, die vereint und ein Ganzes sein wollen – weil das tiefere Selbst genau weiß, womit es verbunden sein will. Schmerz bringt uns der inneren Wahrheit näher – einem zufriedeneren und bewussteren Leben.

> *Das Leiden hat einen edlen Sinn: das Bewusstsein zu entfalten und das Ego zu verbrennen. Der Mensch am Kreuz ist ein archetypisches Bild. Er steht für jeden Mann und jede Frau. Solange du dich dem Leiden widersetzt, ist es ein langsamer Prozess, denn durch den Widerstand entsteht mehr Ego, das verbrannt werden muss. Doch wenn du das Leiden akzeptierst, beschleunigt sich dieser Prozess, weil du nun bewusst leidest [...] Das bewusste Leiden birgt bereits die Umwandlung. Das Feuer des Leidens wird zum Licht des Bewusstseins.*
>
> — Eckhart Tolle, *A New Earth: Awakening to Your Life's Purpose*[247]

Tommy und Abe

Thomas Jefferson verlor in seinem Leben alle Kinder – bis auf eines –, und er verlor seine Frau. Er verlor beinahe alle Menschen, die er liebte, und trotzdem half er, eine freie Nation zu gründen. Auch Abraham Lincoln verlor alle seine Kinder bis auf eines, und trotzdem trug er dazu bei, Amerika wiederzuvereinigen. Größe kann aus

Tragödien erwachsen – doch es gibt auch die stillen Helden, die nur in vertraulichen Gesprächen von ihren großen Verlusten berichten. Das Erfahren von Dunkelheit lässt Mitgefühl entstehen, und aus Mitgefühl erwächst Verzeihen – und durch Verzeihen verblasst der Konflikt im Licht. Mit jeder neuen Wunde findet eine neue Geburt statt, und je mehr Narben, desto mehr Wiedergeburten. Es gibt keinen Tod ohne Geburt, keine Geburt ohne Leid, kein Leben ohne Tod.

> *You know you got to go through hell before you get to heaven.*
> — Steve Miller Band, „Jet Airliner", 1977

26

An der Wut festklammern

An Ärger festhalten ist, wie wenn du ein glühendes Stück Kohle festhältst mit der Absicht,
es nach jemandem zu werfen – derjenige, der sich dabei verbrennt, bist du selbst.
— Buddha, *Der Weg zur Reinheit*

Das letzte Stück in meinem Heilungspuzzle lag darin, die Rolle der Wut für die Schmerzen zu verstehen. Es war nicht so, dass ich Wut nicht verstand; ich wusste nur nicht, dass sie überhaupt in mir existierte. Ich spürte sie nie. Mein Ich hatte sich an das Über-Ich verkauft. Diese letzte Hürde der Heilung ringt mit der Vorstellung, dass Bandscheibenvorfälle keine Rücken- oder Nackenschmerzen verursachen und dass Schultern und Knie zur Schmerzerleichterung nur sehr selten einer Arthroskopie bedürfen.

Viele Menschen, die unter Schmerzen leiden, erzählen mir, sie wären nicht wütend. Häufig zeigen sie sich nach außen hin lächelnd, sanftmütig, höflich, verantwortungsbewusst, beherrscht und gelassen. Hinter ihrem äußeren Erscheinungsbild verbirgt sich ein Höllenfeuer, das direkt unterhalb ihres Bewusstseins lodert – doch in ihrem tiefsten Innern wissen sie davon. Es muss verleugnet ODER anerkannt werden – doch Letzteres wird nicht geschehen, weil das Ich es nicht erlaubt. Ich glaube, das grundlegende Problem besteht darin, dass die meisten Menschen das Konzept unterbewusster Vorgänge nicht verstehen. Es ist schwer, an etwas zu glauben, das wir nicht sehen; es ist einfacher, skeptisch zu sein, als nach der Wahrheit zu forschen. Es ist einfacher zu behaupten, dass etwas nicht existiert, als Energie und Zeit aufzuwenden, um zu verstehen und bis zum Kern vorzudringen.

Wut, die gefühlt oder anerkannt wird, ist akzeptable Wut. Sie ist nicht Teil unseres Schattens oder der Schmerzen, weil es sich um bewusste Wut handelt. Die unbewusste Wut verursacht die Symptome und ist von solch inakzeptabler Gewaltigkeit, dass sie in den Schatten verbannt wird. Du hast ein Wut-Problem – Schwierigkeiten, Wut zu spüren und Wut auszudrücken, was zum körperlichen Ausdruck innerer Konflikte führt.

Das Aha-Erlebnis, das zu meiner eigenen Heilung führte, bestand darin zu verstehen, dass ich innerlich wütend war, ohne es zu spüren – außer anhand der Vielfalt und Schwere meiner Symptome. Mir ging ein Licht auf, als ich eine Videokassette von Dr. Sarno kaufte, auf der er betonte: „Die Wut, die deine Schmerzen verursacht, wirst du niemals spüren." Obwohl er ein ums andere Mal über Verdrängung schrieb, was ich auf intellektueller Ebene verstand, konnte ich mich nicht an genau diese Worte erinnern, die besagten, dass die Wut nicht gespürt wird. Dr. Sarno erklärte: „Jegliche Wut, die dir bewusst ist, hat nichts mit TMS zu tun." Ich hatte den Prozess der Verdrängung auf elementarer Ebene nicht verstanden. Verdrängung bedeutet, dass du die Emotion, die mit einem Ereignis in Verbindung steht, hast erstarren lassen. Mein Gedankengang war bis dahin gewesen: „Okay, die Wut ist verdrängt, aber heißt das, ich spüre sie wirklich gar nicht?" Endlich fiel der Groschen. Mittlerweile fühle ich mich mit meiner langen Leitung weniger allein, denn ich unterhalte mich mit immer mehr Schmerzleidenden, bei denen es ebenfalls noch nicht Klick gemacht hat. Es ist frustrierend, wenn ich anderen Menschen zu helfen versuche, und sie Dinge zu mir sagen wie: „Tut mir leid, SteveO, aber da muss ich dir widersprechen, ich bin ein ausgesprochen ruhiger Mensch!", während sie an ihrem Asthma-Spray saugen, oder: „Nee, da liegst du vollkommen daneben, ich bin mega-entspannt, Mann, was das angeht, kriegst du von mir ein klares NEIN, SteveO!", während ihnen der Schmerz durch die Beine schießt oder sie unter Angstzuständen leiden. Innerlich kochen sie vor Wut; sie wissen es bloß nicht, weil sie nicht verstehen, wie das Unterbewusstsein im Stillen agiert. So wie sie habe auch ich es zunächst nicht verstanden. Verdrängung findet außerhalb unseres Bewusstseins statt.

Die Vorstellung einer strukturellen Ursache für chronische Schmerzen ist überholt. Wenn jemand nicht über den Punkt hinauskommt zu glauben, dass seine regelmäßig anschwellenden und abflauenden Schmerzen von diesen verdammten Bandscheiben oder von winzigen Rotatorenmanschettenrissen herrühren, wird er für immer Schmerzen haben … Sie verschwinden und kommen wieder, immer abwechselnd. Vielleicht kommt ihm auch der Placeboeffekt zuhilfe, falls er einen Chirurgen findet, der vielleicht in einer anderen Stadt ansässig ist und ihm verspricht, er könne sein Problem beheben – ein Chirurg, in den er großes Vertrauen setzt. Wenn jemand der Person erzählt, sie hätte ein Problem, das körperlich behoben werden kann, bleibt ihr Selbstbild intakt. Doch wenn sie über genug Selbsterkenntnis verfügt, um zu verstehen, dass sie ihre Symptome selbst erzeugt, aus einem Grund, den nur ihr Schatten kennt, geht es als Nächstes darum zu verstehen, welche Rolle die Wut spielt – der Zorn – die boshafte Energie.

Die Persona ist wie die Spitze eines Eisbergs. Die Spitze ist der Teil der Person, den sie der Welt zu sehen erlaubt – während die Hauptmasse ihres emotionalen Selbst unter der Oberfläche des unbewussten Gewässers verborgen liegt. Wenn die Spitze des Eisbergs sehr klein ist, gibt sie wenig von sich preis, und es kann sich mehr Wut darunter verstecken. Wenn die Person also viel lächelt oder sehr ruhig, höflich, nicht provokativ, ein umgänglicher, guter Mensch ist – extrem isoliert –, dann nimm dich in Acht. Ein tragisches Beispiel dafür war der Amoklauf an der amerikanischen Universität Virginia Tech im Jahr 2007. Die Zimmergefährten des Attentäters Seung Hui Cho gaben an, dass er nie etwas sagte und sie gar nicht wahrzunehmen schien. Er verdrängte alles, was er nicht mochte – nämlich sein Leben. Aus Wut kann große Gefahr erwachsen – wenn sie nicht vernünftig entladen wird.

Der Grund dafür, dass so viele Menschen ihre Wut zurückhalten, liegt darin, dass ihnen als Kindern beigebracht wurde, es wäre etwas Schlechtes, Wut zu zeigen – beinahe sündhaft. Und so beginnt die Verdrängung. Dieses Muster wird alles, was die Person kennt – es geht ihr in Fleisch und Blut über. Sie wurde dazu konditioniert, sich nie gehen zu lassen, nie zu weinen und ihre wahren Gefühle nie zum Ausdruck zu bringen. Das Leben wird zum Baseballspiel, und jeder weiß, dass beim Baseball keine Tränen fließen dürfen.

Menschen sind wütend darüber, dass sie wütend sind. Und sie sind wütend, dass die Schmerzen sie nicht in Ruhe lassen, obwohl sie an den TMS-Prozess glauben und ihn verstehen. Diese Ungeduld führt zu noch mehr Wut – ein Riesenrad, aus dem sie nicht aussteigen können. Daraufhin beginnen sie, ihre eigene Wut auf andere zu projizieren, um die Schuld von sich zu weisen. Doch die vermeintlichen Sündenböcke gewinnen, weil sie das Verhalten der wütenden Person kontrollieren. Die wütendsten Menschen, mit denen ich mich unterhalte, wurden als Kinder verlassen, sexuell missbraucht oder ignoriert, oder man hat ihnen religiöse Überzeugungen aufgezwungen, die ihnen unverständlich waren.

Häufig fragen mich Schmerzleidende, wie sie ihre Wut über gegen sie gerichtete Kritik loslassen können. Manche sagen mir geradeheraus, dass sie eine Zurückweisung, die ihr Ich verletzt, nicht loslassen können. Sie beißen sich ewig an dieser Kritik fest. Es ist leicht gesagt: Lass es los, aber es kann schwierig sein, es umzusetzen, wenn das Ich dominiert.

Wut-Guru John Lee behauptet, dass Wut gespürt werden muss (ins Bewusstsein geholt werden muss), bevor sie losgelassen werden kann. Solange Schmerzen existieren, wurden die spezifischen Erinnerungen an Zurückweisung, Isolation oder das Verlassenwerden noch nicht bereinigt. Lee mahnt vor der Sucht nach Verlassenwerden – fälschlicherweise anzunehmen, es sei gut für uns, wie Dreck behandelt zu werden, es als eine Art von Liebe anzusehen, die wir irgendwie verdient haben. Das rührt daher, so schreibt er, dass „wir uns daran gewöhnt haben, dass Menschen nicht für uns da sind, bis zu dem Punkt, dass es uns als richtig erscheint. Verlassen sieht wie Liebe aus."[248] Lee fährt fort: „In neun von zehn Fällen entscheiden sich diejenigen unter uns, die eine gefühlskalte Mutter oder einen distanzierten Vater hatten, für eine gefühlskalte Ehefrau oder für einen distanzierten Ehemann."[249] Einige wenige ehemalige chronische Schmerzleidende haben mir erzählt, ihre Eltern seien sehr warmherzig und liebevoll gewesen; doch auch von ihnen hatten viele Angst davor, von ihren Eltern getrennt zu werden.

Vielen wurden als Kindern religiöse Rituale aufgezwungen (von lat. „religare" = binden), bevor sie in der Lage waren, deren Bedeutung zu verstehen; man brachte sie dazu, sich schuldig zu fühlen, und man erzählte ihnen, sie seien Sünder, weil sie Vergnügungen genossen oder auch nur in Erwägung zogen. Seither fühlen sie sich mit Makeln behaftet und glauben, sie müssten perfekt sein, wenn sie nicht vom Höllenfeuer verschlungen werden wollen. Sie haben eine extreme Wut auf das Leben – und auf

Religion. TMS dient ihnen als Mittel zur Selbstbestrafung für Dinge, von denen sie unbewusst glauben, sie falsch gemacht zu haben, oder die sie aus dem Blickwinkel ihrer Kultur für falsch halten. Mord, Körperverletzung, Lügen, Untreue, Stehlen, Selbstmord und mangelndes Mitgefühl sind kulturelle Tabus – unaussprechliche Gedanken; doch jeder trägt diese düsteren Schattenbilder in sich, eine „geradezu dämonische Dynamik"*, wie Jung schrieb†. Wenn die unaussprechlichen Phantasien ins Bewusstsein aufzusteigen beginnen, haben wir die Möglichkeit, sie entweder auszuleben oder uns dafür zu bestrafen, sie uns ausgemalt zu haben. Bei TMS bestrafen wir uns selbst – manchmal sehr hart. Je undenkbarer und verwerflicher der Gedanke, desto härter muss die Selbstbestrafung ausfallen, um die Schuldgefühle abzuschwächen, die uns die Gesellschaft eingeimpft hat. In deinem tiefsten Innern willst du dich beispielsweise nicht wirklich um deine gebrechlichen Eltern kümmern müssen. Du bist nicht so gut, wie du glaubst. Äußerlich scheint es dir wichtig zu sein – oder du möchtest glauben, dass es so ist –, aber tief in deinem Schatten ist es dir verhältnismäßig gleichgültig, weil dein Schatten andere Interessen verfolgt, die sich kontinuierlich ändern. Wenn ein geliebter Mensch erkrankt, versagt aufgrund der Tyrannei des Sollens oft auch unsere eigene Gesundheit – unsere ambivalente Psyche steckt im Konflikt zwischen „ich sollte" und „es ist mir vollkommen egal".

> *Die Erkrankung hat einen Zweck, sie soll den Konflikt lösen, verdrängen, oder das Verdrängte am Bewusstwerden verhindern; sie soll für die Übertretung des Verbotes bestrafen [...]*
>
> — Georg Groddeck, *Das Buch vom Es*[250]

Alle Eltern, mich eingeschlossen, fügen ihren Kindern auf irgendeine Art Schaden zu. Die meisten tun dies nicht mit Absicht, doch es geschieht trotzdem – als natürlicher Bestandteil des Lebens. Was diejenigen angeht, die den Eindruck haben, ihre Eltern hätten ihnen keinen Schaden zugefügt, so machen sich selbst etwas vor; Lee schreibt diesbezüglich: „Leugnen bewahrt sie davor, sich mit der Trauer und Wut auseinandersetzen zu müssen, die unvermeidlich sind, wenn man der Wahrheit ins Gesicht geblickt hat." Leugnen schützt sie davor, ihre idealisierte Kindheit zu verlieren und um ihr Selbst zu trauern, zu dem sie nicht geworden sind, und es erspart ihnen, ihre Eltern hassen zu müssen und sie danach auf neue, traurigere, aber authentische und erwachsene Weise lieben zu lernen."[251] Lee fährt mit dem Beispiel eines Patienten fort, zu dem er gesagt hatte: „Wenn Sie mit Ihrem Leben nicht zufrieden sind [...], dann wurden Sie als Kind verlassen."[252] Mir ist zudem aufgefallen, dass wohlmeinende Eltern bei ihren Kindern Schuldgefühle uns Perfektionismus hervorrufen können, indem sie ihnen sagen, dass sie soooo artig sind und nie etwas falsch machen, sie vor anderen mit Lob überschütten und damit ihre Angst vor dem Versagen schüren, weil sie von der Anerkennung anderer abhängig sind, um sich gut zu fühlen.

---

* C. G. Jung, GW 7, *Zwei Schriften über Analytische Psychologie*, § 35, Düsseldorf: Patmos-Walter-Verlag

† Jung bezog sich auf unsere dunkle Seite auch als „delirierendes Ungeheuer", ebd.

So das heißen, dass all unser Schmerz im Leben von unseren Eltern verursacht wird? Nein – natürlich nicht. Eltern rufen häufig ungewollt durch Kritik oder Lob problematisches Verhalten bei ihren Kindern hervor. Wenn diese Kinder selbst Eltern werden, geben sie die gleichen Muster an ihre Kinder weiter. Ich plädiere nicht dafür, die Schuld auf die Eltern zu schieben. Meine Eltern waren gute Menschen, sie liebten mich und meine Geschwister – sie blieben bei der Stange, versuchten, das Richtige zu tun, nach ihren Möglichkeiten und ihrem Wissen – sie gaben ihr Bestes. Als Erwachsener mit freiem Willen hat man die Wahl, sich mit jeglichem unbeabsichtigtem Schaden, den die Eltern angerichtet haben mögen, auseinanderzusetzen und davon zu heilen.

Es gibt natürlich auch die Fälle, bei denen Eltern ihren Kindern vorsätzlich geschadet haben. Diese Schmerzleidenden schleppen enorme Wut mit sich herum und haben in der Regel schwerwiegendere Gesundheitsprobleme. auch in diesen Fällen kann das Verlassenwerden auf die oben angesprochene Weise in drei Schritten bewältigt werden: Indem man anerkennt, was geschehen ist, spürt und dann loslässt.

In meinem Programm gegen chronische Schmerzen habe ich festgestellt, dass der gemeinsame Nenner – bei all diesen Menschen – Kindesmissbrauch war; es war absolut vorhersagbar. — *Robert Scaer, M.D.*

Ein Dreigestirn für den Umgang mit Wut – Der erste Schritt: Die Wut annehmen und umarmen

Ich glaube, manchmal gibt es nicht genug Steine.

— Forrest Gump, Forrest Gump

Wenn die Person erst einmal verstanden hat, dass die Quelle ihrer körperlichen Beschwerden ungespürte Wut ist und kein physischer Defekt, stellt sich immer die Frage: „Wie schaffe ich es, nicht mehr wütend zu sein?" Die Antwort ist nicht immer ganz einfach, da Wut eine feurige Angelegenheit ist, die manchmal entladen werden muss, indem man sie angemessen ausdrückt. Wenn wir die Energie aus unserer Wut in Motivation für Veränderung umleiten, können wir sie kreativ nutzen und uns von der Selbstzerstörung abwenden. Ich habe drei grobe Kategorien aufgelistet, um mit Wut umzugehen.*

Verbrenne sie – Dies ist eine Zwischenlösung, aber im Alltag ein wertvolles und gesundes Mittel, das kurzfristig hilft. Eine Art körperliche Katharsis. Joggen, Walken, Tischtennis spielen, Schwimmen und viele andere Formen von **Ausdauersport** entladen vorübergehend Spannung. Aber – das Grundproblem bleibt bestehen, und die Samen der Unzufriedenheit entsprießen erneut.

Sieh den Tatsachen ins Auge – Psychotherapie, analytische Selbstbeobachtung (Introspektion) oder jegliche andere Form einsichtsorientierter Therapie,

---

* Dr. Sarno nennt drei mögliche Ursachen (die auch in Kombination auftreten können) für die Wut, die TMS zugrunde liegt: der Konflikt zwischen Es und Über-Ich, verbliebene Wut aus der Kindheit und alltägliche Stressfaktoren. Krankheit oder Schmerzen verschlimmern bereits vorhandene Wut lediglich.

einschließlich Techniken wie Emotional Clearing (ein Prozess, bei dem Emotionen schrittweise „bereinigt" werden), können mitten ins Herz des Konflikts hineinzielen. Wut zu beseitigen, indem man sie spürt und darüber spricht, ist eine wunderbare Vorgehensweise, um angestaute, nicht ausgedrückte Energie aufzulösen; allerdings bleibt Verzeihen dabei außen vor. Dass man versteht, warum uns jemand etwas angetan hat, bedeutet nicht automatisch, dass wir ihm verzeihen.

Die französische Firma Stop Stress bot ihren Klienten einmal an, für den Preis von vierzig Euro alte Autos zu zertrümmern, um sich ihres Stresses und ihrer Wut zu entledigen. Dies wird als eine Art emotionaler Entladung verstanden. Doch der verehrte buddhistische Mönch Thich Nhat Hanh würde diese Methode, mit Wut umzugehen, verständlicherweise nicht befürworten. Das führt uns zur dritten, spirituelleren Methode, um mit Wut umzugehen.

Wandle sie um – In seinem Buch *Anger: Wisdom for Cooling the Flames* (*Anm. d. Übers.*: auf Deutsch unter dem Titel *Ärger* im Goldmann Verlag erschienen) schreibt Hanh, dass Wut ein Gift in unserem Herzen ist – und wenn das Gift dort verbleibt, kann kein Glück einziehen, weil dazu ein Grad von Freiheit vonnöten ist, der mit angestauter Wut nicht erzielt werden kann. Hanh empfiehlt die Technik des **mitfühlenden Zuhörens** zur Aufhebung des Leidens. Er geht von der Prämisse aus, dass wir täglich Ärger hinunterschlucken. Wir fressen Wut in uns hinein, um sie abzutöten. Wir sehen Wut im Fernsehen, wir lesen über Wut in der Zeitung und im Internet. Wut steckt in allen von uns, er spricht diesbezüglich von **Samen der Wut** (zwei Wölfe leben in jedem von uns, Yin und Yang, Eros und Thanatos, kreative und (selbst-)zerstörerische Instinkte – die ambivalente Psyche). Wenn die Samen der Wut gegossen werden, wachsen sie und durchdringen den Körper, da Wut nicht psychischer, sondern organischer Natur ist, sprich: Wir spüren und speichern Wut in unserem Körper.

Hanhs Erfahrung hat gezeigt, dass der beste Weg, mit Wut umzugehen, darin besteht, sie anzunehmen und ihre Energie in mitfühlende und positive Energie umzuwandeln. Wut ist, wie Schmerzen, nicht der Feind; sie ist ein Teil von dir und braucht Anerkennung und Fürsorge. Wer war nicht schon einmal wütend auf jemanden, brachte aber den Mut auf, darüber zu reden, konnte die Angelegenheit klären und fühlte sich danach wie von einer schweren Last befreit? Das erhebende Gefühl nach einer Aussprache ist unbeschreiblich – wenn die Last von dir abgefallen ist. Doch zunächst einmal musst du verstehen, warum die Wut in **dir** existiert – erst danach kannst du dich mit der Wut anderer auseinandersetzen.

Das stimmt mit Dr. Weils Erfahrung überein, dass es seinen Krebspatienten deutlich besser ging, wenn sie den Krebs als Teil von sich selbst betrachteten, anstatt als äußeren Eindringling. In *Spontaneous Healing* hinterfragt Weil, ob die innere Einstellung „Ich werde gegen dieses Ding ankämpfen", ein gutes Bild ist, um von Schmerzen und Krankheiten zu genesen. *Sic vis pacem para bellum*. Ein Mensch, der gegen sich selbst ankämpft, kann nicht siegen; er besteht aus zwei Menschen, die sich in ewigem Konflikt miteinander befinden.

Wut kann nur durch Achtsamkeit.umgewandelt werden. Achtsamkeit bedeutet, bewusst wahrzunehmen, was vor sich geht, ohne es zu beurteilen, einfach nur zu beobachten, was ist: „Körper und Geist vereint".[253] Wenn du gegenwärtig bist, kannst du deine Wut nicht unterdrücken oder leugnen. Indem du dich deiner Wut annimmst, wandelst du sie von negativer in positive Energie um. Sich der Wut anzunehmen, bedeutet nicht, sie zu bekämpfen, sondern zu verstehen, warum sie existiert, und dann die Energie der Wut zu nutzen, indem du sie in etwa Positives oder Sinnvolles überführst. Hanh erklärt, dass wir Wut aus Stolz leugnen. Deshalb behaupten so viele Menschen, die Schmerzen haben, sie wären nicht wütend. Ihr Stolz lässt nicht zu, eine solche kulturelle Schwäche zuzugeben. Doch Wut existiert als Keim in jedem von uns – wir werden nicht nur damit geboren, wir konsumieren sie auch täglich und müssen ihr mit Mitgefühl begegnen.

Wie zuvor erwähnt, bewies James Pennebaker, Ph.D., dass sich anderen Menschen anzuvertrauen und ihnen zuzuhören wesentliche Faktoren im Umgang mit Wut und für die Heilung sind. Abgesehen davon, uns selbst zu verzeihen und anderen mit Mitgefühl und Freundlichkeit zu begegnen, brauchen wir die Gewissheit, dass uns jemand versteht.

Mitgefühl löst Wut auf und schützt uns, da wir alle Teil potenzieller höherer Bewusstseinsströme sind – ein Herz, ein Geist. Wenn ein Mensch leidet – leiden wir alle. Wenn du leidest, leiden andere: Wenn ich leide, sorge ich dafür, dass du leidest.

Durch bewusstes Atmen stellen wir eine Verbindung zu uns selbst her und können unsere Wut spüren und loslassen. Es ist unmöglich, gleichzeitig wütend zu sein und ruhig zu atmen. Wut verkürzt den Atem, weil der Körper auf die Anspannung reagiert. Deshalb neigen TMS-Betroffene dazu, den Atem anzuhalten – sie sind durchgehend wütend.

Hanh schlägt nicht vor, auf Kissen einzudreschen, Fotos anzubrüllen oder irgendetwas zu tun, das bloß dazu dient, seiner Wut Luft zu machen. Viele aktuelle Studien zeigen, dass dies auf lange Sicht nicht hilfreich ist und sogar gefährlich sein kann, weil es die Wurzeln der Wut stärkt. Auf diese Weise Dampf abzulassen, bedeutet eher, deine Wut erneut abzuspielen oder zu proben. Mit Dingen um sich zu schmeißen oder darauf einzuschlagen, führt bloß zu Erschöpfung und gaukelt einem vor, die Wut sei verflogen, dabei ist man danach in Wahrheit bloß zu erschöpft, um weiterhin wütend zu sein. Die Wurzeln der Wut bleiben verschüttet. Wenn du deine Wut an Dingen auslässt, führt es häufig dazu, dass du noch wütender wirst, und das nächste Mal, wenn du der Person begegnest, auf die du wütend bist, kann es sein, dass du das, was du geprobt hast, in die Tat umsetzt und (verbal) auf sie losgehst. **Dampf abzulassen führt zu Konditionierung.** Hanh sagt aber nicht, dass Mitgefühl und Verständnis bedeuten, dass du andere Leute auf dir herumtrampeln lassen. Wenn sie es versuchen, ziehe dich zurück – atme durch – und bemühe dich zu verstehen, warum sie leiden.

Der Großteil unseres Leidens entspringt unserem Mangel an Verständnis und Einsicht, dass es kein abgetrenntes Selbst gibt. Die andere Person ist du, und du bist die andere Person.

— Thich Nhat Hanh, *Anger: Wisdom for Cooling the Flames*[254]

Um das Feuer der Wut zu löschen, rät Hanh also, anzuerkennen, dass du wütend bist, und dich um dein Leiden „zu kümmern". Mache dir außerdem klar: Wenn andere Menschen wütend auf dich werden, leiden sie ebenfalls. Schließe zunächst Frieden mit dir selbst, dann kannst du mit anderen Frieden schließen. Wenn dir der Rücken wehtut, würde Hanh also dafür plädieren, ihm deine Liebe zu senden.

Eine Lebensphilosophie:

Nach neuen Erkenntnissen

handeln und heilen

27

Arzt lass nach – Wie du dich vom Schmerz befreist

Wer unbedingt den vollkommenen Durchblick haben will, bevor er eine Entscheidung trifft, trifft nie eine Entscheidung. Akzeptiere das Leben und akzeptiere, dass Bereuen zum Leben dazugehört.

— Henri-Frederic Amiel, *Journal in Time*

Lass dich körperlich untersuchen
(von einem Arzt ... falls ich das hinzufügen muss?)

Auch wenn die allermeisten Krankheiten Auswirkungen eines emotionalen Verdrängungsprozesses sind (von starken äußeren Faktoren wie intensiver UV-Bestrahlung oder jahrelangem Rauchen einmal abgesehen), ist es möglich, dass du erst einmal schulmedizinische Hilfe benötigst, um wieder ins Gleichgewicht zu kommen. **Hole zunächst professionellen ärztlichen Rat ein, um auszuschließen, dass du weiterer Hilfe von außen bedarfst.** Wenn die Diagnose bloß normale Alterungsprozesse der Wirbelsäule und Gelenke (oder woran auch immer) offenbart, freue dich, denn es bedeutet, dass du dein Leben selbst in die Hand nehmen und gesund werden kannst. Wenn deine Persönlichkeit dem Profil entspricht, das in diesem Buch beschrieben wurde, befindest du dich in einem heilbaren TMS-Zustand, und es besteht kein weiterer Bedarf für medizinische Hilfe. Das sind die guten Neuigkeiten, die dir ein guter Arzt verkünden wird. Nimm dich vor Fachleuten in Acht, die dich zu unnötigen Tests, Untersuchungen, Gelenkersatz, Pseudotherapien, Medikamenteneinnahme und Operationen drängen.

Wenn du dies liest und unter starken und / oder chronischen Schmerzen leidest oder irgendein anderes schmerzäquivalentes Symptom hast, kannst du heute mit der Heilung beginnen, mit einem umfassenderen und tieferen Verständnis davon, was gute Gesundheit bedeutet. Der letzte Teil dieses Buchs widmet sich dem Leben an sich und der Art und Weise, wie man sein Leben lebt – auf praktischer und philosophischer Ebene, kurz und prägnant – ein Standpunkt der Heilung aus der Sicht vieler Personen, die bereits gesund geworden sind, darunter *moi*. Nimm bewusster wahr, wie **du** auf das Leben reagierst und wie deine dunklere Seite dich dazu motiviert, Gutes zu tun – und Schlechtes –, und diese Erkenntnis wird dich auf einen neuen Weg führen. Es gibt nicht nur eine richtige Richtung. Das A und O der Heilung besteht darin, **dich selbst** zu verstehen – deine charakteristischen Verhaltensweisen (die Art, mit der du auf Reize reagierst) und deine persönliche Biografie.

Du glaubst vielleicht, es wäre einfacher, den gleichen Weg zu beschreiten, den ich bereits gegangen bin, weil ich das Gras dort bereits niedergetrampelt habe – und der Pfad für dich somit leichter zugänglich ist. Doch wenn du einfach nur in meine Fußstapfen trittst, wirst du nichts Neues über dich lernen – über deine eigenen Stärken und Fähigkeiten. Aber ich kann dir helfen, deinen Weg zu finden. Wenn du gesund werden willst, geh zum Fenster, mach es auf und wirf alles hinaus, was du momentan über Schmerzen zu wissen glaubst. Du musst dich weiter vorwagen und weniger erwarten; das bedeutet nicht, deine Maßstäbe zu senken – jeder hat das Recht, etwas zu vollbringen und zu erreichen. Wichtig ist, zunächst zu verstehen und dann zu glauben.

Sprich über das, was dich derzeit seelisch beschäftigt – nicht über körperliche Gesundheit

Dich anderen Menschen anzuvertrauen, denen du wirklich wichtig bist, kann größere Heilwirkung haben, als Tagebuch zu schreiben, was an sich bereits sehr heilsam ist. Wie in den Kapiteln eins und vierzehn bereits erwähnt, hat James W. Pennebaker bewiesen, dass das Leugnen seelischer Schmerzen zu körperlichen Schmerzen und Krankheiten führt. Die richtige Person zu finden, der man sich anvertrauen kann, kann ungemein heilsam sein. Während ich an diesem Teil des Buchs arbeitete, erhielt ich von einer Freundin folgende Sprachnachricht (die ich hier mit ihrer Genehmigung wiedergebe):

Hey SteveO! Mein Nacken hat mich fast umgebracht – Schmerzen, Schmerzen, nichts als Schmerzen. Sie kamen daher, dass zwischen mir und meiner Mutter Unstimmigkeit herrschte, also fasste ich mir ein Herz und rief sie abends an – und die Schmerzen zerschmolzen wie Butter! Die Schmerzen sind verschwunden, ist das nicht unglaublich? Ich meine, nach nur fünf Minuten Unterhaltung mit meiner Mutter ist alles wieder gut, alles wieder in Ordnung ... Sie sind weg, die Schmerzen sind weg, ist das nicht eigenartig?
— Mrs. Olda Na'bohr

Pennebaker sagt, der Schlüssel zu einer guten Aussprache liege darin, die richtige Person zu finden, und der wichtigste Faktor dabei ist **Vertrauen**. Darüber hinaus ist es wichtig, entweder jemanden zu finden, der vorurteilsfrei ist und dich nicht kritisieren wird, oder direkt einen neutralen Zuhörer. Mit anderen Menschen zu sprechen, die dich dank ihrer eigenen Erfahrungen verstehen, ist ein zutiefst heilsamer Mechanismus. Ich selbst erlebte dies, als ich mich gegen Ende meiner Heilung in Schmerzforen anderen anvertraute. Menschen öffnen sich virtuellen Zuhörern gegenüber leichter und offenbaren Dinge, die sie ihren Familienangehörigen normalerweise nicht erzählen würden, weil die Familie sie verurteilen oder mit Abwehr reagieren könnte. Menschen sind im Internet anonym und daher eine sichere Option. Pennebaker sagt weiterhin, dass „Selbstoffenbarung die Art einer Freundschaft verändern wird."[255] Während meiner Genesung freundete ich mich enger mit anderen Betroffenen an, weil wir gemeinsam gesund wurden, uns gegenseitig halfen und austauschten, und schließlich sprachen wir gar nicht mehr über Schmerzen, sondern unterhielten uns nur noch über das Leben. An diesem Punkt begann ich, die tieferen Ursachen für das Auftreten von TMS zu verstehen.

Eine weitere wertvolle Methode besteht darin, einen professionellen Zuhörer zu finden. Oder – wenn du befürchtest, jemand anderem damit zu nahe zu treten – all die Dinge aufzuschreiben, derentwegen du dich sorgst und die dich wütend machen, und es anschließend wegzuschmeißen. Schreiben ist ein Selbstgespräch, was eine gute Sache ist, aber sich einem anderen Menschen anzuvertrauen, führt zu tieferer Heilung. Pennebaker ist selbst ein wenig zwiegespalten, ob man eine andere Person braucht, mit der man während der Heilung kommuniziert. Er hält es für möglich, dass es ebenso effektiv sein kann, in ein Aufnahmegerät zu sprechen, besonders wenn es jemandem sehr schwer fällt, sich zu öffnen, oder wenn er oder sie sehr gehemmt ist. Pennebaker sagt, dass Schreiben für die Genesung ebenfalls wertvoll ist und dass das Thema nicht immer der Vergangenheit entstammen muss.

> *Es ist nicht nötig, über die schlimmsten traumatischen Ereignisse in deinem Leben zu schreiben. Wichtiger ist, dass du dich auf die Probleme konzentrierst, die derzeit in deinem Leben präsent sind.*
>
> — James Pennebaker, Ph.D., *Opening Up:*
> *The Healing Power of Confiding in Others*[256]

Lerne eine neue Sprache

Höre zunächst einmal auf, dich nach deinen Schmerzen zu richten – gewinne wieder mehr Zutrauen in dich selbst. Wirf alle Hilfsmittel und Stützkorsetts weg. Entledige dich der Kissen, Rückenkorsetts, Krücken, Schuheinlagen, Magnete, orthopädischer Matratzen und deines Selbstmitleids. Die Zeit ist gekommen, um stark zu sein und dein Leben zurückzuerobern. Du schaffst das!!! Ich war nicht sicher, ob ich es jemals schaffen würde, und trotzdem ist es mir gelungen. Nach fast dreißig Jahren Schmerzen wurde ich gesund, und in dem Maße, in dem sich meine innere Sprache veränderte, veränderten sich auch meine Überzeugungen.

Ändere deine innere Sprache von *Ich kann nicht ...* in *Ich bin ...* Nicht morgen beginnt der Tag der Heilung, *sei heute der Tag*. Die Herausforderung aufzuschieben, bezeichnen Psychiater als **Widerstand**, wodurch die Heilung behindert wird. Doch wer umgekehrt zu verzweifelt auf sofortige Veränderung hofft, erwartet zu viel – gib nicht auf, versuche es weiter* – TMS-Heilung funktioniert! Der subtile Unterschied liegt im Grad deiner Erwartungshaltung. Während der eine sagt: „Ich bin dabei,

---

* „Es wird Phasen geben, in denen dein Glaube einbricht, aber diese Rückfälle werden immer kürzer andauern. Wenn du erst einmal deine eigene Verantwortung erkennst und die Kontrolle über dein Leben übernimmst, schreitet alles schneller voran, bis du schließlich zu deinem eigenen Heiler wirst." [Bruce Lipton, Ph.D.]

gesund zu werden", sagt die andere: „Ich muss gesund werden." Muss-Denken verlangsamt die Heilung, weil sie noch mehr Druck erzeugt. „Ich bin dabei, gesund zu werden", führt wiederum zu entspanntem Zutrauen.

Wenn die Schmerzen zuschlagen, rede deinem **Selbst** gut zu oder denke psychologisch – gehe gedanklich in die Tiefe; suche nie nach einem körperlichen Grund. Das bedeutet, im Geist all die Ereignisse durchzugehen, die in jüngster Zeit vorgefallen sind und die auf diese Schmerzattacke hingeführt haben (siehe Kapitel dreizehn). Eines oder mehrere dieser Ereignisse ist / sind die Ursache für deine Symptome – doch das Ich hat sie still und heimlich in deinen Körper abgeschoben, an deinem Bewusstsein vorbeigeschleust. Schätzungen zufolge sind wir uns unserer Umgebung nur zu rund fünf Prozent bewusst. Daher ist es wichtig, weiter in die Tiefe zu gehen, die übrigen fünfundneunzig Prozent mit Entschlossenheit und Beharrlichkeit aufzuspüren.

Eine neue Sprache des Zutrauens verkürzt die Dauer der einzelnen **TMS-Heilungsphasen**. Statt bloß zu glauben, dass du TMS hast, wirst du es WISSEN! Während der ersten Phase hoffst du, dass du TMS hast, in der zweiten möchtest du glauben, dass du TMS hast, in der nächsten hoffst du, dass du die Hoffnung in die richtige Sache setzt, in der darauffolgenden hältst du das durchaus für möglich, in der nächsten glaubst du, dass du der richtigen Sache folgst, in der übernächsten denkst du, es war ein Fehler, überhaupt zu glauben, dass du TMS hast, während der darauffolgenden Phase machst du dir Gedanken über die nächste Phase, in der nächsten bist du sicher, dass du TMS hast, aber wenn in der nachfolgenden Phase die Schmerzen stärker werden, bist du dir nicht mehr so sicher, während der übernächsten Phase bist du überzeugt, TMS zu haben, und in der letzten Phase **weißt** du, dass du TMS hast. Du wirst an einen Punkt gelangen, an dem du es wissen wirst – der Zweifel erlischt, und plötzlich sind die Schmerzen … verschwunden.

Selbstgespräch: Großreinemachen im Gehirn

Es ist also unerlässlich, sehr genau auf die innere Sprache zu achten, die du in Bezug auf dich selbst verwendest. Selbst die Leute, die ganz gesund geworden sind, nachdem sie Sarno gelesen haben, sagen heute noch unabsichtlich zu mir: „Steve, ich habe mir gar nicht mehr den Rücken ausgerenkt." Du hast dir den Rücken zu keinem Zeitpunkt „ausgerenkt", und mit dieser Sprechweise muss ein- für allemal Schluss sein. Schalte deinen inneren Dialog um – auf die Sprache der Gesundung, denn wenn du etwas oft genug sagst, verstärkst du dadurch zaghaft in dir vorhandene Überzeugungen, ähnlich als würdest du eine Wasserpumpe in Gang setzen. Ist deine innere Sprache immer negativ? Ich bat einmal einen Mann, der unter chronischen Schmerzen litt, zu zählen, wie viele negative Gedanken er pro Tag hatte. Er schrieb mir zurück, er sei bestürzt, wie negativ er dächte. Er sprach nur eine Sprache mit sich, und zwar weder Deutsch noch Englisch, sondern Negativisch. Wenn man sich jahrein, jahraus wegen jeder Kleinigkeit harsch zurechtweist, erschafft man eine chronisch negative Atmosphäre, die Leiden begünstigt. Das Negative muss durch Positives ersetzt werden, selbst wenn man noch nicht voll und ganz an das Positive glaubt. Die neue Sprache wird schließlich in die Tiefen des Unterbewusstseins einsickern. Es ist schwierig, in allem das Positive zu sehen – aber es ist möglich, die goldene Mitte zu finden. Du bist nie so gut, wie du glaubst, und du bist nie so schlecht, wie du glaubst. Innere Sprache ist der Filter, der unserem Handeln zugrunde liegt. TMS-Betroffene sind bei weitem nicht so schlecht, wie sie glauben, aber sie haben sich selbst erfolgreich eingeredet, dass sie es wären, und bestätigen es sich ständig, indem sie das Negative verstärken. Eine Frau, die unter chronischen Schmerzen litt, mit der ich in Kontakt stand, schickte mir folgende aus dem Stegreif verfasste Liste, die verdeutlicht, wie sie zu sich selbst stand:

> *Du bist faul.*
> *Du bist aus der Form geraten.*
> *Du siehst aus wie deine eigene Mutter – wie eine altbackene Hausfrau.*
> *Oooh, und jetzt fängt sie auch noch an zu heulen ...*
> *Du bist echt im Eimer.*
> *Du bist zu nichts zu gebrauchen.*
> *Du bemühst dich nicht genug, eine gute Mutter zu sein.*
> *Du bist als Hausfrau eine Niete.*
> *Du forderst dich nie heraus, weder auf sozialer noch auf intellektueller Ebene.*
> *Du hast es nicht verdient, ein Haus zu haben und nicht arbeiten zu müssen.*
> *Du bist nicht dankbar für das, was du hast.*
> *Du hast noch nie in deinem Leben hart für etwas gearbeitet.*
> *Du bist schlampig.*
> *Du bist erbärmlich.*
> *Du bist schwach.*
> *Du bist nutzlos.*
> *Du bist eine Enttäuschung.*
> *Du bringst nie zu Ende, was du anfängst.*
> *Du bist nicht produktiv.*
> *Du schiebst immer alles auf.*
>
> — Melanie Cawlie [mit ihrer Genehmigung abgedruckt]

Dr. Sarno bezeichnet dieses negative Gesamtbild von sich selbst als das „bedrängte Selbst". Viele Menschen glauben, sie hätten es nicht verdient, glücklich und schmerzfrei zu sein. Ich glaube, die meisten Menschen, die unter chronischen Schmerzen leiden, könnten viele derartige Selbstverurteilungen bei sich beobachten. Schmerzleidende neigen dazu, nur die schlechte Seite an sich zu sehen, während sie anderen nur ihre Schokoladenseite präsentieren – daher rührt der Konflikt. Der Selbsthilfeguru Tony Robbins bemerkte einmal, wir Menschen könnten mit unserem Leben machen, was immer wir wollten, wenn wir nur aufhören würden, uns auf all das zu konzentrieren, was eventuell schiefgehen könnte, und stattdessen unbeirrt das Ziel anpeilen würden. Positives Denken ist nur ein erster Schritt in eine andere Richtung, der das Entstehen und die Entwicklung neuer Überzeugungen ermöglicht. TMS-Heilung rührt nicht von einer positiven Einstellung her – sondern von tiefem **Glauben**.

Freude und Krankheit – Zwei Seiten derselben Schwingungsmedaille

Der Gedanke „Ich glaube, dass ich krank bin, deshalb bin ich krank", sendet niedrige Energieschwingungen aus und zieht das an, was wir nicht wollen. Er teilt den Zellen mit, dass sie krank sind. Bruce Lipton, Ph.D., lernte durch seine umfassende Arbeit über Zellfunktion, das „Organismen sich immer ihrer Umgebung anpassen, und wenn sich die Umgebung verändert, passen sich die Organismen an die neue Umgebung an (deine Gene passen sich deinen Überzeugungen an)."[257] Wenn du dich selbst als kaputt, alt, krank und machtlos ansiehst, wenn du glaubst, keine Kontrolle über deine Gesundheit zu haben, reagiert dein Körper mit physiologischen Veränderungen darauf, um sich deinen Überzeugungen anzupassen – er führt deine inneren Befehle aus. Wie du dich selbst wahrnimmst, bestimmt, zu wem du wirst. Die moderne Medizin redet dir in ihrem eifrigen Bestreben, den Körper mechanisch zu verändern, ein, du bräuchtest unbedingt dieses oder jenes. Deine Überzeugungen kontrollieren deine Gesundheit, und wenn diese Überzeugungen auf falschen Vorstellungen basieren, dass beispielsweise deine Knie, Füße, Schultern, Haut, dein Verdauungstrakt oder Rücken kaputt sind, baust du körperlich immer mehr ab, sprich, der Körper passt sich deiner Wahrnehmung an. Damit sind wir wieder beim archetypischen Einfluss des Arztes gelandet – und bei der Macht des Glaubens. Wenn dir dein Arzt erzählt, dass Dr. Sarnos Erkenntnisse nicht der Wahrheit entsprechen, und du glaubst ihm, ist der Zug für dich abgefahren – dein Glaube an einen Prozess, dessen Wirksamkeit zigfach bewiesen wurde, wurde mit einem Schlag zunichtegemacht. Du hast dich von deinem Irrglauben hinters Licht führen lassen.

Bei TMS ist es wichtig, dass du deine Energieschwingungen in höhere Energiefrequenzen verlagerst. Finde dein Glück häufiger, in unterschiedlichen Lebenssituationen, -resultaten und -möglichkeiten. Eine Veränderung der Denkweise ist der Vorläufer einer Handlung, eine Handlung ist der Vorläufer körperlicher Veränderung, und Veränderung ist der Schlüssel zur Heilung. Gedanken wie **kann nicht** oder **nie** müssen durch **Ich kann** und **Ich bin bereits dabei** ersetzt werden. Es wird mir gut gehen, also geht es mir gut – damit führst du eine Veränderung der Zellstruktur und der Physiologie herbei.

Eine der gängigsten Affirmationen (eine Affirmation ist ein positiver Glaubenssatz, eine Art Mantra), die Menschen nutzen, um die Schwingung beim Heilungsprozess zu erhöhen, ist folgender Leitsatz von Émile Coué: „Es geht mir jeden Tag besser, auf allen Ebenen." Ebenfalls beliebt ist die Affirmation: „Ich verdiene es, glücklich zu sein." All dies sind gute Maßnahmen und können zaghaft vorhandene Überzeugungen stärken und neue Lebensschwingungen erzeugen. Allerdings weist Dr. Weil zu Recht darauf hin, dass positives Denken allein wenig bewirkt. Viel wichtiger ist, eine Verbindung zu jemandem herzustellen, der bereits gesund geworden ist – darüber zu lesen oder mit jemandem zu kommunizieren, der von der Krankheit, unter der du gerade leidest, genesen ist. Das Unbewusste ist empfänglicher dafür, seinen Glauben zu ändern, wenn es miterlebt, wie jemand heilt – anstatt sich eine Überzeugung überzustülpen, die es nicht nachvollziehen kann. Affirmationen können manchmal ebenso nutzlos sein wie Glasperlen zu zählen, mit dem Kopf gegen die Wand zu rennen oder im Sprechgesang Phrasen zu rezitieren – wenn kein tiefer Glaube an das Ritual besteht, sondern es nur mechanisch ausgeführt wird. Wenn man etwas fortlaufend beteuert, woran man oder nicht mit seinem ganzen Wesen glaubt, bestätigt es bloß immer wieder das Negative – und das Gefühl des Versagens setzt sich immer tiefer fest. **Affirmationen maskieren häufig Negativität.** Das ist auch der Grund dafür, warum Gebete nicht immer helfen – die Person glaubt nicht tief und fest daran, dass etwas geschehen wird. Sie muss ihren neu gewählten Worten irgendwann vollen Glauben schenken, sonst sind sie nutzlos. „Mit Schmerzen umzugehen", bedeutet, eine negative Vorstellung zu verstärken – dass etwas irreparabel ist.

Grenzen setzen

> *Ja, die Menschen fühlen sich irgendwann erdrückt, innerlich zerrissen, gefangen oder ausgenutzt und sind folglich unglücklich oder wütend auf sich selbst.*
> — Susan Newman, Ph.D., *The Book of NO*[258]

Du musst persönliche Grenzen setzen, die andere Menschen verstehen und respektieren – sonst wirst du, wie Dr. Newman sagte, wütend auf dich selbst! Am besten erreichst du das, indem du ihnen erzählst, wie du dich wirklich fühlst. Ich kenne Menschen, die jedes Mal Migräne bekommen, wenn sie es ihren Freunden rechtmachen, denn unbewusst sind sie wütend auf sich selbst, weil sie eigentlich keine Lust haben, aber nicht Nein sagen können. Susan Newman zählt die grundlegenden Schritte auf, um Nein sagen zu lernen:

- *Erstelle über den Zeitraum einer Woche eine Liste mit allen Situationen, in denen du Ja gesagt hast.*
- *Achte darauf, wie du dir deine Zeit einteilst.*
- *Setze die richtigen Prioritäten.*
- *Kenne deine Grenzen – falls du selbst noch nicht weißt, wo deine Grenzen sind, beginne sie abzustecken.*
- *Delegiere, um dich von deinen Verantwortungen zu entlasten.*
> — Susan Newman, Ph.D., *The Book of NO*[259]

Newman geht anschließend ein Szenario nach dem anderen durch und rät, wie man Grenzen setzt – wie man Nein sagt. Was haben Schmerzen mit Neinsagen zu tun? Das wissen nur diejenigen, die unter Schmerzen leiden. Wenn dich jemand um etwas bittet, bittet er dich um einen Teil deines Lebens – er raubt dir Ungestörtheit, Energie und Zeit. Sei vorsichtig, wenn du jemanden bittest, etwas für dich zu tun, denn du könntest ihn um mehr bitten, als dir bewusst ist.

2008 gab Randy Owen, Frontmann der Country-Rockband Alabama, ein Fernsehinterview. Als man ihn auf seine „düstere Phase" ansprach, während der er unter Angstzuständen und Depressionen gelitten hatte, sagte er: „Ja – das kam daher, dass ich versucht habe, jedermanns Probleme zu lösen!" Lerne, Nein zu sagen.

Training und Fitness

Citius, altius, fortius (schneller, höher, stärker)
—Motto der Olympischen Spiele

Eine Absicht der Schmerzen besteht darin, dass man weiterhin Angst vor Bewegung hat, und man sollte erst dann anfangen, sich zu bewegen, wenn man Zutrauen in die TMS-Diagnose gewonnen hat. Dank neuerlicher Aktivität kann man die Mär von den strukturellen Schäden* nach und nach entkräften. Wenn man viele Jahrzehnte einem Irrglauben aufgesessen ist, wie der Vorstellung, Rückennerven könnten irgendwie eingeklemmt sein, kann der Gedanke, sich körperlich zu verausgaben, sehr beängstigend sein. Je mehr Angst die Schmerzen begleitet, desto mehr Macht wird man ihnen einräumen, indem man Bewegung möglichst vermeidet. Daher ist **Aktivität der allerwichtigste Aspekt bei der Genesung.** Allerdings sollte die Angst vor den Schmerzen schrittweise überwunden werden. Häufig fürchten sich Menschen davor, wieder aktiv zu werden, und ich mache ihnen keinen Vorwurf daraus. Die Samen des Zweifels sind im Laufe der Zeit zu der Befürchtung gekeimt, dass zunehmende körperliche Aktivität weiteren Schaden an der Wirbelsäule oder den Gelenken hervorruft. Doch das ist nicht der Fall.

> [...] in den vergangenen siebzehn Jahren wurde einer großen Zahl von Patienten geraten, zu normaler körperlicher Aktivität zurückzukehren, sogar die energischsten Aktivitäten wieder aufzunehmen. Ich kann mich an keinen einzigen dieser Patienten erinnern, der in der Folge berichtet hätte, dass dieser Rat zu weiteren Rückenproblemen geführt hätte.
> — John E. Sarno, M.D., *Healing Back Pain*[260]

Umgekehrt habe ich Menschen gesehen, denen es aufgrund von Inaktivität und Schonung deutlich schlechter ging. Ein Mann erzählte mir, er habe seinen sogenannten Tennisellenbogen monatelang geschont, doch es wurde erst besser, als er wieder anfing, ihn zu benutzen. Auch andere haben berichtet, dass ihr Tennisellenbogen durch Schonung schlimmer wurde. Ich konnte das gut nachvollziehen, weil sich auch meine Schmerzen im Rücken und im Ellenbogen durch anhaltende Schonung verschlimmerten.

Der Körper, die Knochen, Muskeln, der Herzmuskel – sie alle brauchen irgendeine Form von körperlicher Tätigkeit. Das gesamte Gefäßsystem und das neurologische System müssen durch Bewegung, die gesund ist und Spaß macht, stimuliert werden. Der

---

* Die „Mär von den strukturellen Schäden" ist meine Bezeichnung für die Vorstellung, wir besäßen keine Kontrolle über unsere Gesundheit, wären hilflos, und unsere Körper würden einfach versagen, weil sie das „nun einmal tun", nicht, weil ein anderer Grund oder eine bestimmte Absicht dahinterstecken.

Körper schreit danach, benutzt zu werden. Reduziere deine mentale Aktivität und steigere deine Aktivität auf körperlicher Ebene … finde das Gleichgewicht …

Selbst ein klein wenig aktiver zu werden, kann schwierig sein, wenn jemand über einen langen Zeitraum hinweg inaktiv gewesen ist; es kann zu Unbeholfenheit und Koordinationsproblemen kommen – Schuld daran ist ein Zustand mangelnder Tiefensensibilität. Dazu kommt es häufig, nachdem jemand eine Verletzung erlitten hat und der Genesungsprozess lange Zeit in Anspruch genommen hat. „Tiefensensibilität" oder „propriozeptive Wahrnehmung" bezeichnet die Wahrnehmung bestimmter Reize aus dem Körperinnern. Eine ausgedehnte Schonzeit führt zu verminderter Leistungsfähigkeit und wird ab einem gewissen Punkt mit der Heilung unvereinbar. In Bezug auf Tiefensensibilität bedeutet dies, dass die inneren Vorgänge der Körper-Psyche-Einheit nicht mehr Hand-in-Hand gehen und man nicht mehr so recht weiß, wo sich die jeweiligen Körperteile befinden, wenn der Körper in Bewegung ist. Der Schonzustand führt zu Atrophien und tritt schnell ein, wenn die Bewegung ausgesetzt wird. Wir sind Wesen, die dazu bestimmt sind, beinahe ständig in Bewegung zu sein, voll und ganz mit dem Leben mitzuschwingen, angetrieben von Zielen.

Der sensorische Verlust der Tiefensensibilität ist beängstigend, kann aber leicht wieder rückgängig gemacht werden. Eine Methode, um die Kontrolle über die Bewegung wiederzuerlangen, besteht darin, beim Gehen oder Laufen eine Acht zu beschreiben. Eine weitere Methode zum Wiederherstellen der Motorik ist, beim Gehen den Fuß von der Ferse bis zu den Zehen abzurollen – um die Psyche und den Körper zu trainieren, wieder als Einheit zusammenzuarbeiten.

Nachdem du deine Überzeugungen verändert und wieder angefangen hast, dich zu bewegen, besteht der nächste Schritt darin, dich in den bestmöglichen körperlichen Zustand zu versetzen, den du angesichts deines Alters und deines Gesundheitszustands erzielen kannst. Beziehe dabei sowohl aerobische als auch anaerobische Aktivitäten sowie eine gesunde Ernährung mit ein.

Deine Schmerzen können sich zunächst verschlimmern, wenn du körperlich wieder aktiv wirst. Diese Verschlimmerung ist beängstigend und lässt das Vertrauen in die TMS-Diagnose rapide absinken. Mit der Zeit begann ich, mich über die zunehmende Schmerzstärke zu freuen, weil ich wusste, dass es ein Zeichen dafür war, dass mein Gehirn Widerstand gegen die Veränderungen leistete – sich noch verzweifelter bemühte, mich abzulenken, während ich durch Bewegung eine strukturelle Ursache für die Symptome zurückwies. Ich fing an, es als Sieg zu verbuchen, wenn die Schmerzen stärker wurden. Und allmählich begann ich, das Konzept der **Liminalität** zu verstehen – die Phase, während der die Transformation von einem Zustand zum nächsten geschieht. Vertreibe die Anspannung aus deinem System, indem du dich ausgiebig körperlichen Aktivitäten widmest, bis dein Gehirn die Waffe der obsessiven Angst streckt. Warum ist das wichtig für die Behandlung chronischer Schmerzen? Wenn man sich intensiv körperlich herausfordert, lässt die Angst, sich zu verletzen, nach, weil Tag für Tag, Woche für Woche, Monat für Monat immer offensichtlicher wird, dass die Schmerzen nicht schlimmer werden. Tatsächlich werden sie irgendwann anfangen nachzulassen. Wenn die Schmerzen beginnen, im Körper umherzuwandern, hast du den Kampf gewonnen. Und da die Körper-Psyche-Einheit ein Prozess ist, der aufrechterhalten werden muss, ist es von äußerster Wichtigkeit, ihr das zu geben, was sie braucht. Der Körper verlangt danach, bewegt zu werden, und die Psyche stimmt ihm zu.

Das wahrscheinlich Wichtigste (und zugleich Schwierigste), was Patienten tun müssen, ist, alle körperlichen Aktivitäten, auch die energischsten, wieder aufzunehmen.
— John E. Sarno, M.D., *Healing Back Pain*[261]

Bei meinem ersten Versuch, meine körperliche Aktivität wieder hochzufahren, schoss der Schmerz durch mich hindurch. Ich konnte mich nicht weit genug vorbeugen, um meine Zehen zu berühren. Ich konnte mich nicht einmal weit genug vorbeugen, um meine Knie zu berühren – die Schmerzen waren einfach zu durchdringend. Um die Art zu verändern, auf die meine Psyche Schmerz interpretierte, verwirrte ich mein Denkmuster, indem ich meine Aufmerksamkeit von den Schmerzen ablenkte. Ich versuchte beispielsweise, Worte wie Sportchampion, Sportcrack und Spitzensportler rückwärts zu buchstabieren (was nicht einfach war, weil ich dabei grundsätzlich zu lachen anfing). Das war die gleiche List, die ich früher bereits beim Laufen angewandt hatte, als ich mich gezwungen hatte, an die Stelle meines Rückens zu denken, die sich richtig gut anfühlte – ich lenkte die Aufmerksamkeit meiner Psyche von den Schmerzen ab und richtete sie stattdessen auf eine Stelle, die sich ausgesprochen gut anfühlte. Ich hatte diesen Prozess als kognitive Verschiebung angesehen, doch eigentlich ordnete ich meine emotionalen Moleküle neu an, indem ich meine Achtsamkeit, Wahrnehmung und Urteilsbildung auf eine andere Schnittstelle zwischen Psyche und Körper richtete. Das Durchbrechen des Fokus ist von entscheidender Bedeutung, weil sich die obsessive Psyche an Suggestionen festklammert.

Dr. Sarno gelangte zu dem Schluss, dass man eigentlich nichts weiter tun muss, um gesund zu werden, als zu der tiefen Überzeugung zu gelangen, dass die Schmerzen von unbewusster Wut herrühren. Doch nicht allen Menschen ist es möglich, dies so zu verinnerlichen, deshalb habe ich körperliche Fitness mit eingeschlossen. Dr. Sarno rät ebenfalls, körperlich wieder aktiv zu werden, je energischer desto besser. Treibe Sport und trainiere so, als wären die Schmerzen gar nicht da. Denk vor dem Training nicht darüber nach, wie sich die Schmerzen verhalten werden. Trainiere die schmerzende Stelle nicht gezielt. Wenn du das tust, bist du wieder bei der Physiotherapie angelangt und behinderst damit die Heilung. Trainiere zugunsten deiner Gesundheit und deines allgemeinen Wohlbefindens. Wenn eine bestimmte Übung in der schmerzenden Stelle noch mehr Schmerzen hervorruft, fahre trotzdem mit der

Übung fort (vorausgesetzt, dein Arzt hat dir grünes Licht für das Training gegeben). Kämpfe dich durch die Schmerzen hindurch und konzentriere dich ganz auf die Übung, auf eine andere Körperstelle oder auf den Körper einer anderen Person – nie auf die Schmerzen selbst. Fahre mit der Bewegung fort, bis die Angst und die Schmerzen verschwinden. Meiner Erfahrung nach wechseln die Schmerzen schnell die Stelle, wenn man sie mit gesteigerter Aktivität konfrontiert und ignoriert. Die schmerzende Stelle kann zudem Kräftigung benötigen, nicht, weil dort eine Verletzung besteht, sondern weil sie aufgrund verringerter Durchblutung über einen längeren Zeitraum geschwächt sein kann. Wenn die Muskeln extrem verkrampft sind, kann den Nerven oder dem Gewebe Sauerstoff fehlen, was zu Muskelschwäche führt. Muskelkraft und aerobische Ausdauer wiederzuerlangen, geht schnell und ist eine ausgesprochen effektive Heilmethode. Veränderung erfordert Mut. Dein Leben ist es wert, dass du es dir zurückholst!

Anspannung kann sich nur schwer in einem Körper verstecken, der ausgeglichen und gesund ist und effizient funktioniert. Sport senkt zudem den eventuell noch erhöhten schädlichen Cortisolspiegel.

Komm aus deinem Schneckenhaus herausgekrochen

Chronische Schmerzen, Ängste und Depressionen können Anzeichen dafür sein, dass jemand entweder die Lust auf soziale Aktivitäten verloren hat, sozial nicht mehr aktiv ist oder es niemals war. Der erste Impuls besteht darin, in der Versenkung zu verschwinden, was für Schmerzen und Depressionen ein gefundenes Fressen ist. Bleib sozial engagiert, sonst übermannt dich die Depression schleichend. Soziale Aktivität ermöglicht uns, unsere Probleme zu teilen, uns in Erinnerung zu rufen, dass wir niemals allein dastehen, und ist zudem ein konkurrierender Stimulus zum Schmerz. Viele Leute haben mir geschrieben, wenn ihre Schmerzen zuschlügen, gingen sie einen guten Freund besuchen, um bei einem Glas Wein ein gutes Gespräch zu führen (Wein kann, nebenbei bemerkt, Depressionen begünstigen, wirkt aber auch entspannend) ... *und das nüchterne Yin jagt das betrunkene Yang* ... Sie berichteten ausnahmslos, dass sie sich danach besser fühlten, weil Plaudern die Aufmerksamkeit von den Schmerzen und Problemen ablenkt – für den Augenblick. Es ist unerlässlich, im Augenblick zu leben.

Den Allmächtigen Euro preisen

Wie viel bedeutet dir G€ld? Ist es so viel w€rt wie dein Leben? Von Schmerzen zu heilen bedeutet oft, dass du aufhörst, dir Gedanken darüber zu machen, wie viel du besitzt. Suche dir eine befriedigendere Arbeit, lenke dein Leben in ruhigere, entspanntere Bahnen. Es wird schwierig, Geld auszugeben, wenn du erst einmal tot bist (selbst wenn Banken deine Schecks immer noch akzeptieren). Nicht jeder Job ist für jeden etwas, weil gewisse Persönlichkeitstypen ihre Arbeit wichtiger nehmen, als ihnen guttut. Ich lernte einen Mann kennen, der selbst Arzt war und unter starken TMS-Schmerzen litt. Er gab seine Praxis schließlich auf, fand ein Leben und eine Arbeit, die ihn nicht so überreizten, und ist seit der Lektüre von Dr. Sarnos Büchern schmerzfrei. Perfektionisten können durch selbst auferlegten Druck sogar einen mittelmäßigen Job in eine stressige Arbeit verwandeln. Häufig wählen Menschen auch einen Beruf, um ihre Eltern zufrieden zu stellen, und werden im weiteren Verlauf desillusioniert und deprimiert. Werde deinen verhassten Job los, bevor du dein wertvolles Leben verlierst.

Beziehungen

Die gesündesten Menschen unter uns scheinen jene großzügigen Seelen zu sein, die leicht zum Lachen zu bringen sind, die unangenehme Vorfälle schnell hinter sich lassen und selbst die heftigsten Beleidigungen zügig vergessen. Diese Art von kindlicher Unbekümmertheit führt dazu, dass ein Mensch emotional und spirituell frei ist und somit letztlich auch körperlich unbelastet.

— Don Colbert, M.D., *Deadly Emotions*[262]

TMS ist von Anfang an das Ergebnis eines ungelösten Konflikts in zwischenmenschlichen Beziehungen, darunter die Beziehung zu sich selbst, ein emotionaler Verlust, der nie Ausdruck gefunden hat und der durch die Angst vor dem Verlassenwerden eine stets präsente Erinnerung bleibt. Kürzlich erhielt ich eine Einladung für das *Chopra Center for Wellbeing*. Sie begann mit den Worten: „Als Menschen teilen wir ein gemeinsames Spektrum von Emotionen; wir alle können nachvollziehen, wie sich Gefühle wie Wut, Trauer, Stolz oder Freude anfühlen. Unsere Fähigkeit, diese Emotionen zu spüren und mit anderen Menschen mitzufühlen, die diese Emotionen spüren, erhält unsere Verbindung mit dem Universum und zu uns selbst aufrecht." Hochwertige – gesunde – und tolerante Beziehungen sind ein weiterer Schlüssel zur Schatzkiste der Gesundheit und Schmerzfreiheit. Wir fühlen uns sicher und lebendig, wenn wir mit anderen verbunden sind.

Brennen

[Mit Genehmigung abgedruckt]

Hallo zusammen! Ich leide seit meiner Kindheit unter TMS. Hier ein paar Hintergrundinformationen:

Meine Eltern ließen sich scheiden, als ich fünf Jahre alt war, und mich quälte die Vorstellung, allein gelassen zu werden. Vor meinem zehnten Lebensjahr hatte ich bereits entsetzliche Schmerzen in den Beinen (Wachstumsschmerzen), die auch noch als Teenager gelegentlich auftraten. Trotz entsprechender Medikation litt ich EXTREM unter Akne. Nachdem ich die Zwanzig überschritten hatte, wurde es mit meiner Akne etwas besser, mal war sie mehr, mal weniger stark.

Vor etwa drei Jahren war ich arbeitslos, und wir hatten gerade einen neuen Kredit aufgenommen, wollten aber unseren Urlaub antreten, den wir bereits bezahlt hatten. Als ich meiner Mutter vor meiner Abreise half, ein Projekt abzuschließen, bekam ich auf einmal heftige Rückenschmerzen. Das war etwas Neues für mich, also nahm ich eine Schmerztablette und fuhr in Urlaub. Am nächsten Tag konnte ich mich nicht mehr bewegen, und den Rest meines Urlaubs verbrachte ich liegend. Mein Ischias war so schlimm, dass ich mir wünschte, jemand würde mir das Bein absägen. Ich verbrachte vierzehn Monate mit Besuchen beim Chiropraktiker, schluckte Schmerzmittel, Medikamente zur Muskelentspannung, bekam Massagen, machte Dehnübungen etc. Das kennt ihr wahrscheinlich alles aus eigener leidvoller Erfahrung.

Dann verbrachte ich einen weiteren Urlaub, der von Rückenschmerzen überschattet war. Der Arzt sagte, ich bräuchte ein OP, dabei hatte er noch nicht einmal eine MRT angewiesen. Der Chiropraktiker war der gleichen Meinung. Ich war aber nicht bereit, mich unters Messer zu legen, also begab ich mich auf die Suche und stieß auf Dr. Sarnos Buch. Beim Lesen erkannte ich, dass ich der klassische Perfektionist bin und selbst mein härtester Kritiker. Es war, als läse ich meine eigene Lebensgeschichte. Ich wandte mein neu erworbenes Wissen an, und meine Schmerzen ließen nach. Da mir ein konkreter Handlungsplan fehlte, kaufte ich Fred [Amirs] Buch und wurde innerhalb von drei bis vier Monaten vollständig gesund.

Ich freue mich, berichten zu können, dass Brennen mir vor kurzem geschrieben hat: „Ich habe keine Symptome mehr und bin vollkommen schmerzfrei." Seine Geschichte ist typisch für TMS-Schmerzleidende – sehr gut formuliert und prägnant. Er hat im Prinzip dieses Buch zusammengefasst. Ich fragte ihn, ob ich seine autobiografische Inhaltsangabe abdrucken dürfte, weil darin viele typische Lebens-Trigger und deren Auswirkungen aufgeführt werden. Er hat den **perfekten TMS-Sturm** durchlebt. Klassischerweise versetzten die Scheidung seiner Eltern und die damit verbundene Angst, verlassen zu werden, ihm einen ersten herben Schlag und säten die Samen für seinen Perfektionismus. Dann begann der Teufelskreis aus Ischiasschmerzen, Hautproblemen, Arbeitslosigkeit, offensichtlichem Urlaubssyndrom (Freizeitkrankheit), der Suche nach externen Heilmethoden, Depressionen, der Entdeckung von Dr. Sarno, dem Anstellen psychologischer Betrachtungen, den Schmerzen entschlossen entgegentreten, einem ersten Erfolgserlebnis, als die Schmerzen anfingen, sich zu bewegen, und schließlich wieder alles zurück auf null, als die Durchblutung während eines neuen Anspannungshochs wieder vermindert wurde. Brennen ist ein weiterer Beweis dafür, dass wir alle wieder gesund werden können, ganz gleich, woran unsere Biografie uns festzuketten versucht. Außerdem hat er mir erzählt, dass auch er mit Widerstand gegen TMS zu kämpfen hatte. Was für mich am deutlichsten hervorstach, war die Tatsache, dass seine Ärzte sagten, eine Operation sei „notwendig", bevor überhaupt eine MRT-Aufnahme erst€llt worden war.

Heilende Verbindungen – Folge dem weißen Kaninchen

In seinem Buch *Body, Mind & Soul* erwähnt Deepak Chopra, M.D., eine Studie, die an der Ohio State University an Kaninchen durchgeführt wurde, um ihre Verstoffwechslung von Cholesterin zu testen. Alle Kaninchengruppen erhielten eine extrem cholesterinhaltige Ernährung. Doch zum großen Erstaunen der Forscher lag die Rate für Hyperlipidämie (erhöhte Blutfettwerte) bei einer Gruppe von Kaninchen um sechzig Prozent niedriger als bei den anderen, obwohl alle Kaninchen das gleiche Futter erhielten. Die Forscher standen vor einem Rätsel, bis sie herausfanden, dass einer der Labortechniker die Kaninchen dieser speziellen Gruppe regelmäßig herausnahm und streichelte. Wie Chopra beschreibt, hatten das Gefühl der Verbundenheit und das Abmildern der Angst, verlassen zu werden, dazu geführt, dass das Cholesterin „ganz anders verstoffwechselt wurde". Tiere haben eben auch Gefühle, und Berührung heilt den Körper, weil sie das Gefühl der Isolation durchbricht und uns mit dem Leben verbindet. Wie ich im neunten Kapitel bereits erwähnt habe, haben mir mehrere Leute erzählt, dass ihre Schmerzen schlagartig aufhören, wenn jemand sie berührt (ähnlich wie beim Chiropraktiker-Phänomen).

Das Abmildern der Angst vor Isolation reduziert den Stresshormonspiegel im Körper und setzt alle möglichen guten Chemikalien frei, beeinflusst entscheidend die Fähigkeit des Körpers, von Schmerzen und Krankheiten zu genesen. Das bekräftigt auch Robert Sapolsky, Professor für Biologie und Neurologie an der Universität Stanford. In seinem Vortrag im Auditorium der Universität von Ohio sowie in seinem Buch *Why Zebras don't get ulcers* (*Anm. d. Übers.*: Auf Deutsch ist das Buch unter dem Titel *Warum Zebras keine Migräne kriegen: Wie Stress den Menschen krank macht* bei Piper erschienen) erläutert Sapolsky, wie durch Stress vermindertes Wachstum, oder präziser gesagt: Zwergwüchsigkeit verursacht wird. Er erläutert, wie der Körper Schaden erleidet, wenn der Schalter der Stresshormone ständig auf AN steht, weil dadurch Energie „von anderen wichtigen Prozessen – wie Verdauung, Wachstum, Geweberegeneration, -reproduktion und Immunreaktion – abgezapft wird". Psychogene Zwergwüchsigkeit wird durch einen „starken emotionalen Mangel" verursacht und geht mit einem überaktiven sympathischen Nervensystem einher.[263] Emotionaler Mangel führt zu körperlichem Mangel – infolge der Dysregulation des sympathischen Nervensystems, die auch an der Entstehung chronischer Schmerzen beteiligt ist.

Wir alle (auch Kaninchen) brauchen Zuwendung und Berührung – wir müssen gehört werden –, und durch das Gehörtwerden werden die Herzen wieder miteinander verbunden, die Stoffwechselfunktionen reguliert und stabilisiert. Die körperlichen Symptome spiegeln die emotionale Distanz wider, die wir zwischen uns aufrechterhalten. Wir leiden, weil wir uns selbst so stark unter Druck setzen, erfolgreich zu sein, alles im Alleingang zu schaffen – unabhängig zu sein –, und wir vergessen dabei, dass wir uns verbunden, geliebt und sicher fühlen müssen. Dr. Weil sagte, er habe mehrfach erlebt, wie bei Menschen ihre Rückenschmerzen plötzlich verschwanden, nachdem sie sich verliebt hatten – weil sie sich nicht länger allein fühlten.

Warum ist dieses Konzept so bedeutsam, um von Schmerzen zu heilen? Heilung bedeutet nicht, seine Schmerzen loszuwerden, sondern das Aufbauen von Anspannung zu vermeiden, die aus Schuldgefühlen und Angst entsteht, welche wiederum von Isolation und Verlassenheit herrühren. Schmerzen sind der körperliche Ausdruck eines tieferen Bedürfnisses nach Verbundenheit und Verständnis. Wut ist das Messer, das die Herzen trennt, und das Ich die Wand, die Herzen an der Versöhnung hindert.

Papas Einfluss

Nichts hat psychologisch gesehen einen stärkeren Einfluss auf ihre Umgebung und besonders auf ihre Kinder als das ungelebte Leben der Eltern.
— C. G. Jung, *Erinnerungen, Träume und Gedanken*

In der Februar-Ausgabe 2004 der Zeitschrift *Reader's Digest* wurde der Comedian Ray Romano zitiert: „Früher habe ich oft gesagt, wenn mich mein Vater auch nur ein einziges Mal umarmt hätte, wäre ich heute Buchhalter und kein Comedian. Er liebte uns, war aber nicht in der Lage, seine Zuneigung auf irgendeine Art auszudrücken."[264] Ray brauchte Gewissheit, ob die Beziehung zwischen ihm und seinem Vater in Ordnung war, er sehnte sich nach dessen (nicht-stillschweigender) Zustimmung und Akzeptanz – nur ein einziges Mal. Doch da die Zustimmung des Vaters ausblieb, sorgte Ray dafür, dass sich die Aufmerksamkeit anderer Menschen auf ihn richtete – suchte sich eine größere Arena. Väter haben häufig große Schwierigkeiten, ihren Söhnen gegenüber Zuneigung zu zeigen, weil ihre eigenen Väter abwesend oder lieblos waren. Und so folgt ein ausgebliebenes Lob auf das nächste, bis ein Mann den Mut besitzt, den Teufelskreis zu durchbrechen.

Im Jahr 2003 schrieb W. Singleton in seiner Dissertation mit dem Titel „The Father Archetype and the Myth of the Fatherless Son" (Der Archetyp des Vaters und der Mythos vom vaterlosen Sohn): „Die Natur hasst Leere. Die Abwesenheit des Vaters oder vom Vater emotional verlassen zu werden, hinterlässt ein solches Vakuum."[265] Das Problem ist, dass die Leere entweder durch nach außen gerichtete Wut angefüllt wird (Gesetzesbrüche) oder durch innere Wut (chronische Krankheit). Worauf sich die Wut richtet, ist abhängig vom Persönlichkeitstyp und davon, welche Überlebensstrategie ursprünglich gewählt wurde: Kampf oder Flucht.

Ein guter Bekannter von mir hatte eine konfliktbeladene Beziehung zu seinem Vater. Als sein Vater plötzlich verstarb, vergoss er nicht eine einzige Träne. Während der Beerdigung pries man ihn als „stark", weil er sich so tapfer zeigte – sogar lächelte. Er war das Musterbeispiel für Verdrängung. Einige Jahre nach dem Tod seines Vaters erkrankte er an multipler Sklerose (MS). Wer Tränen und Emotionen unterdrückt, verharrt im Überlebensmechanismus des Erstarrens und verhindert, dass der traumatische Zustand und das Gefühl der Hilflosigkeit verarbeitet und entladen werden. Diese zerbrochenen Vater-Sohn-Beziehungen offenbaren sich häufig auf körperlicher und psychischer Ebene.

C. G. Jung erzählte die Geschichte des Sohns eines zwanzigjährigen Bankiers aus Ungarn. Kurz nachdem sein Vater erkrankt war, wurde der Sohn ebenfalls krank. Aufgrund seiner Krankheit büßte der Vater die Funktionsfähigkeit seiner rechten Körperhälfte ein, und kurz darauf verlor auch der Sohn die Funktion seiner rechten Körperhälfte. Man schickte ihn nach Zürich, wo Jung ihn einer intensiven Psychoanalyse unterzog. Im Laufe der Therapie fand er heraus, dass der Sohn unter einem starken Vaterkomplex litt. Er berichtete Jung von einem Traum, in dem er neben seinem Vater in einem Sarg gelegen und sich vergeblich bemüht hatte, den Sargdeckel zu öffnen. Jung erläuterte dem jungen Mann, dass er sich zu stark mit seinem Vater identifiziere und die Invalidität seines Vaters übernommen habe. Nach dieser Erläuterung (Wissenstherapie? ... Ja!) ging es dem Sohn bereits wenige Wochen darauf besser, und er wurde wieder nach Hause geschickt. Jung vermerkte, der Schlüssel zur Heilung des Jungen habe darin gelegen, dass er ihm gegenüber seine Gefühle geäußert habe, wodurch ihm eine schwere Last von den Schultern gefallen sei.[266] Der Sohn hatte die Symptome seines Vaters aus Liebe übernommen und aus dem starken Bedürfnis heraus, sich mit seinem Vater verbunden zu fühlen, von Herz zu Herz.

Wenn ein Kind erkrankt oder unter starken chronischen Schmerzen leidet, sollte man den Blick zunächst auf die Art Beziehung richten, die es zum Vater oder zur Mutter hat – die nächste Möglichkeit ist die Beziehung zum Ehe- oder Lebenspartner. Mangelt es in diesen Beziehungen an Zuneigung – oder wird derjenige von Lob erdrückt?*

> Wenn du deine Kinder liebst, sei glücklich, teile dein Glück mit ihnen und schätze ihre Meinungen. Kinder wollen, dass ihre Eltern glücklich sind, und sie wollen wissen, dass sie Teil dieses Glücks sind. Wenn du negativ, abwertend, angespannt, streitsüchtig oder abwesend bist, werden auch sie es werden – irgendwann.

---

* Unsere Fähigkeit, Kinder zu erziehen, wird stark von den Umständen unserer eigenen Zeugung, Geburt und von unseren Lebenserfahrungen geprägt. Wenn wir nicht wissen, welche Bedürfnisse in unserer eigenen Kindheit unerfüllt geblieben sind, können wir die Kinder, für die wir sorgen, leicht verletzen, häufig ohne uns dessen bewusst zu sein. Wenn wir wissen, welche emotionalen und körperlichen Bedürfnisse während unserer ersten Lebensjahre nicht befriedigt wurden, und wenn wir uns dieser Bedürfnisse annehmen, sind wir viel besser in der Lage, auf die Bedürfnisse unserer Kinder einzugehen, selbst wenn das Verhalten des Kindes eine Herausforderung oder eine Provokation darstellt – und wir durchbrechen den Zyklus der schädlichen Erziehungsweise, der ansonsten von Generation zu Generation weitergegeben wird." *Blueprint for Transforming the Lives of Children.* [aTLC.org]

28

Atme ein ... und
vergiss das Ausatmen nicht

*Da formte Gott, der Herr, den Menschen aus Erde vom Ackerboden und blies in seine
Nase den Lebensatem. So wurde der Mensch zu einem lebendigen Wesen.*

— *Genesis, 2:7*

Ohne Atem gibt es kein Leben. Menschen, die unter Spannungsschmerzen leiden,
müssen bewusst atmen. Das Ziel sollte sein, durch Atmen einen Gehirnwellen-Zustand
im Alpha-Bereich zu erzielen. Wir können diesen Zustand des Friedens und der
Achtsamkeit durch tiefes, entspanntes Atmen erreichen. Wie zuvor bereits erwähnt,
atmet der Typ-T in der Regel flach, nutzt nur den oberen Teil seiner Lungen und
vernachlässigt den überaus wichtigen unteren Teil. Doch es ist wichtig, beim Atmen
ganz in die Tiefe zu gehen, denn es ermöglicht nicht nur der Luft, sondern auch der
Anspannung auszuströmen.

Wie der Titel *Breathing: The Master Key to Self Healing* von Andrew Weils CD über
richtiges Atmen bereits suggeriert, ist Atmen der Schlüssel zu einem gesunden Leben.
Dr. Weil bezeichnet die Atmung auch als „die Tür zum Kontrollraum des autonomen
Nervensystems". Schmerzleidende haben mir gegenüber erwähnt, dass sie das
Ausatmen an einem bestimmten Punkt abbrechen, bevor der Atem ganz ausgeströmt
ist. Doch der letzte Rest Luft, der noch ausgeatmet werden muss, ist von großer
Bedeutung. Denn dieser Rest ist für die Überaktivität des autonomen Nervensystems
verantwortlich. Wenn sich die Lungen leeren, sinkt die Anspannung, und der Körper
passt sich dem Rhythmus an.

Wenn ich joggen gehe, sehe ich es nicht nur als schlichtes Laufen an. Für mich
bedeutet es, meine Körper-Psyche-Einheit mit Sauerstoff anzureichern. Wie Dr. Sarno
entdeckte auch Dr. Majid Ali, Professor für Medizin und ehemaliger Leiter der *Capital
University of Integrative Medicine*, dass Schmerzen von **Sauerstoffmangel** herrühren,
bedingt durch einen „dysfunktionalen Sauerstoffmetabolismus"[267] in den Zellen.

Unser natürlicher Atemrhythmus entsteht wahrscheinlich bereits bei der Geburt.
Atmen ist die erste konditionierte Reaktion im Leben. Robert Fulford, Doktor der
Osteopathie, war der Ansicht, dass viele Gesundheitsprobleme auf einen unvollständig
getätigten **ersten Atemzug** nach der Geburt zurückzuführen seien. Die zweite
konditionierte Reaktion ist Schreien, denn das Baby bemerkt blitzschnell, dass
Schreien andere Menschen herbeilockt, die seine Bedürfnisse befriedigen, und das Es

wird geboren. Wenn die Person später im Leben dringend andere Menschen braucht, kann es sein, dass sie sich unbewusst selbst Symptome zufügt (als gesellschaftlich akzeptablen Ersatz für Schreien), um die gleichen Grundbedürfnisse zu befriedigen.

Dr. Fulford führte das Trauma des ersten Atemzugs als einen der Hauptgründe an, aus dem Menschen krank werden und unter Schmerzen leiden. Wurde der erste Atemzug nach der Geburt nicht vollständig getätigt, „wird der kraniosakrale Rhythmus von Anfang an beeinträchtigt". [268] Ein gestörter Sauerstoffmetabolismus ist der physiologische Verursacher für Schmerzen und Müdigkeit und eine direkte Folge emotionaler Reaktionen. Wenn sich eine Tragödie oder ein Trauma ereignet, wenn Stress geballt auftritt, wird der Atemmechanismus gestört.

Flaches Atmen ist charakteristisch für den Widerwillen, nachzugeben, sich zu entspannen, loszulassen und nach vorne zu blicken – den Geist zu befreien, damit er dorthin schweben kann, wohin er möchte – und heilen kann. Das lateinische Wort für Geist oder Seele lautet *spirito* und geht auf das Verb *spirare* zurück, das „atmen" bedeutet.

Überleg dir, dich auf die Couch zu legen

Wer einen Psychiater braucht, ist krank im Kopf.

— Major Frank Burns, M*A*S*H

Es ist äußerst ratsam, eine Psychotherapie zu beginnen, bevor die Schmerzen unerträglich werden. Die Schmerzen würden nie in derart unerträgliche Höhen hinaufschnellen, wenn man bereits in einem frühen Stadium Psychotherapie in Anspruch nähme. Frauen sind deutlich eher dazu bereit, sich emotionale Unterstützung zu suchen – ein Mem unserer westlichen Kultur. Viele Männer setzen es mit Schwäche gleich, einen mitfühlenden Zuhörer zu brauchen, doch das ist ein längst überholter Trugschluss, der durch das kulturelle männliche Ego aufrechterhalten wird. Männer befürchten instinktiv, sie könnten vollständig zusammenbrechen, wenn sie erst einmal anfangen, einen Teil ihrer Emotionen herauszulassen – und das ist für sie tabu, da sie glauben, dass es sie ihrer Manneswürde beraubt. Psychotherapie wirft heilendes Licht auf den Schatten – auf den schwärzeren, dunkleren Aspekt einer Person – dorthin, wo alle für die Heilung notwendigen Antworten zu finden sind. Doch wir Menschen fürchten uns vor der schmerzhaften Wahrheit, daher kann Psychotherapie eine beängstigende Perspektive sein. Effektive Psychotherapie ermöglicht dem Individuum, seine Maske (Persona) Schicht für Schicht abzutragen. Die meisten Menschen erkennen die Masken, die sie tragen, nicht mit eigenen Augen, weil sie nie mit objektivem Blick in den Spiegel geschaut haben – daher sehen sie nur das reflektiert, was sie sehen wollen.

Unabhängig davon, welche Methode der Psychotherapie man wählt, wird eine Therapie keinen Erfolg bringen, wenn die Verbindung zwischen dem Psychologischen und dem Körperlichen nie hergestellt wird. Tief in deiner Vergangenheit zu forschen, kann durchaus hilfreich und von Nutzen sein, aber es wird deine Schmerzen nicht zum Verschwinden bringen, wenn du nicht verstehst, wie deine seelischen Vorgänge das körperliche Problem entstehen lassen.

29

Ziele setzen – Das große Bild in Feinauflösung

[...] Menschen, die ihre emotionalen Bedürfnisse kontinuierlich ignorieren, zahlen dafür einen körperlichen Preis. Gute Gesundheit erlangt man, indem man auf seine Bedürfnisse achtet – auf mentaler, körperlicher und emotionaler Ebene – und seinen Beobachtungen zufolge handelt [...] Am effektivsten konnten wir unsere Patienten zu konkretem, positivem Handeln ermuntern, indem wir sie baten, sich neue Lebensziele zu setzen.
— O. Carl Simonton, M.D., et. al., *Getting Well Again*[269]

Von Schmerzen zu heilen, erfordert häufig, sich neue Ziele zu setzen oder alte Ziele neu zu definieren. Es gibt zwei Arten von Zielen – die langfristigen Lebensziele und die kurzfristigen **Ziele auf körperlicher Ebene**. Langfristige Ziele erfordern von einer Person, eingehend nachzudenken und eine neue Zukunftsvision zu entwerfen, bei der sie inneren Frieden verspürt. Wo möchte sie im Leben stehen, und wie möchte sie sich fühlen? Was möchte sie mit ihrem Leben anfangen?

Kurzfristige Ziele werden bereitwilliger angegangen. Sie sind simpel – dazu angedacht, dass sich die Person aufrafft und wieder bewegt. Bei den hier beschriebenen kurzfristigen Zielen geht es um Bewegung, nicht um mentale Ziele oder Lebensziele. So gut wie alle, mit denen ich Kontakt hatte und die wieder gesund geworden sind, haben sich kurzfristige Ziele gesetzt, um die Schmerzen zu überwinden, die sie lahmgelegt hatten. Ein Freund von mir, den seine TMS-Schmerzen so sehr eingeschränkt hatten, dass er nicht einmal mehr Treppenstufen hinaufsteigen konnte, las Dr. Sarnos Buch und danach *Rapid Recovery* von Fred Amir. Er beherzigte Amirs Ratschlag, sich Ziele zu setzen, und sein erstes Ziel bestand im Treppensteigen. Erst stieg er eine Stufe hinauf, dann eine weitere, und schließlich erklomm er die ganze Treppe. Zuvor hatte er quasi im Erdgeschoss festgesessen, doch dann stieg er den ganzen Weg bis zur Schmerzfreiheit hinauf, und alles begann mit einem ersten Schritt. Er ist momentan vierundachtzig Jahre alt; Heilung kennt also keine Altersgrenzen. Es spielt keine Rolle, wie alt du bist oder wie viele Operationen du bereits hinter dir hast, die Schmerzen können verschwinden, wenn du es willst. Indem du dir Ziele setzt, bringst du das rebellische Kind in dir dazu, auf dich zu hören, und nicht umgekehrt. Bewegung und das Setzen von Zielen teilen dem Es mit, dass das „gereifte Selbst" die Kontrolle hat und dass es andere Menschen nicht länger durch Schreien (Schmerzen) zu sich heranzieht. Das Kind wird bald anfangen, dir zuzuhören und sich zu ändern,

aber es wird sich nicht leicht fügen, es sei denn, du belohnst es für seine Mitarbeit. Wenn das Kind begreift, dass Bewegung belohnt wird, ist es eher bereit, seine Wutanfälle (Symptome) zu unterlassen. Das Kind muss besänftigt werden, um der Wut etwas entgegenzusetzen und Verhaltensmuster und konditionierte Reaktionen zu verändern. In *Rapid Recovery from Neck and Back Pain* erklärt Fred sehr treffend, dass es wichtig ist, „die Belohnung gedanklich mit dem Ziel zu verknüpfen", und „sich unbedingt selbst zu belohnen, sobald man sein Ziel erreicht hat."[270] Das Gehirn muss eine Verbindung (Assoziation) zwischen der Bewegung und der Belohnung herstellen – wenn die Belohnung nicht direkt auf die Bewegung folgt, wenn die **Belohnung aufgeschoben** wird, kann es passieren, dass die Verbindung nicht hergestellt wird und keine Veränderung eintritt.

Während du dabei bist, deine Belohnung zu genießen, male dir bildlich aus, wie du dich schmerzfrei und beschwingt bewegst. Das erinnert das Gehirn daran, Bewegung mit Freude zu verknüpfen – wodurch die momentane **Konditionierung** aufgehoben wird, bei der mit Bewegung Schmerzen assoziiert werden. Der Prozess kann eine Weile dauern, aber er funktioniert! Das Verhalten des Gehirns wird nun verändert, was zu dauerhafter Heilung führen kann oder nicht, aber es wird die Schmerzen mit Sicherheit reduzieren und dir helfen, dein Zutrauen wiederzuerlangen – und die Bewegungsphobie hinter dir zu lassen.

> Setze dir nicht zum Ziel, deine Schmerzen zu reduzieren. Das ist nur eine weitere Art, deine Erfolge zu überwachen. Bei der Zielsetzung geht es schlicht darum, Aktivität zu belohnen – das ist alles. Die Schmerzen verschwinden schließlich von selbst – als Nebenprodukt der erhöhten Aktivität und des gewonnenen Zutrauens. Gehe bis zum Ziel vor, egal, ob Schmerzen da sind oder nicht. *Just do it!*

Wenn dich immer noch Ängste vor strukturellen Veränderungen plagen, bewege dich schrittweise vorwärts, um dich insgesamt voranzubringen. Wenn dir die Füße wehtun und du nicht ohne Schmerzen stehen kannst – setz dich hin! Dann drück deine Füße langsam auf den Boden, jeden Tag ein bisschen mehr, ein bisschen fester. Dann richte dich kurz auf, während du dich auf etwas aufstützt, einen Tag nach dem anderen. Versuche als nächsten Schritt, dreißig Sekunden lang stehen zu bleiben, danach vierzig, fünfzig, und schließlich aus eigener Kraft zu stehen, ohne dich aufzustützen. Dann fange an, kleine Schritte zu machen, gehe jeden Tag ein kleines Stück weiter, belohne dich dafür jedes Mal mit etwas, das dir gute Gefühle beschert, etwas, das dein Es besänftigt. Schließlich solltest du ohne Schmerzen laufen können; alles beginnt mit einem Ziel, einem einzigen ersten Schritt. Bis jetzt habe ich noch nie erlebt, dass jemand, der sich Ziele gesetzt hat und **bei der Stange geblieben ist**, es nicht geschafft hätte, wieder gesund zu werden. Menschen, die nicht gesund werden, setzen sich Ziele, fangen an, geben dann aber auf. Sie bringen die Neukonditionierung oder

Reorganisation nicht zu Ende. Sie sind noch nicht bereit zu heilen; sie benötigen immer noch eine körperliche Ablenkung. Auf bewusster Ebene sind sie entschlossen, aber unbewusst leisten sie Widerstand.

Wenn dir die Fußsohlen wehtun und Laufen dir Angst macht, sollte dein Ziel darin bestehen, zu gehen oder zu joggen. Sagen wir, du entscheidest dich fürs Gehen: Beginne mit ein paar Metern pro Tag. Wiederhole dies täglich, bis du nicht mehr ans Gehen oder Auftreten denkst, bis es zu etwas Nebensächlichem, zu einer mechanischen Handlung geworden ist. Zwinge deine Psyche, sich auf eine Nicht-Schmerz-Stelle zu konzentrieren, und wie immer gilt: Belohne deine Körper-Psyche-Einheit für die Aktivität, während du sie dir noch einmal innerlich vor Augen führst. Halte eine Belohnung bereit, die du dir nach dem Gehen / Joggen gönnst. Manche Menschen wählen Essen, manche Sex als Belohnung, andere (vor allem Frauen) ein langes heißes Bad bei Kerzenlicht, wieder andere hören sich einfach Entspannungs-CDs oder Musik an.

> *Du kannst auch ein persönliches Ritual entwickeln, bei dem du dich selbst in dein Herz holst. Tue jeden Tag etwas, das dir Freude bereitet oder wofür du dankbar bist. Nutze Meditations-CDs, sanfte Musik, Yoga oder Massage, um dir zu helfen, dich entspannt zu fühlen, sodass ein Gefühl von Harmonie deine Psyche und deinen physischen Körper durchdringen kann.*
> — Caroline Myss, Ph.D., *Why People Don't Heal, And How They Can*[271]

Ich glaube, dass Menschen, die nicht einmal lange genug am Ball bleiben, um ein kurzfristiges Ziel zu erreichen (die Jefferson'sche Furcht vor der Vollendung), Angst davor haben, ihre Ziele verhältnismäßig leicht erreichen zu können – und damit keine Ausreden mehr haben, warum sie nicht gesund werden können. Das ist, wie ich glaube, beängstigend für ihr primitives inneres Kind; aus unbewussten Motiven brauchen sie ihre Schmerzen immer noch und sabotieren deshalb unbewusst das Erreichen des Ziels. Diese Menschen sind die **TMS-Problemfälle.**

Du kannst die Heilung also vom körperlichen Ende angehen oder vom psychologischen, am besten packst du beides gleichzeitig bei den Hörnern. Darüber hinaus gibt es noch die glücklichen zwanzig Prozent (oder mehr), die spontan gesund werden, ohne dafür auch nur einen Finger krümmen zu müssen, sobald man ihnen erklärt, was in ihrer Körper-Psyche-Einheit vor sich geht! Diese Menschen sind ein rotes Tuch für die TMS-Problemfälle.

30

Visualisiere! Stelle dir vor, du wirst gesund – Und werde gesund.

Bilder geben der stillen rechten Hirnhälfte eine Chance, ihre Bedürfnisse zu enthüllen und ihre besonderen Qualitäten zum Heilungsprozess beizusteuern.
— Martin Rossman, M.D., *Guided Imagery for Self-Healing*[272]

Vielleicht gibt es keinen bedeutenderen Mechanismus für die Heilung als Visualisieren oder geführtes Bilderleben, da es beweist, dass wir große Kontrolle über unsere eigene Gesundheit besitzen. Das Geheimnis besteht darin, wie man den heilenden Antworten erlaubt, an die Oberfläche zu treten – wie man das hervorlockt, was im Schatten unseres Bewusstseins verborgen liegt.

Stelle dir das Gehirn so vor, als wäre es in zwei unterschiedliche Funktionsbereiche unterteilt – wobei „zwei" hier nur als willkürliches Beispiel gewählt wurde, denn das Gehirn ist unglaublich komplex. Doch für den Augenblick stelle dir den „ersten" Teil des Gehirns als denjenigen vor, der deine bewussten Aktivitäten kontrolliert, wie deinen Arm zu heben, dich hinzustellen, den Kopf zu bewegen oder zu sprechen. Das Geheimnisvolle an Schmerzen und Krankheit ist, dass sie aus einem „zweiten" Teil des Gehirns herrühren, der sich der direkten bewussten Kontrolle entzieht. Das Problem ist, dass es keine direkten synaptischen Verbindungen zur Welt des Unbewussten gibt, daher müssen wir einen alternativen Weg finden. Der Zugang zu dieser autonomen / unbewussten Arena ist die Anwendung geführten Bilderlebens – oder Visualisieren.

Dr. Martin Rossman bezeichnet diesen Zugang als den inneren Ratgeber. Der innere Ratgeber kennt die Ursache des Problems, doch es widerstrebt ihm, den Verdrängungsprozess rückgängig zu machen und zu offenbaren, was nicht ans Licht kommen sollte. Er teilt sich nicht gut auf verbaler Ebene mit, er fühlt und existiert nur in Echtzeit und drückt sich ausschließlich körperlich aus. Wie ein Mensch, der stumm ist und dir nicht direkt mitteilen kann, warum er verärgert ist, offenbart der innere Ratgeber seine Unzufriedenheit, indem er sich mittels Schmerzen und Krankheit durch den Körper ausdrückt. Um herauszufinden, was den Wutanfall des inneren Kindes ausgelöst hat, musst du lernen, wie du hinschaust, oder wie du fragst. Die Techniken können leicht erlernt werden, wenn man sie übt. Das tat auch der Seher, Heiler und Mystiker Edgar Cayce. Cayce war zudem imstande, einen Blick in den inneren Ratgeber (das Unterbewusstsein) einer anderen Person zu werfen. Cayce sagte, jeder könne das tun, wenn er es übe. Die Kunst zu beherrschen, durch bloßes Befragen des inneren Ratgebers die Quelle des Unglücklichseins und Ungleichgewichts zu erkennen, hat vielen das Leben gerettet. Je versierter man in dieser Kunst wird, desto besser wird man darin, die Kontrolle über sein Immunsystem, die autonomen Funktionen seines Körpers und seinen allgemeinen Gesundheitszustand zu erlangen.

Der ganze Körper ist in der Psyche, aber nicht die ganze Psyche ist im Körper.

— Swami Rama[273]

Du fragst dich vielleicht, warum ich dieses Zitat von Swami Rama ausgewählt habe. Es geschah aus dem gleichen Grund, aus dem ich Edward Cayce, Paracelsus, Peggy Kessler, Jesus von Nazareth und Reverend Henry Melvill aufgeführt habe. Wir sind alle geistig miteinander verbunden, durch Kräfte innerhalb und außerhalb von uns – über unseren Körper hinaus. Aus diesem Grund kann es passieren, dass du nicht wieder gesund wirst, wenn dein Arzt glaubt, dass du nicht wieder gesund wirst. Wenn dir jemand einredet, du wärst körperlich geschädigt – hilflos –, hat er einen Urteilsspruch verkündet, den dein Unbewusstes augenblicklich aufnimmt und akzeptiert. Der Grund dafür sind Spiegelneuronen – sie stellen eine metaphysische Verbindung zwischen unseren Emotionen, Gedanken und Gefühlen und denen unserer Mitmenschen her.

Im Jahr 1969, während eines Besuchs bei der Menninger Foundation in Topeka, Kansas, bewies Swami Rama unter „kontrollierten Testbedingungen im Labor", dass er die Temperatur seiner Handfläche an mehreren Stellen bewusst um sechs Grad erhöhen konnte. Außerdem verlangsamte er in weniger als einer Minute seinen Herzschlag von vierundsiebzig auf zweiundfünfzig Schläge pro Minute – er konnte seinen Herzschlag sogar ganz anhalten. Darüber hinaus konnte er auf Kommando bestimmte Gehirnwellenmuster erzeugen – absichtlich und anhaltend produzierte er Theta- und / oder Deltawellen. Während sein gesamter Körper eingewickelt war, damit er sich nicht bewegen konnte, und er eine Maske auf dem Gesicht trug, die verhinderte, dass Luft aus Nase und / oder Mund ausströmte, wirbelte Rama eine fünfunddreißig Zentimeter lange Nähnadel aus eineinhalb Metern Entfernung herum. Er hatte bewiesen, dass es möglich ist, willentlich ein System zu kontrollieren, das als unwillkürliches System gilt – und widerlegte damit, dass autonome Körperfunktionen vollständig unwillkürlich ablaufen. Ramas Vorführungen beweisen, dass wir Kontrolle über unseren Körper haben und dass es in unserem Leben weit mehr gibt, als wir zu sehen vermögen. Wir können heilen, wenn wir mit unserer inneren Welt kommunizieren und zuhören.

Visualisieren ist die virtuelle Sprache zwischen
dem Bewussten und dem Unbewussten
Schmerzen sind die körperliche Sprache des Unbewussten

Dem Stummen zuhören

Der erste und entscheidende Schritt zur Heilung mittels geführtem Bilderleben ist **Entspannung**, um unser mentales Geplapper zum Schweigen zu bringen. Da Entspannung für den gehetzten / ruhelosen Menschen ein Fremdwort ist, können die ersten Versuche darin ausgesprochen unentspannend sein. Doch ohne Entspannung hat das Visualisieren nur geringfügigen Nutzen – wenn überhaupt. Die Körper-Psyche-Einheit muss extrem still werden, um einen Stummen sprechen zu hören. Um zu lernen, mich zu entspannen, wandte ich mich an die Experten auf dem Gebiet – besorgte mir ihre CDs, Bücher und Videos. Es gibt viele Entspannungstechniken, und es ist wichtig, die zu finden, die für dich funktionieren. Die beliebteste Methode, die zudem am längsten überdauert hat, ist die **progressive Muskelentspannung**, die der Psychologe Edmund Jacobson in den 1930ern entwickelte. Diese Methode führt dich durch die einzelnen Körperteile hindurch, eins nach dem anderen, jede Stelle wird entspannt, bis schließlich der ganze Körper entspannt ist.

Das Unbewusste ist empfänglicher für Suggestion, wenn es entspannt ist oder sich in einem schläfrigen Zustand befindet. Der erste Schritt vor einer Befragung von Gefängnisinsassen besteht darin, sie unter Schlafentzug zu setzen, um ihnen Informationen zu entlocken. Daher ist es wichtig, zumindest abends vor dem Schlafengehen geführtes Bilderleben durchzuführen, wie beim **Programmieren von Träumen**, weil eine höhere Wahrscheinlichkeit besteht, dass sich das Unbewusste dazu bringen lässt, „zu sprechen", während das Geplapper des Tages verblasst. Entspannung gleicht eine Erschöpfung der Nebennieren aus, indem sie den natürlichen Heilkapazitäten des Körpers erlaubt, aktiv zu werden, sie erhöht das Serotonin für den Schlaf und reduziert zugleich den Cortisolspiegel. Wenn der Zustand der Entspannung hergestellt ist, und wenn die Beschwerden nicht zufriedenstellend reduziert worden sind, ist es nötig, tiefer in die rechte Hirnhälfte einzutauchen. Das gesamte Konzept der Heilung durch Visualisieren / Imagination besteht darin, die Selbsterkenntnis hinter dem körperlichen Problem zu erhöhen – deiner inneren Stimme zu lauschen. Der Prozess funktioniert so elegant, dass es schwer verständlich ist, warum Menschen ihn nicht ausprobieren. Häufiger suchen Leute nach Hilfe von außen, weil sie glauben, andere Menschen wüssten mehr über sie als sie selbst. Sobald du erst einmal entspannt bist, werden Bilder auftauchen und dir Hinweise geben. Versuche, sie zu entziffern. Höre dir selbst zu!

Reise nicht in die Ferne, sondern zu dir selbst, denn die Wahrheit liegt in uns Menschen verborgen.

— St. Augustine

Wie Bildererleben funktioniert

Jedes Mal, wenn du dich auf ein Bild konzentrierst, wird es stärker, und innerhalb weniger Wochen ist es fest in deinem Unbewussten verankert.
— Martin Rossman, M.D., *Guided Imagery for Self-Healing*[274]

Imagination half mir, von siebenundzwanzig Jahren Schmerzen zu genesen. Als ich schließlich verstand, dass meine Bandscheibenvorfälle, Arthrose und spinale Stenose nicht die Ursache meiner Rückenschmerzen waren, wusste ich, dass ich ein beinahe dreißig Jahre altes falsches Bild von meiner Wirbelsäule auflösen musste. Ich begann mir vorzustellen, meine Wirbelsäule sei anatomisch perfekt geformt, mit perfekten Bandscheiben und riesigen Öffnungen, durch die die Nervenenden ungehindert austreten konnten. Ich stellte mir vor, wie meine Bandscheiben meine Wirbelsäule bei jedem Schritt, den ich tat, perfekt abfederten. Nachdem ich dies einige Wochen lang trainiert hatte, setzten meine Schmerzen zunächst für jeweils ein paar Sekunden aus. Schließlich fingen die Schmerzen an, zu ganz unterschiedlichen Körperstellen zu hüpfen, beispielsweise in meine Knie und meine Fußsohlen. Die Fußschmerzen waren neu für mich, daher war mir klar, dass ich mir etwas vorstellen musste, um dem Bild meiner Füße, die auf den Asphalt aufprallen, etwas entgegenzusetzen. Die Vorstellung, dass Joggen schädlich für die Füße und Knie ist, ist ein Ammenmärchen, doch sie war tief in meinem Geist verwurzelt. Mein Durchbruch kam an einem verschneiten Tag, als eine etwa fünf Zentimeter dicke Schicht aus weichem Pulverschnee den Boden bedeckte. Mit diesem Bild vor Augen begann ich zu laufen. Ich stellte mir vor, ich liefe über Baumwolle, die meine Knie, Knöchel, Füße und meinen Rücken abpolsterte. Innerhalb weniger Sekunden verschwanden meine Fußschmerzen, als mein Unbewusstes meiner bildlichen Vorstellung, ich liefe über Baumwolle, Glauben schenkte. In diesem Moment wurde mir bewusst, welche Macht unser Glauben besitzt – und seitdem habe ich nie wieder zurückgeblickt. Und ich stellte mir weiterhin vor, wie das Blut gleich einem tosenden Wasserfall in die schmerzende Stelle in meinem Rücken strömte. Ich „hörte" das Tosen des Wasserfalls, während das Blut auf meine mittlerweile unbeständigen Schmerzen hinabströmte, alle Gegenden mit Blut und Sauerstoff versorgte. Im Laufe mehrerer Monate fing es schließlich an zu wirken. Die Schmerzen setzten ein, sobald ich zu laufen begann, doch wenn ich mir aktiv die Bilder vor Augen führte, verschwanden die Schmerzen. Schließlich lief ich ganz schmerzfrei, und bis zum heutigen Tag habe ich beim Joggen keine Schmerzen mehr gehabt. Ich habe mein Gehirn erfolgreich umkonditioniert und von all den unsinnigen Warnhinweisen bezüglich Laufen, Heben oder Trainieren befreit. Wir sind nicht derart zerbrechlich (ich glaube, das verkünde ich hier bereits zum dritten Mal, und viele Menschen werden es zum dritten Mal nicht glauben). Wir werden zu dem, was wir beständig denken, und wenn diese Gedanken dazu dienen, Menschen klein und schwach zu halten, dann tun sie es. Menschen, die in Wahrheit keine Energie darin investieren wollen, joggen zu gehen, werden immer wieder mit der alten Ausrede kommen, Joggen oder Laufen sei schlecht für ihre Knie oder Füße – doch das ist nicht wahr. Joggen führt zu einer deutlichen Stärkung der Gelenke, Knochen und Muskeln.

Geführtes Bilderleben bei Heuschnupfen

Ein Schweizer Forscherteam unter der Leitung des Psychotherapeuten Prof. Dr. Wolf Langewitz führte eine Studie über die Wirksamkeit des Visualisierens bei Pollenallergien durch. Sie erstreckte sich über zwei aufeinanderfolgende Pollenflugperioden, an der Patienten teilnahmen, die allergisch auf Baum- und Gräserpollen reagierten. Die Freiwilligen wurden gebeten, sich einen Ort vorzustellen, an dem sie sich frei von ihren Allergien fühlten. Damit wollte man feststellen, ob sich die Allergiker selbst in einen hypnotischen Zustand versetzen konnten, in dem ihr Gehirn in der Lage wäre, die Symptome durch bloßes Vorstellen der Symptomfreiheit zu reduzieren. Die retrospektive Evaluation unter Zuhilfenahme von Tagebucheinträgen ergab, dass mittels Selbsthypnose Beschwerden wie Naselaufen, Heuschnupfen, Einschränkungen des Wohlbefindens und die Verwendung von Antihistaminika signifikant reduziert werden konnten; insgesamt ergab die Studie eine Besserung der Symptome um rund dreiunddreißig Prozent. [275] Es sollte angemerkt werden, dass Visualisieren und Selbsthypnose keine Nebenwirkungen haben. Mehrere ehemalige TMS-Betroffene haben berichtet, dass ihre lebenslangen Allergien im Zuge der TMS-Heilung ebenfalls verschwunden sind. Allergien sind eine Überreaktion des Immunsystem auf einen Trigger wie Pollen oder eine äußere Substanz.

Was immer wir visualisieren können, kann unser Körper fühlen und darauf reagieren, da dem Gefühl entsprechende Neuropeptide ins Blut abgegeben und zu den passenden Zielzellen transportiert werden – und dadurch eine spezielle Reaktion oder wiederholte Reaktion hervorrufen. Indem wir uns etwas vorstellen, lösen wir physiologische Reaktionen aus oder rufen vorherige erneut hervor, ermöglichen dem Körper, sich der Erfahrung anzupassen. Das gängigste Beispiel ist das Gefühl beim Essen einer Zitrone oder einer Orange. Wenn man sich mit geschlossenen Augen vorstellt, wie man eine frisch aufgeschnittene, saftig-süße Orange isst, produzieren die Speicheldrüsen Speichel. Zwar war die Orange nicht echt, aber der Körper-Psyche-Prozess bemerkt den Unterschied nicht. Stell dir ein Bild von deiner Mutter vor. Siehst du sie vor dir? Das Bild entstammte jeder einzelnen Zelle deines Körpers, in der Erinnerungen an sie gespeichert sind. Hättest du deine Mutter noch nie gesehen, würdest du über keinerlei Erfahrung verfügen, um ihr Bild zusammenzusetzen. Hat ihr Bild dazu geführt, dass du dich gestresst oder glücklich fühlst? Die Erfahrung, die du mit ihr gemacht hast, ist der emotionale Zustand, den du unbewusst mit der Erinnerung an sie verbindest. Als Nächstes stelle dir eine beschädigte Wirbelsäule vor – Skoliose, Ankylose, Arthrose im Knie, spinale Stenose, degenerierte Gelenke und Knochen, eingeklemmte Nerven mit hervorquellenden schmerzenden rot geschwollenen Vorwölbungen. Da man uns erzählt hat, dass dies üble Dinge sind, die noch dazu Schmerzen verursachen, ist diese beängstigende sensorische Empfindung als schlechte Erfahrung in jeder Zelle des Körpers gespeichert, so wie Opferhaltung, Krankheit oder Angst. Diese Bilder werden nun zu deiner neuen Realität, und jeder Trigger führt dazu, dass dein Körper diese schmerzvollen Zustände erneut erlebt. Indem du dir einen gesunden Körper vorstellst, durchbrichst oder überschreibst du die vorherigen falschen Erfahrungen, durchbrichst die Nervenverbindungen, die seit langer Zeit bestehen. Es funktioniert – und zwar bereits seit Tausenden von Jahren, und es ist ein unverzichtbares Mittel für die Heilung. Du kannst erst dann gesund werden, wenn du ein Bild von dir hast, auf dem du in Ordnung bist, dich als gesund, glücklich und schmerzfrei siehst. Wenn du es dir nicht direkt vorstellen kannst, tu so als ob, bis es dir wirklich gelingt. Treib deine Vorstellungskraft dazu an, ihr grenzenloses Potenzial zu entfalten, bis du schließlich zu dem wirst, was du visualisiert hast.

Phantasie ist alles. Es ist die Vorschau auf die kommenden Ereignisse des Lebens.

— Albert Einstein

> Beim Heilen mit Hilfe von geführtem Bilderleben / Visualisieren kommt es darauf an, sich zu entspannen und Symbolen und Bildern – insbesondere vor dem Schlafengehen – zu erlauben, auf irgendeine Weise ins Bewusstsein vorzudringen, den Grund für die Schmerzen zu beseitigen, indem gesündere Bilder eingesetzt werden. Es kann vorkommen, dass du in der folgenden Nacht einen Traum hast oder ein Bild siehst, das dir dein Körper oder eine höhere Macht als Antwort offenbart. Diese Bilder und Symbole sind die Gründe für die Symptome. Geführtes Bilderleben verfolgt eine weitere, ebenso wichtige Intention: positive Bilder in die Körper-Psyche-Einheit auszusenden und vorherige Erfahrungen zu verändern; Bilder wirken in beide Richtungen.

Supermans Visualisierungskräfte

Im Jahr 1997 erlitt Christopher D'Olier Reeve eine Infektion im Knöchel, eine Begleiterscheinung seiner Tetraplegie (gleichzeitige Lähmung aller vier Gliedmaßen). Die Infektion war so stark, dass sie zu einer dauerhaft offenen Wunde wurde, von der Chris sagte, sie ginge „bis auf den Knochen". Seine Ärzte versuchten, ihn mit starken Antibiotika zu behandeln, doch er reagierte allergisch darauf und musste sie absetzen. Schließlich sagten die Ärzte zu Chris, sie müssten sein Bein amputieren, um sein Leben zu retten.

Ich erinnere mich, dass ich die meiste Zeit jenes Sommers auf der Terrasse unseres Landsitzes saß, auf die Berge blickte, mir meinen Knöchel so vorstellte, wie er früher einmal gewesen war, und mir in Erinnerung rief, dass der Körper unversehrt und ganz sein möchte. Und nach sechs Monaten begann die Wunde sich tatsächlich zu schließen, nach acht Monaten war sie verheilt, und heute würde man nicht einmal mehr darauf kommen, dass dort überhaupt jemals eine Wunde gewesen ist – ich stellte mir bildlich vor, wie mein Knöchel früher gewesen war, den gesunden, normalen Knöchel – so, wie er sein möchte. Er will nicht diese offene Wunde sein, bei der du buchstäblich bis auf den blanken Knochen blicken kannst, so will er nicht sein.

— Christopher Reeve, PBS[276]

Das ist genau das, was ich mit „echter Verbundenheit" meinte: Er will wieder so sein, „wie er früher einmal gewesen war", von der Zweiheit zur in sich geschlossenen Ureinheit – er möchte wieder **Eins** sein. Christopher sagte weiterhin, Visualisieren sei so einfach, dass er nicht verstehen könne, warum nicht alle Leute es ausprobieren würden. Folgendes ist der Grund dafür: Viele Menschen glauben nur das, was sie mit eigenen Augen sehen. Doch es gibt weit mehr als das; Max Planck, der Vater der Quantenphysik, wies darauf hin, dass es Realitäten gibt, die außerhalb unserer Sinneswahrnehmung liegen, und Bruce H. Lipton, Ph.D., würde vermutlich sagen: Chris schickte seinen Zellen das Signal zu heilen.

Angst um seine Gesundheit und vor Symptomen wirken wie geführtes Bilderleben. Ständige Bilder von dem Zerfall geweihten Wirbelsäulen, Gelenken, Verdauungstrakten, Geschwüren, Zysten etc. beschwören Symptome herauf, lassen das Bild zur organischen Realität werden. Dr. Rossman sagt: „Die am weitesten verbreitete Form von Symbolik / Bildern, die unsere Gesundheit negativ beeinflussen, sind Sorgen."[277]

Topathleten nutzen routinemäßig Visualisierungstechniken, um ihre Leistungen zu verbessern. Alle großen Athleten und erfolgreichen Menschen tun dies wie selbstverständlich – es ist einer der Gründe für ihren Erfolg. Als ich mich zum ersten Mal im Visualisieren versuchte, um meine Rückenschmerzen loszuwerden, kam ich mir albern dabei vor. Es wirkte wie Humbug. Doch ich sagte mir, dass sich Olympia-Athleten ebenfalls dieser Technik bedienten, und beschloss, dass es einen Versuch wert war. Es dauerte eine Weile, doch die Schmerzen ließen immer weiter nach, so wie meine anderen Symptome auch.

> Schmerzen sind eine Botschaft mit ihrer eigenen Sprache, sie stellen Fragen und enthalten verborgene Antworten. Indem man Bilder aussendet und umgekehrt nach Bildern sucht, kann der Körper verändert werden, da sich an jeder Zelle im Körper Rezeptoren für Neuropeptide befinden. Das richtige Neuropeptid ist der Schlüssel, und die Zelle ist das Schloss, das es zu öffnen gilt. Emotionen verändern die Zellen, wenn die Neuropeptide damit verknüpft sind. Visualisieren kann den Daseinszustand des Körpers also verändern, indem man sich bloß Bilder vorstellt. Ein Freund von mir hatte eine Zyste, die sich immer wieder an derselben Körperstelle neu bildete – jede einzelne wurde chirurgisch entfernt. Er probierte es mit Heilung durch Visualisieren und hatte seitdem nie wieder eine Zyste.

31

Kommuniziere

Worüber du schiltst, das tust du selbst. — Dr. Georg Groddeck (1866–1934)

Im vorangehenden Kapitel über Visualisieren wurde die Bedeutung der heilenden Kommunikation mit dem Selbst erläutert. Dieses Kapitel widmet sich der Heilung durch Kommunikation mit anderen – in dem Wissen, dass kein Unterschied zwischen beidem besteht. Es gibt ein universelles Bewusstsein, das wir mit allen Wesen und mit allem Leben überall teilen, zu gewissen Zeitpunkten, was Menschen wie Edgar Cayce, Swami Rama und Jill Bolte Taylor bewiesen haben. Die Handlungen und Gedanken des einen beeinflussen auf unsichtbarer Ebene die Handlungen und Gedanken eines anderen. Je enger die Beziehung, desto mehr wird geteilt. Das Netz des Lebens umfasst uns alle, und offene und ehrliche Gespräche sind für gute Gesundheit unerlässlich.

> *Ihr könnt nicht für euch selbst leben; ihr seid durch Tausende Fasern mit euren Mitmenschen verbunden, und entlang dieser Fasern verlaufen, wie über mitfühlende Fäden, eure Handlungen als Ursachen und kehren als Auswirkungen zu euch zurück.*
>
> — Aus einer Predigt des Pfarrers Henry Melvill,
> St. Margaret's Church, Lothbury, England (1798—1871)

In seinem Buch *Opening Up: The Healing Power of Confiding in Others* beschreibt Pennebaker eine Studie, die er unter Studenten über die Heilkraft des kathartischen Ausdrucks durchgeführt hat. Die Studienteilnehmer wurden aufgefordert, ihre tiefen Gedanken über ein traumatisches Ereignis niederzuschreiben. Pennebaker gab an, dass die Geschichten sowohl ihn als auch die anderen Studieninitiatoren zugleich „erstaunten und deprimierten".[278] Ein Student schrieb, als er neun Jahre alt war, sei sein Vater mit ihm in den Garten gegangen und habe ihm dort wie nebenbei offenbart, dass er sich von seiner Mutter scheiden lassen wollte. Der Junge beschreibt die Erklärung seines Vaters für die Scheidung wie folgt: „Mein Junge, das Problem zwischen mir und deiner Mutter ist, dass wir Kinder bekommen haben. Es ist nicht mehr so wie früher zwischen uns, seitdem du und deine Schwester auf der Welt seid." Kinder geben sich ohnehin häufig selbst die Schuld für Beziehungsprobleme zwischen den Eltern. Doch der Vater dieses Jungen wollte ganz sicher gehen, indem er dem Jungen mitteilte, dass es im Grunde seine Schuld war – weil er geboren wurde. Eine andere Studentin schrieb, als sie zehn Jahre alt war, habe ihre Mutter sie aufgefordert, ihr Spielzeug wegräumen, weil ihre Großmutter zu Besuch kam. Doch sie räumte die Spielsachen nicht beiseite, und als ihre Großmutter an jenem Abend zu Besuch kam, stolperte sie über das Spielzeug, brach sich die Hüfte und starb eine Woche später an den Folgen der Hüftoperation. Pennebaker schreibt: „Bis zum heutigen Tag, acht Jahre später, macht sich die junge Frau immer noch jeden Tag Vorwürfe."[279] Erwachsene müssen sich das verzeihen, was sie in der Vergangenheit getan haben – es ist vorbei.

Die meisten Menschen führen ein Leben in stiller Verzweiflung.

— Henry David Thoreau

Jeden Tag leben wir Menschen mit persönlichen Geschichten tiefer Schuldgefühle in der Beziehung zu jemand anderem. Das führt häufig dazu, dass wir auf andere Menschen Salven abfeuern, weil wir an ihnen die Eigenschaften wahrnehmen, die wir an uns selbst nicht leiden können; wir projizieren unsere eigenen Fehler auf sie. Die Frau, die eine andere für ihr gewagtes Outfit kritisiert, tut dies, weil sie in ihrem tiefsten Innern selbst den Wunsch verspürt, sich so anzuziehen, daher ruft es in ihr ein Bild von sich hervor, das ihrem Es gefällt, ihrem Über-Ich aber nicht gefallen darf. Sie muss die Handlung der anderen Frau kritisieren, weil sie sonst ihre Selbstwahrnehmung gefährdet. Menschen kritisieren andere, weil sie es hassen, kritisiert zu werden. Leute verabscheuen engstirnige Menschen, weil sie die Engstirnigkeit verabscheuen, die sie an sich selbst wahrnehmen, und befürchten, sie könnte zu Tage treten. Groddecks These ist wahr – wir verurteilen an anderen das, was wir in uns selbst bereits wahrnehmen. Effektive Kommunikation beginnt mit der Einsicht, dass die Dinge, die du an anderen verabscheust, Charakterzüge sind, die du an dir selbst hasst. Je größer deine Abneigung, desto größeren Schmerz wirst du bei anderen erzeugen. … **und der Teufelskreis dreht sich weiter … man hält sich versteckt, indem man mit dem Finger auf die anderen zeigt …** Aus eben diesem Grund werden Menschen wütend, wenn man ihnen erzählt, dass ihre Schmerzen von verborgenen Emotionen herrühren. Auf irgendeiner Ebene ihres Bewusstseins wissen sie, dass es wahr ist, daher müssen sie es verurteilen und eine körperliche Ursache finden, um ein unerwünschtes Selbstbild sicher unter der Oberfläche zu verscharren. Je vehementer jemand TMS abstreitet, desto sicherer weiß er, dass es wahr ist.

Nicht die Nachricht, die gesendet wird, ist von Bedeutung, sondern die, die empfangen wird. Stimmen beide nicht miteinander überein, wurde entweder die Nachricht schlecht übermittelt, oder jemand hat nicht zugehört. Es gehören immer zwei dazu.

Eine Verbindung zu anderen herstellen – heilende Kommunikation

Rapid Recovery from Neck and Back Pain war ein wichtiges Hilfsmittel für meine Genesung. Es führte mir nicht nur besser als jedes andere Buch vor Augen, dass ich nicht im Sterben lag, sondern stellte zudem eine Verbindung zu einem anderen Menschen her, indem ich von Freds Leidensgeschichte las, die fast genau der entsprach, die ich selbst gerade durchmachte. Ein Teil von *Rapid Recovery* befasst sich mit dem Thema „gute Kommunikation" – eine notwendige Komponente im Heilungsprozess, weil fast immer Beziehungsprobleme hinter unseren Krankheiten stecken. Heilung bedeutet Erwachen; sie kann unmittelbar geschehen und findet immer im Hier und

Jetzt statt, aber das Leben ist eine Reise und Kommunikation die Straße, die wir auf unserer Suche nach neuen, gesunden Beziehungen entlangfahren. Wenn ich von neuen Beziehungen spreche, meine ich nicht notwendigerweise Beziehungen zu neuen Leuten, sondern vielmehr eine neue Beziehung zu denselben Leuten und natürlich zu sich selbst. Schmerzleidende müssen nach und nach Worte finden, um ihren persönlichen Tempel der Heilung zu konstruieren … erbaut auf einem schwindenden Ich. Ohne richtig gute Kommunikation wird Heilung nie von langer Dauer sein … *und das Yin jagt das Yang … wenn die anderen zu dir werden …*

Werbungen für Medikamente gegen Krebs beginnen häufig mit Aussagen wie: „Ich bin bereit, den Kampf gegen den Krebs aufzunehmen." Gegen irgendetwas anzukämpfen – ganz gleich ob mental oder körperlich –, verleiht der Sache, gegen die sich der Widerstand richtet, mehr Macht. Krebszellen rufen andere Krebszellen zuhilfe, um gemeinsam zu kämpfen, wenn sie mittels Chemotherapie angegriffen werden. Die Idee der Heilung von innen besteht darin, nach und nach zu verstehen, warum das Ungleichgewicht aufgetreten ist, und Krankheiten als Resultat des Selbstausdrucks zu akzeptieren, mit dem etwas ausgedrückt werden soll, was bisher nicht ausgedrückt worden ist. Meine individuelle Heilung begann, nachdem ich folgende Aussage von Dr. Sarno gelesen hatte: „Man muss TMS konfrontierten, dagegen ankämpfen." Doch mir war die subtilere Bedeutung seiner Worte entgangen. Heute verstehe ich seine Aussage mehr in dem Sinne: „Du darfst dich nicht davon unterkriegen lassen", und: „Du musst am Ball bleiben!" Ich verstand die Botschaft falsch und attackierte die Schmerzen wie einen äußeren Angreifer, was das Wiedererlangen meines gesunden Gleichgewichts in die Länge zog. Doch obwohl ich es falsch interpretiert hatte, war es **die wichtigste Aussage**, die ich Dr. Sarnos Arbeit entnahm. Das wahre Selbst muss gehört werden – wir müssen Verbundenheit spüren –, um zu verhindern, dass unerwünschte Emotionen in den Körper abgeschoben werden. Eine Kommunikation von Herz zu Herz bringt ein Gefühl von Frieden mit sich, das den Körper von Schuldgefühlen bereinigt, und Schuldgefühle sind die Hauptquelle für den Konflikt, der Schmerzen entstehen lässt.

2005 las ich folgenden Post zum Thema TMS:

„Als Nachtrag zu meinem letzten Post möchte ich berichten, dass ich gestern Abend eine Weile mit meiner Frau über unsere Finanzen gesprochen habe. Direkt bevor ich ins Bett ging, bemerkte ich, dass meine Rückenschmerzen nahezu verschwunden waren."

Das Nachlassen seiner Spannungsschmerzen kommt daher, dass der Mann seiner Frau gegenüber seine Gefühle offen und ehrlich ausgedrückt hat, und vermutlich hat sie ihm ebenfalls ihr Herz ausgeschüttet. Es war weniger die Furcht vor der finanziellen Situation, die zu der Anspannung geführt hatte, als vielmehr das Bedürfnis, seine Bedenken mitzuteilen, und sich umgekehrt die Sorgen seiner Frau anzuhören. Kommunikation löst die Anspannung auf. Welche kaputten Beziehungen sind die Hauptübeltäter für chronische Schmerzen und Krankheiten? Natürlich die, die dir am meisten am Herzen liegen – Familienmitglieder oder enge Freunde. Wenn plötzlich Krankheiten oder Schmerzen auftauchen, befindet sich in diesen Banden vermutlich der Knoten, der für die Anspannung verantwortlich ist. Nur selten entspringt ein Konflikt etwas anderem als der Familiendynamik – sowohl aus der Vergangenheit als auch in der Gegenwart.

Alle familiären Beziehungen sind emotional aufgeladen. Auf sie sollte man zuerst den Blick richten, wenn jemand eine TMS-Attacke erleidet, die aus dem Nichts zu kommen scheint.
— John E. Sarno, M.D., *Healing Back Pain*[280]

Nana I Ke Kumu

Die altertümlichen Zivilisationen wussten um die Heilkraft familieninterner Kommunikation, doch das Konzept ging im modernen Gesundheitswesen verloren, nachdem die Gerätemedizin Einzug in die europäische Kultur gehalten hatte. Viele Historiker stimmen überein, dass es zu einem früheren Zeitpunkt – vor Tausenden von Jahren – nur eine Heilmethode auf der Welt gab. Heute sind nur noch Bruchstücke davon übrig – in hawaiianischen Kulturpraktiken, die höchstwahrscheinlich aufgrund ihrer relativen Isolation bis vor kurzem bewahrt wurden. Diese Praktiken gehen direkt auf die Ureinwohner Hawaiis zurück – die Huna. Im Jahr 1972 wurde das alte Konzept der Öffentlichkeit erneut vorgestellt, in einem Buch mit dem Titel *Nana I Ke Kumu*, verfasst von *kumu* („Lehrerin") Mary Kawena Pukui. *Nana I Ke Kumu* bedeutet: Suche nach der Ursache. Da die Ursache beinahe immer in der Familie oder im erweiterten Familienkreis zu finden ist, wandten die Alten einen Prozess namens **Ho'oponopono** an, was sich grob übersetzen lässt mit „die Dinge geraderücken" oder „in Ordnung bringen". Genauer gesagt bedeutet Ho'oponopono, die Familie oder die erweiterte Familie herbei zu zitieren, um herauszufinden, was schiefgelaufen ist, um der Ursache der Krankheit (seelische Disharmonie) auf den Grund zu gehen und die ineinander verwobenen Kräfte von „Gott, Natur und Mensch" wieder zu harmonisieren.[281] Wo es ein Problem gibt, gilt es, nach der Ursache zu forschen, um die Heilung herbeizuführen – anstatt bloß am Endresultat (den Symptomen) herumzudoktern.

Der Ho'oponopono-Prozess wurde erschaffen, um die Harmonie wiederherzustellen, und ist recht intuitiv und facettenreich. Im Allgemeinen folgt der **formale Prozess** folgendem Schema:

- Alle Familienmitglieder, von denen man annimmt, dass sie in die Disharmonie eingebunden sind, werden zusammengetrommelt. E. Victoria Shook schreibt in ihrem Buch *Ho'oponopono*: „Die Familie ist ein komplexes Beziehungsgeflecht, und jegliche Störung in einem Teil des Geflechts erzeugt Spannung in anderen Teilen. Diese Metapher unterstreicht die hawaiianische Philosophie der Verbundenheit aller Dinge."[282]

- Es folgt ein Gebet, oder **pule**, um göttliches Geleit hinzuzufügen und der „emotionalen Hingabe zusätzliche Kraft zu verleihen."[283] Dieser gesamte Prozess kann von einem geachteten älteren Familienmitglied durchgeführt werden oder von einem außenstehenden Heiler oder Kahuna (hierher stammt der Begriff Big Kahuna).

- Dann wird das Problem identifiziert. Nachdem es erkannt wurde, bekommt jeder die Gelegenheit, seinem Kummer Ausdruck zu verleihen, und währenddessen darf niemand anders das Wort ergreifen, abgesehen vom Kahuna. Jeder der Anwesenden wird gebeten, seine Gefühle offen, ehrlich und fair auszudrücken, dabei aber niemanden zu beschuldigen oder zornig zu werden.

- Nachdem alle Kümmernisse geäußert worden sind, werden alle Personen gebeten, aufrichtig alle Missetaten zu gestehen und zu verzeihen. Sofern eine Wiedergutmachung vonnöten ist, müssen die betreffenden Personen geloben, dass sie versuchen werden, die Handlungen zu beheben, die zur Disharmonie geführt haben.

- Den wichtigsten Teil des Prozesses bildet die „gemeinsame Reinwaschung", bei der alle Anwesenden übereinstimmen müssen, worin das Problem und dessen Ursache besteht, und bei der all jenen, die gestanden haben, aufrichtig verziehen werden muss, und alle, die Unrecht getan haben, es ehrlich zugegeben haben müssen. Erst wenn die Harmonie zwischen der gesamten Familieneinheit wiederhergestellt ist, ist der Prozess abgeschlossen. Das kann zwanzig Minuten dauern oder mehrere Tage, wenn es sehr mühselig ist, reinen Tisch zu machen, wenn keine vollkommene Einigung über den Vergebungsprozess herrscht, oder wenn nicht alles gestanden wurde.

Man stelle sich nur einmal vor, wie viel Schmerz und Krankheit man vermeiden könnte, wenn Familieneinheiten sich auch heutzutage noch auf den Sattel des Ho'oponopono-Ponys schwingen würden. Viele Tränen würden vergossen werden, und viele Herzen würden heilen, wenn Familien derart offen und ehrlich miteinander umgingen. Schmerzen würden mit großer Wahrscheinlichkeit aus dem Gedächtnis gelöscht werden, da tiefgehende, offene und aufrichtige Kommunikation innerhalb der Familie zu umfassender Heilung führt. Doch die Familieneinheit, so wie wir sie kennen, ist weitestgehend zerstückelt, verschlossen, widerspenstig, stolz, isoliert und verschwindet in einer säkularen, unpersönlichen, ichbezogenen Welt immer mehr.

Sobald du jemandem anvertraust, wie du dich fühlst, spürst du, wie das Gefühl nachzulassen beginnt.

— James Taylor, „Shower the People You Love with Love"

Auf der anderen Seite zeigen uns Beziehungsprobleme eine Seite von uns, die wir sonst nicht zu sehen bekämen. Wir müssen Widersprüche in uns tragen und tun es, ein polarisierendes Anderes. Aus dem Buch *Der Weg zur Individuation*: „Das

Individuum mag sich zwar um Vollkommenheit bemühen, es muss jedoch zugunsten seiner Vollständigkeit sozusagen das Gegenteil seiner Absicht erleiden."[284]

Diese Gegensätze können am besten mithilfe der Familie beobachtet werden. Gäbe es keine Familie, würden wir Menschen einen weiten Bogen um jeden machen, der nicht die gleiche Meinung hat wie wir; Familienbande bringen gezwungenermaßen Menschen zusammen, die sich sonst aus dem Weg gehen würden. Darin besteht **der Sinn einer Familieneinheit für unsere Seele**: durch erzwungene Nähe sich selbst zu sehen, miteinander zu leben, sich auseinanderzusetzen und spirituell zu wachsen. Allerdings muss man irgendwann lernen, allein zu leben (sich abzugrenzen), bevor man wieder mit anderen zusammenleben kann, man muss von der natürlichen Phase in die kulturelle Phase übergehen und schließlich wieder nach Hause zurückkehren. Die Familie bildet das Beziehungsfundament, aus dem alle anderen Beziehungen erwachsen. Die Familie ist die Antwort; sie ist Stressor und Heiler zugleich.

Was hat Kommunikation mit Schmerzen zu tun? Alles. Wenn wir uns mit denjenigen zusammensetzen und unterhalten könnten, die uns verlassen oder verletzt haben, und wenn wir uns von allem vergangenen Schmerz reinigen könnten, gäbe es weniger Leid. Doch das Ich, Zeitmangel und die Umstände verhindern oft, dass eine offene Kommunikation zustande kommt. Deshalb besitzen wir die Gabe der Vergebung und die Gabe des Verständnisses, um die durch Zurückweisung entstandene Leere wieder anzufüllen.

32
Power-Therapien

„Power-Therapien" bieten eine Alternative zu den üblichen verhaltens-psychologischen Techniken. Sie zielen darauf ab, die Aufmerksamkeit auf die schädlichen Auswirkungen von Stress und Traumata zu durchbrechen, indem sie mithilfe von Umkonditionierungstechniken Angst reduzieren. So, nun das Ganze bitte noch einmal auf Deutsch? Power-Therapien sind Techniken, die eingesetzt werden, um gebrochene Herzen zu heilen, dort wo Psychotherapie nicht geholfen hat oder nicht verfügbar ist. Häufig befassen sie sich mit Meridianpunkten, Chi oder Energiefeldern und zielen darauf ab, sich durch die Schmerzen hindurchzuarbeiten oder sie von der Psyche umzuleiten. Sie werden als Power-Therapien bezeichnet, weil sie angeblich schnell und durchschlagend helfen, Angst und Wut zu reduzieren oder aufzulösen, die von traumatischen Ereignissen aus der Vergangenheit herrühren.

Gängige Power-Therapien:
ISTDP Intensive Psychodynamische Kurzzeittherapie nach Davanloo
NLP Neuro-Linguistisches Programmieren
TIR Traumatic Incident Reduction (Therapie zur Verarbeitung von traumatischen Vorfällen)
EFT Emotional Freedom Technique (Klopfakupunktur zur Angst- und Stressreduktion)
EMDR Eye Movement Desensitization and Reprocessing (Desensibilisierung und Neuverarbeitung durch Augenbewegungen)
TFT Thought Field Therapy (Gedankenfeldtherapie)
V / KD Visuell / Kinästhetische Dissoziation

Programmierte Träume

Der programmierte Traum ist sogar in der Lage, die Power-Therapien zu übertrumpfen. Er kann in nur einer Nacht die Ursache und Heilung für jegliches Problem auffinden.
— Clancy McKenzie, M.D., Autor von *Babies Need Mothers*

Interessanterweise kann der Weg zu tiefgehender Heilung auch durch das Programmieren von Träumen gefunden werden – Freud bezeichnete Träume als „Via regia" (Königsweg) zum Unbewussten. In einer E-Mail zu diesem Thema berichtete mir der Psychiater Clancy McKenzie von folgender Erfahrung:

„Ich behandelte eine Frau, die unter starken chronischen Schmerzen litt und bereits mehrere Operationen hinter sich hatte. Jedes Mal, wenn das Gespräch auf ihre Mutter kam, die zehn Jahre zuvor verstorben war, brach die Frau in Tränen aus. Ich trug ihr auf, [selbständig] einen Traum über ihre Mutter zu programmieren, der sie nicht erschüttern würde, und sagte ihr, das Programmieren des Traums werde alle Gefühle des inneren Aufruhrs auflösen. Einen Monat später sprach ich sie erneut auf ihre Mutter an. Zum ersten Mal seit zehn Jahren fing sie nicht an zu weinen. Sachlich berichtete sie, sie habe in dem Traum einen Einkaufsbummel mit ihrer Mutter unternommen, und das ungute Gefühl sei verflogen. Im folgenden Monat verschwanden sowohl ihre Schmerzen als auch ihre gesundheitlichen Probleme und machten weitere Operationen überflüssig. Alles hatte mit ihren unbewussten Schuldgefühlen in Bezug auf den Tod ihrer Mutter zu tun gehabt."

Die Schlüsselwörter lauten hier „unbewusste Schuldgefühle", und das Schlüsselkonzept sind die Vorwürfe, die man sich selbst macht, wenn es zu einer Trennung gekommen ist oder wenn nach dem Verlust eines geliebten Menschen irgendeine Art von Ungewissheit zurückbleibt.

Mit Dr. McKenzies obigem Zitat schließt sich der Kreis – von der Trennung, zu Schuldgefühlen, zur Selbstbestrafung, zum Leiden. Wenn also alle Antworten stets im Unbewussten gegenwärtig sind, sind programmierte Träume der Autoatlas für die Reise dorthin, die Überholspur, auf der man an der Psychoanalyse vorbeirasen und jenseits des unbewussten Prozesses gelangen kann. Der programmierte Traum geht weit über die unbewusste Psyche hinaus. Mithilfe der gleichen Technik interpretierte bereits Daniel die Träume des Königs Nebukadnezar. Dr. McKenzie beteuert, er kenne nicht eine einzige Person, der ein programmierter Traum eine falsche Antwort geliefert hätte. Der Prozess lässt sich mit einem Gebet vergleichen. Das Programmieren – oder Fragenstellen vor dem Schlafengehen – kann einen „Besuch der höchsten Instanz", die die Antworten bereithält, in der Nacht anregen.

Dein subjektiver (unbewusster) Geist vollführt seine besten Leistungen, wenn deine objektiven (bewussten) Sinne ausgeschaltet sind. Anders ausgedrückt: Es ist die Intelligenz, die sich bemerkbar macht, wenn der objektive Geist ausgeschaltet ist (schläft) oder sich in schlaftrunkenem Zustand befindet.
— Joseph Murphy, Ph.D., D.D., *The Power of Your Subconscious Mind*[85]

Die Geschichten, die Dr. McKenzie über die Heilung seiner Patienten zu berichten weiß, sind erstaunlich. Die Heilung entspringt dem Anregen der Psyche, sich durch „veränderte Bewusstseinszustände" hindurchzuarbeiten, um Antworten zu ermöglichen, ins Bewusstsein aufzusteigen. Eine Frau hatte von einer kurvenreichen Straße geträumt, die sich von links nach rechts wand, und in der Folge wurde bei ihr ein Darmverschluss diagnostiziert und ein OP-Termin angesetzt. McKenzie ließ sie einen Traum programmieren, um den Darmverschluss zu beseitigen, und mit einem Mal war er verschwunden. Menschen mit Raynaud-Syndrom erhielten im Traum die Antwort auf die Frage, warum die Blutzufuhr zu ihren Händen unterbrochen wurde;

McKenzie beschreibt es als „das äußerst starke Bedürfnis eines Teils der Psyche, einen ausgesprochen anstößigen Impuls zu kontrollieren, der einem anderen Teil der Psyche entstammt". Das bestätigt Dr. Sarnos These, dass die Durchblutung reduziert wird, um ein Symptom hervorzurufen, wenn die Psyche in einem Konflikt steckt.

Mir haben genug Leute berichtet, dass ihnen die Anwendung von Power-Therapien geholfen hat, um sie in diesem Buch zu erwähnen. Ich habe die beliebteren Therapien aufgelistet, die möglicherweise zu einer Schmerzlinderung führen können, und sei es nur dank des Placeboeffekts.

33

Lach mal wieder! – Und zwar ernsthaft

Das Leben wäre tragisch, wenn es nicht so komisch wäre.
— Stephen Hawking, Ph.D., *Astrophysiker*

Es bestünde keine Notwendigkeit für Therapien, wenn wir regelmäßig herzhaft lachen würden. Power-Therapien führen eine Person durch das Trauma hindurch, damit die Reaktion des Erstarrens entladen werden kann, die niemals aufgelöst wurde. Menschen sind so sehr damit beschäftigt, das Richtige zu tun oder gut zu sein, gefangen in Selbstmitleid und Opferhaltung, dass sie vergessen, sich die absurde Seite des Lebens anzuschauen – die lustige Seite –, die Seite, die sie nicht kontrollieren können. Die wütendsten, kontrollierendsten und kritischsten Menschen besitzen den schlechtesten Sinn für Humor – das dominanteste Über-Ich. Du wirst auch jemanden, der unter starkem TMS leidet, nicht lachen sehen. Dabei hätte sie / er es ganz besonders nötig, denn Humor heilt.

Lachen wirkt sich im Frust- / Freude-Verhältnis zugunsten der Freude und Entspannung aus, besänftigt die Wut – was für die Heilung hilfreich ist. Abraham Lincoln forderte sein Kabinett während der düstersten Tage seiner Regentschaft, mitten im Bürgerkrieg, einmal mit folgenden Worten zum Lachen auf: „Meine Herren, warum lachen Sie nicht? Wenn ich nicht lachen würde, müsste ich angesichts des beängstigenden Drucks sterben, der Tag und Nacht auf mir lastet. Sie brauchen diese Medizin ebenso sehr wie ich."

Lachen hemmt die Ausschüttung des Stresshormons Cortisol, welches das Immunsystem lähmt – somit kurbelt Lachen das Immunsystem an. Zudem werden durch Lachen Endorphine und körpereigene Schmerzmittel ins Rückenmark ausgeschüttet. Die Endorphine erzeugen ein Gefühl von Frieden, Glück und Wohlbefinden – besitzen einen schmerzlindernden Effekt, der stimmungshebend wirkt, Depressionen lindert und die Krankheitsabwehr stärkt. Alles gute Dinge. Lachen ist die Antithese zu Wut und Sorgen. Sorgen verlangen nach Kontrolle, Lachen bedeutet, die Kontrolle loszulassen. Du kannst nicht gleichzeitig die volle Kontrolle haben und loslassen – Lachen vereint unsere Extreme, lockt die Paradoxe in unserem Denken und Fühlen hervor, den Helden und den Dieb, die Traurigkeit und Fröhlichkeit. Wir können etwas nur dann lustig finden, wenn wir sein Gegenteil kennen, denn erst dadurch wird es zu etwas Lustigem. Wer immer nach Perfektion strebt und alles kontrollieren will, vergisst zu lachen, und zwischen seinen Gegensätzen klafft gähnende Leere.

Die **Internationale Gesellschaft für Humorstudien** (ISHS) veranstaltet Konferenzen und Workshops über den Einfluss von Humor auf die Gesundheit. Ein Großteil ihrer Forschung befasst sich mit der Wirkung von Humor auf die Biologie und die menschliche Anatomie. Therapeutischer Humor wird als ergänzende Heilmethode bei Schmerzen und Krankheiten eingesetzt. Erneut dient Norman Cousins als Paradebeispiel für die Wirksamkeit dieser Art von Behandlung, da seine Arbeit zu einem chSynonym für Lachen als Heilmittel wurde. Professor Sven Svebaks Studie svüber Svhumor und dessen svheilsamen Sveffekt auf Nierenerkrankungen kam zu dem Schluss, dass sich Menschen deutlich schneller von einer Nierenerkrankung erholen, wenn sie sich im spielerischen Zustand des Lachens befinden.

Zu lernen, wie man lacht, ist ebenso simpel, wie das Absurde an einer Situation zu erkennen und mit der eigenen Erfahrung in Verbindung zu bringen. Die TMS-Leidende versteht, dass sie lachen muss, sie weiß nur leider nicht, wie sie es anstellen soll, weil sie zu sehr mit Analysieren beschäftigt ist. Jerry Seinfeld hat gesagt, dass man jemandem nicht erklären kann, dass etwas witzig ist – entweder es bringt einen zum Lachen oder nicht. Durch eine Erklärung verliert ein Witz seinen Witz, weil er vom Verstand her betrachtet wird, und jegliche Spontaneität verloren geht. Menschen verlernen zu lachen, weil sie sich zu sehr in der Erwachsenenwelt verfangen haben; sie haben vergessen, wie man ein Kind ist. Wie sagte der große weise Homer Simpson einmal über einen kleinen Jungen: „Er erinnert mich an mich, bevor das Gewicht der ganzen Welt auf meinen Schultern gelandet ist."

> *Zu Anfang sind wir naiv, wahre Narren, wir wissen rein gar nichts, doch am Ende unserer Reise steht das, was ich gern als die Zweite Naivität bezeichne; wir kehren zu einer anderen Art Unschuld zurück; vielleicht lagen wir gar nicht falsch, diese Phase als Zweite Kindheit zu bezeichnen, das Befreitsein von dem Bestreben, andere Menschen zu beeindrucken, das Befreitsein von dem Bestreben, bedeutsam zu sein, die Freiheit, beinahe Blödsinn zu reden, weil es keinen Wettstreit mehr gibt – das ist große Freiheit.*
> — Richard Rohr, Franziskanerpater, *Quest for the Grail*

Wenn das Lachen versiegt, setzen die Schmerzen ein. Wann hast du zum letzten Mal frei gelacht, Tränen gelacht? Ein kontrollierendes Über-Ich, das sich in konstanter Habachtstellung befindet, lässt keinen Unfug zu. Wenn du unter TMS, Anfällen, ständigen Infektionen, Fibromyalgie, chronischer Erschöpfung, Arthritis psoriatica (Schuppenflechtenarthritis) etc. leidest, musst du dein Auto anhalten, dir die Blumen anschauen und tief durchatmen. Lasse mehr Albernheit in dein Leben. Lachen bedeutet, im Augenblick zu leben, und Lachen löst die Anspannung. Es ist der ehrlichste Ausdruck eines freien Individuums, und Ausdruck führt zu Heilung.

Ein paar Weisheiten von Homer,
um die intellektuelle Anspannung zu durchbrechen:

- *Wie soll Bildung dazu führen, dass ich mich schlauer fühle? Abgesehen davon verdrängt alles, was ich neu lerne, etwas Altes aus meinem Gehirn. Weißt du noch, wie ich nach dem Kurs über häusliche Weinproduktion vergessen hatte, wie man Auto fährt?*

- *Oh, in der Erinnerung ist alles negativ.*

- *Es ist nicht einfach, eine schwangere Frau und ein verstörtes Kind unter einen Hut zu bekommen, aber irgendwie ist es mir gelungen, acht Stunden Fernsehen pro Tag unterzubringen.*

Homer: *Sohn, du sollst wissen, dass ich dir voll und ganz vertraue.*
Bart: *Seit wann das?*
Homer: *Seit mich deine Mutter angebrüllt hat.*

Comedy-Autoren sind Meister darin, Ursache und Wirkung im Leben zu erkennen – unbelastet von medizinischen Diplomen sind sie frei, das Leben zu beobachten und darüber zu berichten. Es überraschte mich nicht, als ich (noch dazu an meinem Geburtstag) Homer in der Folge „Pokey Mom" (dt. Titel: „Jack und der Rückgratzylinder") sagen hörte:

O Gott, diese Rückenschmerzen bringen mich um! Und mein Job ist so unbefriedigend!
— The Simpsons, „Pokey Mom", 14. Januar 2001

Warum ist das wichtig, um von Schmerzen zu genesen? Lachen bricht die Langzeitverbindung zwischen den Neuronen auf. Selbstmitleid, Schuldgefühle, Wut und Opferhaltung stärken hingegen diese neuronalen Verknüpfungen – festigen die **Identität der Nervenzellen.** Lachen entzweit diese festverdrahteten neuralen Verbindungen und lässt neue neurale Verknüpfungen mit glücklicheren, fröhlicheren und angenehmeren Peptidketten entstehen. Lachen verändert die Biochemie von negativ zu positiv. Entdecke überall um dich herum einen Grund zum Lachen und werde gesund.

34

Dem Feind helfen und Trost spenden

Ich habe unsere Feinde gesehen, und sie sind wir.

— Walt Kelly, *Pogo Possum*

Um es noch einmal zu wiederholen – der Schmerz ist nicht wirklich dein Feind. Er ist eine Botschaft, die du dir selbst sendest. Die Schmerzen zu akzeptieren bedeutet nicht, nach ihrer Nase zu tanzen, denn damit ermutigst und verstärkst du sie nur. Du kannst einen Gast in deinem Zuhause willkommen heißen und dich mit ihm unterhalten, aber du musst ihn nicht gleich in deinem Bett schlafen oder deine Kreditkarte benutzen lassen. Wenn du dich vorsichtiger bückst oder beim Sitzen oder Gehen eine Seite stärker belastest, bevorzugst, gehst du zu sehr auf die körperliche Ebene ein. Wenn du wie ein Roboter in Schonhaltung gehst, machst du es den Schmerzen nur recht. Schmeiß die Kissen weg (und zwar nicht nur die Dekokissen, sondern alle Rücken-, Bandscheiben-, Stütz-, Lumbarkissen etc.), wirf alle Hilfsmittel und genialen Vorrichtungen in die Tonne, denn sie dienen nur dazu, mit Angst Geld zu verdienen. Fange wieder an, gerade, aufrecht und stolz zu gehen. Schränke weder deinen Bewegungsradius ein noch die Art, dich zu bewegen. Werde furchtlos und unnachgiebig!

Aber was ist mit Bob?

In einem Artikel des *Health Magazine* vom März 2004 beschreibt Linda Marsa die Geschichte einer Frau namens Kim Chester, die sich im Sommer 1999 am Rücken verletzt hatte. Der Artikel liest sich wie folgt:

„Über die folgenden Monate behandelten Physiotherapeuten Chester mit Wärmekissen und Elektrostimulationen, ließen sie sanfte Dehnübungen durchführen sowie „Non-Impact"-Wasseraerobic und leichtes Walking. Doch die Schmerzen verschwanden nie ganz. Da Chester befürchtete, ihre Schmerzen könnten noch schlimmer werden, schonte sie ihren Rücken konstant. Schließlich gab sie sogar ihre Arbeit im Software-Vertrieb auf, weil ihr das Reisen zu sehr zusetzte […] Drei lange Jahre lebte sie auf diese Art. Dann schrieb sich Chester aus Verzweiflung für ein spezielles Programm gegen Rückenschmerzen am New England Baptist Hospital's Spine Center in Boston ein. Zunächst konnte sie kaum glauben, dass die Ärzte sie aufforderten, all das zu tun, wovor die Physiotherapeuten sie bislang gewarnt hatten, beispielsweise auf einem Laufband oder einem Ergometer zu trainieren. Doch drei Monate später fühlte sich Chester so gut wie seit Jahren nicht mehr."[286]

Rückkehr zu vehementer Aktivität ist das, was Dr. Sarno schon seit Jahrzehnten empfohlen hat, mit **einer entscheidenden Ausnahme** – er hat beobachtet, dass der Heilungsprozess schneller voranschreitet und dauerhafter ist, wenn man alle Behandlungen gegen Rückenschmerzen einstellt. Indem man seinen Rücken nach Bootcamp-Manier trainiert, geht man immer noch auf die Schmerzen ein – und die strukturellen Überzeugungen setzen sich stärker fest, weil fälschlicherweise das Symptom attackiert wird. Mach KEINE Dehn- oder Kräftigungsübungen für den Rücken! Streck dich, weil es sich gut anfühlt – trainiere, um angestaute Anspannung zu verbrennen und um deine Gesundheit zu verbessern – niemals, um Schmerzen loszuwerden.

Konzeptionell widerspricht das Verschreiben von Physiotherapie dem, was sich als einziger rationaler Weg zur Behandlung des Problems erwiesen hat: nämlich den Prozess zu erläutern und somit dort außer Kraft zu setzen, wo er beginnt – in der Psyche.
— John E. Sarno, M.D., *Healing Back Pain*[287]

Wenn du deinen schmerzenden Rücken, deine schmerzenden Schultern, Knie oder welche Körperstelle auch immer gezielt trainierst, magst du gewisse Fortschritte erzielen, weil zumindest deine Angst nachlässt, dich zu verletzen. Zudem werden die betroffenen Stellen besser durchblutet, Giftstoffe ausgeschwemmt und deine Bewegungsfreiheit vergrößert. All das verleiht jemandem, der in Angst vor Schmerzen gelebt hat, eine bitter benötigte Portion Selbstvertrauen, aber es ist nur ein **winziger Schritt** in die richtige Richtung.

35

Wiederholung, Wiederholung, Wiederholung ...

Wahnsinn bedeutet, immer wieder das Gleiche zu tun und andere Ergebnisse zu erwarten.
— Anonym

Elefanten, die in Asien in der Wildnis gefangen werden (insbesondere in Indien und Thailand) werden an lange Ketten gebunden, die an schweren Metallpfosten befestigt sind. Nachdem der Elefant einige Tage lang versucht hat, sich zu befreien, wird das schwere Rückhaltesystem durch ein dünnes Seil, eine Schnur und einen winzigen Stock ersetzt. Mit seiner gewaltigen Kraft könnte sich der Elefant jetzt problemlos losreißen, doch er versucht gar nicht mehr, sich zu befreien – seine Erinnerung hat ihn auf immer und ewig eingesperrt. Obwohl es ein Leichtes für ihn wäre, den Stock herauszureißen, widersetzt er sich dem Rückhaltesystem nicht länger, weil ihn seine erste Erfahrung in geistiger Gefangenschaft hält. Die Ketten seines momentanen Wissensstands schränken ihn ein, weil er mehrfach vergeblich versucht hat, sich zu befreien – deshalb hat er aufgegeben, sich ohne das Zutun anderer in Ketten gelegt. Es ist unerlässlich, all das loszulassen, was du über den Rücken, über den Körper und über chronische Schmerzen gelernt hast. Lass die Dinge los, die dir nicht nutzen, sonst versklavst du dich ihnen. Du musst die Richtung deiner Denkweise ändern: Blick nicht zurück, sondern nach vorn.

Häufig bedarf es vieler Wiederholungen, um alte Verhaltensmuster aufzubrechen, und das erreicht man nicht, wenn man sich geistig weiterhin verschließt. In ihrem tiefsten Innern halten Menschen immer noch an alten Überzeugungen fest und fürchten sich vor neuen, weil Veränderung beängstigend ist, häufig beängstigender als Schmerzen. Das Unbewusste reagiert nur sehr langsam auf gewisse Veränderungen – was durchaus eine positive Seite hat, sonst wären wir „hochgradig labile Lebewesen", wie Dr. Sarno es bezeichnete.

Der präfrontale Kortex des Gehirns ist der Sitz unseres Bewusstseins

Wie genau der Heilmechanismus der Wissenstherapie funktioniert, ist unbekannt – aber er funktioniert! Menschen können innerhalb weniger Minuten gesund werden oder sehr viel länger dafür brauchen, wenn die neuen Informationen nicht vom tiefer gelegenen Urhirn akzeptiert werden. Um zu heilen, kann vielfaches Wiederholen oder erneutes Lesen des TMS-Materials vonnöten sein – um tiefere Akzeptanz und Zutrauen zu entwickeln und somit die Angst zu mindern. Zwar ist nicht klar, wie der Mechanismus genau funktioniert, aber die Heilung beginnt im präfrontalen Kortex, auch „frontale Hirnrinde" genannt, der die Amygdala beeinflusst.* Ich wurde von so vielen Leuten gefragt, wie die Wissenstherapie funktioniert, dass ich beschloss, dem Thema auf den Grund zu gehen. Ich nahm Kontakt zu Robert Sapolsky, Ph.D., auf, dem ein Genius Fellowship Award der MacArthur Foundation verliehen wurde, und bat ihn, zu meinem neanderthalerhaften Erklärungsversuch Stellung zu nehmen. Er schrieb, zwar sei man mir auf dem Gebiet der Regelmechanismen des Gehirns, die ich zu erklären versuchte, um Lichtjahre voraus, aber: „Ich glaube, Ihre Erklärung [bezüglich des Zusammenspiels von präfrontalem Kortex und Amygdala und der Heilung durch Wissenstherapie] ist vermutlich die bestinformierte Vermutung, die man anstellen kann." Wir wissen also nicht genau, wie die Wissenstherapie funktioniert, wir beobachten nur, dass sie es tut. Das Einzige, was wir mit Sicherheit wissen, ist, dass die Heilung schließlich eintritt, wenn das Gehirn von der Angst ablässt.

Die Amygdala ist für die Verarbeitung und den Ausdruck unserer Emotionen verantwortlich. Sie reguliert unsere Wut, Angst und Freude – Komponenten des Es. Wenn wir vor etwas Angst haben, beispielsweise davor, dass unser Körper kaputt und dem Verfall geweiht ist, dass es mit unserer Gesundheit stetig bergab geht, oder dass wir sterben müssen, wird diese Angst in der Amygdala gespeichert. Jedes Mal, wenn wir denken, dass gewisse Körperteile oder -systeme verschlissen sind oder dass sie dabei sind zu zerfallen, reagiert die Amygdala mit Angst darauf, aufgrund der gespeicherten **angsterfüllten emotionalen Erinnerungen**.

Die Amygdala dient vermutlich dazu, die autonomen Aktivitäten während Reaktionen auf bedrohliche oder beängstigende Stimuli zu verändern.
— H. D'Haenen, *Biological Psychiatry, Band 1*[288]

Wut wird von der Amygdala gesteuert. Entfernt man die Amygdala aus dem Gehirn von Tieren, verlieren sie gleichzeitig mit ihrer Wut auch ihre sexuelle Reaktion – sie werden äußeren Stimuli gegenüber gleichgültig.

Während der TMS-Heilung wird die Angst durch Wiederholung aufgehoben, indem man der Amygdala beibringt: Du bist in Sicherheit – es ist alles in Ordnung, hab keine Angst, dir wird es wieder gut gehen, dein Symptom rührt von einer harmlosen Quelle her. Die Angst wird durch das Gefühl, in Sicherheit zu sein, ersetzt. Sobald man spürt, dass man in Sicherheit ist, versetzt die Amygdala das autonome Nervensystem nicht mehr

---

* Die Amygdala sendet Signale an den Hypothalamus (siehe Kapitel 2), damit dieser das sympathische Nervensystem aktiviert – das System, das für alle Gesundheitsprobleme verantwortlich ist, wenn es aufgrund obsessiver Gedanken unter chronischer Anspannung steht. Aus diesem Grund bezeichnete Dr. Sarno den Hypothalamus als „wichtige Zwischenstation im [TMS-]Prozess". Er reagiert auf die Informationen, die er vom autonomen Nervensystem erhält: Schlaf, Durst, Müdigkeit, Hunger, Stress, Körpertemperatur, Biorhythmus und Blutdruck. Man kann den Hypothalamus schlicht so betrachten, dass er seinen Zeh in das „Gewässer des Lebens" hineinhält, um zu prüfen, wie heiß oder kalt das Wasser ist, und die Pegel des ANS entsprechend reguliert.

in Aufruhr; es beginnt, sich auszubalancieren und zu beruhigen. In dem Maße, in dem das ANS gelassener reagiert, lassen die Symptome nach.

Heilende Symbole und neue mentale Bilder importieren wir also durch den präfrontalen Kortex, der die konditionierten und nicht konditionierten Reaktionen im Körper auslöst. Unser Körper passt sich unserer Vorstellung an. Wenn wir uns vorstellen, unser Körper sei kaputt – aufgrund falscher ärztlicher Aussagen –, passt sich unsere Körper-Psyche-Einheit diesem Bild an. Durch die neuen TMS-Informationen / die Wissenstherapie werden falsche Vorstellungen mental überschrieben.

Der präfrontale Kortex ist das Zentrum bewusster Handlungen und Prozesse, die für das Denken, das Planen, die Selbstkontrolle, das Mitgefühl, das logische Denken, die Urteilsbildung, den Persönlichkeitsausdruck und die soziale Kontrolle verantwortlich sind. Genauer gesagt erzeugt der linke präfrontale Kortex positive Gefühle und hemmt zudem negative Emotionen aus der Amygdala (er ist für die Heilung also ausgesprochen wichtig).

Der präfrontale Kortex hilft uns zudem, uns auf die vorliegende Arbeit zu konzentrieren – auf das, was wir gerade tun –, und er spielt eine große Rolle in Bezug auf Schmerzen und Gesundheit. Wir speisen diesen bewussten präfrontalen Kortex mit neuem, heilsamem Wissen – er dient sozusagen als Portal zu unserem gesamten Selbst. Diese fünf Prozent umfassende „bewusste Sektion“ des Gehirns bildet das Tor zum Unbewussten, das die restlichen fünfundneunzig Prozent ausmacht und in dem schließlich unsere Heilung geschieht – indem die Angst reduziert wird. Bei glücklicheren Menschen findet eine höhere Aktivität im präfrontalen Kortex statt, bei stark deprimierten Menschen weist er eine geringere Größe und Aktivität auf. Es ist nicht überraschend, dass der Kortex während der ersten drei Lebensjahre am meisten wächst – wie der Psychiater Clancy McKenzie, M.D., gezeigt hat, sind die ersten drei Jahre die für unsere mentale Entwicklung entscheidendsten – zum Guten oder Schlechten.

Der Neuroendokrinologe Dr. Sapolsky sagte: „Der präfrontale Kortex kommt einer neuronalen Basis für das Über-Ich am nächsten.“ Er schiebt unsere Belohnung auf, wenn er es für angebracht hält. Er wurde als „Dirigent“ unserer tiefsten Ziele und Sehnsüchte beschrieben – als Instanz, die unsere Emotionen steuert, für die kognitive Kontrolle unserer Emotionen verantwortlich ist. Anders gesagt hält der präfrontale Kortex unsere tiefsten, düstersten Impulse und Begierden in Schach und unter Kontrolle – und sendet die Anweisung in den tieferen Teil des Gehirns aus, „lieb und nett zu sein“. Lieb und nett zu sein, erzeugt aber Wut in uns, wenn wir nicht lieb und nett sein wollen, sondern es MÜSSEN.

Hier beginnt die Veränderung beim TMS-Heilungsprozess. Wenn die Wahrheit wiederholt in den frontalen Kortex gesendet wird, sickert sie nach und nach bis zum tieferen Selbst durch – ins limbische System –, wo es keine Beschränkungen gibt und wo unsere Triebe beheimatet sind. Wissenschaftler können erkennen, wenn bei einem Menschen der präfrontale Kortex versagt, weil er aggressiver und primitiver wird, mehr nach außen dringen lässt und sich weniger darum schert, was die Öffentlichkeit von ihm denken könnte. Er ist auch nicht länger imstande, seine geheimen düsteren Gedanken zu zensieren – kann seine primitiven Instinkte nicht länger im Zaum halten.

Der wichtigste Punkt ist hierbei, dass dieser tiefergelegene Teil des Gehirns nicht in „Vielleicht"-Bahnen denkt, sondern entweder „ja" oder „nein". Der präfrontale Kortex ist der Planer – er wägt alle Möglichkeiten ab, verwirrt die Person dabei manchmal so sehr, dass sie zum völligen Stillstand kommt. Wenn die richtigen Informationen, in diesem Fall über TMS, durch den präfrontalen Kortex in die tiefere Sektion des Gehirns einsickern, in der sich die Emotionen befinden, stimmen sie die tiefer liegende Hirnregion von „nein" zu „ja" um, oder von „ja" zu „nein", abhängig davon, welche Informationen gesendet und welche empfangen werden. Sobald die tiefere Gehirnschicht die neuen Informationen akzeptiert, entspannt sich der Körper und verändert seine Physiologie. Letztlich befreit dich die Wahrheit – doch manchmal musst du kämpfen, um dich zu befreien, und deine Waffe ist Beharrlichkeit.

Das Bewusstsein lässt sich wie ein Papagei dressieren, nicht aber das Unbewusste.

— C. G. Jung[289]

Manche TMS-Betroffene werden ziemlich schnell gesund. Viele haben berichtet, dass ihre Schmerzen nach einer oder zwei Konsultationen mit Dr. Sarno verschwanden. Doch meiner Erfahrung nach bedarf es vieler Wiederholungen oder dem Überbordwerfen alter Denkweisen und eingefleischter Muster. Ich habe viele wichtige Themen in diesem Buch **mit Absicht wiederholt**. Das ist manchmal nötig, um die Körper-Psyche-Einheit mit dem Licht der Erkenntnis zu durchfluten. Leute berichten mir regelmäßig, dass das wiederholte Lesen des Informationsmaterials dazu geführt hat, dass ihnen irgendwann ein Licht aufging. Lass dich nicht von einem Stock und einem Seil zurückhalten; stelle deine eigenen Fähigkeiten immer weiter auf die Probe, bis du dich irgendwann losreißt und befreist. Wirf alle Maßstäbe über Bord und schreite hoffnungsvoll und ausdauernd voran – du schaffst das! Wenn du das, was du dir wünschst, beharrlich nachahmst, wirst du diesen Zustand schließlich erreichen.

In den unterschiedlichsten Momenten geht Menschen mit unterschiedlichen Glühbirnenköpfen ein Licht auf. In jedem der ersten drei Bücher von Dr. Sarno stieß ich auf wichtige Erkenntnisse, die ich mir zunutze machte, um mich aus meinen eigenen Ketten zu befreien. Als mein persönlicher Aha!-Moment endlich gekommen war, leuchtete das Licht über meinem Kopf so gleißend hell auf, dass meine Stromrechnung in die Höhe schnellte. Folgende Aussagen und Schlagworte waren die für mich wichtigsten Verbindungen, die Dr. Sarno gezogen hatte, und die mir halfen, wieder gesund zu werden. Vielleicht sprechen dich ja eine oder mehrere davon an.

Aus Dr. Sarnos erstem Buch *Mind Over Back Pain*:

- Die Schmerzen entstehen durch leichten **Sauerstoffmangel**.
- „Tyrannei des Sollens"
- Wissenstherapie

Aus Dr. Sarnos zweitem Buch *Healing Back Pain* (deutscher Titel: *Befreit von Rückenschmerzen*):

- Man muss TMS konfrontieren, es bekämpfen, sonst werden die Symptome andauern.
- Du kannst dich nicht verletzen.
- Die Vorstellung, ein Nerv könnte eingeklemmt sein, ist ein Hirngespinst.
- Stelle alle körperlichen Therapien ein.
- Gefühlsbarometer

Aus Dr. Sarnos drittem Buch *The Mindbody Prescription*:

- Frust- / Freude-Verhältnis

Wenn das Unbewusste nach wie vor Zweifel hegt und verängstigt ist (weil es sich an winzigen Stöckchen aus Fehlinformationen festklammert), können Veränderung und das Aufnehmen der Wahrheit zermürbend l a n g s a m voranschreiten. Es ist möglich, dass die Wunden so tief sind und die Angst so groß, dass man sich wirklich langsam vorwärtsbewegen muss, aus Rücksicht auf die psychische Gesundheit des ganzen Selbst. Fülle dein Leben bis obenhin mit Dankbarkeit und furchtlosen Gedanken an, und du wirst heilen, in deinem eigenen Tempo, nicht dem Maßstab anderer Leute gemäß. Wenn du um jeden Preis schnell gesund werden willst, kettest du dich damit am Stock einer anderen Person fest. Jeder von uns besitzt seine eigene emotionale Biografie. Sei gewiss, dass es dir wieder gut gehen wird – hör auf, dich unter Druck zu setzen, der Methode oder dem Zeitrahmen einer anderen Person folgen zu müssen. Entspann dich und viel Glück! Mit den Informationen in diesem Buch hast du alle nötigen Werkzeuge zu Hand, um zu heilen.

Unterschiedliche Lernstile – linkes oder rechtes Hirn?

Heilung kann durch bloßes Wissen herbeigeführt werden, oder auch nicht, wenn deine rechte Hirnhälfte die dominante ist. Es kann sein, dass du deine rechte Hemisphäre unermüdlich mit Informationen darüber füttern musst, was wirklich vor sich geht, bis alles zusammenklickt und ein logisches Gesamtbild entsteht, sodass bei deinem Gehirn, Aha!, endlich der Groschen fällt und die Schmerzen den Rückzug antreten. Dabei muss ich an meine Freundin Georgina denken, die alles verfügbare TMS-Material verschlang, sämtliche Informationen ein ums andere Mal las. Sie stellte mir und anderen, die bereits gesund geworden waren, unzählige Fragen. Sie konnte einfach nicht schnell genug Informationen sammeln, und ihre Ungeduld ließ sie an den Antworten vorbeischießen und katapultierte sie wieder zu ihren eigenen Fragen zurück. Doch eines Tages saß sie im Flugzeug und las Dr. Sophers Buch erneut, und … mit einem Mal verschwanden ihre Rückenschmerzen. Manchmal soll es eben sein, oder auch nicht, es hängt alles davon ab, welche Wirklichkeit du als die wahre akzeptierst und von der Art, auf die du zu lernen gewohnt bist.

Im Laufe der Jahrzehnte hatte ich mit Tausenden Menschen Kontakt, die unter chronischen Schmerzen litten, und ich habe beobachtet, dass die Schmerzleidenden entsprechend ihrer Lernweise heilen. Das ergibt durchaus Sinn. Da uns Wissen heilt, muss die Art, auf die du dir Wissen aneignest, eine wichtige Rolle bei deiner Heilung spielen. Heute ist mir klar, dass dies ein weiterer Grund dafür war, dass meine Heilung länger dauerte. Bei mir ist zufällig die rechte Gehirnhälfte dominant.

Die linke Hemisphäre des Gehirns denkt linear, der Reihe nach. Leute, bei denen die linke Hemisphäre die dominante ist, können Bücher Zeile für Zeile lesen und verstehen, und sie sind vermutlich diejenigen, die schneller heilen – sie werden, kurz nachdem sie die Bücher gelesen haben, gesund. Die rechte Gehirnhälfte denkt ganzheitlich. Rechtshemisphärisch Dominante sehen das Buch als Ganzes, und sie heilen vermutlich langsamer. Die Gründe dafür erläutere ich weiter unten. So oder so – wir funktionieren am besten, wenn wir beide „Hälften" ausgeglichen nutzen ... *Yin und Yang im Gleichklang.*

Martin Rossman, M.D., beschreibt den revolutionären Durchbruch von Nobelpreisträger Roger Sperry, Ph.D., und Kollegen bezüglich des Gehirns, der zwei Hemisphären und der Tatsache, dass sie „simultan zu unterschiedlichen Gedanken in der Lage sind."[290] Wir haben zudem die Erfahrung von Jill Bolte Taylor betrachtet, deren linke Gehirnhälfte den Kontakt zur rechten Hemisphäre verloren hatte – was Sperrys These veranschaulicht. Rossman beschreibt die beiden Gehirnhälften wie folgt:

Die linke Gehirnhälfte: linear

Logisch

Analytisch

Verarbeitet Informationen nacheinander

Auf die Außenwelt ausgerichtet, sorgt sich um Arbeit, Zeit

Die rechte Gehirnhälfte: simultan

Emotional

Nachdenklich

Führt Informationen zusammen, erfasst das Ganze

Auf das innere Erleben, Wahrnehmung, Physiologie und Formen ausgerichtet[291]

Dr. Rossman führt zur Verdeutlichung folgendes Beispiel an: Die linke Hemisphäre sieht einen Zug über die Schienen fahren, einen Waggon nach dem anderen, während sie nacheinander vorbeikommen. „Er sieht immer nur ein kleines Stück von dem Waggon vor und hinter dem, den er gerade beobachtet."[292] Das veranschaulicht die **sequentielle Reizverarbeitung** der linken Gehirnhälfte.

Die rechte Gehirnhälfte nimmt den Zug wiederum so wahr, als schwebe sie in einem Heißluftballon darüber. Sie sieht den ganzen Zug, in welche Richtung er fährt, die Schienen, die Stadt, aus der er abgefahren ist, und die Stadt, auf die er zusteuert. Als ich diese Beschreibung las, erkannte ich mich sofort darin wieder. Ich war schon immer in der Lage, das Gesamtbild zu erfassen, was einem ermöglicht, die Dinge mit Humor zu betrachten, doch ich hatte oft mit der einzelnen Abfolge der Ereignisse zu kämpfen. Lineares Lernen fiel mir schwer, weil ich immer erst wissen wollte, welchen Sinn das Ganze hatte, bevor ich mich durch die Details hindurchackerte; wieso, weshalb, warum, wie viel, wie kommt's? Meine Stärken liegen darin, große Mengen an Informationen zusammenzuführen, das Gesamtbild zu erfassen und innere Zusammenhänge zu erkennen. Die Details besitzen für mich eine untergeordnete Funktion. Ich neige dazu, auf bildlicher und gefühlsmäßiger Ebene zu denken, daher schlug meine Heilung ihren eigenen Weg ein, weil ich eine Kurskorrektur des Gesamtbilds vornehmen musste; stattdessen zerpflückte ich sinnloserweise die Details.

Die Fähigkeit der rechten Hemisphäre, den größeren Zusammenhang der Ereignisse zu erfassen, ist eine ihrer speziellen Funktionen, die sie für die Heilung unerlässlich macht.
— Martin Rossman, M.D., *Guided Imagery for Self-Healing*[293]

Als rechtshemisphärisch Dominanter oder visuell-räumlich Lernender musste ich einen Schritt von all den Informationen zurücktreten, die ich angehäuft hatte – und einen Weg finden, um meine persönliche Lernstärke zu aktivieren.

Visuell-räumlich Lernende, die mit Lernschwierigkeiten zu kämpfen haben, besitzen eine erhöhte sensorische Wahrnehmung gegenüber Stimuli (Reizen), beispielsweise eine extreme Sensibilität gegenüber Gerüchen, einen ausgeprägten Hörsinn und eine hohe Empfindlichkeit gegenüber lauten Geräuschen. Sie werden andauernd von Reizen bombardiert; sie erhalten so viele Informationen, dass es ihnen schwerfällt, diese zu filtern […] Solche Kinder sind hochgradig perfektionistisch, was bedeutet, dass sie nicht mit Niederlagen umgehen können.
— Linda Silverman, Ph.D., Jeffrey N. Freed, M.A.T.[294]

Zumindest ist er noch richtig im Kopf (Ansichtssache, nehme ich mal an)

Der visuell-räumlich Lernende wurde als perfektionistisch beschrieben. Weitere Eigenschaften, die den visuell-räumlichen Lerntyp gemäß den beiden Autoritäten auf dem Gebiet, Silverman und Freed, kennzeichnen:

- Ganzheitlich Lernende
- „Multitasking"-Lernende, die das Gesamtbild sehen, nicht-linear Lernende
- Extrem empfindlich gegenüber externen Stimuli (Reizen)
- Alles-oder-nichts-Lernstil; „Entweder ihnen erschließt sich die passende Lösung für ein Problem sofort, oder sie erkennen sie gar nicht. In letzterem Fall kann es sein, dass sie die Situation still und heimlich beobachten (dies aber verbergen) oder sie vollständig meiden, weil sie zu bedrohlich für ihr Ich ist."
- Visuell-räumlich Lernende sind erstaunlich gut darin, Menschen zu „lesen", weil sie sich, um Informationen zu erhalten, nicht nur auf das Gesagte verlassen können.

- Sie sind so versiert darin, Hinweise zu erkennen und Menschen zu beobachten, dass sie beinahe wörtlich wiedergeben können, was jemand denkt. In der Schule spüren sie häufig, wenn ein Lehrer ihnen ängstliche oder ambivalente Gefühle entgegenbringt, und reagieren darauf mit Aussagen wie: „Dieser Lehrer / diese Lehrerin kann mich nicht leiden."
- Systematisch Denkende – sie müssen das Gesamtbild verstehen, bevor sie die Einzelkomponenten erfassen können.
- Hoher Grad an räumlichem Bewusstsein, Zeit gegenüber relativ gleichgültig
- Sie sind ausgesprochen einfallsreich und in der Lage, das Verhältnis vielfacher Variablen zueinander zu erkennen.[295]

Solltest du ein visuell-räumlich Lernender sein, ist das Wiederholen von Einzelinformationen nicht unbedingt notwendig, wenn du das Gesamtkonzept von TMS erst einmal verstanden hast; es kann an der Zeit sein, sich auf Dr. Sarnos zweiten Pfeiler zu stützen und nach dem neuen Wissen zu handeln. Hör auf, immer wieder dieselben Informationen durchzukauen und dir neue Ergebnisse davon zu erhoffen. Wenn deine Strategie, gesund zu werden, nicht funktioniert, dann bastele sie dir so zurecht, dass sie deinem Naturell entspricht.

36

TMS-Problemfälle: Unbewusster Widerstand gegen Veränderung

Für mich ist offensichtlich geworden, dass die Annahme, jeder Mensch wollte gesund werden, sowohl falsch als auch potenziell gefährlich ist [...] Da Veränderung zu den beängstigendsten Aspekten des Lebens zählt, kann es sein, dass man sich vor Veränderung mehr fürchtet als vor Krankheit und ein Handlungsmuster entwickelt, um die notwendigen Veränderungen immer weiter aufzuschieben.

— Caroline Myss, Ph.D. *Why People Don't Heal, And How They Can*[296]

C. S. Lewis sagte einmal: „Du musst dich an den wachsamen Drachen der Selbstbeobachtung vorbeischleichen." Wenn du über deine Heilung nachdenkst, heilst du nicht mehr – du denkst bloß darüber nach. Ein geringer Prozentsatz von Leuten heilt nicht oder langsamer von psychosomatischen Beschwerden. Der offensichtlichste Grund dafür ist ein **ausgeprägtes frühkindliches emotionales Trennungstrauma** – extrem starke Angstgefühle –, das nicht durch bloßes Wissen überwunden werden kann, sondern intensiver Psychotherapie, Schattenarbeit oder programmierter Träume bedarf. An dieser Stelle möchte ich mich mit den TMS-Problemfällen beschäftigen – einer interessanten und frustrierten Gruppe.

Als Jesus ihn dort liegen sah und erkannte, dass er schon lange krank war, fragte er ihn: Willst du gesund werden?

— *Johannes. 5:6*

Ich erinnere mich noch lebhaft, wie ich als kleines Kind, nachdem ich obigen Bibelvers zum ersten Mal gehört hatte, dachte: „Warum fragt dieser Jesus jemanden, ob er gesund werden will?" Was für eine dämliche Frage war das? Jeder möchte doch wieder gesund werden! Ich sollte weitere vierzig Jahre brauchen, um die umfassende Tragweite dieser Frage zu begreifen. In ihrem tiefsten Innern brauchen manche Menschen ihre Schmerzen weiterhin, obwohl sie sie auf bewusster Ebene nicht haben wollen.

Ich musste an diesen Bibelvers zurückdenken, während ich den Film *The Singing Detective* mit Robert Downey Jr. und Mel Gibson sah. Die Hauptfigur Dan Dark, gespielt von Downey, war ein wahnhafter Schriftsteller, der unter Arthritis psoriatica litt, einer schweren Form schmerzhafter Schuppenflechte*, die die Gelenke befallen kann. Seine Beschwerden rührten von einem ungelösten Kindheitstrauma her. *The Singing Detective* veranschaulicht, wie sich ein im Verborgenen schlummerndes Kindheitstrauma zu einer allgemeinen Wut auf die Welt auswachsen kann und wie eine Krankheit gewählt wird und ausbricht, wenn die Zeit reif dafür ist – auch wenn der Zeitpunkt nicht immer logisch erscheint.

Mel Gibson spielte den Psychoanalytiker Dr. Gibbon, der mit dem wütenden und extrem verbitterten Dan Dark arbeitete. Das medizinische Personal hatte zu Dark gesagt, er solle „sich wieder neu sortieren" und „das Gift der Psyche sei an die Oberfläche seiner Haut vorgedrungen"; er könne seine Erkrankung nicht überwinden, bevor er sich nicht mit seiner „Bitterkeit" auseinandergesetzt habe. Ein Dialog aus dem Film:

Dr. Gibbon: Mr. Dark, haben Sie die Absicht, gesund zu werden?

Dan Dark: Hmmm? (sarkastisch geäußert, er will nicht wieder gesund werden.)

Dr. Gibbon: Chronische Krankheit ist ein Schutzraum. Ja, eine sichere Höhle, in der eine verletzte Seele Unterschlupf finden kann.

Ich weiß aus eigener Erfahrung und durch viele Gespräche mit anderen TMS-Leidenden, dass es eine Vielzahl von Gründen dafür gibt, dass manche Menschen langsamer gesund werden als andere, und einigen wenigen geht es tatsächlich nur geringfügig besser. Schmerzen und Krankheit können Menschen ermöglichen, Situationen zu entkommen, in denen sie sich nicht befinden wollen, weil sie sich aufgrund außenstehender Beobachter unbewusst gefangen fühlen oder einfach nicht Nein sagen können. Krankheit bietet Menschen die Möglichkeit, um Hilfe zu bitten, die sie normalerweise nicht einfordern würden, weil sie sich deswegen unbewusst schuldig fühlen, da sie wissen, dass andere Menschen ihre eigenen Probleme und Bedürfnisse haben. Schmerzen und Krankheit können ihnen eine Bühne bieten, um gehört zu werden – eine Möglichkeit, sich auszudrücken, die ihnen ihr Ich normalerweise untersagen würde.

---

* Wie Dr. Sarno in *The Mindbody Prescription* schreibt: „Nicht jeder vertritt die Auffassung, dass es sich dabei um psychosomatische Beschwerden handelt [Schuppenflechte u. a. Hauterkrankungen], doch meine klinische Erfahrung hat mir gezeigt, dass sie es sind." Dr. Sarnos Erkenntnisse werden von Studien der Dermatologieabteilung der University of Pennsylvania School of Medicine untermauert, die psychische Faktoren mit einer „entzündlichen Reaktion der Zellen, wie man sie bei einer Vielzahl von Hautbeschwerden findet", in Verbindung bringen, darunter Ekzeme, Akne und Schuppenflechte. „Eine solche Verbindung könnte klinische Bedeutung für die häufig beobachtete Verschlimmerung vieler Hauerkrankungen wie Schuppenflechte und Neurodermitis durch emotionalen Stress besitzen." Auch andere Studien kommen zu dem Ergebnis, dass Schuppenflechte eine emotionale Ursache besitzt. Im Jahr 1994 veröffentlichte *The British Journal of Dermatology* eine Studie mit dem Titel „The Relationship Between Stress and the Onset and Exacerbation of Psoriasis and Other Skin Conditions", die Stress mit dem Einsetzen und der Verschlimmerung von Schuppenflechte in Verbindung brachte. Folglich verschlimmert Stress Schuppenflechte nicht nur, er kann sie auch hervorrufen.

Wahre Heilung ist eine der beängstigendsten Reisen, die man unternehmen kann. Manchen Menschen kann Krankheit das Gefühl geben, einen physischen Schutzraum zu haben, der ihnen ermöglicht, von Zeit zu Zeit das Tempo zu drosseln, im dem ihr Leben stattfindet oder mit dem es sich verändert. Krankheit kann zudem die Sicherheit bieten, sich nicht mit seinen seelischen Angelegenheiten auseinandersetzen oder sich ändern zu müssen [...] Wenn du ernsthaft erkrankst, ist es möglich, dass dir von anderen Menschen die Aufmerksamkeit und Anteilnahme entgegengebracht wird, die du ansonsten nicht bekommen würdest.
— Caroline Myss, Ph.D., *Why People Don't Heal, And How They Can*[297]

Zu glauben, beschädigte Körperteile wären die Ursache für Schmerzen, kann als Mechanismus dienen, um das Gesicht nicht zu verlieren, wenn ein Konflikt unlösbar erscheint. Es gibt Leute, die auf unbewusster Ebene nicht gesund werden wollen, weil es sie zwingen würde, an ihren persönlichen Schauplatz zurückzukehren. Dort könnten sie weitere Zurückweisung erfahren, sie müssten die unerwünschte Verantwortung wieder übernehmen, zu ihrer Arbeit oder zu ihrem Lebenspartner zurückkehren. Diejenigen, die sich selbst sabotieren, sind mit Abstand die wütendsten Menschen – meistens sind sie sehr höflich und ruhig, manchmal laut und unausstehlich. Auf bewusster Ebene wollen sie, dass es ihnen besser geht – ABER – unbewusst leisten sie Widerstand. Sie haben immer eine Ausrede parat, warum sie nicht gesund werden; sie klammern sich an alten Überzeugungen fest, was ihnen Sicherheit verleiht; sie sprechen ständig über ihre Symptome und entdecken routinemäßig „neue" Gründe für ihre Schmerzen und Erschöpfung, um sie nicht TMS zuzuschreiben. Genau so hat das Gehirn den TMS-Prozess ausgeklügelt: Er sendet die Person auf die Jagd nach „echten" körperlichen Problemen aus – dabei hat sie keine. Manche Menschen besitzen ein derart geringes Selbstwertgefühl, dass sie das Gefühl haben, sie hätten es verdient zu leiden. Weil sie mehrfach verlassen worden sind oder in der Furcht gelebt haben, verlassen zu werden, oder weil sie lebhafte Erinnerungen an die Angst vor dem Verlassenwerden besitzen, sind sie zu „Schmerzsammlern" geworden. Seit ihrer Kindheit wurden sie von anderen Menschen heruntergemacht und sind dadurch zu der Überzeugung gelangt, sie wären weniger wert, als es tatsächlich der Fall ist, und sie hätten mehr, als ihnen in Wahrheit zustünde.

Letztlich bin ich auch einigen Menschen begegnet, die sich weigerten, ihre Schmerzen loszulassen, weil sie glaubten, sie wären eine verdiente Strafe für etwas, das sie getan hatten.
— David E. Bresler, Ph.D., *Free Yourself From Pain*[298]

Einige wenige Menschen verhindern ihre Heilung, indem sie sich wiederholt und unbewusst der Behandlung widersetzen. Ein gängiges Beispiel dafür ist übermäßiges Essen. Das bewusste Selbst versucht, Diät zu halten, doch ehe man sich versieht, schlingt man eine Süßigkeit nach der anderen hinunter. Unbewusst verweigert man den Vorsatz abzunehmen. Das derzeitige Selbstbild ist beruhigend, weil es einem vertraut ist. Man kann sich aus Angst vor dem Erfolg davor fürchten, zu seinem wahren Selbst zu werden. Denn wer Erfolg hat, steht im Rampenlicht. Wenn einen die Scheinwerfer erst einmal anstrahlen, ist die Gefahr größer, dass der Schatten erwischt und die eigenen Schwächen enthüllt werden – man hat Angst davor, sein minderwertiges verletzliches Selbst nicht mehr im Zaum halten zu können. Also tobt der innere Konflikt weiter, weil die eigenen Motivationen instinktiv miteinander Krieg führen.

Jessica

Jessica hatte aufgrund von TMS so starke Fußschmerzen, dass sie kaum noch laufen konnte. Indem sie sich selbst gut zuredete und entschlossen blieb, schaffte sie es von anfänglichem schmerzhaftem Gehen bis zu einem kurzen Dauerlauf. Kurz darauf schickte sie mir folgende Nachricht, in der sie mir einen Traum schilderte, den sie gehabt hatte (und den ich mit ihrer Genehmigung hier abdrucke): „Ich hatte es eilig und rannte, so schnell ich konnte, nach Hause zurück. Ich blickte entschlossen drein und rannte schnell wie der Wind, schwang beim Gehen die Arme, um mich noch schneller voranzutreiben. Mit einem Mal sah ich meine Mutter, die draußen Wäsche aufhängte, blieb abrupt stehen und dachte: Mama darf nicht sehen, dass ich so rennen kann! In dem Moment wachte ich auf … Ich weiß noch, dass sich das Laufen gut und normal anfühlte, bis zu dem Moment, in dem ich meine Mutter sah. Ich verfiel in Panik, bloß warum? Vielleicht bedeutet es, dass ich mich immer noch künstlich zurückhalte, mir nicht zugestehe, gesund zu sein und mich normal zu bewegen. Mein Körper will laufen und gesund sein, aber irgendetwas hält mich zurück – möchte ich vielleicht, dass sich meine Mutter immer noch um mich kümmert?"

Jessica wusste, dass ihre Schmerzen emotional bedingt und somatisiert waren. Sie verstand das TMS-Konzept sehr schnell und setzte es um – und doch dauerten ihre Schmerzen an. Unbewusst hatte sie Angst vor den Veränderungen, die für ihre Heilung erforderlich waren, worüber sie sich selbst im Klaren war. Doch sie war fest entschlossen, sich zu ändern, was man ihr hoch anrechnen kann, denn es ist nicht leicht – nicht immer möchte man zu demjenigen werden, der man wirklich ist; in der Tat „kann es das Schwierigste sein, was jemand tun kann", wie Richard Rohr sagte. Jessicas unbewusste Motivation für Veränderung überwog zu jenem Zeitpunkt vermutlich nicht die Aufmerksamkeit, die ihr aufgrund der Schmerzen von anderen Menschen zuteilwurde.

Der Weg zur Heilung kann von vielen Schlaglöchern durchsetzt sein, und manchmal befürchten die Menschen, sich in einem davon den Knöchel zu verstauchen, deshalb meiden sie den Weg der Genesung von vornherein. Die meisten TMS-Betroffenen, mit denen ich gesprochen habe, hatten in der Tat das Gefühl, dass TMS eine Botschaft und eine Veränderung vonnöten ist. In seinem Buch *The Purpose Driven Life* schreibt Rick Warren: „Wachstum ist häufig schmerzhaft und beängstigend. Ohne Veränderung findet kein Wachstum statt […] Man muss seine alten Gewohnheiten ablegen, um das Neue zu erleben." Wachstum erfordert beispiellosen Mut – und letztlich kannst nur du dich befreien.

Migräne-Mary

Ein enormes Hindernis bei meiner eigenen Heilung bestand darin, dass meine Rückenschmerzen zu einem Teil meiner Persönlichkeit geworden waren – ich identifizierte mich teilweise darüber. Hi, ich bin Steve, ich bin der mit den Rückenschmerzen, schön, dich kennenzulernen. Ich war wie Kerry der Krüppel, Migräne-Mary oder Hämorrhoiden-Harry. Doch ich war mehr als meine Schmerzen. Ich schränkte mich selbst ein, weil ich unbewusst das falsche Mem akzeptiert hatte, das man vor langer Zeit an mich weitergegeben hatte. Es ist schlicht und einfach: Menschen beginnen sich so zu sehen, wie sie glauben, dass sie von anderen gesehen werden, und schließlich werden sie zu diesem verzerrten Selbstbild. Die Krücke eines Mannes wird zu einem Teil von ihm, zu einer Verlängerung seines Arms – der bröckelnde Husten wird zu einem integralen Teil seiner Sprechweise, das Hinken zu einem Teil seines Selbstmitleids, solange er Traumata, Ängste und Trennungen in seinem Körper festhält. Der Mensch mit der alten Hüft- oder Knieverletzung begreift nicht, dass diese schon vor Jahren verheilt ist, sondern humpelt weiter vor sich hin. Aufgrund der Fehlinformationen der Pharmaindustrie, mit denen er bombardiert wird, aufgrund von Familienweisheiten und seines eigenen Widerstands gegen die Heilung verharrt er weiterhin in der Opferhaltung und schüttet die entsprechenden Neurotransmitter aus. Er glaubt, er wäre für immer invalide, doch das ist er nicht. Er hat beschlossen, die Vorstellung von der eigenen Gebrechlichkeit zu akzeptieren, deshalb ist er gebrechlich.

> *Sobald du dich in deiner Vorstellung davon überzeugst, dass du etwas nicht mehr tun kannst, passt sich dein biologisches System entsprechend an, und du behältst recht [...] du wirst nicht tun, was du glaubst, nicht tun zu können.*

— Bruce Lipton, Ph.D., Zellbiologe[299]

Und schließlich habe ich herausgefunden, dass viele Leute einfach aufgrund großspuriger und sagenhaft überheblicher Ich-Arroganz nicht heilen. Niemand wird ihnen jemals sagen, was sie zu tun haben. Viel Glück mit dieser Einstellung!

Stolpersteine der Heilung

Caroline Myss, Ph.D., zieht eine feine Grenze zwischen denjenigen, die gesund werden, und denen, die nicht heilen. In ihrem Buch *Why People Don't Heal: And How They Can* schreibt Dr. Myss: „[...] aus Angst vor Veränderung bleiben die meisten von uns an den altbekannten vertrauten Orten und halten an Situationen und Beziehungen fest, die im Grunde längst beendet sind."[300] Sie fährt fort: „Die Angst, seine Arbeit aufzugeben oder die Konsequenzen aus einer zerrütteten Ehe zu ziehen, ist eigentlich die Angst, sein eigenes Leben in die Hand zu nehmen."[301] „Das hat zur Folge, so schreibt sie weiter, dass „man sein spirituelles Potenzial und sein Lebenspotenzial nicht ausschöpft."[302]

Damit will ich nicht sagen, dass du jedes Mal, wenn du Rückenschmerzen oder irgendwelche anderen Beschwerden bekommst, gleich die Scheidung einreichen oder deinen Job hinschmeißen sollst. Doch wenn die Heilung auf sich warten lässt und einfach nicht eintritt, musst du einen sehr genauen Blick auf deine Situation und deine derzeitigen Beziehungen werfen und darauf, wie schwerwiegend das Symptom ist – ob es sich beispielsweise um Krebs handelt. Leichte Rückenschmerzen machen keine Scheidung oder Trennung nötig, doch Schmerzen oder Krankheiten, die dich völlig außer Gefecht setzen, können intensive Schattenarbeit erfordern – und vielleicht eine dauerhafte Veränderung in einer oder mehreren Beziehungen. Allerdings zeigen Statistiken, dass es gesundheitsgefährdender ist, sich scheiden zu lassen, als sich durch die Probleme hindurchzuarbeiten, also fühle gut in dich hinein und taste dich vorsichtig voran. Bei der Heilung geht es immer um Gleichgewicht, durch gute Kommunikation und das Wissen, wann eine Veränderung angezeigt ist. Caroline Myss führt folgende Fragen auf, mit denen man sich selbst auf den Zahn fühlen kann, wenn man zu den Leuten gehört, deren Heilung nur langsam voranschreitet:

Hast du Angst, von den Menschen fallengelassen zu werden, die dich derzeit unterstützen?

Siehst du emotionale Wunden als Mittel an, um eine Verbindung zu einer anderen Person herzustellen, und würde deine Genesung bedeuten, dass du dich von dieser Person trennen müsstest?[303]

Das sind sehr wichtige Fragen. Verleihen dir deine Schmerzen ein Gefühl von Sicherheit und befürchtest du, dass man sich nicht mehr um dich kümmern könnte, wenn sie nachlassen? Oder befürchtest du, dass man dir nicht mehr zuhört, dich nicht mehr zur Kenntnis nimmt? Ein weiser Mann sagte einmal: „Das Leben ist Beziehung" – würden sich also deine Beziehungen verändern, wenn du gesund wärst? Würde deine Genesung bedeuten, dass du dich einem neuen Leben stellen müsstest oder deine Position in einer Beziehung zu einem nahestehenden Menschen neu definieren müsstest? Würde dein privates Nest oder die Glasglocke, die dich von der Welt isoliert, in sich zusammenfallen, wenn du gesund wärst? Wirst du schließlich in die Welt hinausgehen und die Dinge für dich selbst regeln müssen?

Blutrote Tapferkeitsmedaillen

Zeitweise beneidete er die verwundeten Soldaten. Die Kriegsversehrten erschienen ihm eigenartig glücklich. Er wünschte sich, ebenfalls eine Wunde zu haben, eine rote Tapferkeitsmedaille. — *The Red Badge of Courage*

Auf dem Feld der Ehre enstandene Wunden führen uns zu Dr. Myss' Konzept der „**Wundologie**". Darunter versteht sie, wenn jemand nicht nur einen unbewussten Grund dafür hat, nicht gesund zu werden, sondern zudem davon profitiert, indem er sich den „Verkaufswert" oder die „gesellschaftliche Währung" seiner Wunde zunutze macht – ihren manipulativen Wert.[304] Mit ihrem Konzept der Wundologie warnt Myss davor, bei der Heilung in seine eigene Falle zu tappen und darin festzusitzen. Ihr Konzept der Wundologie ähnelt John Stossels **Entschädigungsklage-Krankheit**. Wenn Menschen entweder emotional oder finanziell für ihre Krankheit entschädigt werden können, neigen sie dazu, über mehr Krankheiten zu klagen. Wenn ein Gesundheitssystem darauf ausgerichtet ist, eine bestimmte Krankheit zu behandeln, ziehen Menschen diese Krankheit unbewusst an. Deshalb sind Menschen, die keine Krankenversicherung haben, häufig gesünder – vergleichsweise. Ehrenmedaillen besitzen auch einen gesellschaftlichen Wert – sie bieten ihrem Träger eine Bühne, um gehört und geehrt zu werden.

Myss beschreibt das Teilen einer Wunde als mögliche „Abkürzung, um Vertrauen und Verständnis zu entwickeln."[305] Menschen können ihre Schmerzen oder Krankheit benutzen, um andere zu manipulieren, um ihr Vertrauen zu gewinnen und um mit anderen Leidenden um Aufmerksamkeit zu buhlen – Aufmerksamkeit, die sie in ihrem Leben nie erhalten haben oder mit der sie früher einmal überhäuft wurden und die sie heute „vermyssen". Myss fragte eine Frau, die unter Schmerzen litt, wie lange sie noch damit rechnete, das gleiche Maß an Unterstützung von ihrer Selbsthilfegruppe zu erfahren, wie es derzeit der Fall war. Die Frau antwortete: „Das kann noch Jahre dauern, und sollte es so sein, hoffe ich, dass mich die Leute über diesen Zeitraum hinweg weiter unterstützen."[306]

Ich war auf mich allein gestellt, als ich unter extremen Schmerzen litt – und erntete regelmäßig Kritik dafür, dass ich Schmerzen hatte, weil ich den Menschen in meiner Umgebung zur Last fiel. Doch die meisten Menschen, mit denen ich gesprochen habe, hatten einen Menschen oder ein Netz aus Leuten an ihrer Seite, die sie unterstützten, während sie das TMS-Konzept in ihr Leben integrierten. Doch paradoxerweise kann es die Heilung auch behindern, wenn sich andere um einen kümmern, weil es einen der Motivation beraubt, die Schmerzen loszuwerden ... *ein Yin jagt das Yang ... nicht wahr?*

Ein Mann schrieb einmal in einem psychosomatischen Selbsthilfeforum: „Ich ertappe mich immer wieder dabei, wie ich mit anderen Leuten über meine Schmerzen sprechen will." Manchmal müssen wir unsere Gebrechen anderen gegenüber detailliert darlegen, um unsere Angst zu lindern – um gehört zu werden –, weil wir den Eindruck haben, dass die anderen uns nicht zuhören oder es ihnen gleichgültig ist. Wenn es ein Unterstützungssystem gibt und die Bühne bereit ist, werden die Scheinwerfer angeschmissen und die Show beginnt. Allerdings habe ich beobachtet, dass es meine Schmerzen bloß in die Länge gezogen hat, über sie zu reden. Besser ist, man spricht über das, was einen frustriert, worüber man enttäuscht ist oder wovor man Angst hat, anstatt über den Körper. Schmerzen können also dazu führen, dass man sich verbunden fühlt, mit anderen misst und Menschen manipuliert – aufgrund **im Schatten verborgener Bedürfnisse.**

Schattenarbeit und verborgene Bedürfnisse

Zu verstehen, wie Schattenarbeit funktioniert und wie der Schatten in „unkontrolliertes Verhalten der Selbstsabotage"[307] verfallen kann, ist wichtig für TMS-Problemfälle – wichtig bei Chronizität von Schmerzen und Krankheit –, weil

Schattenarbeit eine bewusste Beziehung zu verborgenen unbewussten Kräften herstellt. Connie Zweig, Ph.D., und Steve Wolf, Ph.D., schreiben in *Romancing the Shadow* über das Herstellen dieser bewussten Beziehung: „Auf diese Weise* können wir schließlich auf direktem Weg das erreichen, was der Schatten indirekt zu erreichen versucht."[308] Die Heilung entfaltet sich, indem man zu den Wurzeln des Problems vordringt, zu den tieferen Bedürfnissen, indem man den Schatten ermutigt, das zu enthüllen, was er bereits weiß. In einem Interview gegenüber *Frontline* mit dem Titel „The Alternative Fix: Pros and Cons of Integrative Medicine" (Die alternative Heilung: Vor- und Nachteile integrativer Medizin) sagte Dr. Andrew Weil, wenn bei seinen Patienten die Heilung ausbleibe, halte er inne und frage sich: „Was verhindert die Heilung? Wodurch wird sie blockiert? Was kann ich als Arzt tun, um die Genesung voranzutreiben?" Die Hürde besteht darin, dass sich das Selbst abzuschirmen versucht, und Psychiater, die sich auf Jung'sche Schattenarbeit spezialisiert haben, sind ebenso wie Dr. Sarno der Auffassung, dass Verhaltenstherapie Probleme nicht notwendigerweise löst. Es ist notwendig, den Blick nach innen zu richten und Gründe zu finden, anstatt bloß zu versuchen, das Verhalten und die Symptome zu verändern, da beide nur Auswirkungen sind.

Ein letzter Warnhinweis: Wenn dein Lebenspartner unter Schmerzen oder unter einer chronischen Krankheit leidet, nimm dich selbst genau unter die Lupe. Du könntest die Ursache für seine extreme Anspannung und körperlichen Probleme sein. Du könntest der Auslöser für den Mechanismus sein, mit dem er seine Emotionen unterdrückt. Hörst du ihm überhaupt zu, oder verhätschelst du ihn umgekehrt zu sehr? Indem du der schmerzleidenden Person sagst: „Nein, warte, lass mich das aufheben, ich möchte nicht, dass es deinem Rücken schadet", verstärkst du ihre Vorstellung von Invalidität. Erfüllst du die emotionalen Bedürfnisse deines Partners oder erstickst du sie im Keim, indem du zu viel oder zu wenig für ihn tust?

---

* „Auf diese Weise" bezieht sich auf die **Schattenarbeit**, bei der es gilt, „Schattengestalten zu identifizieren" sowie „körperliche und emotionale Signale" zu entschlüsseln, mit dem Ziel, „die verborgenen Bedürfnisse aufzudecken". [*Romancing The Shadow*, S. 12]

37

Ist es endlich vorbei? – Du bist ja immer noch da?!

Die ständige Sorge um die Gesundheit ist auch eine Krankheit.
— Platon (427—347 v. Chr.)

Sobald sie morgens aufsteht, fragt sie sich ängstlich, wie ihre Schmerzen heute sein werden. Werden sie besser sein? Am besten wäre, sie stünde auf und konzentrierte sich darauf, wie dankbar sie für all die Dinge ist, die sie heute tun kann und dass sie etwas zu tun hat. Ich kann mich nicht mehr erinnern, an welchem Tag meine Schmerzen verschwanden. Irgendwann wurde mir klar: „Hey, ich habe seit ein paar Wochen gar keine Schmerzen mehr gehabt." Ich hatte ganz aufgehört zu überwachen, ob ich irgendwelche Fortschritte machte. Die Kunst des Wartens besteht darin, in der Zwischenzeit etwas anderes zu tun, und die Kunst des Heilens besteht darin, sich auf etwas anderes als den Körper zu konzentrieren. Letztendlich führt dich der Blick auf den Kalender und auf deine Fortschritte aufs Glatteis. Um mit den Worten eines ehemaligen Betroffenen zu sprechen: „Ich glaube, so wie ich damals führen TMS-Betroffene, die sich in der Phase befinden, in der sie nach wie vor Schmerzen haben oder in der die Schmerzen anfangen nachzulassen, regelmäßig ‚Systemchecks' durch." Ganz genau – und damit muss Schluss sein.

Richte deine Aufmerksamkeit nicht auf deinen Heilerfolg – lebe dein Leben!

Sieh dir das „Doppelspalt-Experiment" an, um zu verstehen, wie sich etwas verändert, wenn du es beobachtest.* Die **Quantenheilung** zeigt uns, wie das bewusste Beobachten der Gesundheit erwünschte Heilerfolge beeinflussen kann. Wenn du voll und ganz verstehst, dass die Schmerzen von einem unerkannten emotionalen Prozess herrühren, den du nicht spüren kannst, unternimm deswegen nichts, sondern entspanne dich in dem Wissen, habe Spaß, werde körperlich aktiv, stelle dir einen gesunden Körper vor und erlaube der Heilung einfach, von selbst zu geschehen. Versuche nicht, deine Heilung zu erzwingen.

---

* In diesem fünfminütigen Video über das Doppelspalt-Experiment erklärt Dr. Quantum, wie sich Materieteilchen durch bloßes Beobachten verändern, genau wie es bei der Heilung der Fall ist: [https://www.youtube.com/watch?v=ip8cmyitHss]

Jeglicher Anflug eines Zweifels während des TMS-Prozesses führt dazu, dass die Schmerzen fortbestehen oder zurückkehren. Alle Willenskraft der Welt kann den Schatten des Zweifels nicht besiegen. Wie das Gesetz der Anziehung besagt: „Wenn du einen starken Wunsch hast, aber viele Zweifel, kommt das, was du dir wünschst, nie zu dir."[309]

Wenn du über Heilung nachdenkst, heilst du nicht länger, sondern denkst bloß darüber nach, gesund zu werden (C. S. Lewis' wachsamer Drache der Selbstbeobachtung). Das argwöhnische Überwachen ist ein Dieb der Gegenwart, weil es Energie und Geistesleistung abzapft, um Dinge vorauszuahnen, und weil es einen davon abhält, zu fühlen, zu heilen und zu genießen.

Gegen Ende meines eigenen Heilungsprozesses lernte ich, Schmerz einfach **zuzulassen**. Wenn du spürst, dass deine Muskeln sich zu verkrampfen beginnen, verspannst du dich, wehrst dich – kämpfst dagegen an? Oder entspannst du dich und lässt es zu, indem du atmest (übrigens: Muskelkrämpfe sind TMS)? Schließlich ließ ich die Schmerzen machen, was sie wollten, lebte und bewegte mich normal, maß ihnen keine Bedeutung mehr bei, so wie meine virtuelle Freundin und Rapperin Tractor-D über ihren Schmerz schrieb: „Ich lasse ihn durch mich durchströmen." Außerdem half es mir, die Schmerzen nicht einem eingeklemmten Nerv zuzuschreiben – was schließlich auch nicht der Fall war. Ich fing an, mir den Schmerz als saugendes oder ziehendes Gefühl vorzustellen, empfand und interpretierte die Informationen, die mir die Schmerzen übermittelten, auf neue Weise. Schmerzen sind Muskelkrämpfe direkt aus der Hölle. Wenn der Schmerzleidende den Gedanken nicht ablegen kann, dass strukturelle Probleme für seine chronischen (und häufig intensiven) Schmerzen verantwortlich sind, leistet er unbewusst Widerstand gegen die Veränderungen, die für die Heilung notwendig sind.

Das Paradox zu großer Bemühungen

Wenn du aufhörst, nach Wissen zu streben, wirst du wissen, ohne zu verstehen.
      — Kwai Chang Caine, „Caine und die Bankräuber"

Alle Wesen erbringen effizientere Leistung, wenn sie nicht überlastet sind und unter Druck stehen. Der ehemalige Football Coach der Ohio State University, Jim Tressel, wurde einmal zu seinem entspannten Coaching-Stil befragt – warum schrie er seine Spieler nicht an und wies sie lautstark zurecht, so wie viele andere Trainer? Er sagte, er wolle seine Spieler nicht noch zusätzlich damit belasten, dass er sie anbrüllte, schließlich hätten sie schon genug Dinge im Kopf. Zusätzlicher Druck erschwert selbst einfache Aufgaben und verfälscht die Interpretation unterschwelliger Botschaften. Veränderung tritt schneller ein, wenn wir entspannt und ungezwungen sind und Zutrauen besitzen. Es ist also entscheidend, bei der Heilung so viel Spaß wie möglich zu haben – meine eigene Genesung hat das deutlich vorangetrieben. Menschen werden schneller gesund, wenn sie zulassen, dass sich „die Probleme des Lebens von selbst lösen". Tu etwas, was du schon immer tun wolltest, tu es mit Begeisterung – und setze dich selbst weniger unter Druck.

Schmerzverschlimmerung – Die Dornen der Wahrheit

Sei vorgewarnt – es ist möglich, dass sich die Schmerzen während mehrerer Heilungsphasen ohne offensichtlichen Grund verschlimmern. Wenn die Emotionen an die Oberfläche treten – und das werden sie, wenn du heilst –, müssen die Schmerzen stärker werden, um den Ausdruck oder das Anerkennen des Unerwünschten zu vermeiden. Schmerz teilt uns mit, dass wir auf der Schwelle zur Heilung stehen – Angesicht zu Angesicht mit dem, von dem wir in unserem tiefsten Innern wissen, dass es die Wahrheit ist, die wir uns aber noch nicht eingestehen wollen. Dann ist eine ordentliche Portion Vertrauen notwendig, um sich weiter voranzubewegen, obwohl das andere Ufer noch nicht in Sicht ist – und nicht vollständig bekannt. TMS ist ein Schwellenzustand, eine **liminale Phase** (von lat. „limen": Schwelle). Es handelt sich um eine Zwischenphase, nachdem die erste Tür bereits geöffnet wurde, man die zweite aber noch nicht durchschritten hat. Es ist die Phase zwischen Wissen und Nichtwissen – die Schwelle zum Verständnis … *der Raum zwischen Yin und Yang …*

Der Anthropologe Victor Turner prägte den Begriff „liminale Phase" oder „Liminalität", während der man sich „weder hier noch dort" befindet. Liminalität beschreibt die Transformation von einem Zustand zum nächsten: Man befindet sich am äußersten Rand eines Zustands, der sich auflöst, steht aber noch nicht am Anfang eines neuen. **Die gesamte Transformation findet in der liminalen Phase** statt. Homi K. Bhabha ist ein indischer Theoretiker des Postkolonialismus und beschrieb Liminalität als „interstitiell". Interstitiell bedeutet „in den Zwischenräumen liegend" und beschreibt in der Biologie und Medizin eine winzige Öffnung oder Lücke in etwas, das von Natur aus undurchlässig erscheint. Es kann sich auch auf eine Pause beziehen, während eines Ereignisses oder in der Zeit. Leiden stellt tatsächlich eine Pause oder eine Zwischenphase im Leben eines Menschen dar. Krankheit und Schmerzen setzen einen außer Gefecht, sodass man eine Pause machen KANN. Der Schritt durch die nächste Tür ist eine Wiedergeburt – Erleuchtung, oder, wie der Buddha sagte: „Man setzt zum anderen Ufer über."

Oliver Wendell Holmes schrieb: „Von Zeit zu Zeit erweitert sich der Verstand eines Menschen durch eine neue Idee oder eine neue Empfindung und schrumpft nie wieder auf sein vorheriges Maß zurück." Nach erfolgreicher TMS-Heilung kannst du nicht mehr umkehren und durch die erste TMS-Tür zurückgehen. Du wirst vielleicht noch ein paar Mal am Türknauf herumdrehen, da alte Gewohnheiten nur langsam sterben, aber du kannst nicht einfach kehrtmachen, nachdem du erst einmal an Erkenntnis dazugewonnen hast. Schmerz steht selbst an der Schwelle zur Transformation. Menschen gehen aus ihren Schmerzen ausnahmslos als veränderte Personen hervor.

Der von TMS genesene Patient wird zu einem glücklicheren, zufriedeneren, in sich ruhenden Menschen, der neue Wege zu größerer persönlicher Erfüllung erkennt.
— Andrea Leonard-Segal, M.D., *The Divided Mind*[310]

Groddeck – das Es – die Kraft, die alle Krankheiten kontrolliert?

Die Krankheit kommt nicht von außen, der Mensch erschafft sie selbst, benutzt die Außenwelt nur als Werkzeug, um sich damit krank zu machen, greift aus seinem unerschöpflichen Instrumentenlager der ganzen Welt bald die Spirochäte der Syphilis, heute die Apfelsinenschale, morgen eine Gewehrkugel und übermorgen eine Erkältung heraus, um sich selbst damit ein Leid zuzufügen. Stets tut er es mit dem Zweck der Lustgewinnung, weil er als Mensch von Natur Freude am Leid hat, weil er als Mensch von Natur sich sündig fühlt und das Gefühl der Schuld durch Selbstbestrafung fortschaffen will, weil er irgendeiner Unbequemlichkeit ausweichen will.
— Dr. Georg Groddeck, *Das Buch vom Es*[311]

Groddecks Aussage führt uns zum Höhepunkt – und bestätigt meine vorherige Auffassung, dass die Art von Leid, die als nächstes en vogue sein wird, das ist, was die Person neben dir hat, und dass unsere Rücken, Füße und Hände heutzutage kollektiv den Dienst versagen. „[…] bald die Spirochäte der Syphilis, heute die Apfelsinenschale, morgen eine Gewehrkugel und übermorgen eine Erkältung […]." Was derzeit an Leiden im Trend liegt, bestimmt, was Menschen sich einfangen oder auf unbewusster Ebene aufgrund **düsterer Gelüste** zur Selbstbestrafung nutzen.

Der Arzt Georg Walther Groddeck war einer der produktivsten Heiler der modernen Zeiten. Du magst noch nicht von ihm gehört haben – was schlicht daran liegt, dass ihm das Urteil der Nachwelt gleichgültig war; ihm war nur daran gelegen, Menschen zu heilen, viele Menschen, vor allem die chronisch kranken. Obwohl er Freud als Genie ansah (was auf Gegenseitigkeit beruhte), was dessen Entdeckungen des Ichs, der Verdrängung und des Widerstands etc. betrifft, verfolgte er in puncto Krankheit, Gesundheit und Heilung seine eigene Philosophie. Groddeck war der Ansicht, dass es etwas deutlich Größeres gibt – eine Kraft, die uns regiert und den Körper aufbaut, die körperlichen Merkmale des Menschen schafft. Groddeck nannte diese unbekannte Kraft, die die Menschheit antreibt, **das Es**. Groddeck behauptete, Freud habe die Bezeichnung „Es" von ihm gestohlen, und Freud behauptete, Groddeck habe den Begriff „Es" von Nietzsche abgekupfert. Den wahren Ursprung kennt niemand, aufgrund all der Egos, die damals involviert waren. Wie dem auch sei, Freud zollte Groddeck schließlich für das Es Anerkennung – in seinem Buch *Das Ich und das Es.*

Für Groddeck ist das Es die Gesamtsumme dessen, was einen Menschen ausmacht. Es bestimmt, was wir tun und was wir erleben. Groddeck ging über das Ich als die Komponente, die uns definiert, hinaus, indem er darauf hinwies, dass das Ich weder über die Anzahl der Herzschläge pro Minute bestimmt noch über unsere Zellstruktur oder über unser Bedürfnis nach Sauerstoff oder dass wir überhaupt organische Wesen sind – das bestimmt eine andere Instanz: unser Es.

Ich bin der Ansicht, dass der Mensch vom Unbekannten belebt wird. In ihm ist ein Es, irgendein Wunderbares, das alles, was er tut und was mit ihm geschieht, regelt. Der Satz „Ich lebe" ist nur bedingt richtig, er drückt ein kleines Teilphänomen von der Grundwahrheit aus: „Der Mensch wird vom Es gelebt. "

— Dr. Georg Groddeck, Wegbereiter der
psychosomatischen Medizin (1866—1934)[312]

Groddecks Erfahrungen als Arzt brachten ihn zu dem Schluss, dass es etwas jenseits unseres Verständnisses gibt, das hinter den Krankheiten steckt, da Menschen mit der gleichen Krankheit und Prognose häufig unterschiedliche Krankheitsverläufe haben. Daraus schlussfolgerte er, dass die Ursachen von Krankheiten jenseits der menschlichen Erkenntnis liegen: „Denn der Mensch, seine Erscheinung [...] ist Symptom des Es, Äußerung des Es [...]" – Krankheit ist Groddeck zufolge also eine Ausdrucksform unseres gesamten Selbst.

Durch seine Auffassung vom Es veränderten sich Groddecks Heilmethoden drastisch; er wandte sich von seiner medizinischen Ausbildung und Erfahrung ab und der Psychoanalyse zu, von der er glaubte, dass sie bei jeder Krankheit helfen könnte – bei jedem körperlichen Problem. Seiner Ansicht nach führte die moderne Medizin lediglich rituelle Methoden durch – dabei war es gleichgültig, welche angewandt wurde, denn das Einzige, was von Bedeutung war, war wie das Es des Patienten die Behandlung wahrnahm. Daher profitiere der Patient nur wenig vom medizinisch-technischen Know-How des Arztes; die Heilung werde von der Reaktion des Es bestimmt. Der Arzt könne eine Wunde verarzten, eine Salbe auftragen, einen Gips anlegen oder amputieren – doch das Es bestimme das Endergebnis.

Groddeck vertrat die Auffassung, dass der Arzt das Es mittels Psychoanalyse beeinflussen konnte – davon ausgehend konnte das Es aus seinen Fehlern lernen und sie korrigieren. Das Es verursacht Krebs und Autounfälle, führt dazu, dass das Bein beim Sturz gebrochen wird, infiziert die Lungen und lässt die Augen erblinden. Das Es ist der Architekt der Menschheit – metaphysischer Natur –, jenseits Freud'scher Ursachen und Auswirkungen. Das Es ist die Ursache, die für die Genesung verstanden werden muss. Groddeck wusste, dass die Wissenschaft mit blindem Eifer ausschließlich an den Auswirkungen herumdokterte – doch seiner Ansicht nach war es nicht möglich, den Auswirkungen (Symptomen) einer Krankheit Einhalt zu gebieten, bis deren Ursache nicht umfassender verstanden wurde. An diesem Punkt treffen Groddecks und Sarnos Meinungen über den Heilungserfolg aufeinander, weil Groddeck glaubte, dass Heilung durch Einsicht herbeigeführt wurde. Groddeck dokterte nicht bloß an der Krankheit herum – er versuchte zu verstehen, was das Es durch die Krankheit ausdrücken wollte, indem er das Es mittels Psychoanalyse zu beeinflussen versuchte, um ihm beizubringen, sich auf weniger schmerzhafte Weise auszudrücken.

Groddecks Es untermauert auch die Auffassung, dass wir alles, was uns zur Verfügung steht, zur Selbstbestrafung nutzen – jegliches neue Symptom, das durch jede neue Modeerscheinung hervorgerufen wird. Heute sind es tödlich weiche

Matratzen, handgelenkzerstörende Computertastaturen, verheerende Schuhe für Hunderte von Euro, beängstigend bequeme Stühle; und morgen kann Es bloß eine Apfelsinenschale sein – alles, damit das Dunkle nicht ans Licht kommt. Menschen werden finden, was sie brauchen, um sich für ihren Wunsch nach Vergnügen zu bestrafen, indem sie ihre Leiden zu einem ganzen Berg auftürmen, sich etwas aus dem „unerschöpflichen Instrumentenlager der ganzen Welt" herausgreifen, um ihre Schuld- und Schamgefühle zu verbergen.

> *Der größte Zauberer unter den Analytikern – und fraglos der als Mensch bedeutendste von allen – war Georg Groddeck [...] Unser näheres Bekanntwerden leitete Groddecks Versprechen ein, mich von einer rückfälligen Phlebitis mit Geschwüren, deren volle Heilbarkeit andere Ärzte bezweifelten, binnen einer Woche für immer zu heilen. Ich fuhr natürlich zu Groddeck nach Baden-Baden, und wirklich: Die Wunden schlossen sich, das Bein schwoll ab, und bis zur Zeit, da ich dieses schreibe, gab es keinen Rückfall mehr.*
> — Hermann Graf Keyserling, (1880—1946), *Reise durch die Zeit*[313]

38

Loslassen

Es gibt nur einen Weg zum Glück, und der bedeutet, aufzuhören mit der Sorge um Dinge, die jenseits der Grenzen unseres Einflussvermögens liegen.

— Epiktet, stoischer Philosoph (um 55—135)

Eustress und Distress

Lebensereignisse verursachen keine Anspannung – destruktive Emotionen, die mit den Ereignissen assoziiert werden, hingegen schon, so wie bloße Angst kein TMS verursacht – die Reaktion darauf, die Ursache für die Angst zu überwinden, tut es. Anspannung ist eine psycho-physiologische Reaktion auf die Interpretation eines Ereignisses. Als der mutmaßliche Doppelmörder OJ Simpson für unschuldig erklärt wurde, waren die meisten Menschen verständlicherweise wütend; andere hingegen, deren Ich persönliches Interesse an Simpsons Freilassung hatte, applaudierten fröhlich, als er den Gerichtssaal als freier Mann verließ. Es ist dasselbe Ereignis – und doch ruft es zwei unterschiedliche Verhaltensweisen oder Gefühlsreaktionen hervor: Wut oder Freude. Wenn man sich nicht an einer übereifrigen Interpretation eines Ereignisses festklammert – beispielsweise an medizinischen Untersuchungsbildern oder Prognosen –, reagiert der Körper nicht so stark darauf. Die TMS-Schmerzen fangen an nachzulassen, wenn du den strukturellen Veränderungen keine Bedeutung mehr beimisst – oder wenn du all die Dinge loslässt, die dein Ich verletzen.

In seinem Buch *Deadly Emotions* berichtet Dr. Colbert von einer Patientin mittleren Alters, die rheumatoide Arthritis bekam, weil sie nicht imstande war, sich von emotional belastenden Ereignissen zu lösen. Sie klagte darüber, dass ihr Mann sie wegen einer jüngeren Frau verlassen hatte, und dass ihr Lebensstil von einem Luxusleben zu einem Leben degradiert worden war, bei dem sie gerade einmal über die Runden kam. Ihre Interpretation des Ereignisses führte zu rasender Wut auf ihren Ex-Mann. Gegenüber Dr. Colbert gab sie offen zu, dass sie ihren Ex-Mann hasste und wünschte, er wäre tot. Doch tot allein genügte ihr nicht, sie wollte zudem, dass er qualvoll und schmerzhaft verendete. Ihr Zustand verschlechterte sich im Laufe der Jahre. Colbert beschrieb sie als eine Frau, die „früher einmal ausgesprochen schön, liebenswert und anmutig"[314] gewesen war. Als er sie einmal fragte, ob sie ihrem Ex-Mann jemals verzeihen könne, antwortete sie: „Nein. Ich werde mich bis ans Ende meiner Tage so fühlen wie jetzt."[315] Colbert schreibt, dass sie mit den Jahren „gebückt, bucklig und verdreht"[316] wurde. Sie konnte ihren Groll auf ihren früheren Ehemann nie ablegen – trug ihn bis zu ihrem Tod in sich. Mit ihrer Weigerung, ihm zu verzeihen, schadete sie nur ihr selbst, weil es Öl in das Feuer ihres Ichs goss; ihren Exmann verletzte es zu keinem Zeitpunkt.

An Dingen festzuklammern, die uns selbst keinen Dienst erweisen, kann eine tödliche Vorgehensweise sein. Menschen verstehen im Allgemeinen nicht, was Krebs ist. Eine Krebszelle ist eine Zelle, die sich weigert zu sterben – sie will nicht harmonisch mit ihrer Zellgemeinde zusammenleben. Eine Zelle – die Grundlage für alles Bewusstsein – weigert sich, sich zu verändern, nachzugeben, loszulassen. Und durch ihre Weigerung kann sie das gesamte Wesen töten. Wenn wir krampfhaft an etwas festklammern, egal woran, kann es dazu führen, dass wir uns selbst vernichten.

39

TMS verleiht Hoffnung
„Hoffnung ist der wichtigste
Halt, Hoffnung ist alles."

„Ich bin so alt, dass meine Blutgruppe eingestellt wurde."
— Bob Hope an seinem hundertsten Geburtstag

Fünf goldene Regeln für Glück und Gesundheit – beginnend mit Hoffnung

Kult-Comedian Bob Hope ist ein großartiges Beispiel dafür, wie man ein gutes, erfülltes, produktives, glückliches und gesundes Leben lebt. Ich glaube, Bob machte fünf Dinge richtig, um glücklich und gesund zu leben, bis er im Alter von hundert Jahren starb. Das Wichtigste war: Er tat das, was er liebte. Er tat nicht das, was andere von ihm erwarteten, er tat nicht das, was er glaubte, tun zu müssen, er tat das, was IHN erfüllte. Er wurde zu seinem wahren Selbst – was Jung als unser Lebensziel ansah: Selbstverwirklichung durch Individuation. Lachen heilt, und Bob brachte für sein Leben gern Leute zum Lachen. Er genoss seine Karriere, entfachte Lachen – ein goldener Schlüssel zum Glück, denn es ist unmöglich, gleichzeitig wütend zu sein und zu lachen.

Die zweite Sache, die Bob richtig machte: Er unternahm jeden Tag einen langen Spaziergang. Seine Tochter Linda sagte, egal, wo er sich gerade aufhielt, konnte man ihn beim Spazierengehen antreffen – mit seinem Golfschläger in der Hand; er vergrößerte seine Distanzzone. Es ist eine wunderbare Art von Meditation, allein in die Natur hinauszugehen und das Geplapper des Tages verstummen zu lassen. Die positiven Auswirkungen von Spaziergängen auf die körperliche Gesundheit sind ebenso wichtig wie ihre meditativen Effekte. Wir sind Zweibeiner – dafür geschaffen, zu laufen, laufen, laufen.

Die dritte Sache, die Bob richtig machte: Er ließ sich jeden Tag massieren. Eine Massage ist eine hervorragende Methode, um das sympathische Nervensystem zu beruhigen. Die Anspannung schmilzt dahin, und der Grund für den Ärger häufig mit ihr. Auch der Arzt und Naturphilosoph Georg Groddeck ließ den Großteil seiner medizinischen Ausbildung hinter sich und wandte sich der Kombination zweier Dinge zu: **Psychoanalyse** und **Massage**.

Die vierte Sache, die Bob richtig machte: Er nutzte seinen Einfluss und seine Berühmtheit für wohltätige Zwecke. Niemand hat denen, die für Freiheit kämpfen, mehr gegeben als Bob Hope. Über mehr als sechzig Jahre hinweg unterhielt er Millionen von US-SoldatInnen. Das hätte mit Sicherheit ausgereicht, um jegliches mögliche Schuldgefühl zu tilgen, als reicher Mann in einem freien Land zu leben. Geben kann die tiefsitzende Schuld lindern, etwas zu besitzen, das andere nicht haben.

Die fünfte Sache, die Bob richtig machte, war, eine liebevolle, gesunde Beziehung zu pflegen. Partner, die sich gegenseitig unterstützen, sind in der Regel glücklicher und gesünder. Er war fast siebzig Jahre mit seiner Frau Dolores verheiratet. Als sie ihn fragte, wo er beerdigt werden wollte, soll er gesagt haben: „Überrasch mich!"

Es ist kein Geheimnis, warum Hope ein ganzes Jahrhundert lang glücklich und gesund lebte. Ich habe sein Buch über Golf gelesen, *Confessions of a Hooker: My Lifelong Love Affair with Golf*, in dem er schreibt, er sei nur ein einziges Mal in seinem Leben im Krankenhaus gewesen. Bob verleiht uns Hoffnung – er zeigt uns den Weg zum Glück auf. Glücklichsein ist das Gefühl von Verbundenheit, Freude, Liebe und Gelassenheit. Es bedeutet, frei zu leben und seinem Leben einen Sinn zu verleihen; Selbstwertgefühl zu verspüren, indem man der Welt eine Gabe darbringt.

40

Jenseits von TMS

Die größten Tragödien sind für die Menschheit von großem Nutzen und daher notwendig.
– Zhuangzi

Was ich gelernt habe: mein Weg nach Hause

Ich sah den Engel im Marmor und meißelte, bis ich ihn freigelegt hatte.

— Michelangelo

- Ich lernte, dass es einen Teil in mir gab, den ich – aus mir unbekannten Gründen – vor mir selbst versteckt hielt; einen Teil, der mich ausmacht, von dessen Existenz ich bis dahin aber nichts wusste und der all meine körperlichen Reaktionen verursacht.

- Ich lernte, echtes Mitgefühl zu empfinden und auszuteilen, statt ständig nach Perfektion zu streben.

- Ich lernte, mir die Dinge zu verzeihen, die ich meiner Ansicht nach falsch gemacht hatte, nicht zu Ende gebracht hatte oder hätte besser machen können.

- Ich lernte, mich auf das Leben zu konzentrieren, statt auf den Tod – auf Liebe, statt auf Angst.

- Ich lernte, dass Liebe weit über das Gefühl hinausgeht, das wir für Liebe halten.

- Ich lernte, dass viele der falschen Ansichten, die wir heute als wahr akzeptieren, auf den ichbezogenen Handlungen anderer Menschen in der Vergangenheit basieren.

- Ich lernte, dass das, was ich als Schwächen an mir wahrnahm, in Wahrheit meine größten Stärken sind – so wie ich von Natur aus geschaffen wurde.

- Ich lernte, dass Intimität die größte Angst derjenigen ist, die am innigsten lieben.

- Ich lernte, dass die Stolpersteine des Lebens meinen Körper robuster gemacht und meinen Geist erweitert haben – zu einem umfassenderen Bewusstsein.

Als meine Frau querschnittsgelähmt wurde, zerbrach mein Herz in zwei Stücke. Es sehnte sich danach, wieder im Einklang zu schlagen, ein Ganzes zu sein. Daraufhin setzte großer Schmerz ein, der in sich das Potenzial einer Transformation barg – doch ohne es zu wissen, füllte ich mein Herz mit Selbstbestrafung an. Im Laufe der Zeit erkannte ich meinen Fehler und erwachte aus der Tragödie zu einer höheren

Bewusstseinsebene – ich drang bis jenseits meines Ichs vor, weiter nach innen, zu meinem wahren Selbst.

Ob man es „göttliche Vorhersehung" nennt oder „zum anderen Ufer übersetzen", das Konzept bleibt dasselbe: Mein neues Wissen rührte von einer höheren Quelle her, folgte dem Plan eines weiseren Lehrmeisters, der so unermesslich intelligent ist, dass ich ihn nie vollkommen durchschauen werde – und doch sehe ich täglich seine Auswirkungen. Jeder Rückschlag erweitert den Geist mehr, weil er einen zur Introspektion zwingt, innerliche Wogen erzeugt, die zum Nachsinnen anregen, während sich die Versöhnung mit dem Unerwünschten entfaltet. Durch Trauer entdecken wir, was uns im Leben Halt verleiht – es ist die Gelegenheit, uns auf die Suche nach innen zu begeben, zum Anfang, Wahrheiten aufzudecken und während der Reise über die Geheimnisse des Lebens zu staunen.

Das Schönste, was wir erleben können, ist das Geheimnisvolle. Es ist das Grundgefühl, das an der Wiege von wahrer Kunst und Wissenschaft steht. Wer es nicht kennt und sich nicht mehr wundern, nicht mehr staunen kann, der ist sozusagen tot und sein Auge erloschen.
— Albert Einstein, 1931

Das Konzept der Heilung – hinter all der Ich- und Schattenarbeit und Introspektion – besteht darin, Ganzheit durch Glücklichsein zu erfahren. Die wahre Tragödie einer Tragödie ist, wenn nichts daraus gelernt wurde und alte Muster fortbestehen. Ich studierte an Dr. Sarnos Universität Schmerzen und unbewusste Verhaltensweisen – und schloss mit Auszeichnung ab. Und ich weiß – ohne den Hauch eines Zweifels –, dass auch du es schaffen kannst.

Unsere Bewusstseinskette bilden – Der erste Schritt ist Vergebung

Zwei Dinge sollte man im Leben anstreben: Erschaffe dir zunächst das, was du willst, und dann genieße es. Nur die weisesten Menschen erreichen das zweite Ziel.
— Logan Pearsall Smith, *Life and Human Nature*,
Autor und Literaturkritiker (1865—1946)

Bereits im frühen Alter werden wir mit bestimmten Realitäten fest verdrahtet – mit falschen Bildern von uns selbst, die aus Zurückweisung entstanden sind. Wir sehen das, von dem wir glauben, dass wir es sehen sollen, verhalten uns so, wie wir glauben, dass es von uns erwartet wird, verscharren alle düsteren Bilder von uns zusammen mit einer Portion Licht – und damit wird unsere Persönlichkeit geboren. Jede selbsterschaffene Persönlichkeit reagiert auf eigene Weise auf das Leben. Doch wenn ein forderndes Über-Ich die Basis einer Persönlichkeit bildet, fällt echtes Glück dem Konflikt zwischen den Ich-Instanzen zum Opfer. Die Person tappt in die Falle ihrer Emotionen – glaubt, sie wäre mit ihnen identisch. Sie ist außerstande, ihre Emotionen hinter sich zu lassen, sich selbst zu verzeihen, über ihre Erinnerungen hinauszuwachsen, tiefes Glück zu empfinden.

Erinnerungen werden in jeder Zelle der Körper-Psyche-Einheit gespeichert. Sie ist ein Lagerhaus für Erinnerungen, die auf die Emotionen reagieren, mit denen sie verknüpft sind. In *Anatomy of the Spirit* schreibt Caroline Myss: „Deine Biografie wird zu deiner Biologie." Im Vorwort zu dem Buch, dass du gerade liest, findet sich Dr. Sophers Aussage: „Unsere Psychologie beeinflusst unsere Physiologie", und ich habe geschrieben: „Ihre Biologie folgt ihrer Überzeugung." Das Konzept ist ein- und dasselbe. Der Körper offenbart das, was in der Psyche vor sich geht, zu jedem Zeitpunkt, in Form von Schmerzen, Krankheit oder guter Gesundheit.

Wir erlernen Selbstbestrafung während eines frühen Trennungstraumas – ein Trauma ist gemäß der Definition von Robert Scaer, M.D., „ein Zustand der Hilflosigkeit in einer als lebensbedrohlich empfundenen Situation". Um zu überleben, nutzen wir entweder den Mechanismus der Flucht (Rückzug/Kapitulation), des Kampfes (aggressives Durchsetzen) oder des Erstarrens (Vermeidung von Schmerztrauma); die Reaktion, die uns beim ersten Mal das Überleben ermöglicht hat, wird zu der Methode, die wir ein Leben lang benutzen. Wenn die Erstarrungsreaktion gewählt wurde, ist das die Geburtsstunde von TMS. Die körperlichen Symptome, die aus dem Erstarrungsmechanismus resultieren, sind die TMS-Symptome, die in diesem Buch besprochen werden. Die Symptome entstehen dadurch, dass die Energie, die für die Flucht oder den Kampf bereitgestellt wurde, welche aber nicht stattgefunden haben, nie entladen wurde. Sie sind Ausdruck eines Konflikts, der sich kundtun will, was ihm aus persönlichen Gründen aber verwehrt bleibt.

> Menschen tragen Masken, um ihr wahres Gesicht zu verbergen. Es kostet Energie, eine Maske zu entwerfen und anzufertigen. Es kostet Energie, die Maske aufzusetzen. Es kostet Energie, anderen Menschen seine Maske als echt zu verkaufen. Es kostet Energie sicherzustellen, dass man die Maske jeden Tag trägt. Es bedarf großen Muts, sie als Maske zu erkennen. Es bedarf noch größeren Muts, die Maske abzuziehen … und das Gesicht zu enthüllen, das sich darunter verbirgt … wenn Liebe die Angst ersetzt und das wahre Selbst ins Bewusstsein aufsteigt.

Emotionaler Schmerz ist ein kulturelles Tabu, daher tragen wir stattdessen die Maske körperlicher Schmerzen. In diesem Buch geht es darum, menschliche Fehlauffassungen zu enthüllen. Wenn du glaubst, dass du scheitern wirst, wirst du scheitern, aufgrund deiner unbewussten Handlungen, da dein Schatten verzweifelt versucht, eine Seite von dir zu verbergen, die dir Angst macht. Wenn du bloß vage hoffst, scheint nicht genug Licht auf alle potenziellen Wege zur Genesung. Mit wahrer Hoffnung kehrt Ruhe ein – und aus der Ruhe entsteht ein Gefühl von Frieden.

Als ich Dr. Sarnos Bücher zum ersten Mal las, hielt ich ihn für einen kauzigen Kerl, der versuchte, Bücher zu verkaufen. Ich beging den großen Fehler, ein Urteil über etwas zu fällen, das jenseits meines damaligen Verständnishorizonts lag. Meine körperlichen Schmerzen waren so stark, so durchdringend, und sie hatten so starke Auswirkungen auf mein Leben, dass ich einfach nicht glauben konnte, dass sie durch

Emotionen verursacht wurden. Ich wollte es nicht wahrhaben, dabei war es die Wahrheit. Ich lag mit meinem Urteil daneben – und der gute Arzt hatte recht.

Als ich das Buch fast vollendet hatte, kontaktierte ich den Psychiater Clancy McKenzie, um einige Dinge zu überprüfen, die er mir zuvor erklärt hatte, und um ihn wegen einiger Passagen, die er geschrieben hatte, genauer zu befragen, da so viel Leid durch frühe Trennung, Isolation, Zurückweisung und emotionales Verlassenwerden hervorgerufen wird. Zum damaligen Zeitpunkt wusste ich noch nicht, wie ich dieses Buch beenden wollte. Ich musste an irgendeinem Punkt aufhören, sonst hätte *Krieg und Frieden* gegen mein Manuskript wie die übersichtliche Speisekarte eines Schnellrestaurants ausgesehen. Ich haderte mit dem Ende – doch davon sagte ich Dr. McKenzie nichts. Aber dann schrieb er zurück und gab mir aus heiterem Himmel folgenden Ratschlag für mein Buch: „Vergiss nicht, auch über Verzeihen zu schreiben." Das war es! Er hatte mir das Ende und den Anfang geliefert, nach denen ich gesucht hatte. Verzeihen ist der Anfang vom Ende des selbstauferlegten Leids. Ich wusste bereits, dass Glücklichsein das Gegenmittel zum TMS-Gift war. Du kannst nicht glücklich sein, wenn du in Furcht lebst. Du kannst nicht glücklich sein ohne Hoffnung oder Liebe. Angst ist **Dunkelheit** – ein Zwischenraum – eine kurze Pause im Bewusstsein der andauernden Liebe, während der wir entscheiden müssen, ob wir aufgeben und glauben, dass dies alles ist, was es gibt, oder zur nächsten Bewusstseinsebene vordringen. Keine Liebe, keine Hoffnung, kein Glück kann existieren, wenn man dem wahren Selbst nicht zuvor verziehen hat. Doch wie erklärt man Menschen Glück, die glauben, es nicht verdient zu haben? Tatsächlich haben mich Dutzende Leute gefragt, wie man glücklicher wird. Glück stellt sich ein, wenn du die Angst loslässt – wenn du du selbst wirst –, der Mensch, zu dem du von Natur aus bestimmt bist. Wenn du dich der Angst erst einmal stellst, wird die aus dem Konflikt entstandene Wut abgemildert. Der einzige Weg zum wahren Glück ist tiefe Liebe, freies Lachen – aufrichtiges Verzeihen.

Vor vielen Jahren war Gerald Jampolsky, M.D., bereits zu dieser Einsicht gelangt, daher erstaunte es mich nicht, als ich im Frühling 2007 folgende Passage in seinem Buch las:

Viele Jahre lang habe ich mich mit chronischen Rückenschmerzen herumgeplagt, die mich körperlich stark einschränkten. Während jener Jahre war ich nicht imstande, Tennis zu spielen, Gartenarbeit zu verrichten und viele der Dinge zu tun, die mir Spaß machten. Ich wurde mehrmals ins Krankenhaus eingeliefert, und zu einem Zeitpunkt wollte der Neurochirurg mich operieren, wegen etwas, das er als „Rückenerkrankung mit organischer Ursache" bezeichnete – eine degenerierte Bandscheibe. Ich entschied mich gegen die Operation [...] Ich dachte, ich wäre wegen der Schmerzen und der damit verbundenen Qualen deprimiert. Dann nahm ich eines Tages eine zaghafte innere Stimme wahr, die sagte: Selbst wenn du ein organisches Rückenproblem hast – deine Schmerzen erschaffst du dir selbst. Mir fiel auf, dass meine Rückenschmerzen schlimmer wurden, wenn ich unter emotionalem Stress stand, besonders, wenn ich vor etwas Angst hatte und wenn ich mich wegen jemandem grämte. Doch ich war nicht aus dem Grund bedrückt, den ich annahm [...] Als ich lernte, meinen Kummer loszulassen, indem ich Verzeihen lernte, verschwanden meine Schmerzen. Heute bin ich in meinen Aktivitäten gar nicht mehr eingeschränkt [...] Ich war wegen nicht verheilter Beziehungswunden deprimiert gewesen.
— Gerald Jampolsky, M.D., *Love Is Letting Go Of Fear*[317]

Dr. Jampolsky erblickte das Licht der Wahrheit in den 1970ern. Ich durchlief den gleichen Prozess wie er und habe vielen anderen dabei zugesehen. Mir fällt beileibe niemand ein, der unter Schmerzen litt und zuvor nicht eine umwälzende Veränderung durchgemacht hatte, unter überwältigendem Druck stand oder sich wegen jemandem grämte – verdrängen musste, was zur Entstehung seiner Symptome führte.

Die meisten hatten das Gefühl, dass sie sich auf irgendeiner Ebene selbst bestraften, indem sie sich an Krankheiten festklammerten, die nicht existierten – oder die sie schlicht nicht hätten bekommen können. Sie alle wussten tief unterhalb der turbulenten Gewässer ihres Bewusstseins, dass sie mit sich selbst in Konflikt standen – und sie wussten auch, dass sie diesen Konflikt in ihren Körper abschoben. Sie waren nicht glücklich – daher stürzte sich die Psyche auf ihren Körper. Ich habe dieses Buch als umfassendes Gesundheitsbuch konzipiert, anstatt mich bloß auf die Schmerzen zu fokussieren. Ich bin zwischen dem Psychologischen und Körperlichen hin und her gewandert – in dem Wissen, dass beide eine untrennbare Einheit bilden.

Schmerz ist ein Teil des Lebens und der Philosophie, auf der ein Leben basiert, deshalb versucht dieses Buch, Licht auf das vollständige Leben zu werfen – auf die Ursprünge der Schmerzen, nicht bloß auf ihre Beschaffenheit. In diesem Buch geht es darum, was TMS ist. Es handelt hauptsächlich davon, **warum** TMS existiert. Meine Absicht war es, eine Landkarte zu erstellen, auf der die vielen Wege eingezeichnet sind, die zu einem Konflikt führen; der Betroffene entscheidet, welche Weggabelung in der Straße er auf der Reise der Genesung wählt. Es gilt, ausdauernd auf die Wahrheit zuzusteuern, sich von menschengemachten Problemen zu entfernen.

Die Sterblichen erlangen die Harmonie der Gesundheit nur dann, wenn sie Disharmonie aufgeben, die Allerhabenheit des göttlichen Gemüts anerkennen und sich von ihren materiellen Vorstellungen trennen. Rotte das Krankheitsbild aus dem beunruhigten Denken aus, bevor es im bewussten Denken, mit anderen Worten im Körper, greifbare Formen angenommen hat, und du verhinderst die Entwicklung von Krankheit. Diese Aufgabe wird leicht, wenn du verstehst, dass jede Krankheit ein Irrtum ist und dass sie außer dem, was das sterbliche Gemüt ihr zuordnet, weder Charakter noch Merkmal hat. Indem du das Denken über den Irrtum, oder die Krankheit, erhebst und beharrlich für die Wahrheit streitest, zerstörst du den Irrtum. Wenn wir Krankheit dadurch beseitigen, dass wir das beunruhigte Gemüt ansprechen und den Körper nicht beachten, beweisen wir, dass allein das Denken das Leiden hervorbringt.

— Mary Baker Eddy, (1821—1910),
Wissenschaft und Gesundheit mit Schlüssel zur Heiligen Schrift[318]

Oft werde ich gefragt, ob ich TMS in einem Wort zusammenfassen kann. Zwar rührt Anspannung in erster Linie aus einem Konflikt zwischen dem Es und dem Über-Ich her, aber müsste ich der Ursache der Schmerzen ein emotionales Etikett verpassen, so lautete es: **Schuldgefühle** (oder Scham – Schuldgefühle sind eine persönliche Reaktion, während Scham eine soziale Reaktion auf Verlegenheit ist). Wir können uns nicht gleichzeitig vollauf darauf konzentrieren, andere glücklich zu machen und unser eigenes Glück zu finden, deshalb leiden wir, weil wir in unserem tiefsten Innern spüren, was wir lieber täten, anstatt uns um andere Menschen zu kümmern. Schuld ist der verbliebene Konflikt aus dem Bemühen, ein guter Mensch zu sein und das Richtige zu tun, während man gleichzeitig nicht gut sein oder das Richtige tun will. Über diesem Konflikt und dem Bemühen, es allen gleichzeitig recht zu machen, geht uns die Fähigkeit verloren, das zu genießen, was bereits existiert – wir sind nicht gegenwärtig –, und Schuldgefühle machen unser Glück zunichte, wenn Selbstbestrafung als Bewältigungsmechanismus dient. Andere Menschen können dich nicht glücklich machen – nur du selbst kannst es: Dein Leben gehört dir. Die Vergangenheit muss verziehen oder emotional entladen werden, damit du dich vorwärtsbewegen kannst.

In unserem tiefsten Innern wissen wir Menschen, wo wir sein sollten und was wir erkennen müssen, um glücklich zu werden; uns fehlt bloß das nötige Vertrauen, um die Reise anzutreten und bis zum Ziel vorzudringen, daher dienen Schmerzen und Krankheiten als Botschafter, die uns auf den Weg zur Ganzheit der Liebe und der Wahrheit zutreiben. Wenn das Glück größer ist als die Angst und der Konflikt, verschwinden die Probleme aus unserer Erinnerung – unser Körper ist nicht länger ein Gefängnis für emotionale Wunden und wandelt sich zu einer gesunden Einheit für lebendigere Reisen.

*Glück zuerst,
und gute Gesundheit folgt garantiert ...*

Anhang A
TMS Äquivalente – Symptome
mit derselben Funktion wie Schmerz

Dein Körper übernimmt das Fühlen für dich. Jedes Gefühl – von Vergnügen bis zu Schmerzen und alles dazwischen – empfinden wir zunächst im Körper und erst danach durch unseren Verstand.

— John Lee, *Facing the Fire*[319]

Diese Sektion enthält eine kurze Liste häufiger spannungsverursachter psychosomatischer Symptome, die Äquivalente zu TMS-Spannungsschmerzen sind – körperliche Manifestationen einer emotionalen Reaktion. Die folgende Liste ist eine Aufstellung von Symptomen, die durch innere Anspannung erzeugt werden und die ich entweder mittels TMS-Heilung selbst besiegt, von denen ich gelesen habe oder von denen ich andere habe heilen sehen. Die unten aufgeführten Manifestationen könnten auch in TMS-Kategorien aufgeteilt werden, wie gastrointestinale Beschwerden, Hautprobleme, urogenitale Störungen, kardiopulmonale Erkrankungen, Autoimmunerkrankungen, Kreislaufbeschwerden, Depressionen und Immundefekte, nebst anderen. Die Anordnung dient der Übersichtlichkeit. Stürz dich drauf.

Akne – Pickel sind Ausdruck der Wut und der Angst, prallvolle Ausbrüche durch die Haut. Menschen staunen häufig darüber, dass sie ausgerechnet kurz vor ihrem wichtigen Termin oder Rendezvous einen dicken Pickel auf der Stirn oder mitten im Gesicht bekommen. Was ihnen nicht klar ist: Die Nervosität vor der bevorstehenden Begegnung hat den Ausbruch der Emotionen durch die Haut hervorgerufen – und enthüllt damit das erhöhte Maß an innerer Unruhe und hormoneller Aktivität.

Akute Pseudogicht (Chondrokalzinose) – Formen sogenannter Pseudogicht sind emotional bedingt. Es handelt sich um Phase-2-TMS, da es häufig durch Dehydrierung, Stress, Stoßen oder Verdrehen des Gelenks getriggert wird, ohne dass erhöhte Harnsäurewerte vorliegen.

Alkoholismus – Alkohol betäubt Emotionen – sein übermäßiger Genuss ist ein Versuch, die Leere der Trennung aufzufüllen und / oder um die verbliebene Wut aus früheren Trennungen abzumildern. Alkohol ist eine legale Droge, die konsumiert wird, anstatt sich zu bemühen, eine spirituelle Sehnsucht zu befriedigen.

Allergien – Ich kenne zahlreiche Leute, die im Zuge der TMS-Heilung auch ihre Allergien losgeworden sind, die sie ein Leben lang hatten. Dazu gehören sowohl Lebensmittel als auch Pollen. Eine Allergie ist eine Überreaktion des Immunsystems auf externe Trigger.

Alopezie (Haarausfall) – Es gibt viele Gründe für Haarausfall, und Anspannung ist einer davon. Lass dich zunächst untersuchen, bevor du dich selbst wegen Spannungsschmerzen therapierst.

Angina pectoris – Hierbei handelt es sich um anfallsartige Schmerzen in der Brust, die durch eine Durchblutungsstörung des Herzens hervorgerufen werden. Psychologische Faktoren spielen eine große Rolle, doch es kann eine körperliche Ursache zugrunde liegen. Finde heraus, warum das Herz nicht ausreichend durchblutet wird; lass dich zunächst von einem Kardiologen untersuchen, bevor du den Versuch unternimmst, deine Spannungsschmerzen selbst zu heilen. Menschen können aufgrund von TMS Schmerzen in der Brust bekommen, durch bloße Kontraktionen der Brustmuskeln, wodurch sie das Gefühl bekommen, einen Herzinfarkt zu erleiden.

Angst / innere Unruhe – Wenn unser Gehirn die Wahl zwischen Angst oder Schmerzen hat, trifft es die Entscheidung häufig zugunsten der Schmerzen. Schuld daran ist unser Über-Ich. Daher leiden wir unter Schmerzen, bis uns ihre Funktion bewusst wird.

Asthma – Menschen bekommen so große Angst davor, dass ihr nächster Atemzug ausbleiben könnte, dass sie in Panik verfallen. Sie ahnen Schlimmes voraus, können nicht darauf vertrauen, dass der nächste Atemzug von selbst erfolgt. Körperliches Training ist ein Trigger für Asthma-Panik, Wut ist ein weiterer.

Bauchschmerzen – Der Solarplexus (das „Sonnengeflecht") ist ein Nervengeflecht des sympathischen Nervensystems auf Höhe der Magengrube. Angst, Sorgen und Liebe spüren wir im Bauch, nicht im Gehirn. Das Gehirn ist von grauer Substanz umgeben, die denkt, aber der Solarplexus wird von weißer Substanz umgeben, was ihm zu fühlen ermöglicht. Daher stammt der Begriff „Bauchgefühl". Heruntergeschluckte Angst und Anspannung werden vom Magen verdaut.

Bell-Lähmung (Faszialisparese / Faszialislähmung) – Wie Dr. Sarno schreibt, regenerieren sich die Nerven nicht, wenn die Durchblutung im unteren Teil des Schädels unbewusst vermindert wird, und es kann permanenter Schaden entstehen. Nerven, die von Knochen umschlossen werden, wie es im Schädel und in der Wirbelsäule der Fall ist, können sich nicht regenerieren. Nach vierundzwanzig Stunden Sauerstoffverlust sind diese Nerven dauerhaft gelähmt.

Binge-Drinking / Rauschtrinken / Komasaufen – Ein exzessives Trinkgelage, Saufen bis zur Bewusstlosigkeit (siehe Alkoholismus).

Blähungen – Selbstauferlegter Druck erzeugt Druck im Bauch. Schmerzen und Bauchkrämpfe durch Blähungen sind spannungsbedingte Schmerzäquivalente, die entstehen, wenn der Impuls nach Kampf oder Flucht ansteigt.

Brandmal – Eine Hautrötung an gewissen Körperstellen, die durch Trigger reaktiviert wird. Direkt nachdem die Lähmung meiner Frau eingetreten war, bekam ich zum ersten Mal Rosazea – was zweifellos von meinem heftigen Zorn herrührte. Heute taucht sie als konditionierte Reaktion noch manchmal auf, wenn ich wütend bin oder unter Stress stehe.

Bronchitis (Chronischer Husten) – Ich hatte monatelang chronischen Husten, der, wie ich Jahre später erfuhr, von verdrängter Wut hervorgerufen wurde. Lass dich erst untersuchen, bevor du den Versuch unternimmst, deine Spannungsschmerzen selbst zu heilen. Husten kann auch ein Hinweis auf ein fortgeschrittenes Stadium einer Lungenkrankheit sein.

Bruxismus (Zähneknirschen) – Solange du nur mit deinen eigenen Zähnen knirschst, ist es stressbedingt. Wenn du auf den Zähnen anderer Leute herumkaust, knirscht es bei dir im Oberstübchen vermutlich heftiger.

Bursitis (Schleimbeutelentzündung) – Mit diesem Begriff wird zu leichtfertig umgegangen. Bei den meisten Fällen sogenannter Bursitis handelt es sich um TMS. Es bezeichnet eine Schwellung der Schleimbeutel, dabei liegt häufig gar keine Schwellung vor. Vielen TMS-Schmerzen, die Ärzte nicht zuordnen können, wird fälschlicherweise das Etikett „Schleimbeutelentzündung" oder „Tendinitis" aufgedrückt ... oder eine Bandbreite weiterer Bezeichnungen, die auf „-itis" enden.

Cholinergische Urticaria – Ein Nesselfieber, das unter extremem Stress unvermittelt auftritt. Es wird meist von Juckreiz, Hautrötung und Quaddelbildung begleitet. Diese Manifestation wurde durch den Charakter Chris Elliot in dem Kinofilm *Verrückt nach Mary* bekannt.

Chondropathia patellae (angeblicher Knorpelschaden hinter der Kniescheibe) – Das ist TMS im Knie und wird fälschlicherweise einem Knorpelschaden des Knies zugeschrieben.

Chronisches Erschöpfungssyndrom / Chronic Fatigue Syndrome (CFS) / benigne Myalgische Enzephalomyelitis (ME) – Zu den Symptomen dieses Syndroms gehören Muskelschwäche und kognitive Dysfunktion (Konzentrationsstörungen, „Nebel im Kopf"), häufig begleitet von Muskel- / Gelenkschmerzen, Atemstörungen und Depressionen. Ausruhen ist nicht zuträglich. Häufig beginnt es mit einem Grippegefühl oder nach einer ausgedehnten Stressphase (Phase-4-TMS). Es tritt häufiger bei Frauen auf und in der Lebensmitte. Dr. Sarno hat großen Erfolg damit, CFS als TMS zu behandeln. Es ist ein- und dasselbe.

Colitis ulcerosa (CU) / chronisch-entzündliche Darmerkrankung – Eine Entzündung der inneren Schleimhautschicht des Dickdarms (Kolons), die häufig von Geschwüren und Blutungen begleitet wird. Betroffene konnten sich durch Entspannung und innere Einsicht heilen. Es ist ein unbewusster Anspannungseffekt, der häufig aus dem Bemühen resultiert, es allen und jedem recht machen zu wollen und / oder unter Stress die Kontrolle zu bewahren. Aus Dr. Andrew Weils Buch *Spontaneous Healing*: „Erkrankungen der Haut (und des

Magen-Darm-Trakts) sollten als emotional bedingt betrachtet werden, bis das Gegenteil bewiesen wird, weil sich in diesen Systemen am häufigsten durch Stress entstandene Ungleichgewichte ausdrücken."[320]

Craniomandibuläre Dysfunktion (CMD) / temporomandibuläre Dysfunktion (TMD) – Kieferschmerzen werden durch Anspannung der Kiefermuskeln verursacht, die häufig (aber nicht immer) durch Überbelastung des Kiefers getriggert wird. Es kann auch von Zähneknirschen aufgrund unbewusster Angst und Wut getriggert werden. Häufig setzt es ganz plötzlich ein, so wie Phase-1-TMS.

Depressionen – Chronische Schmerzen werden so gut wie immer von milden bis schweren Depressionen begleitet (akutem Schmerz muss nicht unbedingt eine Depression vorausgehen, wahrscheinlicher ist eine Phase der Überstimulation); sie manifestieren sich als Gefühl der Sinnlosigkeit.

Durst – Wenn du bei selbstauferlegtem Stress unstillbaren Durst verspürst, überprüfe zunächst, ob du an Diabetes leidest; wenn das nicht der Fall ist, handelt es sich wahrscheinlich um eine angstbedingte Ablenkung des autonomen Nervensystems.

Dyspepsie (Verdauungsstörung) – Stonewall Jackson, General der Konföderierten im amerikanischen Bürgerkrieg, war bekannt für diese Beschwerden. Außerdem entsprach er der Typ-T-Persönlichkeit bis aufs i-Tüpfelchen. Er war ängstlich und ruhelos und ein paranoider Sorgenkrieger. Und ein ausgezeichneter Stratege.

Ekzem (oder Dermatitis) – Hierzu zählen Hautausschläge vielfältiger Art. Auch sie werden durch TMS-Heilung besser oder verschwinden ganz.

Emetophobie – Die Angst vor dem Erbrechen ist eine gängige Ablenkung.

Empfindliche Zähne – Pochen sowie Kälte- oder Hitzeempfindlichkeit sind häufig eine Ablenkungsstrategie des Gehirns.

Epicondylitis – Schmerzen im Ellenbogen. Treten die Schmerzen an der Außenseite des Ellenbogens auf, spricht man von einem **Tennisellenbogen**, treten sie auf der Innenseite auf, wird es als **Golferellenbogen** bezeichnet.

Epstein-Barr-Virus (EBV) – Ein Virus, das mit CFS / benigner myalgischer Enzephalomyelitis in Verbindung gebracht wird. Erschöpfung mit zusätzlichen Schmerzen, ähnlich wie CFS, doch bei EBV besitzen die Patienten erhöhte Antikörpertiter. Dr. Sarno weist in *The Mindbody Prescription* darauf hin, dass besagte Antikörpertiter reduziert werden können, wenn man den betroffenen Menschen die Möglichkeit gibt, ihre Gefühle auszudrücken. * Derzeit wird diskutiert, ob chronische Erschöpfung als offizielle Krankheit anerkannt wird. Das wäre ein Rückschritt für die Heilung. Sobald etwas offiziell als Krankheit eingestuft wird, fließt haufenweise G€ld, alles in die falsche Richtung. Suche die Antworten zunächst in dir selbst.

---

* „Ein Artikel, der 1994 im *Journal of Consulting and Clinical Psychology* erschien, berichtete von einer Senkung der Antikörpertiter beim Epstein-Barr-Virus bei den Menschen, die die Möglichkeiten erhielten, über Gefühle zu schreiben oder zu sprechen, die sie zuvor unterdrückt hatten […] Dieses Syndrom scheint

Essstörungen

   Anorexia nervosa (Magersucht) – Die psychologische Weigerung, ein gesundes Gewicht zu halten, ist eine Form der Selbstbestrafung, verbunden mit einem niedrigen Selbstwertgefühl: Man glaubt, nicht gut genug zu sein.

   Bulimia nervosa (Bulimie / Ess-Brechsucht) – Übermäßiges Essen wird von selbst herbeigeführtem Erbrechen gefolgt. Häufig handelt es sich dabei um ein kompensatorisches Verhalten, um Gewichtszunahme zu vermeiden – dahinter steckt der selbstzerstörerische Impuls, sich für etwas zu bestrafen, das man als Fehler an sich wahrnimmt, weil man beispielsweise Schwierigkeiten hat, sich anzupassen, dazuzugehören und akzeptiert zu werden. Diese psychologische Strategie dient dazu, die Person von ihrer emotionalen Verfassung abzulenken, indem sie sich Sorgen um ihr Gewicht und ihr Aussehen macht. Bulimie ist ein TMS-Schmerzäquivalent.

   Binge-Eating-Störung – Es handelt sich um zwanghafte Heißhungeranfälle (Fressanfälle), um Angst zu unterdrücken und emotionalen Schmerz auszubremsen, selbst wenn man nicht hungrig ist. Daraufhin setzen Schuldgefühle ein. Folgende Aussage ist ein Zitat aus dem Buch *Make the Connection*, das Oprah Winfrey zusammen mit ihrem Fitnesstrainer Bob Greene verfasste. Greene schreibt: „Wir haben alle unterschiedliche Arten, mit Schmerz umzugehen. Essen ist zufälligerweise der gesellschaftlich akzeptabelste Bewältigungsmechanismus. Oprah nutzte Essen eindeutig als primäre Bewältigungsstrategie [...] Früher wäre sie einfach an den Kühlschrank gegangen und hätte den Stress und Schmerz weggegessen. Doch seit sie Essen nicht länger als Ventil nutzt, leidet sie unter körperlichen Schmerzen. Schmerz ist ein Bestandteil des Lebens. Auch Oprah leidet heute unter Rückenschmerzen, Muskelverspannungen und -krämpfen [...] Die Art emotionaler Probleme, auf die ich mich beziehe, rühren in der Regel von Kindheitserfahrungen oder traumatischen Vorfällen her." [321] Die Schlüsselworte lauten: „gesellschaftlich akzeptabler Bewältigungsmechanismus". Essen, das übermäßig konsumiert oder verweigert wird, ist für manche Menschen ihre Schmerztablette, ihr Alkohol – ihre **Ablenkung**.

Extrasystole (ein Herzschlag, der außerhalb des physiologischen Herzrhythmus auftritt) – Lass dein Herz zunächst untersuchen, bevor du den Versuch unternimmst, deine Spannungsschmerzen selbst zu heilen.

Faszikulationen – Dies sind unwillkürliche Zuckungen oder Bewegungen der Muskeln unter der Haut, die sichtbar sind, aber nicht ausreichen würden, um Gliedmaßen zu bewegen. Die meisten Menschen können Gesichtszuckungen, Zucken im Trizeps, in den Augenlidern etc. durchaus mit Stress in Zusammenhang bringen. Die meisten Faszikulationen sind harmlose psychosomatische Spannungssyndrome. Es gibt schwerwiegendere Krankheiten, die diesen

---

eine Kombination aus einer Störung des Immunsystems (wodurch die erhöhten Antikörpertiter zustande kommen) und TMS-Symptomen zu sein, was beides dem emotionalen Prozess zugeschrieben werden kann [...]" [*The Mindbody Prescription*, S. 118–119]

Symptomen zugrunde liegen können, also gilt wie immer: Lass dich erst untersuchen, untersuchen, untersuchen (bitte lass dich nicht drei Mal untersuchen, es ist bloß ein Mantra). In den meisten Fällen sind diese lästigen Zuckungen Wut oder versteckter Angst zuzuschreiben, die ins Bewusstsein vordringen wollen, aber in die Untiefen des Unbewussten zurückgeschoben werden, bis sie sich auf der Haut einen Schauplatz verschaffen. Leute haben mir erzählt, dass sie am ganzen Körper Faszikulationen bekommen, wenn sie unter Stress stehen oder im Urlaub sind, vor Hochzeiten, wichtigen Ereignissen etc.

Fersensporne oder Fersenschmerzen – So wie Kalkablagerungen werden auch die meisten Fersensporne für Schmerzen in der Ferse verantwortlich gemacht. Doch wie Dres. Sarno und Sopher gezeigt haben, findet das clevere Gehirn Stellen, um die Aufmerksamkeit der Psyche von unbewusster Wut abzulenken. Die Schmerzen verschwinden durch TMS-Heilung, obwohl die Fersensporne weiterhin existieren.

Fibromyalgie (alias Myofibrositis, Fibrositis oder Myofasziitis) – Fibromyalgie ist TMS in seiner gedopten Form. Fibromyalgie = TMS = unbewusste Wut. Es ist das typische Beispiel für eine Krankheit, die künstlich erschaffen wurde – 1971 setzten sich einige Ärzte zusammen und erschufen die Bezeichnung „Fibromyalgie" für einen Symptomkomplex unbekannter Ursache. Auf einen Mann, der unter diesen emotional bedingten Symptomen leidet, kommen zehn Frauen – sprich: Rund neunzig Prozent aller Fibromyalgiebetroffenen sind Frauen. Momentan gibt es in den USA einen Werbespot für Lyrica, in dem eine Schauspielerin verkündet, ihr Arzt habe gesagt, dass ihre Fibromyalgie von „überaktiven Nerven" verursacht werde. Das ist nicht wahr. Die Schmerzen rühren immer von verminderter Sauerstoffzufuhr zu Muskeln, Nerven oder Sehnen her.

Flimmerskotom – Als Flimmerskotom wird ein Gesichtsfeldausfall bezeichnet, der häufig zickzackförmig umgrenzt ist und von regenbogenfarbigem Flimmern begleitet wird – diese Symptome verschwinden durch TMS-Heilung.

Gähnen – Gähnen ist eine Form von „Pandikulation"[322] – ähnlich, als würde man sich recken und strecken; so wie Schmerzen und viele andere Symptome auch ist es ansteckend. Gähnen verschwindet nicht durch TMS-Heilung, und es ist tatsächlich gut für dich. Ich wollte nur irgendwo in diesem Buch einmal das Wort „Pandikulation" benutzen. Gähnen führt bei der Körper-Psyche-Einheit sozusagen einen Reset durch und vereint Psyche, Körper und Bewusstsein wieder miteinander, steigert die Selbsterkenntnis aufgrund erhöhter Wachsamkeit.

Gastritis – **(Magenschleimhautentzündung)** Dies kann zu Blutungen führen und wird durch lang anhaltende Stressphasen sowie unterdrückte Wut verursacht. Es ist eine emotionale Reaktion.

Gastroparese (Magenlähmung) – Mein Vater litt unter dieser Manifestation, und es war ziemlich beängstigend. Der Magen hört einfach auf, Essen zu verdauen. Je fester das Essen, desto unangenehmer und schlechter verdaulich ist es. Ich hatte Kontakt zu einem weiteren Mann, der unter diesem TMS-Äquivalent litt und schließlich gesund wurde, nachdem er Sarno gelesen hatte. Mein Vater nahm knapp dreißig Kilo ab; das Symptom war aus heiterem Himmel aufgetreten und verschwand auf ebenso mysteriöse Weise wieder. TMS kann in jedem System, das vom ANS kontrolliert wird, Schaden anrichten, und die Verdauung gehört zu seinen Hauptfunktionen.

Geschwollene Lymphknoten – Es gibt viele Gründe für geschwollene Lymphknoten, und sie sollten alle durch Untersuchungen überprüft werden. Ich ließ eine Vielzahl an Untersuchungen wegen geschwollener Lymphknoten am Hals durchführen, aber es gab keine offensichtliche Ursache. Wenn die Ärzte nichts Krankhaftes feststellen können, ist höchstwahrscheinlich TMS der Übeltäter.

Gesichtszuckungen – Siehe Faszikulationen

Gicht – Ich kenne Menschen, die jedes Mal einen Gichtanfall erleiden, sobald sie unter „Stressspannung" stehen, und sobald der Stress vorüber ist, ist es auch mit der Gicht, Schwellung etc. vorbei. Stress verändert die Biochemie dahingehend, dass sich die Gelenke entzünden. Häufig bekommen Menschen unter Anspannung rote und geschwollene Knie; dies verschwindet, wenn die Anspannung abflaut.

Gingivitis (Zahnfleischentzündung) – Dies ist ein gutes Beispiel dafür, dass TMS auch Schwellungen hervorrufen kann. Das Zahnfleisch schwillt wieder ab, wenn die Anspannung nachlässt.

Glaskörpertrübungen (Floater) – Viele Leute, die unter Anspannung leiden, haben von einer ungewöhnlich hohen Anzahl dieser störenden Glaskörpertrübungen berichtet, die als bewegte Schatten für das Auge sichtbar sind. Sie entstehen durch degenerative Veränderungen der gelartigen Substanz des Glaskörpers. Menschen, die unter chronischen Schmerzen leiden, scheinen eine höhere Anfälligkeit für Glaskörpertrübungen zu besitzen. Mir wurde auch gesagt, dass Betroffene die Anzahl der Floater durch Entspannungsübungen verringern konnten.

Globus pharyngis (Globusgefühl, „Kloß im Hals") – Man hat das Gefühl, weinen zu müssen, aber es fließen keine Tränen. Es ist ein Anzeichen für Depressionen und hohe Anspannung. Ich bekam dieses Symptom, kurz nachdem meine Frau gelähmt wurde: Auch das verschwand im Zuge der TMS-Heilung und ist ein weiteres TMS-Schmerzäquivalent. Studien zu diesem Symptom haben gezeigt, dass sein Einsetzen damit in Verbindung steht, keinen engen Vertrauten zu haben, dem man seine persönlichen Gefühle offenbaren kann – Einsamkeit.

Glossodynie (Zungenbrennen / Burning Mouth Syndrome) – Das Gefühl einer brennenden Zunge und Mundschleimhaut kann durch TMS-Heilung zum Verschwinden gebracht werden.

Glücksspiel (chronisch) – Es entführt die Person aus ihrer Alltagswelt und aus ihrem Leben. Man fantasiert sich aus der momentanen emotionalen Verfassung und finanziellen Situation hinaus.

Hämorrhoiden – Stell sie dir als Krampfadern im Anus vor. Unter Stress bekommen viele Leute Schwellungen um den After. Das Leben setzt einem so zu, dass man sich vor Hämorrhoiden buchstäblich nicht mehr setzen kann.

Häufiger Harndrang – Angst und Anspannung, die durch perfektionistische Bestrebungen ausgelöst werden, manifestieren sich häufig in Form von ständigem Harndrang – als Ablenkung, wenn das System vor Angst aufgepeitscht und die Nierenausscheidung erhöht ist. Es ist ein TMS-Äquivalent, weil die Aufmerksamkeit von der Wut auf die Blase gelenkt wird. So wie bei allen Funktionen des autonomen Nervensystems / der Körper-Psyche-Einheit kann der Prozess auch in die andere Richtung überreguliert werden. So haben Menschen berichtet, dass sie keinen Harn lassen können, wenn sie aufgeregt sind, weil sich die Psyche auf die Angst fokussiert, nicht „zu können"; die Blase erstarrt.

Halsschmerzen (akut oder chronisch) – Infektionen sind häufig Zufallsbefunde. Die meisten Halsschmerzen rühren von Stress und Angst her; die Infektionen, die sich einschleichen, sind sekundäre Geschehen. Daran hat manch einer vielleicht schwer zu schlucken, aber Halsschmerzen kommen nicht von Infektionen – Infektionen kommen von Halsschmerzen, die wiederum von Überstimulation herrühren.

Harnwegsinfekte (HWI) – Harnwegsinfekte sind die zweithäufigste Art psychosomatischer Infektionen. Infekte der oberen Atemwege sind die Nummer eins.

Hautausschläge – Sie können fast nie diagnostiziert werden, da konventionelle Hautprobleme TMS sind.

Herpes simplex – Diese viralen Herpesbläschen werden durch innere Anspannung oder Angst hervorgerufen und sind die hübschen Halbcousinen der Warze.

Herzflattern – Es beschreibt das Gefühl, als würde das Herz zwischendurch ein paar Schläge aussetzen. Ich bekam dieses Symptom immer, wenn ich körperlich ausgepowert war. Es war jedes Mal beängstigend und ging durch Entspannung weg. Es fühlte sich an, als nähme es mir den Atem. Es kommt von der Energieanforderung, die an den Körper gestellt wird, von der Wut-Angst, die den regelmäßigen Herzschlag stört.

Herzrasen – Ein rasender und / oder hämmernder Herzschlag sind Symptome, die durch TMS-Heilung abklingen.

Herzrhythmusstörung (Arrhythmie) – Darunter versteht man eine Störung der normalen Herzschlagfolge. Lass dein Herz zunächst untersuchen, bevor du den Versuch unternimmst, deine Spannungsschmerzen selbst zu heilen.

Heuschnupfen – Auch Pollenallergie oder allergische Rhinitis genannt. Bei vielen Leuten verschwinden die Allergien zusammen mit ihren Schmerzen. Wie zuvor in Kapitel dreißig aufgeführt, offenbarte die Wolf-Langewitz-Studie, dass geführtes Bilderleben / Visualisieren und Entspannungstechniken Heuschnupfensymptome signifikant verbessern.

Hiatushernie (Zwerchfellbruch) – Hierbei fallen Teile der Bauchorgane durch das Zwerchfell (eine Muskel-Sehen-Platte zwischen Brust- und Bauchhöhle) in den Brustkorb, wodurch die Magensäure in die Speiseröhre zurückfließen kann, was zu Sodbrennen führt. Die Symptome verschwinden durch TMS-Heilung.

Hitzewallungen – Das Gefühl eines Wärmeschubs entsteht, wenn sich unter der Haut liegende Gefäße plötzlich weiten und mehr warmes Blut aus dem Körperinnern in die Haut fließt. Starke Schwankungen des Temperaturhaushalts treten häufig bei TMS-Reizüberflutung und Stress auf, sowohl bei Männern als auch bei Frauen.

Hordeolum (Gerstenkorn) – Häufig berichten mir Leute, sie bekämen nach einer Auseinandersetzung mit jemandem ein Gerstenkorn. Louise L. Hay schreibt in *You Can Heal Your Life*, ein Gerstenkorn bedeute, „wütend auf jemanden zu sein".

Hüftschmerzen – Sowohl Schmerzen im Hüftgelenk als auch Bursitis trochanterica (Schleimbeutelentzündung der Hüfte) sind Symptome, die durch TMS-Heilung abklingen.

Hyperakusis – Geräuschüberempfindlichkeit lässt sich durch TMS-Heilung und Entspannung zum Verschwinden bringen.

Hypertonie (chronischer Bluthochdruck) – Ein vorübergehend erhöhter Blutdruck ist normal; er steigt und fällt kurzzeitig, je nach Stress und Belastung. In seiner chronischen Form spricht man von Bluthochdruck oder arterieller Hypertonie; häufig handelt es sich dabei um eine psychosomatische Erkrankung. In Dr. Sarnos Buch *The Divided Mind* schreibt Samuel Mann, M.D., (in Kapitel 5) über psychosomatische Aspekte des Bluthochdrucks und liefert eine ausgezeichnete Erklärung von TMS als eine der Hauptursachen für Bluthochdruck. Ihm zufolge wird Bluthochdruck in zwanzig bis fünfundzwanzig Prozent aller Fälle durch TMS verursacht.

Hypochondrie – Die Angst davor, krank zu werden. In seltenen Fällen brauchen Menschen nicht einmal Symptome, um zu TMS-en. Die bloße Angst davor, krank zu werden, kann ausreichen, um ihre Aufmerksamkeit zu fesseln und sie von ihren Problemen abzulenken.

Impotenz – Stress kann die Fähigkeit, im Bett seinen Mann zu stehen, drastisch verringern. Das hat man mir zumindest erzählt.

Infektionen (häufige) – Dazu zählen Infektionen der oberen Atemwege, der Harnwege, des Genitalbereichs (keine Geschlechtskrankheiten), der Bronchien etc. Anspannung hemmt die Fähigkeit des Immunsystems, sich gegen innere und äußere Angreifer zu schützen.

Interstitielle Zystitis (IC) / Blasenschmerzsyndrom – Bei der interstitiellen Zystitis soll es sich um eine chronische Harnblasenentzündung handeln. Rund fünfzehn Prozent der Leute mit TMS-Schmerzen, mit denen ich Kontakt hatte, haben diese Art von Blasenschmerzen ebenfalls erlebt. Die Ursachen der IC sind unbekannt, doch das hält viele Chirurgen nicht davon ab, die Harnblase operativ zu €ntf€rnen (Zystektomie). Später wird festgestellt, dass es sich bloß um TMS-Schmerzen handelte, und die Patienten haben ihre Harnblase vollkommen grundlos geopfert. Die akute Zystitis, auch Harnwegsinfekt genannt, wird durch Bakterien verursacht und gewöhnlich mit Antibiotika behandelt. Im Gegensatz zur akuten Zystitis glaubt man, dass die IC nicht durch Bakterien verursacht wird und die konventionelle Antibiotika-Behandlung nicht anschlägt. Auf einer amerikanischen Webseite über IC steht ausdrücklich, dass es sich nicht um eine psychosomatische Krankheit handelt und sie nicht durch Stress hervorgerufen wird. Doch in der Selbsthilfe-Sektion wird unter dem Punkt „Was du tun kannst" empfohlen, seinen „Stress-Level zu reduzieren", um die Symptome der IC abzumildern.[323] Wenn Stress etwas verschlimmern kann, kann Stress es verursachen. Es gibt genug ehemalige Betroffene, die von IC genesen und damit der lebende Beweis dafür sind, dass es sich bei der interstitiellen Zystitis in der Tat um eine psychosomatische Stresserkrankung handelt.

Kalzinose (Kalkablagerungen) – Das Vorhandensein von Kalkablagerungen führt häufig zu einer Fehldiagnose, bei denen die Kalkablagerungen für Schmerzen verantwortlich gemacht werden, woraufhin unnötige Operationen durchgeführt werden – doch häufig handelt es sich dabei um TMS.

Karpaltunnelsyndrom – Mit Anbeginn des Computerzeitalters brach dieses moderne, von Menschen erschaffene Phänomen über uns herein, das durch soziale Nachahmung / Symptomsuggestion weiter um sich greift. Das perfekte legitime körperliche Ventil für jeden, der eine emotionale Reizschwelle überschritten hat – ein neuer Ort, an dem sich unerwünschte Emotionen verstecken können.

Knie (rot und geschwollen) – (siehe Stigmata) Gelegentlich sehe ich Menschen mit diesem Symptom. Andere Leute bekommen rote Ohren, wenn sie müde sind. Der Körper offenbart die tief verborgenen unaufgelösten Emotionen durch die Knie, die ein Symbol für eine Stütze sind.

Kokzygodynie /Coccygodynia – Der Ort des Schmerzes sitzt tief im Steißbein. Auch dies verschwindet durch TMS Heilung (der Schmerz – nicht das Steißbein).

Koronare Herzkrankheit – (Siehe Angina pectoris) Von Typ A bis Typ Z trägt das Herz die Hauptlast verdrängter Wut.

Kurzatmigkeit – Eine deutliche Beeinträchtigung der normalen Atemtätigkeit, bei der es den Betroffenen schwerfällt, einen vollständigen Atemzug zu tun; manchmal wird das Einatmen auch von starken Schmerzen begleitet. Kurzatmigkeit wird häufig durch Zorn hervorgerufen. Es gibt viele Gründe für unvollständige oder schmerzhafte Atemzüge, und Anspannung ist einer der häufigsten. Es kann natürlich auch ein anderer Grund dahinterstecken, der nicht TMS ist, beispielsweise ein Lungenemphysem. Atmen gehört zu den Funktionen des autonomen Nervensystems und ist somit empfänglich für emotionale Einflüsse.

Lyme-Borreliose (LD) – Bloß weil borrelienspezifische Antikörper im Blut gefunden werden, bedeutet es nicht, dass die Symptome von einer Borreliose herrühren. Wie Dr. Sarno gezeigt hat, wurden charakteristische Lyme-Borreliose-Symptome durch TMS-Heilung gelindert.

Magengeschwüre – Wo sind sie geblieben? Was früher einmal schwer im Trend lag, ist gegen neuere, jüngere, hübschere Erkrankungen ausgetauscht worden.

Metatarsalgie – Schmerzen und Entzündung im Bereich des Fußballens. TMS-Heilung lässt die Symptome abklingen.

Migräne – Die meisten Kopfschmerzen sind nachgewiesenermaßen psychosomatisch bedingt, solange kein Krankheitsprozess dahintersteckt. Kopfschmerzen können durch Wissen über TMS und Heilung auf tiefer Ebene zum Verschwinden gebracht werden. Blutgefäßverengung erzeugt durchdringende Kopfschmerzen, die als Botschaft und / oder Ablenkung dienen. Ich bekam die Symptome, die Kopfschmerzen häufig vorausgehen, bevor ich auf Dr. Sarno stieß, aber nie die eigentlichen Schmerzen.

Mitralklappenprolaps (MKP) – Es überraschte mich nicht, als ich herausfand, wie viele Schmerzleidende ebenso wie ich MKP hatten. Bei zwei Bekannten verschwanden die Symptome im Zuge der TMS-Heilung. Dr. Sarno, der selbst unter TMS litt, hatte ebenfalls MKP. Nach fünfundvierzig Jahren verschwanden bei meinem Freund Allan Masison die MKP-Symptome zeitgleich mit seinen TMS-Schmerzen.

Morton-Metatarsalgie (Morton-Neurom) – Schmerzen im Mittelfuß im Bereich der Metatarsalknochen. Es hat mit Anspannung zu tun und löst sich durch TMS-Heilung auf. Ich hatte jahrelang diese Schmerzen; auch sie verschwanden gemeinsam mit meinen Rückenschmerzen und sind nie wieder aufgetaucht.

Muskelspasmen (Muskelkrämpfe) – Häufig erleidet der TMS-Betroffene nachts Krämpfe in den Beinen und Füßen, wenn die Durchblutung in Ruhelage weiter reduziert wird und die unbewusste Aktivität steigt. Das Unterbewusstsein und die autonomen Systeme schlafen nie; täten sie es, würdest du für immer schlafen.

Muskelzerrungen am Oberschenkel (insbesondere am Beinbizeps) – Selbst wenn es sich wie ein gezerrter Muskel anfühlt, handelt es sich meist um verminderten Blutzufluss zu den Hauptmuskeln auf der Beinrückseite – ein Muskelkrampf aus innerer Anspannung.

Nackenschmerzen – Rückenschmerzen am „Nordpol des Rückens"

Nasenbluten – Unter Anspannung bekommen Leute häufig Nasenbluten, weil sich die Blutgefäße in der Nase weiten und manchmal platzen. Anfälle von Nasenbluten können durch TMS-Heilung verschwinden.

Nicht-gonorrhoische Urethritis (NGU) / unspezifische Harnröhrenentzündung – Während sie häufig durch Infektionen bedingt wird (meist durch Chlamydien), kann diese Harnröhrenentzündung von der Schuld über sexuelles Vergnügen herrühren. Dr. Sopher schrieb, er habe relativ viele Fälle erlebt, in denen sexuelle Schuldgefühle und Harnröhrenentzündungen Hand in Hand gingen. Mit der TMS-Heilung verschwinden die Symptome.

Ohnmacht – Ohnmachtsanfälle können eine Vielzahl von Ursachen haben; doch die Hauptursachen sind Angst, Überstimulation und der Kampf um äußere Kontrolle (Über-Ich).

Ohrensausen (stechende Schmerzen oder Pochen) – Während überwältigender Stressphasen wählt das Gehirn häufig die Ohren als Ventil für unterdrückte Wut. Manchmal klingt es wie ein Sausen oder Rauschen und kann von stechendem Schmerz begleitet werden, um unsere Aufmerksamkeit darauf zu fixieren. Gleichgewichtsverlust kann die Folge sein. Es gibt etwas, das man nicht hören will.

Panikattacke – Panik ist verdrängte Wut, die aufbegehrt; äußere Kontrolle unterdrückt inneren Aufruhr. Das Über-Ich hält das Es im Würgegriff.

Parästhesie – Kribbeln in den Beinen oder anderen Extremitäten kann ziemlich beängstigend sein und sollte zunächst medizinisch abgeklärt werden, verschwindet in der Regel aber durch TMS-Heilung. Das Kribbeln und Pieken kann überall am Körper auftreten, sogar im Gesicht und an den Armen. Es liegt an verminderter Sauerstoffzufuhr zu den Nerven.

Periodische Beinbewegungen im Schlaf (PLMS) – Unregelmäßige Bewegungen von Armen und Beinen außerhalb der REM-Schlafphase – von diesen Beschwerden hatte ich noch nie gehört, bis mir ein Freund, der unter TMS und PLMS litt, davon erzählte. An jenem Tag informierte ich mich auf einer Webseite darüber. In der folgenden Nacht begannen meine Hände und Arme zu zucken, während mein Körper das Konzept in sich aufnahm. Ich wurde mehrmals davon wach, bis mir klar wurde, dass mich ein Mem infiziert hatte. Ich behandelte es wie TMS, woraufhin es augenblicklich verschwand.

Phobien – Irrationale Ängste, die von früher Trennungsangst oder einem Trauma herrühren. Menschen mit Phobien besitzen ein stärkeres Kontrollbedürfnis und eine höhere Anfälligkeit für TMS.

Pilzinfektionen – Wie bei den meisten chronischen Infektionen liegen ihre Ursachen oft in unbewusstem emotionalen Aufruhr.

Piriformissyndrom – Dieses Symptom entsteht, wenn TMS ernsthafter zuschlägt. Auf dem Höhepunkt meines TMS, war der **Sauerstoffmangel** so heftig, dass sich mein Piriformismuskel verkrampfte, weil die Durchblutung meiner Hüfte vermindert war. Kribbeln und Pieken setzten kurz darauf ein. Diese Symptome verschwinden durch TMS-Therapie. Es handelt sich eindeutig um TMS-Muskelkrämpfe, nicht um einen eingeklemmten Nerv.

Plantarfasziitis – Schmerzen entlang der Längswölbung des Fußes. Diese Symptome verschwinden durch TMS-Therapie.

Polyneuropathie (Beschwerden des peripheren Nervensystems, die sich in den Extremitäten bemerkbar machen, insbesondere in den Füßen) – Dieses Beschwerdebild wird einer Vielzahl von Prozessen zugeschrieben, hat aber keine eindeutige Ursache. Den meisten Menschen, die unter Fußschmerzen leiden, ist nicht klar, dass es sich um eine emotionale Reaktion handelt. Ein Freund, Bart la Dose, nannte es das „aufgerollte-Socken-Syndrom". Es verschwindet durch TMS-Heilung.

Post-Polio-Syndrom – Schmerzen treten an den Muskelgruppen auf, die zu einem früheren Zeitpunkt von Polymyelitis betroffen waren, doch wie Dr. Sarno in *The Divided Mind* sagt: „Es gibt keinen Beweis dafür, dass dies die Ursache ist."*

Proctalgia fugax (Analspasmus) – Es handelt sich um TMS-Beschwerden, bei denen die Betroffenen unter starken krampfartigen Schmerzen im Analbereich leiden. Es kommt relativ häufig vor und kann durch TMS-Therapie „geheilt" werden.

Promiskuität – Diese Art von Bewältigungsmechanismus ist äußerst riskant und nicht zu empfehlen.

Prostatitis (akute bakterielle Prostatitis, chronische bakterielle Prostatitis, nicht-bakterielle Prostatitis und Prostatodynie) – Ich kenne zwei Leute, die von der nicht-bakteriellen Prostatitis genesen sind. In *Healing Back Pain* schreibt Dr. Sarno: „Ein befreundeter Urologe hat mir erzählt, dass über neunzig Prozent seiner Fälle von Prostatitis durch innere Anspannung verursacht werden."[324]

Pylorospasmus (Magenpförtnerkrampf) – Das Gefühl, als würde einem jemand in den Bauch boxen, während einem die Hände und Beine erschlaffen. Nach einem Magenpförtnerkrampf fühlte ich mich jedes Mal, als hätte ich einen Infarkt erlitten: erschöpft und leer. Die Anspannung hatte ihren Weg in den oberen Verdauungstrakt gefunden und führte zu einem Krampf im Magenpförtnermuskel.

---

* Aus *The Divided Mind*: „In wissenschaftlichen Kreisen gibt es einen häufig zitierten lateinischen Ausspruch, der sich auf diese bestimmte Art von Fehldiagnose bezieht: ‚Post hoc ergo propter hoc'. Es bedeutet: ‚Danach, also deswegen' [in diesem Fall Polio], und ist ein klassischer Logikfehler, der zu einer gefährlichen und unwissenschaftlichen Schlussfolgerung führt." [S. 17]

Rauchen – Innere Unruhe / Angst will besänftigt werden, und Rauchen ist, unglücklicherweise, eine Methode, die Menschen wählen, um ihre Angst zu besänftigen. Was ihnen allerdings mehr Angst machen sollte, sind die bisweilen tödlichen Folgen dieser auf Dauer ungeeigneten Bewältigungsstrategie.

Raynaud-Syndrom (Morbus Raynaud / Raynaud-Phänomen) – Krampfartige Verengungen der Blutgefäße (Vasospasmen) in den Händen und Füßen, die von der gleichen Überreaktion des autonomen Nervensystems auf äußere Reize herrühren, die TMS verursacht. Die Hände oder Füße verfärben sich weiß oder blau, sobald sie Kälte spüren, weil das ANS mehr Blut von oberflächlichen Hautgefäßen in tiefere Körpervenen leitet, um den Wärmeverlust zu minimieren. Dieses Syndrom ist harmlos.

Refluxösophagitis / gastroösophageale Refluxkrankheit (Sodbrennen) – Es ist frustrierend, im Fernsehen Werbespots zu sehen, in denen dies als „Krankheit" deklariert wird. Sodbrennen ist ein Anzeichen von Stress, innerer Unruhe und manchmal schlechter körperlicher Verfassung. Es ist keine Krankheit. Doch jedes Symptom, dem man gestattet, chronisch zu werden, kann gefährlich werden. Es birgt das Potenzial eines Barrett-Ösophagus.* Wie bei allen Symptomen gilt, den Grund dafür zu tilgen.

Reizblase – Hierbei handelt es sich um unwillkürliche Muskelkontraktionen der Blase mit ständigem unkontrollierbaren Harndrang. Die Symptome verschwinden durch TMS-Heilung.

Reizdarmsyndrom (RDS) / Irritable Bowel Syndrome (IBS) – Unter welchem Namen auch immer handelt es sich um Beschwerden im Magen-Darm-Bereich mit abwechselnden Phasen von Verstopfung und Durchfall, die häufig von Schmerzen und Blähungen begleitet werden. Von der Webseite der Johns-Hopkins-Universität: „Emotionaler Stress kann ein Faktor sein, der erschwerend hinzukommt […] häufig [ist es] möglich, die Symptome durch eine Kombination aus spezieller Diät und Stress-Management zu lindern."

---

* Das Barrett-Syndrom (Barrett-Ösophagus) ist eine Komplikation der Refluxkrankheit. Durch chronischen Rückfluss von Magensäure kann es im unteren Abschnitt des Ösophagus (der Speiseröhre) zur Ausbildung von Geschwüren kommen, die den Becherzellen des Darmtrakts ähneln.

Restless-Legs-Syndrom (RLS) / Syndrom der ruhelosen Beine – Wie bei den zuvor erwähnten Beinkrämpfen handelt es sich auch hierbei um Gefühlsstörungen oder einen unangenehmen Bewegungsdrang in den Beinen, was für gewöhnlich im Schlaf oder beim Ausruhen auftritt. Es besitzt in gewisser Hinsicht starke Ähnlichkeit mit Tinnitus: Je mehr Aufmerksamkeit man ihm widmet, desto heftiger wird es. Heutzutage wird in der Fernsehwerbung versucht, die Aufmerksamkeit der Zuschauer durch bewusste Suggestion auf diese Beschwerden zu lenken und gleichzeitig ein Heilmittel dafür zu b€w€rb€n. Ich konnte dieses Symptom zum Verschwinden bringen, indem ich mich entspannte und meine Atmung beobachtete.

Rosazea – Gesichtsröte, die häufig mit Entzündungserscheinungen oder Knötchen im Gesicht einhergeht. Hierbei findet der entgegengesetzte Prozess wie beim Raynaud-Syndrom statt: Anstatt die Blutgefäße zu verengen / zu schließen, sind sie bei Rosazea erweitert. Dieses Symptom offenbart einen Pegel versteckter Anspannung, der bislang unbekannt war. Es steht symbolisch dafür, „vor Wut rot anzulaufen". Ronald Reagan litt darunter, und Bill Clinton tut es immer noch.

Rotatorenmanschette (Ruptur) – Viele der sogenannten Rotatorenmanschettenrupturen waren schon vorher da, doch wenn der Chirurg die Aufnahmen davon sieht, rät er häufig zu einer unnötigen Operation. Kurz nach der Operation verlagert sich der Schmerz in die andere Schulter, was ein weiterer Beweis dafür ist, dass die Operation überflüssig war und dass die Anspannung nach einer ähnlichen Stelle sucht, um sich dort zu verstecken und die Aufmerksamkeit der Person darauf zu lenken. Partielle Rupturen sind normalerweise Zufallsbefunde und können fast immer außer Acht gelassen werden.

RSI-Syndrom / Repetitive-Strain-Injury – Dies ist ein neues Label für TMS, um damit G€ld zu machen.

Rückenschmerzen – Autsch! (siehe obiges Buch).

Schienbeinkantensyndrom – Fußaufstampfen auf dem Straßenpflaster wird fälschlicherweise für das Schienbeinkantensyndrom als Ursache herangezogen. Das Ammenmärchen besagt, dass sich der Muskel vom Schienbein gelöst hat. Dann verbindet er sich auf wundersame Weise einige Tage oder Wochen später wieder damit, wenn die Schmerzen plötzlich verschwinden. Der Fuß, der beim Joggen auf das Straßenpflaster prallt, ist vielmehr der Trigger für Phase-2-TMS. Das innere Selbst möchte nicht laufen müssen (es kostet Energie). Dr. Sarno bezeichnete das Schienbeinkantensyndrom als „TMS-Tendinitis".

Schleudertrauma (chronisch) – Dies kann während der TMS-Phasen 2, 3 und 4 beobachtet werden. Dr. Robert Scaer kategorisierte das Schleudertrauma als „Beschleunigungsverletzung", die häufig eine posttraumatische Belastungsstörung (PTSD) nach sich zieht; Ärzte und Patienten sind gleichermaßen verblüfft darüber, wie langanhaltend und schwerwiegend die Symptome sind. Scaer zitiert eine Publikation von Gay und Abbott aus dem Jahr 1953: „Diese Patienten waren typischerweise körperlich stärker beeinträchtigt und blieben länger außer Gefecht gesetzt, als angesichts des harmlosen Unfallhergangs zu erwarten gewesen wäre." Die Debatte entsteht durch die Diskrepanz zwischen den erlittenen Symptomen und dem Ausmaß des Traumas. Wie für alle TMS-Beschwerden gilt auch hier: Die Betroffenen reden sich weder etwas ein noch übertreiben sie. Die Symptome sind real, aber die Schmerzen dauern aufgrund unbewusster Kräfte und Motivationen an – nicht wegen eines strukturellen Problems.

Menschen wählen unbewusst Symptome, die en vogue sind und von ihren Ärzten als legitime körperliche Beschwerden angesehen werden. Aus diesem Grund haben Syndrome wie Nacken- und Rückenschmerzen in den meisten Teilen der westlichen Welt mittlerweile epidemische Ausmaße angenommen.

— John E. Sarno, M.D. *The Mindbody Prescription*[325]

Schluckauf – Ich habe ein Gegenmittel für Schluckauf, das noch nie versagt hat – gib mir einen Dollar und ich verrate dir mein Geheimrezept. Schluckauf dient dem gleichen Zweck wie Bronchitis und alle anderen TMS-Äquivalente: der Ablenkung.

Schüttelfrost (Kälteschauer) – Das Gefühl, als würde einem jemand eiskaltes Wasser über den Kopf oder den Körper gießen, ist ein Symptom, das durch TMS-Heilung zum Verschwinden gebracht wird.

Schultersteife (alias Frozen Shoulder, adhäsive Kapsulitis) – Ein sehr gängiges TMS-Äquivalent, bei dem sich das Schultergelenk unbeweglich oder steif anfühlt und manchmal schmerzt. Die Symptome verschwinden im Zuge der TMS-Heilung.

Schuppen – Die Flocken sind ein weiterer Beweis für die Beteiligung des autonomen Nervensystems, da die Schweißsekretion zu den Körpertemperatur-Regulierungsmechanismen des ANS gehört. In Stressphasen kann das ANS die Schweißsekretion erhöhen oder verringern – die Haut austrocknen.

Schuppenflechte (Psoriasis) – Dies ist eine chronische Hauterkrankung, bei der sich die Zellen zu schnell vervielfältigen, wodurch dicke rote, weiße oder silbrige Hautschuppen entstehen. Es besteht eine extrem hohe Wechselbeziehung zwischen Schuppenflechte und Rückenschmerzen, was ein weiterer Beweis für den Einfluss des autonomen Nervensystems ist. Aus *Deadly Emotions*: „Schuppenflechte ist wie ein Vulkan, der durch den Druck unbemerkter Kräfte direkt unterhalb der Oberfläche des Lebens einer Person ausbricht. Der Körper scheidet Angst, Frustration, Wut und andere giftige Emotionen aus."[326]

Schwindel (Benommenheit, Gehen wie auf Watte) – Schwindel hält Wut, die an die Oberfläche zu dringen versucht, zurück, damit der Konflikt nicht zutage treten kann. Durch die angestaute Energie, die durch das Unterdrücken der Angst und der Wut entsteht, wird einem schwindlig.

Schwindelanfälle (benigner paroxysmaler Lagerungsschwindel, BPLS / peripherer paroxysmaler Lagerungsschwindel, PPLS) – Dies kann das beängstigendste TMS-Symptom sein, und zunächst sollte ärztlich abgeklärt werden, ob ernsthaftere Erkrankungen dahinterstecken. Wenn alles ok ist, ist es schlicht ein teuflisches TMS-Symptom.

Schwitzen (exzessives) – Ein TMS-Angst-Symptom ist übermäßiges Schwitzen. Das ANS kann seine Vorgänge sowohl herauf- als auch herunterregeln. Früher habe ich so gut wie nie geschwitzt, nicht einmal bei Temperaturen um vierzig Grad. Als ich anfing, meine Rückenschmerzen herauszufordern – bevor und nachdem ich Dr. Sarno gelesen hatte –, begann ich zum ersten Mal, normal zu schwitzen, da sich mein ANS wieder neu regulierte.

Seborrhoische Dermatitis / seborrhoisches Ekzem – Damit wird eine Haut-entzündung bezeichnet, die durch fettige rote Schuppen charakterisiert wird. Bei Babys spricht man auch von Milchschorf. Angst und Wut verändern alle erdenklichen autonomen Funktionen, die die Haut beeinflussen. Wut äußert sich häufig auf der Epidermis – selbst schon bei verängstigten Säuglingen.

Sehvermögen (unterschiedliche Veränderungen) – Wenn die Anspannung steigt, beeinträchtigt sie häufig unser Sehvermögen. Durch die Anspannung verändert das Auge seine Form. Manche Menschen brauchen ihre Kontaktlinsen oder ihre Brille nicht mehr, nachdem sie von ihren Spannungsschmerzen geheilt wurden.

Sinusitis (Nasennebenhöhlenentzündung) – Starke innere Anspannung versteckt sich oft in den Nasennebenhöhlen. Die Infektionen beginnen häufig in der Kindheit. In ihrer Funktion ähneln sie Erkältungen; sie treten in Situationen auf, in denen es nicht akzeptabel ist, zu weinen, und wenn die Person von ihren Gefühlen überwältigt wird, ersetzt die Infektionen ihr Bedürfnis zu weinen. Martin Rossman, M.D., berichtet in *Guided Imagery for Self-Healing* von seinem Patienten Ed, der unter wiederkehrenden Nasennebenhöhlenentzündungen litt. Dr. Rossman gab ihm Kassetten mit Entspannungstechniken mit und trug ihm auf, sie zwei Mal täglich zu hören. Ed berichtete, dass er sich nach einer Woche um neunzig Prozent besser fühlte. Kurz darauf verschwanden seine Nasennebenhöhlenentzündungen vollständig, und seit über zehn Jahren hatte er keine einzige mehr.[327]

Mary, vierundzwanzig Jahre alt, hatte eine Sinusitis und befürchtete, sie könnte sich ausbreiten und verschlimmern [...] Mary befragte Rose (Marys inneren Ratgeber) zu ihrer Krankheit und wurde sich schnell der Anspannung bewusst, die sie in den vorangehenden zwei Wochen zwischen ihr und ihrem Mann wahrgenommen hatte [...] Nach der imaginären Sitzung fühlte sich Mary deutlich besser, sowohl emotional als auch körperlich. In der Folge führte sie an einem ruhigen Abend ein offenes Gespräch mit ihrem Mann, der gut reagierte und auf sie einging. Sie waren in der Lage, ihre Bedenken miteinander zu teilen, und innerhalb von zwei Tagen war Mary wieder gesund.
– Martin Rossman, M.D., Guided Imagery for Self-Healing[328]

Skoliose – Eine Seitabweichung der Wirbelsäule von der Längsachse ist an sich nicht psychosomatisch, doch die nachfolgenden Schmerzen sind es meist schon. In *Healing Back Pain* schreibt Dr. Sarno über Skoliose: „Bei Teenagern verursacht sie nur selten Schmerzen, bei Erwachsenen hingegen wird sie häufig für Rückenschmerzen verantwortlich gemacht." [329] Rücken krümmen sich nicht schlagartig und verursachen Schmerzen, Anspannung hingegen schon.

Spasmodische Dysphonie (laryngeale Dystonie, sowohl Adduktortyp als auch Abduktortyp) – Menschen berichten häufig, dass sie ihre Stimme verlieren, wenn sie unter Stress stehen, weil sie beispielsweise eine Rede halten müssen. Die Stimmbänder sind typische Ziele für Anspannung, da die Stimme ein Medium für den Ausdruck des Selbst ist.

Spastisches Kolon – Ich erinnere mich, dass mir während unserer letzten Wochen auf dem College mehrere Kommilitonen erzählten, sie litten plötzlich unter einem spastischen Kolon. Die krampfartigen Kontraktionen des Dickdarms mögen sich anfühlen, als erleide der Proktologe beim Untersuchen deines Rektums einen Anfall, doch es ist bloß TMS.

Spondylitis ankylosans – Diese Erkrankung wurde durch Norman Cousins in den Blickpunkt der Öffentlichkeit gerückt, der sie mittels Entspannungstechniken, Lachen und der Einnahme großer Mengen Ascorbinsäure besiegte. Letztlich kurierte er die Krankheit durch seine Fähigkeit, seine Gesundheit selbst in die Hand zu nehmen.

Steppergang / Hahnentritt / Storchengang – Wenn die Muskeln und Nerven, die den Fuß kontrollieren, bei TMS nicht ausreichend durchblutet werden (nicht ausreichend Sauerstoff bekommen), hängt der Fuß lahm herab.

Stress-Kardiomyopathie / Gebrochenes-Herz-Syndrom / Tako-Tsubo-Kardiomyopathie) – Wird häufig als schwerer Herzinfarkt fehldiagnostiziert, ist aber ein reversibler Zustand. Die Stress-Kardiomyopathie wird durch eine übermäßige emotionale Belastung verursacht, die das Herz in einen schockartigen Zustand versetzt, der einem Herzinfarkt gleicht. Der Verlust eines geliebten Menschen kann einem buchstäblich „das Herz brechen".

Süchte – Drogen, Alkohol, Sex, Spielsucht, Videospiele etc.: Sie alle sind Ablenkungen, die der Psyche erlauben, die Aufmerksamkeit von den unerwünschten Emotionen und Angstgefühlen abzulenken, von den Problemen des Alltags.

Tachykardie (Herzrasen) – Arnold Schwarzenegger, Schauspieler und ehemalige Gouverneur von Kalifornien, stand unter dem Druck entscheiden zu müssen, ob er Tookie Williams (ehemaliger Anführer einer Straßengang und wegen mehrfachen Mordes verurteilt) begnadigen sollte. Kurz bevor dessen Hinrichtung stattfinden sollte, bekam Arnie Herzrasen und wurde ins Krankenhaus eingeliefert. Der Terminator schrieb es seiner künstlichen Herzklappe zu, außerdem läge Tachykardie in seiner Familie. Doch was der ehemalige Gouverneur nicht weiß: Es hatte rein gar nichts mit Herzklappenproblemen zu tun, sondern mit dem massiven öffentlichen Druck, den er von beiden Lagern wegen seiner Entscheidung bezüglich der Hinrichtung bekommen hatte. Selbst Dr. Miller, Leiter des Katheterlabors am Sutter Memorial Hospital in Sacramento, bezweifelte, dass Schwarzeneggers Herzrasen irgendetwas mit seiner künstlichen Herzklappe zu tun hatte. Aber ein Terminator darf keine Gefühle zeigen; doch eines Tages werden ihre Auswirkungen wiederkommen, in Form von körperlichen Symptomen.

Taubheit (Gesicht, Hände, Füße, Zehen etc.) – Wie immer müssen zunächst ernsthafte Krankheiten ausgeschlossen werden! Taubheit kann schwerwiegende Ursachen haben oder vollkommen harmlos sein, so wie es bei mir der Fall war.

Teleangiektasien – Dabei handelt es sich um Hautrötungen, die durch erweiterte Blutgefäße verursacht werden. Sie treten vorwiegend im Gesicht auf, aber auch andere Körperstellen können betroffen sein. Wenn sich der Stress in Form von Teleangiektasien im Gesicht äußert und unbehandelt bleibt, kann es zur Bildung eines Rhinophyms kommen, einer geröteten, knollenförmigen Verdickung der Nase, die dauerhaft ist. Lass dich immer zunächst untersuchen!

Tendinitis (Entzündung der Sehnen des Knies, der Schulter, des Fußes etc.) – Ich hatte Schmerzen an allen aufgezählten Stellen, und sie rührten nie von einer Schwellung oder einer sogenannten Tendinitis her. Sie kamen immer von spannungsinduzierter Hypoxie – alias TMS.

Thoracic-Outlet-Syndrom (TOS) / Engpasssyndrom der oberen Thoraxapertur / Nervenkompressionssyndrom / Schultergürtelkompressionssyndrom – Schmerzen in den Schultern und Armen werden häufig fälschlicherweise als TOS eingeordnet. „Echtes" TOS klemmt das Gefäßnervenbündel ab, das (durch die Thoraxapertur) die Arme versorgt. Doch das kommt nur ausgesprochen selten vor; Arm and Schulterschmerzen werden oft als TOS fehldiagnostiziert, dabei handelt es sich um TMS.

Tinnitus – Tinnitus veranschaulicht vermutlich am besten, wie TMS-Symptome zu lindern sind. Wenn du dich auf das Pfeifen im Ohr konzentrierst, verleihst du ihm Macht. Die Rücken- und Nackenschmerzen folgen dem gleichen Prinzip. Wenn du deine Aufmerksamkeit darauf richtest, spielst du ihnen in die Hand. Behandle Tinnitus genauso wie Schmerzen in den Gelenken: ignoriere sie. Tinnitus steht symbolisch dafür, etwas nicht hören zu wollen. Auf dem Gipfelpunkt meiner Rückenschmerzen war auch das Pfeifen in meinem Ohr am schlimmsten. Der Tinnitus verschwand durch die TMS-Heilung. Tinnitus triggert zudem die Ausschüttung von Adrenalin in den Körper, wodurch der Stresslevel erhöht wird *... ein Teufelskreis ...*

Trichotillomanie – Das Ausreißen von Haaren ist eine nervöse Angewohnheit. Es ähnelt der Zwangsstörung und dient dem gleichen Zweck wie Schmerzen – eine Obsession lenkt die Psyche ab, so wie alle Angewohnheiten.

Trigeminusneuralgie (TN) – Charakterisiert durch Schmerzen im Gesicht im Bereich der Zähne, des Kiefers, der Nase, Stirn etc. Sie führt zu plötzlichen, blitzartig einschießenden heftigen Schmerzattacken bei Berührung des Gesichts, beim Zähneputzen, Essen, Schlafen, Schminken etc. Wie so oft bei einer „-itis" oder „-algie" wird auch die Fehldiagnose Trigeminusneuralgie häufig gestellt, wenn es sich bloß um TMS handelt. Sie entsteht normalerweise ab der Lebensmitte und tritt – wieder einmal – häufiger bei Frauen auf.

Trockene Augen – Trockene Augen sind ebenso wie Schmerzen häufig ein Ablenkungsmechanismus, und auch dieses Symptom lässt sich mit zunehmendem Wissen in den Griff bekommen. Wie Andrea Leonard-Segal, M.D., in *The Divided Mind* schrieb, sind trockene Augen lediglich eine Ablenkung, die das Gehirn wählt, und ebenfalls TMS. Sie fragte einen ihrer Patienten, ob er schon einmal geweint habe, was er bejahte. Sie untersuchte seine Tränendrüsen, und sie waren durchlässig und funktionierten. Sie kurierte den Mann durch TMS-Wissen, und auch bei anderen Patienten hatte sie Erfolg, indem sie ihnen erklärte, dass trockene Augen bloß eine Ablenkung von verborgenen emotionalen Konflikten darstellen.

Trockener Hals – Es mag sich wie eine trockene Stelle im Hals anfühlen, aber es tritt für gewöhnlich in einer angespannten Situation auf, wenn man beispielsweise jemandem etwas Unangenehmes mitzuteilen versucht. Das innere Selbst möchte nicht reden, daher rebelliert das Es.

Übelkeit – Häufig eine Auswirkung von TMS, die der Ablenkung dient.

Ventrikuläre Extrasystolen (VES) – Sie sind die Ursache für die meisten Palpitationen (Herzstolpern, unregelmäßiger Herzschlag). Angst kann das Herz auf harmlose Weise irritieren, aber geh kein Risiko ein, sondern lass dich zunächst ärztlich untersuchen.

Verstopfung – Unter starkem Stress und bei innerer Unruhe / Angst können manche Menschen ihr Geschäft nicht erledigen. Wenn der Körper in den Kampf- / Fluchtmodus verfällt, wird den Verdauungsprozessen eine untergeordnete Funktion zugewiesen.

Wachstumsschmerzen – So etwas wie Wachstumsschmerzen gibt es nicht. Wachstum heilt Schmerzen, es ruft keine hervor. Für ein Kind ist die Welt viel größer und beängstigender als für Erwachsene. Das Universum eines Kindes ist überwältigend, was sich häufig in Form von extremer Angst und TMS manifestiert. Kinder bekommen aufgrund von Überstimulation häufig Schmerzen in den Beinen, in der Hüfte oder den Knöcheln – oder ein beliebiges anderes TMS-Symptom wie Bauchschmerzen, Ausschlag etc.

Warzen – Viele Leute haben mir berichtet, dass sie während oder nach Zeiten hoher Anspannung Warzen bekommen haben. Sie können auch von allein verschwinden, wenn man sich wieder entspannt hat. Es sind Wutausbrüche auf der Epidermis, die durch Emotionen hervorgerufen werden und sich körperlich äußern.

Zwangsstörung (OCD, von engl. Obsessive Compulsive Disorder) – Eine Angststörung, bei der die Betroffenen obsessive Gedanken haben, die Unbehagen, Befürchtungen, Angst oder Besorgnis erzeugen; zu den sichtbaren Symptomen gehören beispielsweise wiederholt ausgeführte Handlungen, die dazu dienen sollen, die innere Unruhe zu reduzieren. Bei der Erkrankung kann auch eine Kombination aus Gedanken (Obsessionen) und Verhaltensweisen (Zwangshandlungen) vorliegen.

Diese Liste könnte ewig fortgeführt werden ... Alles, was vom autonomen Nervensystem und vom Immunsystem gesteuert wird, kann unbewusst / emotional beeinflusst werden.

Anhang B
TMS-Checkliste für die Heilung

- Bist du voll und ganz davon überzeugt, dass deine Symptome von einem psychologischen Prozess herrühren, den du nicht spürst?
- Ist dir klar, dass du im Verborgenen ein hitziges Temperament besitzt?
- Denkst du darüber nach, welche Ereignisse deine Schmerzen triggern (auslösen) können?
- Hast du dir kurzfristige Ziele auf körperlicher Ebene gesetzt?
- Hast du alle alten Ärgernisse verziehen?
- Hast du alle Medikamente abgesetzt, die deine Schmerzen durch Assoziation triggern könnten?
- Reduzierst du dein mentales Geplapper mithilfe von Entspannungstechniken?
- Freust du dich darauf, gesund zu werden und es zu bleiben?
- Stellst du dir aktiv vor, wie du symptomfrei und glücklich bist?
- Gehst du jeden Tag einer Beschäftigung nach, die keinem Zweck dient, einfach nur um ihrer selbst willen?
- Hast du deine tägliche Routine und Gewohnheiten verändert? Ist dir klar, dass du ein forderndes Über-Ich besitzt?
- Betätigst du dich körperlich? Führst du deinem System durch gesundes Training Sauerstoff zu?
- Isst du gesund? Sorgst du für genug Flüssigkeitszufuhr?
- Lachst du jeden Tag über die Absurditäten des Lebens?
- Nimmst du dir jeden Abend vor dem Schlafengehen einen Moment Zeit, um für mindestens drei Dinge dankbar zu sein?
- Nimmst du dir vor dem Schlafen einen Moment Zeit, um dir einen symptomfreien Körper für den nächsten Tag vorzustellen?
- Lenkst du die Aufmerksamkeit deiner Psyche bewusst von deinem Symptom ab?
- Erweiterst du deine Lungenkapazität durch bewusste Atemtechniken?
- Hast du dich von einem Arzt untersuchen lassen, um jegliche Zweifel am TMS-Prozess zu zerstreuen?
- Hast du deine negativen inneren Selbstgespräche reduziert?
- Pflegst du deine sozialen Kontakte?

- Hast du aufgehört, deine Schmerzen mit bequemen Kissen, Sesseln und Vorrichtungen zu verhätscheln, mit denen du dich selbst zum / zur Invaliden machst?
- Hast du für deine Heilung einen entspannten Zeitrahmen angesetzt / hast du aufgehört, dich unter Druck zu setzen, möglichst schnell gesund zu werden?
- Hältst du an deinen Zielen fest?
- Willst du gesund werden?
- Handelst du allen Informationen in diesem Buch zufolge?
- Übst du dich jeden Tag darin, im Augenblick gegenwärtig zu sein?
- Hast du dein Bemühen eingestellt, dich zu heilen? … Das solltest du nämlich!

Anhang C
Informationsquellen für die Heilung

SteveOzanich.com/ (Steve Ozanichs Webseite)

Organisationen:

tmswiki.org/ (Das TMS-Wiki, die virtuelle Informationszentrale für TMS)

Ärzte

www.johnesarnomd.com/ (Dr. John Sarnos offizielle Webseite)

www.gwozdzmd.com/ (Webseite von Dr. Paul Gwozdz)

drmiller.com/ (Dr. Emmett Millers Webseite)

cure-back-pain.org/marc-sopher.html (Dr. Marc Sophers Webseite)

mindbodymedicine.com/ (Dr. David Schechters Webseite)

thewellspring.com/ (Dr. John W. Travis' Webseite)

unlearnyourpain.com/ (Dr. Howard Schubiners Webseite)

weillcornell.org/smann (Dr. Samuel J. Manns Webseite)

irarashbaummd.com/ (Dr. Ira Rashbaums Webseite)

healthy-mind-body.com/ (Dr. Roger Gietzens Webseite)

gwcim.com/people/dr-andrea-leonard-segal-md/
    (Dr. Andrea Leonard-Segals Webseite)

Psychotherapeuten, Psychoanalytiker und TMS-Therapeuten:

drmargaretchan.com/ (Dr. Margaret Chans Webseite)

painpsychologycenter.com/ (Webseite von Alan Gordons, LCSW*, im
    Pain Psychology Center)

kirstenfliegler.com (Webseite von Dr. Kirsten Fliegler)

pathwaystopainrelief.com/about.html
    (Webseite von Dr. Frances Sommer Anderson & Dr. Eric Sherman)

---

* LCSW = Licensed Clinical Social Worker

lizwallensteintherapy.com/ (Webseite von Liz Wallenstein, LMHC*)

laurelsteinberg.com/ (Dr. Laurel Steinbergs Webseite)

www.thethingaboutchange.com/ (Webseite von Andrew Miller, LMFT†)

arnoldbloch.com (Webseite von Arnold Bloch, LCSW)

www.colleenperry.com/ (Webseite von Colleen Perry, MFT‡)

pamelabenison.com/ (Webseite von Pamela Benison, MA)

www.wendynewmanlcsw.com (Webseite von Wendy Newman, LCSW)

www.jillsolomonmft.com/ (Webseite von Jill Solomon, MFT)

meaningoftruthbook.com/ (Webseite von Nicole Sachs, LCSW)

www.backpaincounseling.com (Webseite von Michele Lowenthal, MHC§)

Coaches und Spezialisten:

louiselevy.co.uk/ (Webseite von Louise Levy, Hypnotherapeutin, NLP, Coach)

georgieoldfield.com/ (Webseite von Georgie Oldfield, Physiotherapeutin und Spezialistin für chronische Schmerzen)

abigailmorgancoaching.com/ (Webseite von Abigail Morgan, Coach)

tmspainrelief.com/ (Webseite von Andy Bayliss, Coach)

Informationen:

healingfrominside.org/MystorywithTMS (Rachels Geschichte)

psychologytoday.com/blog/crisis-knocks/201003/dealing-chronic-pain (Artikel in Psychology Today von Will Baum, LCSW)

www.tmshelp.com (Forum für hilfesuchende TMS-Betroffene)

---

* LMHC = Licensed Mental Health Couselor
† LMFT = Licensed Marriage and Family Therapist
‡ MFT = Marriage and Family Therapist
§ Mental Health Couselor

Literatur

Ali, Majid. *Seven Core Principles of Integrative Medicine.* Capital University of Integrative Medicine, Washington, D.C.

American Tinnitus Association, [ata.org].

Amir, Fred. *Rapid Recovery from Back and Neck Pain.* Bethesda, Maryland: Health Advisory Group Publishing, 1999.

Arenson, Gloria. *Five Simple Steps To Emotional Healing.* New York: Fireside, 2001.

Armstrong, Lance. *It's Not About the Bike, My Journey Back to Life.* New York: GP Putnam's Sons, 2000.

Aron, Elaine N. *The Highly Sensitive Person.* New York: Broadway Books, 1998.

Aversa, Jeannine. *Debt hurts your body, too.* AP IMPACT: AP-AOL poll (24. März bis 3. April, Abt SRBI Inc.).

Bly, Robert. The Night Abraham Called to the Stars, The Eel in the Cave. New York: Harper Collins, 2001.

Bourne, Edmund. *The Anxiety and Phobia Workshop.* New York: MJF, 1995.

Bresler, David E. und Richard Trubo. *Free Yourself from Pain.* New York: Simon & Schuster, 1986.

Buchman, Dian Dincin. *Natural Sleep.* New York: Gramercy, 1997.

Captured Light and Lord of the Wind Films, *What The Bleep Do We Know?* 2004.

Cassels, Alan und Ray Moynihan. Selling Sickness: How the World's Biggest Pharmaceutical Companies Are Turning Us All into Patients. New York: Nation Books, 2006.

Chopra, Deepak. *Quantum Healing.* New York: Bantam Books, 1989.

Chopra, Deepak. *The Soul of Healing, Body Mind & Soul.* Deepak Chopra und Haft Entertainment, 2003.

Chopra, Deepak. The Way of the Wizard: Twenty Spiritual Lessons for Creating the Life You Want. New York: Harmony, 1995.

Colbert, Don. Deadly Emotions, Understand The Mind-Body-Spirit Connection That Can Heal or Destroy You. Nashville Tennessee: Thomas Nelson Publishers, 2003.

Coldren, Jeffrey T., Steve Ellyson, William Rick Fry, Jane Kestner und Peter A. Beckett. *General Psychology.* Dubuque Iowa: Kendall / Hunt Publishing Company, 2001.

Cousins, Norman. Anatomy of an Illness as Perceived by the Patient: Reflections on Healing and Regeneration. New York: WW Norton & Company, 1981.

Creighton, James L., Simonton Carl O. und Simonton, Stephanie Matthews. *Getting Well Again*

Dawkins, Richard. *The Selfish Gene: 30th Anniversary Edition* 3. Ausgabe. New York: Oxford University Press, 2006.

Eddy, Mary Baker. *Wissenschaft und Heilung mit Schlüssel zur Heiligen Schrift.* Boston: The Christian Science Board of Directors, 2012, Kindle Edition.

Finley, Guy. *The Secret of Letting Go.* St. Paul: Llewellyn, 2003.

Fox, Michael J. *Lucky Man: a Memoir.* New York: Hyperion, 2003.

Freud, Sigmund. *Gesammelte Werke.* Braunschweig: Ideenbrücke Verlag, 2016, Kindle Edition

Freud, Sigmund. *Bruchstück einer Hysterie-Analyse, Krankengeschichte der „Dora",* Frankfurt a. M.: Fischer Taschenbuch Verlag, 1981.

Freud, Sigmund. The Standard Edition of the Complete Psychological Works of Sigmund Freud, Inhibitions, Symptoms, and Anxiety, übersetzt von James Strachey. London: Hogarth, 1953.

Friedman, Meyer and Ray Rosenman. *Type A Behavior and Your Heart.* New York: Knopf, 1974.

Fulford, Robert. Dr Fulford's Touch of Life: The Healing Power of the Natural Life Force. New York: Pocket, 1997.

Gordon, Rochelle. *Body Talk.* New York: International Rights, 1997.

Groddeck, Georg. *Das Buch vom Es.* Frankfurt a. M.: Fischer Taschenbuch Verlag, Kindle Edition, 1983.

Hall, Edward T. *The Hidden Dimension.* New York: Doubleday Anchor, 1990.

Hamblin, Henry T. *The Power of Thought.* Ebook: Cornerstone Publishing, 2001.

Hanh, Thich Nhat. *Anger: Wisdom for Cooling the Flames.* Boston: Riverhead Trade, 2002.

Hanh, Thich Nhat. *Going Home: Jesus and Buddha as Brothers.* New York: Riverhead Trade, 2000.

Hanh, Thich Nhat. *Living Buddha, Living Christ.* New York: Riverhead Books, 1995.

Hay, Louise L. *You Can Heal Your Life.* 21. Ausgabe. Carlsbad: Hay House, 2007.

Horney, Karen. Neurosis and Human Growth: The Struggle Toward Self-Realization. New York: WW Norton, 1970.

Horney, Karen. Our Inner Conflicts: A Constructive Theory of Neurosis. New York: WW Norton, 1945.

Horney, Karen. *Self-Analysis.* New York: WW Norton, 1968.

Horney, Karen. *The Neurotic Personality of Our Time.* New York: WW Norton, 1937.

Hurte, Marcellous. „Back in Shape", *Guideposts*, Oktober 2003. S. 40–45.

Hutschnecker, Arnold A. *The Will to Live.* New York: Perma Books, 1956.

Jacobi, Jolande, *Der Weg zur Individuation.* Olten: Walter, 1971.

Jacobson, Edmund. *Progressive Relaxation.* Chicago: University of Chicago Press, 1938.

Jampolsky, Gerald G. *Love Is Letting Go of Fear.* Berkeley: Ten Speed Press, 1979.

Jung, Carl G., *Psychologie und Religion.* München: Deutscher Taschenbuch Verlag, 1991.

Jung, Carl G., Über Grundlagen der analytischen Psychologie, Die Tavistock Lectures 1935. Frankfurt a. M.: Fischer Taschenbuch Verlag, 1985.

Jung, Carl G., *GW 8, Die Dynamik des Unbewussten.* Olten: Walter, 4. Auflage, 1982.

Jung, Carl G., *GW 12, Psychologie und Alchemie.* Olten: Walter Verlag, 3. Auflage, 1980.

Jung, Carl G., *Modern Man in Search of a Soul.* London: Harvest Books, 1955.

Jung, Carl G., *The Essential Jung.* Princeton: Princeton University Press; Revised ed., 1999.

Jung, Carl G., *Contributions to Analytical Psychology.* New Haven CT: Kegan Paul, 1948.

Jung, Carl G., *Psychologie und Alchemie,* GW 12/II. Olten: Walter, 1972.

Kalb, Claudia. „End Your Back Pain", *Reader's Digest:* March 2005, 141–145.

Kalb, Claudia. „The Great Back Pain Debate", *Newsweek:* April 26, 2004.

Kaufman, Leslie. „A Superhighway Bliss", *New York Times*: May 25, 2008.

King, Kahili Serge. *Instant Healing.* New York: St. Martin's Press, 2000.

Kolata, Gina. „Cancer Society, in Shift, Has Concerns on Screenings", *New York Times:* 21. Oktober 2009.

Kramer, Diane Dunaway und Jonathan Kramer. *Losing the Weight of the World: Spiritual Diet to Nourish the Soul.* New York: Newleaf, 1997.

Kushner, S Harold. How Good Do We Have to Be? A New Understanding of Guilt and Forgiveness. Boston: Back Bay Books, 1997.

Lee, John. Facing the Fire: Experiencing and Expressing Anger Appropriately. New York: Bantam, 1993.

Losier, Michael J. Law of Attraction: The Science of Attracting More of What You Want and Less of What You Don't. Victoria, BC Canada: Michael J Losier, 2003.

Marsden, Paul. Memetics and Social Contagion: Two Sides of the Same Coin? *Journal of Memetics – Evolutionary Models of Information Transmission,* Band 2, 1998.

Miller J., L. Lewis und J. Bayse Sander, *Heavenly Miracles.* New York: Harper Collins, 2000.

Miller R. und R. Funk. *The Complete Gospels.* San Francisco: Harper Collins, 1994.

Miller, Emmett E. *Deep Healing, The Essence of Mind/Body Medicine.* Carlsbad, CA: Hay House, 1997.

Miller, Emmett E. *Easing into Sleep.* Hay House, 1996 (Audioaufnahme).

Miller, Emmett E. *I Am.* Hay House, 1996 (Audioaufnahme).

Miller, Emmett E. *The 10-Minute Stress Manager,* Hay House, 1997 (Audioaufnahme).

Murphy, Joseph. *The Power of Your Subconscious Mind.* London: Createspace, 2010.

Myss, Caroline. *Why People Don't Heal and How They Can.* New York: Three Rivers Press, 1998.

Napoli, Maryann. "Cholesterol Skeptics: Conference Report, Cholesterol Skeptics and the Bad News about Statins." [Ursprünglich gepostet auf MedicalConsumers.org, Juni 2003].

Newman, Susan. The Book of NO, 250 Ways to Say It–and Mean It and Stop People Pleasing Forever. New York: McGraw-Hill, 2005.

Pennebaker, James W. Opening Up: The Healing Power of Confiding in Others. New York: Avon Books, 1991.

Pennebaker, James W. *Opening Up: The Healing Power of Expressing Emotions.* New York: The Guilford Press, 1997.

Popper, Karl. *The Logic of Scientific Discovery* (Routledge Classics). New York: Routledge, 2002.

Preeclampsia Foundation [preeclampsia.org/].

Pukui, Kawena Mary. *Nana I Ke Kumu. Look To The Source.* Honolulu: Hui Hanai, 1976.

Ratcheson, Robert A. Eidliche Aussage von Robert A. Ratcheson (S. Ozanich, et. al., v. D. Bitonte, DO et. al.) Cleveland, Ohio: April 1987.

Rogers, Carl. On Becoming a Person: A Therapist's View of Psychotherapy. New York: Mariner Books, 1995.

Romano, Ray. *Face to Face with Ray Romano.* Reader's Digest. February 2004.

The National Rosacea Society, 2001. Abgerufen unter [www.rosacea.org/rr/2001/summer/article_3.html].

Rossman, Martin L. *Guided Imagery for Self-Healing.* 2. Ausgabe, Novato, CA: HJ Kramer/New World Library, 2000.

Sapolsky, Robert M. *Why Zebras Don't Get Ulcers.* New York: WH Freeman, 1998.

Sapolsky, Robert. „Stress Is a Pain", Lecture at Ohio University Memorial Auditorium, *The Athens News:* 24. April 2003.

Sarno, John E. Healing Back Pain (New York: Warner Brothers, 1991)

Sarno, John E. Mind Over Back Pain: A Radically New Approach to the Diagnosis and Treatment of Back Pain. New York: Berkley Pub Group, 1999.

Sarno, John E. *The Divided Mind: The Epidemic of Mindbody Disorders.* 1. Ausgabe. New York: Harper Collins, 2007.

Sarno, John E. *The Mindbody Prescription: Healing the Body, Healing the Pain.* New York: Warner Brothers, 1998.

Sarno, John. Larry King Live, CNN, ausgestrahlt am 12.8.99.

Selye, Hans. From Dream to Discovery: On Being a Scientist. New York: McGraw-Hill, 1964.

Sha, Gang Zhi. *Power Healing.* San Francisco: Harper Collins, 2002.

Shook, Victoria E. Ho'oponopono: *Contemporary Use of a Hawaiian Problem-Solving Process.* Honolulu: University of Hawai'i Press, 2002.

Siegel, Bernie S. *Love Medicine and Miracles.* New York: Harper and Row, 1986.

Silverman, Linda und Jeffrey N. Freed. „The Visual Spatial Learner". *The Dyslexic Reader.* Ausgabe Nr. 4, Winter, 1996.

Simonton, Carl O., James L Creighton und Stephanie Matthews Simonton, *Getting Well Again.* New York: Bantam, 1992.

Sopher, Marc D. *To Be or Not To Be ... Pain-Free: The Mindbody Syndrome.* Boston: 1st Books Library, 2003.

Stossel, John. *Give Me A Break.* New York: Perennial Currents, 2004.

Tanner, Lindsey. „Despite Tests, Many Consumers Swear by Remedies", AP, Februar 2006.

Taylor, Sir Henry, David Lewis Schaefer und Roberta Rubel Schaefer. *The Statesman,* Überarbeitete Ausgabe. Westport, CT: Praeger Publishers, 1992.

Eckhart Tolle, *Jetzt! Die Kraft der Gegenwart* (Bielefeld: Kamphausen, 2012) E-Book

Churchwell, Gordon. *Pregnant Man: How Nature Makes Fathers Out of Men,* New York: Harper Paperbacks, 2001.

Walker, Eugene C. *Learn to Relax.* New York: John Wiley and Sons, 2001.

Warren, Rick. *The Purpose-Driven Life.* Grand Rapids MI: Zondervan, 2002.

Weil, Andrew. Spontaneous Healing: How to Discover and Embrace Your Body's Natural Ability to Maintain and Heal Itself. New York: Random House, 1995.

Zweig, Connie und Jeremiah Abrams. *Meeting the Shadow.* New York: Tarcher / Putnam, 1991.

Zweig, Connie und Steve Wolf. *Romancing the Shadow: Illuminating the Dark Side of the Soul.* Chicago: Ballantine Books, 1997.

Forschungsarbeiten

Al'abadie, M.S., G.G. Kent und D.J. Gawkrodger. „The relationship between stress and the onset and exacerbation of psoriasis and other skin conditions", *British Journal of Dermatology,* 1994; 199(130):199–203.

Arden, N.K., C. Price, I. Reading, J. Stubbing, J. Hazelgrove, C. Dunne, M. Michel, P. Rogers, C. Cooper. „A multicentre randomized controlled trial of epidural corticosteroid injections for sciatica: the WEST study", *Rheumatology,* 2005; 44: 1399–406.

Cherkin, D.C., R.A. Deyo, J.D. Loeser, T. Bush, G. Waddell. „An international comparison of back surgery rates", *Spine,* 1994; 19:1201 –6.

Hackney, A.C. and A. Viru. „Twenty-four-hour cortisol response to multiple daily exercise sessions of moderate and high intensity", *Clinical Psychology,* 1999; 19(2):178.

Cohen, B.G.F., M.J. Colligan, W. Wester II, M.J. Smith. „An investigation of job satisfaction factors in an incident of mass psychogenic illness at the workplace", *Occupational Health Nursing,* Januar 1978:10–16.

Colligan, M.J., J.W. Pennebaker, L.R. Murphy. „A review of mass psychogenic illness in work settings". In *Mass psychogenic illness: a social psychological analysis.* Hillsdale, NJ: L. Erlbaum Associates, 1982.

Eisenberg, D.M., R.C. Kessler, C. Foster, F.E. Norlock, D.R. Calkins, T.L. Delbanco. „Unconventional medicine in the United States – Prevalence, costs, and patterns of use", *New England Journal of Medicine,* 1993; 328:246–52.

Fassbender, H.G., K. Wegner. „Morphologie und Pathogenese des Weichteilrheumatismus", *Z. Rheumaforsch.,* 1973; 32 : 355–74.

Gatherer, D. „Identifying cases of social contagion using memetic isolation: comparison of the dynamics of a multisociety simulation with an ethnographic data set", *Journal of Artificial Societies and Social Stimulation,* 2002; 5(4).

Holmes, T.H., R.H. Rahe. „The social readjustment scale", *Journal of Psychosomatic Research,* 1967; 11:213–8.

Jensen, M.C., M.N. Brant-Zawadzki, Nancy Obuchowski, Michael T. Modic, Dennis Malkasian und Jeffrey Ross. „Magnetic resonance imaging of the lumbar spine in people without back pain", *New England Journal of Medicine,* 1994; 331(2):69–73.

Kharabsheh, S., H. Al-Otoum, J. Clements, A. Abbas, N. Khuri-Bulos, A. Belbesi, T. Gaafar und N. Dellepiane. „Mass psychogenic illness following tetanus-diphtheria toxoid vaccination in Jordan", *Bull World Health Organization,* 2001; 79(8):764–70.

Langewitz, W., J. Izakovic, J. Wyler, C. Schindler, A. Kiss, A.J. Bircher. „Self-hypnosis on hay fever Symptome – a randomised controlled intervention study", *Psychotherapy and Psychosomatics,* 2005; 74(3).

Lund N., A. Bengtsson und P. Thorborg. „Muscle tissue oxygen pressure in primary fibromyalgia", *Scandinavian Journal of Rheumatology,* 1986; 15(2):165–173.

Moseley, Bruce J., K. O'Malley, N.J. Petersen, T.J. Menke, B.A. Brody, D.H. Kuykendall, J.C. Hollingsworth, C.M. Ashton und N.P. Wray. „A controlled trial of arthroscopic surgery for osteoarthritis of the knee", *New England Journal of Medicine,* 2002; 347(2):81–88.

Rahe, Richard H., M. Meyer, M. Smith, G. Kjaer, T.H. Holmes. „Social stress and illness onset", *Journal of Psychosomatic Research,* 1964; 8(1):35–44.

Surgical vs Nonoperative Treatment for Lumbar Disk Herniation, Band. 296 Nr. 20, November 22 / 29, 2006. Acute Low Back Pain Problems. [Publikation Nr. 95–0644 (Rockville, MD: Dezember 1994.

Weinstein, J.N., T.D. Tosteson, J.D. Lurie, A.N. Tosteson, B. Hanscom, J.S. Skinner, W.A. Abdu, A.S. Hilibrand, S.D. Boden, R.A. Deyo. „Surgical vs nonoperative treatment for lumbar disk herniation: The Spine Patient Outcomes Research Trial (SPORT): a randomized trial", *JAMA,* 2006; 296:2441–2450.

Weinberger Daniel A., G.E. Schwartz, R.J. Davidson. „Low-anxious, high-anxious, and repressive coping styles: Psychometric patterns and behavioral and physiological responses to stress", *Journal of Abnormal Psychology,* 1979; 88(4):369–380.

Stichwortverzeichnis

Zitate*

[1] J. Sarno, *Healing Back Pain* (New York: Warner Brothers, 1991), S. 62–63

[2] J. Sarno, *The Mindbody Prescription* (New York: Warner Brothers, 1999), S. 141.

[3] J. Sarno, *Dr. Sarno's Cure*, ABC News Magazine 20/20, 25.07.1999.

[4] J. Sarno, *The Mindbody Prescription* (New York: Warner Brothers, 1999), S. 143.

[5] R. Rogers. New York Times, 25. Feb. 1985.

[6] J. Sarno, *The Mindbody Prescription* (New York: Warner Brothers, 1999), S. 57.

[7] J. Sarno, *Healing Back Pain* (New York: Warner Brothers, 1991), S. 51.

[8] *Ebd.*, S. 55.

[9] *Ebd.*, S. 101.

[10] Ebd.

[11] A. Weil, *Spontaneous Healing* (New York: Random House, 1995), S. 120.

[12] *Ebd.*, S. 121.

[13] *Ebd.*, S. 121.

[14] *Ebd.*, S. 120.

[15] J. Sarno, *Healing Back Pain* (New York: Warner Brothers, 1991), S. 99.

[16] Hanscom, David. (2018, April 18). „The Perils of Back Surgery: A Spine Surgeon's Roadmap" [Video; bei 33:10]. *Talks at Google*. Abgerufen unter [https://www.youtube.com/watch?v=B5cwZ2iu8jU]

[17] J. Sarno, *Healing Back Pain* (New York: Warner Brothers, 1991), S. 100.

[18] *Ebd.*, S. 105.

[19] *Ebd.*, S. 78.

[20] J. Pennebaker, *Opening Up: The Healing Power of Confiding in Others* (New York: Avon Books, 1991), S. 41–47

[21] *Ebd.*, S. 49.

[22] J. Sarno, *Healing Back Pain* (New York: Warner Brothers, 1991), S. 130.

[23] *Ebd.*, S. 4.

[24] *Ebd.*, S. 5.

[25] *Ebd.*, S. 77.

[26] *Ebd.*, S. 79.

[27] *Ebd.*, S. 52.

[28] F. Amir, *Rapid Recovery from Back and Neck Pain* (Bethesda, Maryland: Health Advisory Group Publishing, 1999), S.102.

[29] H. Taylor, *The Statesman* (Westport, CT: Praeger Publishers, 1992), S. 88.

[30] S. Freud, The Standard Edition of the Complete Psychological Works of Sigmund Freud, Inhibitions, Symptoms, and Anxiety, übersetzt von James Strachey (London: Hogarth, 1953-74).

[31] Sigmund Freud, *Gesammelte Werke, „Hemmung, Symptom und Angst"* (Braunschweig: Ideenbrücke Verlag, 2016), Kindle Edition, Kap. II, Position 31189–31191

[32] J. Coldren et al., *General Psychology* (Dubuque Iowa: Kendall/Hunt, 2001), S. 563.

---

* Da eine bereits veröffentlichte deutsche Übersetzung der jeweiligen Publikationen in vielen Fällen nicht zur Verfügung stand, wurden die Zitate überwiegend aus dem Englischen übersetzt. Die Seitenangaben beziehen sich auf die entsprechenden Stellen in der englischen Originalversion. Alle angegebenen Hyperlinks entsprechen dem aktuellen Stand bei Redaktionsschluss.

[33] C. Rogers, *On Becoming a Person* (New York: Mariner Books, 1995), S. 11–12

[34] J. Coldren et al., *General Psychology* (Dubuque Iowa: Kendall/Hunt, 2001), S. 563.

[35] C. Zweig und J. Abrams, *Meeting The Shadow, The Hidden Power of the Dark Side of Human Nature* (New York: Tarcher/Putnam, 1991), S. XVII.

[36] *Ebd.*, S. XVIII.

[37] K. Horney, *Our Inner Conflicts* (New York: WW Norton, 1945), S. 103.

[38] J. Sarno, Mind Over Back Pain: A Radically New Approach to the Diagnosis and Treatment of Back Pain (New York: Berkley Pub Group, 1999), S. 68.

[39] Abgerufen unter [www.rosacea.org/rr/2001/summer/article_3.html].

[40] D. Colbert, Deadly Emotions, Understand The Mind-Body-Spirit Connection That Can Heal or Destroy You (Nashville: Thomas Nelson Publishers, 2003), S. 21.

[41] Abgerufen unter [preeclampsia.org].

[42] Ebd.

[43] S. Ozanich Kläger, et. al. v. David Bitonte, DO et al., Verteidiger, (eidliche Aussage von Dr. med. Robert A. Ratcheson, 10. April 1987), S. 15–16

[44] *Ebd.*, S. 20–24

[45] R. Traci, plaintiff's attorney, S. Ozanich, et al. v. D. Bitonte, et al., (Case# 86 CV 73, March 17–19 1988), S. 727.

[46] W. Shaffer, testimony, S. Ozanich, et al. v. D. Bitonte, et al., (Case# 86 CV 73, March 17–19 1988), S. 634.

[47] R. Ratcheson, S. Ozanich et al., v. D. Bitonte, DO et al., defendants (deposition of Robert A. Ratcheson, MD, April 10, 1987), S. 13.

[48] J. Sarno, *Healing Back Pain* (New York: Warner Brothers, 1991), S. 55.

[49] S. Ozanich v. D. Bitonte, et al., Case# 86 CV 73, March 17–19 1988), S. 565.

[50] J. Sarno, *The Mindbody Prescription* (New York: Warner Brothers, 1999), S. 112.

[51] L. Haye, *You Can Heal Your Life* (Carlsbad: Hay House, 2007), S. 204.

[52] J. Sarno, Mind Over Back Pain: A Radically New Approach to the Diagnosis and Treatment of Back Pain (New York: Berkley Pub Group, 1999), S. 46.

[53] J. Sarno, *Healing Back Pain* (New York: Warner Brothers, 1991), S. 17–18

[54] D. Chopra, „The Soul of Healing." *Body, Mind & Soul* DVD set.

[55] J. Lee, Facing the Fire: Experiencing and Expressing Anger Appropriately (USA und Kanada: Bantam, 1993), S. 5.

[56] *Ebd.*, S. 28.

[57] Alexithymia is "the inability to talk about feelings due to a lack of emotional awareness," but is not considered to be a disorder or disability. Abgerufen unter [www.angelfire.com/al4/alexithymia/].

[58] With alexithymia, *"There is just pain, nausea and discomfort."* Abgerufen unter [www.emotionallystunted.co.uk/alexithymia/isnt.html].

[59] J. Sarno, *Healing Back Pain* (New York: Warner Brothers, 1991), S. 51.

[60] *Ebd.*, S. 83.

[61] *Ebd.*, S. 81.

[62] *Ebd.*, S. 42.

[63] *Ebd.*, S. 79.

[64] *Ebd.*, S. 15.

[65] *Ebd.*, S. 100.

[66] C. Jung, *Modern Man in Search of a Soul* (London: Harvest Books, 1955), S. 229.

[67] M. Sopher, *To Be or Not To Be... Pain-Free: The Mindbody Syndrome* (Boston: 1st Books Library, 2003), S. 35.

[68] K. Horney, *Our Inner Conflicts* (New York: WW Norton, 1945), S. 102.

[69] J. Sarno, *Healing Back Pain* (New York: Warner Brothers, 1991), S. 81.

[70] *Ebd.*, S. 15.

[71] *Ebd.*, S. 126.

[72] *Ebd.*, S. 80.

[73] *Ebd.*, S. 83.

[74] *Ebd.*, S. 21.

[75] J. Sarno, *Healing Back Pain* (New York: Warner Brothers, 1991), S. 79.

[76] M. Sopher, *The Divided Mind: The Epidemic of Mindbody Disorders* (New York: Harper Collins, 2007), S. 341.

[77] J. Sarno, *Healing Back Pain* (New York: Warner Brothers, 1991), S. 138.

[78] J. Stossel, *Give Me a Break* (New York: Harper Collins, 2004), S. 230.

[79] K. Popper, *The Logic of Scientific Discovery* (New York: Routledge, 2002), S. 281.

[80] M. Ali, *Seven Core Principles of Integrative Medicine , J Integrative Medicine 1998; 2:77-81.*

[81] D. Colbert, Deadly Emotions, Understand The Mind-Body-Spirit Connection That Can Heal or Destroy You (Nashville: Thomas Nelson Publishers, 2003), S. 34.

[82] A. Hutschnecker, *The Will To Live* (New York: Permabooks, 1956), S. 71.

[83] R. Sapolsky, „Stress: Portrait of a Killer." National Geographic Television, 2008.

[84] A. Weil, Health and Healing: The Philosophy of Integrative Medicine and Optimum Health (New York: Houghton Mifflin, 2004), S. 56.

[85] L. Creighton and O. Simonton and S. Simonton-Matthews, *Getting Well Again* (United States and Canada: Bantam, 1992), *S. 67.*

[86] N. Cousins, *Anatomy of an Illness* (New York: WW Norton & Company, 1981), S. 56.

[87] *Ebd.*, S. 56.

[88] B. Moseley et al. „A Controlled Trial of Arthroscopic Surgery for Osteoarthritis of the Knee", *New England Journal of Medicine* 2002; 347: 81–8.

[89] Abgerufen unter [www.webmd.com/osteoarthritis/news/20020710/popular-knee-surgery-may-be-useless].

[90] Ebd.

[91] Abgerufen unter [naturalnews.com/023656_body_cancer_health.html], 7/11/2002.

[92] A. Kirkley et al., „A Randomized Trial of Arthroscopic Surgery for Osteoarthritis of the Knee", *New England Journal of Medicine* 2008; 359:1097–1107.

[93] *Understanding Acute Low Back Pain Problems.* [Publikation Nr. 95-0644 (Rockville, MD, December 1994)].

[94] G. Kolata, „Arthritis Surgery In Ailing Knees Is Cited as Sham", New York Times, 11.7.2002.

[95] D.C. Cherkin et al., „An international comparison of back surgery rates", *Spine.* 1994; 19:1201–6].

[96] J. Sarno, *Healing Back Pain* (New York: Warner Brothers, 1991), S. 121.

[97] *Ebd.*, S. 121.

[98] The WEST Group. „A multicentre randomized controlled trial of epidural corticosteroid injections for sciatica", *Rheumatology* 2005; 44: 1399–406.

[99] J. Weinstein et al., „Surgical vs. Nonoperative Treatment for Lumbar Disk Herniation", *Journal of the American Medical Association* 2006; 296 2441–50.

[100] G. Groddeck, *Das Buch vom Ich, Psychoanalytische Briefe an eine Freundin,* Frankfurt a. M.: Fischer Taschenbuch Verlag, 1983, Kindle Edition, S. 290–291, Position 4267–4269

[101] J. Sarno, *Healing Back Pain* (New York: Warner Brothers, 1991), S. 120.

[102] J. Sarno, *The Divided Mind: The Epidemic of Mindbody Disorders* (New York: Harper Collins, 2007), S. 31.

[103] M. Sopher, *To Be or Not To Be... Pain-Free: The Mindbody Syndrome* (Boston: 1st Books Library, 2003), S. 117.

[104] *Ebd.*, S. 113.

[105] *Ebd.*, S. 114.

[106] *Ebd.*, S. 113.

[107] Abgerufen unter [www.naturalnews.com/023656_cancer_health_immune_system.html], Samstag, 19. Juli 2008.

[108] F. Amir, *Rapid Recovery from Back and Neck Pain* (Bethesda, Maryland: Health Advisory Group Publishing, 1999), S. 72.

[109] M. Sopher, *To Be or Not To Be... Pain-Free: The Mindbody Syndrome* (Boston: 1st Books Library, 2003), S. 59.

[110] Abgerufen unter [www.msnbc.msn.com/id/10242034/].

[111] F. Benedetti et al., „Neurobiological Mechanisms of the Placebo Effect", *The Journal of Neuroscience,* 2005; 25(45):10390–10402.

[112] Abgerufen unter [www.msnbc.msn.com/id/10242034/].

[113] C. McRae et al., „Effects of Perceived Treatment on Quality of Life and Medical Outcomes in a Double-blind Placebo Surgery Trial", *Arch Gen Psychiatry.* 2004; 61(4):412–420.

[114] Abgerufen unter [www.medicalnewstoday.com]. Mind-body connection in placebo surgery trial studied by University of Denver researcher, 8. April 2004.

[115] C. McRae. et al., „Effects of Perceived Treatment on Quality of Life and Medical Outcomes in a Double-blind Placebo Surgery Trial", *Arch Gen Psychiatry.* 2004; 61(4):412–420.

[116] Kristen Dahlgren, NBC Today Show, „Acupuncture – Real or fake-best for back pain", AP, 7/24/07.

[117] J. Sarno, *Healing Back Pain* (New York: Warner Brothers, 1991), S. 29.

[118] Abgerufen unter [pespmc1.vub.ac.be/memerep.html].

[119] P. Marsden, „Memetics & Social Contagion: Two Sides of the Same Coin?" *Journal of Memetics* 1998; 2:2.

[120] Ebd., S. 4.

[121] R. Dawkins, *The Selfish Gene* (New York: Oxford University Press, 2006), S. 200.

[122] *Ebd.*, S. 196.

[123] Abgerufen unter [www.pobox.com/~r/rsi].

[124] R. Cabot, *St. Louis Medical Review,* Editor Loeb, HW, March 21, 1903, Volume XLVII, S. 208.

[125] Abgerufen unter [naturalhealthperspective.com].

[126] C. Zweig and J. Abrams, Meeting The Shadow, The Hidden Power of the Dark Side of Human Nature (New York: Tarcher/Putnam, 1991), S. 110.

[127] *Ebd.*, S. 110.

[128] [www.youtube.com/watch?v=lPMYdalCyA0].

[129] Abgerufen unter [familydoctor.org/648.xml].

[130] S. Kharabsheh et al., *Bull World Health Organ.* 2001; 79(8):764–70.

[131] H. Gold, *Cornell Conferences on Therapy*, vol. 1. Edited by H. Gold with others. (New York: Macmillan, 1946).

[132] R. Fulford, Dr. Fulford's Touch of Life: The Healing Power of the Natural Life Force (New York: Pocket, 1997), S. 88.

[133] F. Amir, *Rapid Recovery from Back and Neck Pain* (Bethesda, Maryland: Health Advisory Group Publishing, 1999), S.55.

[134] J. Sarno, *Healing Back Pain* (New York: Warner Brothers, 1991), S. 54.

[135] M. Rossman, *Guided Imagery for Self-Healing* (Novato, CA: HJ Kramer/New World Library, 2000), S. 207.

[136] D. Eisenberg, et al., „Unconventional Medicine in the United States – Prevalence, Costs, and Patterns of Use", *New England Journal of Medicine* 1993; 328:246–252.

[137] Ebd.

[138] F. Amir, *Rapid Recovery from Back and Neck Pain* (Bethesda, Maryland: Health Advisory Group Publishing, 1999), S.54.

[139] J. Sarno, *Healing Back Pain* (New York: Warner Brothers, 1991), S. 72.

[140] G. Kolata, „Cancer Society, in Shift, Has Concerns on Screenings", *The New York Times*, October 21, 2009.

[141] Otis Brawley, editorial, Journal Of The National Cancer Institute Advance Access originally published online on August 31, 2009 JNCI Journal of the National Cancer Institute 2009 101(19):1295–1297.

[142] *Ebd.*, S. 211.

[143] M. Losier, *The Law of Attraction* (Victoria, BC Canada: Michael J. Losier, 2003), S. 8.

[144] R. Sapolsky, „Stress Is a Pain", *The Athens News*, 4/24/2003.

[145] M. Losier, *The Law of Attraction* (Victoria, BC Canada: Michael J. Losier, 2003), S. 18.

[146] M. Eddy, *Wissenschaft und Gesundheit mit Schlüssel zur Heiligen Schrift* (Boston: The Christian Science Board of Directors, 2012, Kindle Edition), S. 168, Position 3981–3999.

[147] *Ebd.*, S. 169.

[148] G. Jampolsky, *Love is Letting Go of Fear* (Berkeley, CA: Ten Speed Press, 1979), *S. 79*.

[149] J. Sarno, *The Divided Mind: The Epidemic of Mindbody Disorders* (New York: Harper Collins, 2007), S. 44.

[150] Abgerufen unter [www.cbssports.com/golf/story/13368425/neck-problem-another-low-point-in-a-lousy-six-months-for-tiger].

[151] Abgerufen unter [www.buzzle.com/editorials/11-25-2002-31037.asp].

[152] Ebd.

[153] Abgerufen unter [www.thegolfchannel.com/core.aspx?page=15101&select=1445].

[154] G. Beratlis, *CNN*, 12/13/2004.

[155] R. Rahe, et al., „Social Stress and Illness Onset, Relationships of Environmental Variables to the Onset of Illness", *Journal of Psychosomatic Research*, 1964; 8:35–44.

[156] J. Smolowe, et al., „Dana Reeve Brave To The End" (*People*: March, 27 2006).

[157] S. Freud, *Gesammelte Werke* (Braunschweig: Ideenbrücke Verlag, 2016), Kindle Edition, S. 292, Position 30079.

[158] M. Watts, „The Poets: Cat Stevens" in *The Melody Maker File*, IPC Specialist and Professional Press Ltd, 1974).

[159] G. Groddeck, *Das Buch vom Ich, Psychoanalytische Briefe an eine Freundin,* Frankfurt a. M.: Fischer Taschenbuch Verlag, 1983, Kindle Edition, S. 118–119, Position *1730–1735*

[160] J. Lee, Facing the Fire: Experiencing and Expressing Anger Appropriately (United States and Canada: Bantam, 1993), S. 91.

[161] F. Amir, *Rapid Recovery from Back and Neck Pain* (Bethesda, Maryland: Health Advisory Group Publishing, 1999), S.143.

[162] Abgerufen unter [web.jet.es/lheglar/catharsis.pdf].

[163] J. Sarno, *Healing Back Pain* (New York: Warner Brothers, 1991), S. 166.

[164] J. Sarno, *The Mindbody Prescription* (New York: Warner Brothers, 1999), S. 184.

[165] R. Gordon, *Body Talk* (New York: International Rights, 1997), S. XVII-XVIII.

[166] A. Weil, *The Mindbody Prescription* (New York: Warner Brothers, 1999), inside cover review.

[167] M. Sopher, *To Be or Not To Be... Pain-Free: The Mindbody Syndrome* (Boston: 1st Books Library, 2003), S. 106–107

[168] J. Pennebaker, *Opening Up: The Healing Power of Confiding in Others* (New York: Avon Books, 1991), S. 49.

[169] *Ebd.*, *S.* 49.

[170] J. Sarno, *The Divided Mind: The Epidemic of Mindbody Disorders* (New York: Harper Collins, 2007), S. 112.

[171] E. Tolle, *The Power of Now: A Guide to Spiritual Enlightenment* (Namaste Publishing, 2004), S. 4

[172] J. Sarno, *Healing Back Pain* (New York: Warner Brothers, 1991), S. 22–23

[173] Abgerufen unter [www.dfwcfids.org/medical/limbcsys.repatterning.htm].

[174] J. Sarno, *Healing Back Pain* (New York: Warner Brothers, 1991), S. 22.

[175] R. Scaer, The Trauma Spectrum: Hidden Wounds and Human Resiliency (New York: WW Norton, 2005), S. 197.

[176] J. Sarno, *Healing Back Pain* (New York: Warner Brothers, 1991), S. 80–81

[177] J. Sarno, Mind Over Back Pain: A Radically New Approach to the Diagnosis and Treatment of Back Pain (New York: Berkley Pub Group, 1999), S. 51.

[178] *Ebd.*, S. 24.

[179] J. Sarno, *Healing Back Pain* (New York: Warner Brothers, 1991), S. 126.

[180] *Ebd.*, S. 130.

[181] J. Sarno, Mind Over Back Pain: A Radically New Approach to the Diagnosis and Treatment of Back Pain (New York: Berkley Pub Group, 1999), S. 50.

[182] C. G. Jung, *Psychologie und Religion* (München: Deutscher Taschenbuch Verlag, 1991), S. 79.

[183] J. Sarno, Mind Over Back Pain: A Radically New Approach to the Diagnosis and Treatment of Back Pain (New York: Berkley Pub Group, 1999), S. 53.

[184] C. G. Jung, *The Essential Jung* (Princeton: Princeton University Press; Revised ed., 1999), S. 142.

[185] C. G. Jung, *GW 12, Psychologie und Alchemie*, Olten: Walter Verlag, 3. Auflage, 1980, § 8

[186] K. Horney, *Our Inner Conflicts* (New York: WW Norton, 1945), S. 91.

[187] *Ebd.*, S. 50–52

[188] J. Sarno, *Healing Back Pain* (New York: Warner Brothers, 1991), S. 142.

[189] K. Horney, *Our Inner Conflicts* (New York: WW Norton, 1945), S. 51–52

[190] J. Sarno, *The Mindbody Prescription* (New York: Warner Brothers, 1999), S. 12–13

[191] Abgerufen unter [www.stress.org/topic-heart.htm?AIS=a7072510dea2b512fd2472011a1df4a9].

[192] Abgerufen unter [www.stress.org/interview-TypeA_CoronaryDisease.htm].

[193] J. Sarno, *Healing Back Pain* (New York: Warner Brothers, 1991), S. 151.

[194] *Ebd.*, S. 152.

[195] Abgerufen unter [www.stress.org].

[196] J. Sarno, Mind Over Back Pain: A Radically New Approach to the Diagnosis and Treatment of Back Pain (New York: Berkley Pub Group, 1999), S. 54.

[197] Abgerufen unter [www.webster.edu/~woolflm/horney.html].

[198] Abgerufen unter [webspace.ship.edu/cgboer/jung.html].

[199] T. Hanh, *Going Home, Jesus and Buddha as Brothers* (New York: Riverhead Trade, 2000), S. 58.

[200] C. George Boeree, „Persönlichkeitstypen: Karen Horney", Version 09/2006, [www.social-psychology.de/sp/ebooks/pdf-dt].

[201] S. Freud, *Bruchstück einer Hysterie-Analyse, Krankengeschichte der „Dora"* (Frankfurt a. M.: Fischer Taschenbuch Verlag, 1981), S.45

[202] C. G. Jung, *Über Grundlagen der analytischen Psychologie, Die Tavistock Lectures 1935* (Frankfurt a. M.: Fischer Taschenbuch Verlag), 1985, S. 175

[203] Abgerufen unter [www.social-psychology.de/do/PT_horney.pdf].

[204] *Ebd.*

[205] *Ebd.*

[206] C. G. Jung, *Über Grundlagen der analytischen Psychologie, Die Tavistock Lectures 1935* (Frankfurt a. M.: Fischer Taschenbuch Verlag), 1985, S. 25

[207] J. Lee, Facing the Fire: Experiencing and Expressing Anger Appropriately (United States and Canada: Bantam, 1993), S. 28.

[208] E. Tolle, *The Power of Now: A Guide to Spiritual Enlightenment* (Novato, CA: New World Library, 2004), S. 122.

[209] C. G. Jung, *Über Grundlagen der analytischen Psychologie, Die Tavistock Lectures 1935* (Frankfurt a. M.: Fischer Taschenbuch Verlag), 1985, S. 27–28

[210] Abgerufen unter [golf.about.com/b/a/172831.htm].

[211] [staging.thegolfchannel.com/tour-insider/bad-forces-amiee-corning-16297/].

[212] K. Wilber, Meeting The Shadow, The Hidden Power of the Dark Side of Human Nature (New York: Tarcher/Putnam, 1991), S. 273.

[213] A. Binet, *Alterations of Personality* (New York: D. Appleton and Company, 1896), S. 139

[214] E. Aron, *The Highly Sensitive Person* (Broadway Books, 1997), S. 120.

[215] *Ebd.*, S. 126.

[216] M. Hurte, *Back In Shape* (Guideposts: October, 2003), S. 45.

[217] E. Aron, *The Highly Sensitive Person* (Broadway Books, 1997), S. 190.

[218] J. Sarno, *The Divided Mind: The Epidemic of Mindbody Disorders* (New York: Harper Collins, 2007), S. 77.

[219] H. Stone and S. Winkleman, *Meeting The Shadow, The Hidden Power of the Dark Side of Human Nature* (New York: Tarcher/Putnam, 1991), S. 286.

[220] S. Freud, *Gesammelte Werke, Das Ich und das Es* (Braunschweig: Ideenbrücke Verlag, 2016), Kindle Edition, S. 324–325, Pos. 1151–1157

[221] Abgerufen unter [www.fact-index.com/s/sc/scenario_analysis.html].

[222] J. Aversa, „Debt hurts your body, too", AP-AOL Gesundheitsumfrage, durchgeführt vom 24. März bis 3. April von Abt SRBI Inc.

[223] E. Hall, *The Hidden Dimension* (New York: Doubleday Anchor, 1990), S. 5.

[224] D. Kadagian, *Portrait of a Radical: The Jesus Movement,* Four Seasons Productions, 2000.

[225] R. Moynihan and A. Cassels, Selling Sickness: How the World's Biggest Pharmaceutical Companies Are Turning Us All Into Patients (New York: Nation Books, 2006), S. 4

[226] *Ebd.*, S. ix.

[227] M. Napoli, „Cholesterol Skeptics and the Bad News About Statins", 6/1/2003.

[228] Ebd.

[229] Abgerufen unter [stress.org].

[230] P. Rosch, „An interview with Ray H. Rosenman", *Health and Stress,* June 2004.

[231] F. Benedetti. et al., „Neurobiological Mechanisms of the Placebo Effect", *The Journal of Neuroscience,* 2005, 25(45):10390–10402.

[232] J. Lee, Facing the Fire: Experiencing and Expressing Anger Appropriately (United States and Canada: Bantam, 1993), S. 32.

[233] L. Tanner, Alternative remedies fail government tests. Abgerufen unter [www.azcentral.com/health/wellness/articles/0226altremedies.html], 2/26/2006.

[234] M. Rossman, *Guided Imagery for Self-Healing* (Novato, CA: HJ Kramer/New World Library, 2000), S. 3.

[235] *Ebd.*, S. 2.

[236] C. G. Jung, GW 8, Die Dynamik des Unbewussten, (Olten: Walter, 1982), § 751

[237] M. Fox, *Lucky Man* (New York: Hyperion, 2003), S. 6.

[238] L. Creighton and O. Simonton and S. Simonton-Matthews, *Getting Well Again* (United States and Canada: Bantam, 1992), S. 133

[239] Abgerufen unter [www.infinityinst.com/articles/cell_conscious.html].

[240] C. G. Jung, *Contributions to Analytical Psychology* (New Haven CT: Kegan Paul, 1948), S. 193.

[241] M. Rossman, *Guided Imagery for Self-Healing* (Novato, CA: HJ Kramer/New World Library, 2000), S. 122.

[242] *Ebd.*, S. 122.

[243] *Ebd.*, S. 123.

[244] *Ebd.*, S. 122.

[245] T. Hanh, *Going Home, Jesus and Buddha as Brothers* (New York: Riverhead Trade, 2000), S. 124.

[246] T. Hanh, *Anger: Wisdom for Cooling the Flames* (Boston: Riverhead Trade, 2002), S. 95.

[247] E. Tolle, *A New Earth: Awakening to Your Life's Purpose* (New York: Penguin, 2008), S. 102

[248] J. Lee, Facing the Fire: Experiencing and Expressing Anger Appropriately (United States and Canada: Bantam, 1993), S. 13.

[249] *Ebd.*, S. 14.

[250] G. Groddeck, *Das Buch vom Ich, Psychoanalytische Briefe an eine Freundin* (Frankfurt a. M.: Fischer Taschenbuch Verlag, 1983, Kindle Edition), *S. 119, Pos. 1730–1731*

[251] J. Lee, Facing the Fire: Experiencing and Expressing Anger Appropriately (United States and Canada: Bantam, 1993), S. 16.

[252] *Ebd.*, S. 32.

[253] T. Hanh, *Anger: Wisdom for Cooling the Flames* (Boston: Riverhead Trade, 2002), S. 44.

[254] *Ebd.*, S. 115.

[255] J. Pennebaker, *Opening Up, The Healing Power of Expressing Emotions* (New York: The Guilford Press, 1997), S. 116.

[256] *Ebd.*, S. 49.

[257] B. Lipton, *The New Biology–Where Mind and Matter Meet*, Spirit, 2000, Inc. Abgerufen unter [www.veoh.com/collection/AgriculturalNews/watch/v378751X35FGG5H].

[258] S. Newman, The Book of NO, 250 Ways to Say It – and Mean It and Stop People Pleasing Forever (New York: McGraw-Hill, 2005), S. 2.

[259] *Ebd.*, S. 5–6

[260] J. Sarno, *Healing Back Pain* (New York: Warner Brothers, 1991), S. 80.

[261] *Ebd.*, S. 79.

[262] D. Colbert, Deadly Emotions, Understand The Mind-Body-Spirit Connection That Can Heal or Destroy You (Nashville: Thomas Nelson Publishers, 2003), S. 168.

[263] I Won't Grow Up: The Causes of Psychogenic Dwarfism, Biology 202, 2001.

[264] R. Romano, Face to Face with Ray Romano," *Reader's Digest,* Feb. 2004, S. 115.

[265] Abgerufen unter [www.online.pacifica.edu/dissertations/stories/storyReader$183].

[266] Abgerufen unter [www.worldwideschool.org/library/books/phil/psychology/ FreudandHisSchoolNewPathsofPsychology/Chap1.html].

[267] Abgerufen unter [www.anaturalcure.com/a-snapshot-of-fibromyalgia/].

[268] A. Weil, *Spontaneous Healing* (New York: Random House, 1995), S. 31.

[269] L. Creighton and O. Simonton and S. Simonton-Matthews, *Getting Well Again* (United States and Canada: Bantam, 1992), S. 186.

[270] F. Amir, *Rapid Recovery from Back and Neck Pain* (Bethesda, Maryland: Health Advisory Group Publishing, 1999), S.195.

[271] C. Myss, *Why People Don't Heal and How They Can* (New York: Three Rivers Press, 1998), S. 202.

[272] M. Rossman, *Guided Imagery for Self-Healing* (Novato, CA: HJ Kramer/New World Library, 2000), S. 23.

[273] S. Rama, Conscious Living: A Guidebook for Spiritual Transformation (Lotus Press, 2007), S. 28.

[274] M. Rossman, *Guided Imagery for Self-Healing* (Novato, CA: HJ Kramer/New World Library, 2000), S. 79.

[275] W. Langewitz, „Effect of self-hypnosis on hay fever symptoms: A Randomised controlled intervention study", *Int. Arch Allergy Immunology*, 2004; 135(1):44–53.

[276] C. Reeve, *A Remembrance of actor Christopher Reeve*, Charlie Rose, PBS, 10/2/02.

[277] M. Rossman, *Guided Imagery for Self-Healing* (Novato, CA: HJ Kramer/New World Library, 2000), S. 35.

[278] J. Pennebaker, *Opening Up: The Healing Power of Confiding in Others* (New York: Avon Books, 1991), S. 44.

[279] *Ebd.*, S. 44.

[280] J. Sarno, *Healing Back Pain* (New York: Warner Brothers, 1991), S. 41.

[281] V. Shook, *Ho'oponopono* (Honolulu: University of Hawaii Press, 1986), S. 6.

282 *Ebd.*, S. 11.

283 Ebd.

284 C. G. Jung, in J. Jacobi, *Der Weg zur Individuation* (Olten: Walter, 1971), S. 139.

285 J. Murphy, *The Power of Your Subconscious Mind* (London, UK: CreateSpace, 2010), S. 18.

286 L. Marsa, *Health Magazine*, March 2004, S. 132.

287 J. Sarno, *Healing Back Pain* (New York: Warner Brothers, 1991), S. 81.

288 H. A. H. D'haenen, *Biological Psychiatry* (West Sussex, England: John Wiley and Sons, Ltd, 2002), S. 1318.

289 C. G. Jung, *Psychologie und Alchemie, GW 12/II* (Olten: Walter, 1972), S. 65

290 M. Rossman, *Guided Imagery for Self-Healing* (Novato, CA: HJ Kramer/New World Library, 2000), S. 18.

291 *Ebd.*, S. 18–20

292 *Ebd.*, S. 19.

293 Ebd.

294 L. Silverman and J. Freed, *The Dyslexic Reader*, Issue No. 4, Winter 1996.

295 Ebd.

296 C. Myss, *Why People Don't Heal and How They Can* (New York: Three Rivers Press, 1998), S. ix.

297 *Ebd.*, S. 130.

298 D. Bresler, *Free Yourself From Pain* (New York: Simon & Schuster, 1986), S. 102.

299 B. Lipton, *The New Biology – Where Mind and Matter Meet*, Spirit, 2000, Inc. Abgerufen unter [www.veoh.com/collection/AgriculturalNews/watch/v378751X35FGG5H].

300 C. Myss, *Why People Don't Heal and How They Can* (New York: Three Rivers Press, 1998), S. 80.

301 *Ebd.*, S. 81.

302 *Ebd.*, S. 81.

303 *Ebd.*, S. 39.

304 *Ebd.*, S. 12.

305 *Ebd.*, S. 12.

306 *Ebd.*, S. 13.

307 C. Zweig, and S. Wolf, *Romancing The Shadow* (Chicago: Ballantine Books, 1997), S. 12.

308 *Ebd.*, S. 12.

309 M. Losier, *The Law of Attraction* (Victoria, BC Canada: Michael J. Losier, 2003), S. 69.

310 A. Leonard-Segal, *The Divided Mind: The Epidemic of Mindbody Disorders* (New York: Harper Collins, 2007), S. 270.

311 G. Groddeck, *Das Buch vom Ich, Psychoanalytische Briefe an eine Freundin*, Frankfurt a. M.: Fischer Taschenbuch Verlag, 1983, Kindle Edition, S. 281–282, Pos. 4130–4134

312 *Ebd.*, S. 15, Pos. 159–161

313 H. Keyserling, *Reise durch die Zeit, Band II., Abenteuer der Seele*, Hrsg. Keyserling-Archiv, Darmstadt: Holle, 1958, online: http://schuledesrades.org/palme/schule/reise/?Q=4/7/44/68

314 D. Colbert, Deadly Emotions, Understand The Mind-Body-Spirit Connection That Can Heal or Destroy You (Nashville: Thomas Nelson Publishers, 2003), S. 118.

315 *Ebd.*, S. 119.

316 *Ebd.*, S. 118.

317 G. Jampolsky, *Love is Letting Go of Fear* (Berkeley, CA: Ten Speed Press, 1979), S. 73–74

318 M. Eddy, *Wissenschaft und Gesundheit mit Schlüssel zur Heiligen Schrift* (Boston: The Christian Science Board of Directors, 2012, Kindle Edition), S. 400, Position 9340–9348

319 J. Lee, Facing the Fire: Experiencing and Expressing Anger Appropriately (United States and Canada: Bantam, 1993), S. 11.

320 A. Weil, *Spontaneous Healing* (New York: Random House, 1995), S. 229.

321 Bob Greene and Oprah Winfrey, *Make The Connection* (New York: Hyperion, 1996), S. 46–48

[322] Abgerufen unter [faculty.washington.edu/chudler/yawning.html].

[323] Abgerufen unter [www.ichelp.com/whatisic/AnIntroductionToIC.html].

[324] J. Sarno, *Healing Back Pain* (New York: Warner Brothers, 1991), S. 51.

[325] J. Sarno, *The Mindbody Prescription* (New York: Warner Brothers, 1999), S. 92.

[326] D. Colbert, Deadly Emotions, Understand The Mind-Body-Spirit Connection That Can Heal or Destroy You (Nashville: Thomas Nelson Publishers, 2003), S. 29.

[327] M. Rossman, *Guided Imagery for Self-Healing* (Novato, CA: HJ Kramer/New World Library, 2000), S. 36–37

[328] *Ebd.*, S. 100–101

[329] J. Sarno, *Healing Back Pain* (New York: Warner Brothers, 1991), S. 112.